臨床心臓 CT 学

基礎と実践マネージメント

［編著］

小山靖史
桜橋渡辺病院心臓・血管センター画像診断科部長

鈴木諭貴
東京都健康長寿医療センター放射線診療科

中外医学社

●執筆者（執筆順）

伊藤　　浩	岡山大学大学院医歯薬学総合研究科循環器内科学教授
小山靖史	桜橋渡辺病院心臓・血管センター画像診断科部長
三好　　亨	岡山大学大学院医歯薬学総合研究科循環器内科学講師
佐藤修平	岡山大学大学院医歯薬学総合研究科放射線医学准教授
市田隆雄	大阪市立大学医学部附属病院中央放射線部技師長兼保健主幹
徳永里絵	桜橋渡辺病院看護部外来師長
橋本大輔	桜橋渡辺病院地域連携・入退院支援室
坂本　　肇	山梨大学医学部附属病院放射線部副放射線部長・診療放射線技師長
吉川麻衣子	桜橋渡辺病院地域連携・入退院支援室
福本洋一	弁護士法人第一法律事務所
鈴木諭貴	東京都健康長寿医療センター放射線診療科
井田義宏	藤田保健衛生大学病院放射線部課長
菅原　　崇	㈱フィリップスエレクトロニクスジャパン CT モダリティスペシャリスト
井口輝樹	㈱フィリップスエレクトロニクスジャパン戦略推進部
大橋一也	名古屋市立大学病院中央放射線部
中川　　太	㈱フィリップスエレクトロニクスジャパン DI アプリケーション
藤岡泰祐	㈱フィリップスエレクトロニクスジャパン CT アプリケーションスペシャリスト
永澤直樹	三重大学医学部附属病院中央放射線部
佐藤英幸	江戸川病院放射線科
大澤和宏	岡山大学大学院医歯薬学総合研究科循環器内科学
赤木憲明	岡山大学病院医療技術部放射線部門 CT 室
藤岡知加子	広島大学病院診療支援部画像診断部門副部門長
望月純二	みなみ野ハートクリニック放射線科
松浦龍太郎	岡山大学大学院保健学研究科放射線技術科学分野
三木崇史	岡山大学大学院医歯薬学総合研究科循環器内科学
神谷正貴	磐田市立総合病院第 2 放射線診断技術科技師長
原田顕治	徳島県立中央病院循環器内科
向所敏文	徳島県立中央病院放射線科
小倉圭史	札幌医科大学附属病院放射線部
高山雄紀	桜橋渡辺病院診療支援部放射線科
堀江　　誠	桜橋渡辺病院診療支援部放射線科
松橋佳枝	桜橋渡辺病院看護部外来主任
山口隆義	華岡青洲記念心臓血管クリニック診療技術部長

小 出 祐 嗣　岡山大学大学院医歯薬学総合研究科循環器内科学

芝 田 愛 梨　榊原記念病院放射線科

歌野原祐子　榊原記念病院循環器内科

森 光 祐 介　岡山大学病院医療技術部放射線部門 CT 室

鯨 井 隆 介　東葛病院放射線室

西 澤 圭 亮　桜橋渡辺病院診療支援部放射線科

德 永 洋 二　桜橋渡辺病院診療支援部放射線科

吉 龍 正 雄　関西労災病院心臓血管外科部長

佐々木康二　札幌心臓血管クリニック放射線部部長

寺 田 菜 穂　徳島県立中央病院循環器内科

橋 本 真 悟　徳島県立中央病院循環器内科

山 岡 哲 也　徳島県立中央病院医療技術局放射線技術科

川 野 浩 司　徳島県立中央病院医療技術局放射線技術科

高 地 達 也　桜橋渡辺病院診療支援部放射線科

原 　 美 伸　徳島県立中央病院医療技術局放射線技術科

團 　 英 司　徳島県立中央病院医療技術局放射線技術科

福 田 邦 宏　徳島県立中央病院医療技術局放射線技術科

水 谷 　 覚　桜橋渡辺病院診療支援部放射線科

鈴 木 敏 之　磐田市立総合病院第 2 放射線診断技術科

伊 保 純 一　桜橋渡辺病院診療支援部放射線科

八 重 樫 　 拓　磐田市立総合病院第 2 放射線診断技術科

吉 原 　 修　磐田市立総合病院放射線診断科科長

西 川 直 輝　桜橋渡辺病院診療支援部放射線科

川 村 克 年　桜橋渡辺病院診療支援部放射線科

藤 永 裕 之　徳島県立中央病院循環器内科

栗 本 健 汰　桜橋渡辺病院診療支援部放射線科

下 平 尚 紀　桜橋渡辺病院診療支援部放射線科

石 橋 祐 記　聖マリアンナ医科大学病院循環器内科

飯 間 　 努　徳島県立中央病院循環器内科

上 田 政 一　桜橋渡辺病院診療支援部検査科/診療支援部長

岡 田 裕 介　桜橋渡辺病院診療支援部放射線科

川 村 純 子　桜橋渡辺病院診療支援部検査科

岡 　 崇 史　桜橋渡辺病院循環器内科医長

吉岡和哉　桜橋渡辺病院診療支援部検査科

永井宏幸　桜橋渡辺病院循環器内科医長

橋口　遼　桜橋渡辺病院診療支援部検査科

上野博志　富山大学医学部第2内科

橋本将彦　富山大学附属病院放射線部

中谷晋平　大阪警察病院循環器内科副医長

倉田　聖　愛媛大学大学院医学系研究科放射線医学講師

甲斐沼　尚　桜橋渡辺病院心臓血管外科医長

児玉淳子　豊橋ハートセンター循環器内科医長

岡村篤徳　桜橋渡辺病院心臓・血管センター冠疾患科部長

阿部顕正　桜橋渡辺病院診療支援部ME科主任

三原幸雄　桜橋渡辺病院診療支援部ME科技士長

井上耕一　桜橋渡辺病院心臓・血管センター不整脈科部長

吉川喬之　桜橋渡辺病院診療支援部ME科

豊島優子　桜橋渡辺病院循環器内科医長

山岡　誠　桜橋渡辺病院診療支援部検査科

神﨑秀明　国立循環器病研究センター心臓血管内科部門心不全科医長

森川　進　国立循環器病研究センター放射線部

土井祥平　国立循環器病研究センター放射線部

砂川玄悟　クリーブランドクリニック心臓血管外科

諸石武史　桜橋渡辺病院診療支援部検査科

大野洋平　東海大学医学部内科学系循環器内科学講師

林　祐作　桜橋渡辺病院診療支援部放射線科

白川　岳　関西労災病院心臓血管外科

廣瀬勇一　㈱ロイスエンタテインメント代表取締役

堤　欽也　㈱エルアンドエル代表取締役社長

坂本　博　東北大学病院診療技術部放射線部門

久保田能泰　㈱ Argus. B. M. C

河田一紀　㈱ Argus. B. M. C

鈴木崇啓　東京大学大学院情報理工学系研究科知能機械情報学専攻（本文中経歴参照）

江口陽一　日本血管撮影・インターベンション専門診療放射線技師認定機構理事長

序

MDCT は心電図同期法や再構成法の急速な進歩により，この 20 年で，造影剤を使った冠動脈の撮影が可能となり，選択的冠動脈造影に代わる形態評価のみならず，不安定プラーク評価や心筋性状，さらに，心機能評価，虚血診断，バイアビリティー評価に代表される機能評価も可能となってきた．虚血性心疾患，心不全，心筋症，弁膜疾患，小児・成人先天性心疾患など幅広く CT 検査が活用され，ワークステーションの豊富な画像表示技術により，インターベンション，TAVI，バイパス術や弁膜症の心臓血管手術，アブレーションなどの治療分野にも応用され，冠動脈 CT 検査というより，むしろ心臓 CT 検査と呼ぶほうがふさわしくなってきた．

撮影技術を十分理解して得られた非造影画像と造影画像から，有用な情報を抽出し，心電図や心エコー図検査など CT 以外の循環器検査結果と整合性をとり解釈し，そして，最終的な包括的画像読影診断から循環器治療に結びつけるプロセス，さらに，すさまじい画像情報量とその管理をどうするかと，たびたび現場では試行錯誤することがある．1990 年代初頭，循環器専門書に CT 検査は石灰化の検出には優れるが，動く心臓に対しては向かないと数行でまとめられていたことを思えば，初めて心臓 CT 検査に関わる際にこの情報量の多さに戸惑うことも多い．

多様化する心臓 CT 検査のスムーズな導入と運用のために，それぞれの技術の進歩を理解すること，さらに循環器分野に関わる看護師，臨床工学技士，放射線技師，検査技師，循環器医師，放射線医師，さらに地域医療管理室などと知識を共有することは欠かせない．チーム医療としてコミュニケーションをとり，仕事を分担し連携することで，さらにレベルの高い画像情報を提供できる．

本書では，実践に即した心臓 CT 検査の実現に向け，基本的な患者情報管理や撮影方法，CT 装置の時間分解能，空間分解能，再構成法，ワークステーションの技術ならびに，他の循環器検査の要点，レポーティングとデータ管理，さらに将来コミュニケーションツールとしても期待される 3D プリンターによる心臓モデル応用や，さらにヒューマンリソース不足を補う高度な画像診断補助が期待される機械学習と人工知能にも触れ，豊富な実務経験と専門知識を持つさまざまな分野のエキスパートの皆様にご執筆をお願いし，初学者の皆様に心臓 CT の魅力を十分にご理解いただき，実務に役立つよう体系的に解説していただいた．本書が，皆様のお手元で常に活用され，心臓 CT 検査の包括的なマネージメントの一助になれば幸いである．

2016 年 9 月

桜橋渡辺病院　小山靖史
東京都健康長寿医療センター　鈴木諭貴

目　次

1章　心臓 CT とチーム医療

2章　心臓 CT における基本原理

3章　非造影心臓 CT 撮影

4章　造影心臓 CT 撮影

5章　心臓CT解析について

6章 | **レポーティングの実践と 3D プリンターの活用**

7章　データストレージ・プログラミング・人工知能（AI）の活用

8章　チーム医療として心臓 CT を活かすために

心臓CTとチーム医療

1 心臓 CT とチーム医療の実践

"心臓 CT により循環器臨床は大きく変わった."

決して大げさではない. 我々が気づかないうちに心臓 CT は循環器臨床を大きく変貌させた. 一昔前, CT はスライス画像を何枚も並べてその画像 1 枚 1 枚を精緻に観察して診断するのが当たり前であった. そのため, 立体的な解剖学的構造を頭に浮かべながら診断できるのは医師 (特に放射線科医) と一部の放射線技師に限られていた. 一方, 循環器の花形ともいえる心臓カテーテル検査はカテーテル検査室内で行われ, 結果の解釈そして治療は循環器内科医によって行われていた. このように, 放射線画像は専門医が扱うものであり, 必ずしも看護師や検査技師などスタッフに共有されるものではなかった. メディカルスタッフは画像から得られる "所見" をもとに診療していたのが実情である.

MDCT がもたらしたのは "情報の共有化" である. 近年, 循環器では患者の生活習慣を含め服薬, 食事, 運動習慣をメディカルスタッフがその専門性を活かして各々の立場から変えていこうというチーム医療の重要性が指摘されている. そのキーになるのは病態に対する共通の理解である. 最近の MDCT 画像はメディカルスタッフだけではなく患者にもわかりやすい立体構築画像を提供できる. 疾患の特徴を関係者全員が理解し, 共通の目的をもって診療に当たることができるようになった. 以下に冠動脈疾患を例に MDCT をチーム医療にどのように活用するかに関して述べる.

A 患者のリスクを決めるのは狭窄よりも冠動脈プラークの性状

今まで, 冠動脈疾患といえば狭窄を探して血行再建するのが治療の目的であった. 検査技師も看護師などメディカルスタッフも心筋虚血を診断して血行再建すれば治療の目的がかなうと教えられ, 医師とともに実践してきたのではないであろうか? それを否定するつもりはないが, それで冠動脈疾患患者の心血管事故の再発を予防し, 患者の生命予後を改善することができるのであろうか?

多くの臨床試験が示すのは安定狭心症患者に対して PCI をしても生命予後の改善がほとんど得られない事実である. すなわち, 冠動脈狭窄は高度なものであっても, それが例え慢性完全閉塞病変であっても, 安定した病変であればそれだけで生命を失うことはない. それよりも問題なのは, 潜在的に存在する不安定プラークの破綻とその局所における血栓の形成による急変, すなわち動脈血栓症を起こすハイリスク群をどのように診断してマネージメントするかである.

B 不安定プラークが検出されたらチーム医療の出番

冠動脈イベントを起こす不安定プラークは必ずしも高度狭窄病変ではない. 不安定狭心症が疑われ

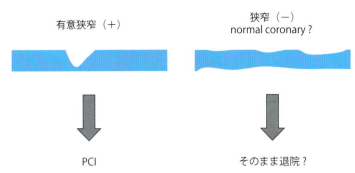

冠動脈造影

有意狭窄（＋）　　　　　　　狭窄（－）
　　　　　　　　　　　　　　normal coronary ?

PCI　　　　　　　　　そのまま退院？

図1 ● 冠動脈造影の診断と治療方針
　　冠動脈造影は有意狭窄の診断に有用である．狭窄が有意でなければ問題
　　なしとされる懸念がある．

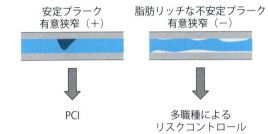

安定プラーク　　　　脂肪リッチな不安定プラーク
有意狭窄（＋）　　　　　　有意狭窄（－）

PCI　　　　　　　　多職種による
　　　　　　　　　リスクコントロール

図2 ● 冠動脈疾患の診断に造影 MDCT を用いると
　　　冠動脈プラークが診断できる
　　高度狭窄の安定プラークであれば PCI の適応となる．
　　狭窄はなくても，脂肪リッチな不安定プラークが多発
　　していれば，多職種の介入によるリスクコントロール
　　が必要になる．

る患者にまずは冠動脈造影を施行する施設が多いと思うが，有意な狭窄がないと，問題なし，ということで早期退院になることもあるであろう（図1）．大切なのは狭窄よりも冠動脈プラークの性状である．先に冠動脈 CT を行うとまずは冠動脈壁にある動脈硬化の情報を認識することができる（図2）．狭窄が有意ではなくても，多くの動脈硬化プラークが認められる患者はハイリスクであり，多職種による治療介入が必要となる．

　冠動脈 CT でプラークの性状を詳細に観察すると不安定プラークの診断も可能となる（図3）．冠動脈が拡大し（positive remodeling），大量の脂肪沈着を疑わせる low density plaque で，微小な石灰化病変があれば不安定プラークであると診断される．不安定プラークと診断されれば，徹底的なプラークの安定化を図り，冠動脈イベントの発症を予防することに注力できる．

　ここで重要なのは多職種による治療介入である（図4）．この患者は不安定プラークをもっておりハイリスクであるという認識をメディカルスタッフが共有することで一丸となった治療が可能になる．まずは投薬加療である．スタチン，ACE 阻害薬，β 遮断薬，抗血小板薬など冠動脈疾患を予防できる薬剤のエビデンスは確立している．薬剤師はそれらの薬剤が確実に投与されているかチェックし，それとともに患者にはなぜその薬剤が必要なのか説明する必要がある．それとともに重要なのは生活習慣に対する治療介入である．これは心臓リハビリテーションともよばれている．心臓リハビリテーションは薬剤療法と同等あるいはそれ以上の冠動脈イベント予防効果があることが報告されている（表1）[1]．看護師は患者の生活習慣を聴取し，問題となる喫煙や運動不足などの生活習慣を変えるよ

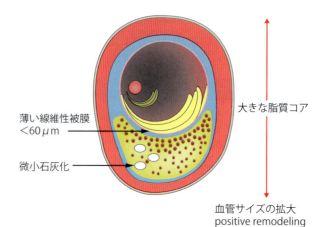

図3 ● 不安定プラークの特徴

薄い線維性被膜
<60μm

微小石灰化

大きな脂質コア

血管サイズの拡大
positive remodeling

不安定プラークは必ずしも有意狭窄ではない．それは大きな脂質コアをもつプラークがあっても血管サイズが大きくなっているからである．脂質コアのなかには微小気泡，石灰化が存在することが多く，プラークを覆う線維性被膜は菲薄化している．

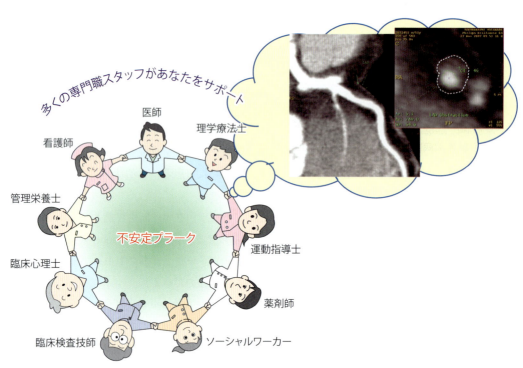

多くの専門職スタッフがあなたをサポート

医師
理学療法士
看護師
管理栄養士
不安定プラーク
運動指導士
臨床心理士
薬剤師
臨床検査技師
ソーシャルワーカー

図4 ● 不安定プラークに対するチーム医療

多職種がその専門性を発揮し，不安定プラークの安定化という共通のゴールを目指す．MDCTの画像は共通の情報として重要である．

■ 表1 ■ 各種治療による効果（2次予防）

介入	死亡リスク減少の度合い
運動療法	−24%
禁煙	−35%
運動療法と食事療法の併用	−44%
アスピリン	−18%
スタチン	−21%
ACE 阻害薬	−26%
β 遮断薬	−23%

（Iestra JA, et al. Circulation. 2005; 112: 924-34[1)]参照）

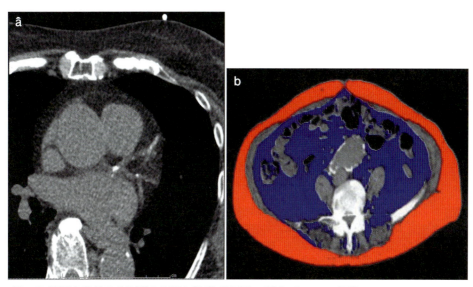

図5● 糖尿病患者の非造影の心臓と腹部（臍部レベル）の MDCT 画像

a：Agatston score：125, b：皮下脂肪：203 cm^2, 内臓脂肪：187 cm^2（−100）
心臓 MDCT で冠動脈石灰化が認められ，冠動脈硬化の存在が示唆される．腹部 MDCT では内臓脂肪の蓄積が示唆され，今後心臓リハビリにより内臓脂肪の低下を目指す必要性が示唆された．

うに指導する．栄養士は患者の食事内容を，運動療法士は患者の運動習慣をチェックし，適切な食事や運動習慣が実践できるように指導する．このようなチーム医療の効果判定は半年から1年後に冠動脈 CT を再検するとよい．冠動脈プラークの輝度が上昇し，脂質成分の減少が認められたら安定化のサインと考えることができる．

C 冠動脈疾患のスクリーニングを変える MDCT

メタボリックシンドロームや糖尿病患者，慢性腎臓病患者における冠動脈イベントの一次予防にどのように MDCT を活用したらよいのであろうか？　そのような患者のリスク層別化に最も有用な指標が冠動脈石灰化スコアである．
　"動脈の石灰化は動脈硬化のプロセスでできる"からである．

冠動脈石灰化は動脈硬化が存在することを意味する．石灰化スコアが高くなるほど，冠動脈プラーク量が多いことを反映し，心血管事故のリスクが増加する．このような冠動脈石灰化は造影剤を使用しない，非同期の MDCT 画像から自動的に算出することができる．被ばく量は 1 mSv 未満であるので，ルーチン検査になりうる．運動負荷で陰性であっても，冠動脈石灰化があれば動脈硬化が存在するリスクの高い患者であることがわかる．

　例えば図 5 に示す患者のように冠動脈石灰化を認める内臓脂肪の蓄積した糖尿病患者はどのように治療したらよいのであろうか？　例え症状がなくても，メディカルスタッフはこの画像を見ることにより，冠動脈硬化が進行したリスクの高い患者という認識をもって治療介入することができる．その結果は 1 年後の MDCT で冠動脈石灰化スコアを計測すればよい．もし，石灰化の進行がなければその患者に対する治療は適切であったと判断することができる．

おわりに

　それ以外にも MDCT の提供する画像はチーム医療の情報共有において要になるものである．一方，MDCT を記録するときにも医師，放射線技師，看護師の緊密な連携，すなわちチーム連携，が必要であることはいうまでもない．

■ 文献

1）Iestra JA, Kromhout D, van der Schouw YT, et al. Effect size estimates of lifestyle and dietary changes on all-cause mortality in coronary artery disease patients. a systematic review. Circulation. 2005; 112: 924-34.

〈伊藤　浩〉

2 心臓 CT 検査のマネージメント

　心臓 CT を円滑にまた，効果的な運用のために必要な準備，ビジョンについて，心臓 CT 検査室スタートアップのポイントについて述べる．

A CT 装置とワークステーションについて

　心臓 CT において CT 装置とワークステーションの選択は，臨床でのワークフローを大きく決定する要因となり重要である．病院の心臓 CT 検査の目標に合致した装置を選択することが大切である．特に心臓 CT は，心電図同期を必要とし，不整脈疾患や小児や成人先天性心疾患など臨床の現場で，あらゆる心疾患への対応が求められるなかで，静止臓器撮影延長線で心臓 CT 検査の CT を選ぶのではなく，装置の多列化，被ばく低減技術の進歩，時間分解能改善，空間分解能，画質など様々な要因を考慮し，バランスのとれた心臓 CT に特化された装置を選択することが大切である．メーカーの説明だけでは，かたよりがある場合もあるため，ハイボリュームをこなしている施設へ実際に足を運んで見学することも大切である．

　ワークステーションの選択は，どのようなレポートを作成するかという見通しを立てて，自動化の進んだものを選択することが大切である．最新のワークステーションは，患者の DICOM データを選択すると 2〜3 分以内に心臓のセグメンテーションが終了し直ちに観察が可能である．また，大動脈ステントのための大血管解析や不整脈治療のための左心房や肺静脈解析，TAVI のための大動脈弁解析，PCI 時のフュージョン画像作成など治療にも役立つ機能に余裕のあるワークステーションを 2 台以上配置することが解析停滞を防止する上で大切である．また，この本でも取り上げた 3D プリンターの活用のためには，STL ファイルへの対応ができているか否かも大切である．

B 患者，近隣病院施設，医療スタッフへの情報提供について

　安全に検査を進めるために，心臓 CT 検査についての情報提供は，準備段階から大切である．一般的に心臓 CT 検査は，被ばくと造影剤を使うため，撮影被ばく量や造影剤の禁忌情報，腎機能の提供など検査をスムーズに行うために必要な情報をインターネットやソーシャルネットワークサービスなどを使って提供できるよう準備する．また，地域医療連絡室との連携をとり，電話予約，ファックス予約，インターネット予約など心臓 CT 検査のサービスをスムーズに運用できるよう構築する．

C 医療スタッフの育成について

　スムーズなワークフローを実現するために医療スタッフの育成は重要である．画像診断を行う医師はもちろんのこと，CT室に関わる放射線技師，看護師は心臓CTの知識を共有しておく必要がある．具体的には，心臓疾患の基礎的知識，撮影前後の処置，疾患ごとの撮影方法，造影剤の特性，心電図モニター，造影剤を含めて使用薬剤やアレルギーへの対応などについて日頃から複数のスタッフに周知徹底しておくことで，特定の人材に負荷がかかることなく一定水準の心臓CT検査が可能となる．

D 包括的画像診断のためのレポーティングについて

　包括的心臓CT画像診断は，形態的評価と機能的評価を合わせた解析方法で，非造影CT画像と造影CT画像からの解析結果を用いる．非造影画像は，冠動脈石灰化，内臓脂肪測定（腹部および心膜脂肪），血液検査項目によるリスクの重積度，動脈硬化の進展度，狭窄・閉塞病変の可能性，メタボリックシンドロームの評価を行い，造影CTの適応の検討を行う．一方，造影画像は，冠動脈の狭窄度やプラークの形態評価と，左室機能や心筋パフュージョンなど機能的評価を行い，非造影画像の結果と合わせて診断を行う．SCCTガイドラインによると，心臓CTは冠動脈以外の情報も含まれているため，幅広い情報を理解するには，体系的なアプローチが必要であると記載されており，CTは冠動脈狭窄病変だけをみるのではなく，体系的に心臓全体をとらえていく必要性を強調している．フォーマットを決めたレポート作成を行うことで体系的なアプローチを一定の水準で行うことが可能である．解析業務のレベルを統一でき情報の欠落なく理解しやすくなる．さらに解析結果をクリック入力できる自動文書作成や，自動リスク判定，自動画像貼り付け機能などを有する心臓CTレポート支援システムを用いることで，レポート作成時の入力時間や診断画像の貼り付けなどの作業時間を短縮でき診断に時間をまわせる．特定の人材の必要性はなく，教育を受けたスタッフなら誰でも迅速に包括的なレポートを提供できる体制構築が大切である．

　また，相談の必要な場合，この本でも取り上げた患者情報やセキュリティに注意を払いインターネットなどからアクセスすることを可能にしておくと緊急時にも対応できる．

E 治療への関わりについて

　解析結果の治療への活用は重要で，現場の医師や検査技師などから，PCI時の選択的冠動脈造影，IVUS，OCT，FFRの結果や心臓超音波検査の結果，心臓血管外科の手術所見，薬物治療などをチェックし心臓CTでの解析結果へフィードバックすることが大切である．また，大量のレポート結果は，心臓CT検査の医療用ビッグデータとして解析し，論文などと照らし合わせ，必要に応じて再解析なども行いワークフローの改善を行うことで治療への貢献ができる．

おわりに

20年前の循環器画像診断の本をみると，動く心臓に対してCTは時間分解能的に大変不利な検査だ

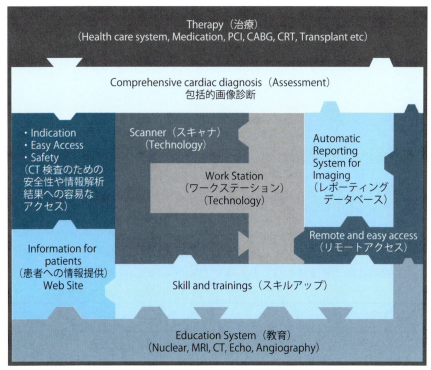

図 1 ● 包括的心臓 CT を行うためのマネージメントマップ

と 3 行ほど記載されているのみであったが，今では心臓 CT は循環器診療になくてはならない存在となっている．しかし，はじめから現場に任せっきりでという施設も少なくない．心臓 CT 検査は，この 10 年で冠動脈だけみていればよかった時代から包括的診断の時代を迎えている．著者が 10 年前に現在の病院で心臓 CT をスタートアップするときに準備したマネージメントのための 1 枚の資料を図 1 に示す．この機会に心臓 CT の知識のアップデートとワークフローのマネージメントマップをチーム医療という観点から医療スタッフとともに再構築してみては如何であろうか．

〈小山靖史〉

3 循環器科医師の役割

心臓 CT は MDCT の導入によって，急速に臨床現場に普及してきた．しかし，質の高い診断を行うには，診断的価値を満たす質の高い画像が必要である．そのためには，循環器科医師が心臓 CT 検査の目的を明確にする必要がある．また，心臓 CT では造影剤を使用することから，低侵襲ではあるが撮像時のトラブルの対応も必要となる．効率よく，安全な心臓 CT 検査を行うには循環器科医師，放射線科医師，放射線技師，看護師の協力が不可欠である．

A 環境作り

心臓 CT は主として外来診療のワークフローのなかで行われる．心臓 CT 施行予定患者のリスク評価，検査指示・予約，CT 撮像当日のライン確保や点滴の指示，撮像後の画像の確認，画像情報の説明がスムーズに行えるようなシステムを構築しなければならない．当院では，心臓 CT チームの責任循環器科医師を 1 人決めており，放射線科医師，放射線技師，看護師のそれぞれの立場からの情報を責任医師に集めるようにしている．循環器科医師全体への連絡は責任医師から確実に行う．放射線技師とのミーティングも定期的に行い，検査オーダーや画像データの問題点についてフィードバックを行っている．看護師とは患者のリスク評価の結果に基づいて，心臓 CT 撮像当日の内服や食事についての指示を共有する．脈拍コントロールについてもフローチャートを作成しており，患者が来院後は必要に応じて β 遮断薬の内服を行うことができるようにしている．また，放射線科医師に対しては，より質の高い画像診断のため，心臓 CT 検査の目的を明確に伝えるようにしている．看護師，放射線技師の方からの問題点は，心臓 CT チームの循環器科責任医師がすべて共有し，各部署との調整にあたるようにしながら，常に改善を行っている．

B 責任

循環器科医師は心臓 CT の検査依頼を出し，画像データをもとに診断・治療にあたる．まず，検査のオーダーにあたり必要な情報を明確にすることが必要である．心臓 CT といっても冠動脈評価を行うのか，心筋の性状を評価したいのか，構造的な異常をスクリーニングするのかという情報を放射線技師に伝え，放射線の被ばくを最小限度に

表1 循環器科医師の役割

①心血管疾患の診断における心臓 CT の適応評価
②心臓 CT 検査を施行予定症例のリスク評価
③心臓 CT 検査の目的を明確に指示
④心臓 CT 画像を用いた適切な治療選択
⑤合併症発現時の緊急対応

JCOPY 498-13646

しながら，確実に必要な部位を撮像しないといけない．虚血性心疾患を疑う場合でも患者のリスク評価を行い，非造影 CT でよいか，造影が必要かの判断を行う．心臓 CT は低侵襲ではあるが，ヨード造影剤のアレルギーなどで重篤な副作用が起こること考えると侵襲はゼロではない．腎機能のチェック，喘息などの β 遮断薬の禁忌がないかをていねいに検査前に問診を行う必要がある．そして，循環器科医師は検査後にその画像診断の結果によって，適切な治療戦略を選択しなければならない．

C 読影とレポート

　レポートの作成は放射線技師の画像処理の後に行うことになるが，循環器科医師からの検査目的の適切な指示によってそれは効率よく，迅速化できる．また，当院では，放射線科医師の読影だけでなく心臓 CT チームの責任医師も所見をすべてチェックするようにしている．所見用紙はテンプレートを作成しており，内臓脂肪面積や患者情報からメタボリックシンドロームの有無の報告，心筋の脂肪変性の有無，冠動脈石灰化情報とそれをもとに各症例での冠動脈有意狭窄存在の可能性についてコメントし，有意狭窄病変の有無，プラーク性状評価についてすべての症例でレポートしている．プラーク性状評価も有意狭窄の有無だけでなく症例の将来の心血管イベントのリスク評価やフォローアップの時期，治療戦略の参考になるため，造影 CT を行った場合はすべての症例で報告をしている．

D スタッフ教育

　循環器科医師は心臓 CT の循環器診療における意義や必要性について，スタッフに理解をしてもらう必要がある．心臓 CT は虚血性心疾患だけでなく，先天性心疾患，心筋症や不整脈疾患と様々な疾患における構造的評価を行うために必要である．それぞれの疾患での検査の目的を共有できるようにするため，疾患に対する知識を学ぶ勉強会を行っている．また，当院では，他の病院見学やセミナーなどに循環器科医師と放射線技師が一緒に参加できるような機会を設けるようにしている．SCCT（Society of Cardiovascular CT）認定のセミナーへの参加も積極的に行っている．さらに，学会や研究会にも積極的に参加し，放射線技師や看護師が発表できるように協力することで，それぞれのメンバーのスキルアップ，学術的なレベルアップをサポートしている．

まとめ

　心臓 CT チームのなかでの循環器科医師の最も重要な役割は，心血管疾患の病態生理や診断法または治療法に精通し，心臓 CT を用いた画像診断の意義，必要性，適応を理解し，臨床診断に応用することである．心臓 CT のハード面での進歩は著しいが，放射線科医師，放射線技師と密に情報を共有しそれぞれの専門性のなかで，症例に最も適した検査を進めことができるようにしなければならない．また，検査の安全性を高めるために皆が協力して被検者の安全と確保と緊急時対応システムを確立する必要がある．コミュニケーションを大切にしながら，効率よく質の高い心臓 CT 検査を行っていく必要がある．

〈三好　亨〉

4 放射線科医師の役割

　1971 年にイギリスの Hounsfield が EMI 社にて世界で最初の CT 装置を開発し，脳の X 線断層像の撮影が可能になったところから CT の歴史は始まっている[1]．余談ではあるが，EMI 社の CT 開発資金は同時代に爆発的にレコードを売ったビートルズに寄与するところが大きいことは有名な伝説であるが，これには異論もあるようだ[2]．さて，最初に開発された装置は頭部専用であったが，続いて体幹部も撮影可能な装置が開発された．当時の撮影方法はコンベンショナルスキャン（ノンヘリカルスキャン）とよばれる方法で，1 スライス毎に寝台の移動と停止を逐次繰り返しながら行う方法であった．当然この方法では，高速で拍動している心臓を明瞭に撮像することは不可能であった．

　1986 年にヘリカルスキャンが可能な CT 装置が開発された．これは連続回転する X 線検出器のなかを，一定の速度で寝台を動かしながら撮影することができる装置であり，これによって撮影時間の大幅な短縮が可能になった．さらに 1998 年には 4 列のマルチスライス CT が登場した．これは X 線を管球から扇状に照射し，多列化された対側の検出器で同時に透過 X 線を検出する装置である．これによって，より広範囲の撮像を短時間で施行することが可能となった．この頃からそれまでは夢物語であった心臓 CT が現実のものとなってきた．マルチスライス CT の多列化はさらに進み，8 列，16 列を経て 64 列，128 列のマルチスライス CT が主流となり，現在では心臓 CT は日常診療として普通に行われる検査となっている．

　心臓 CT が行われ始めた 2000 年代の初め頃，一部の放射線科医は戸惑いを覚えていたことは事実であろう．これまで放射線科医のテリトリーではなかった領域，悪くいえば放射線科医が診断する必要がなかった臓器の撮影や診断を行わなければならないという思いを抱いた放射線科医も確かにいた．そしてそれとは対照的に，心臓 CT に興味を抱く循環器内科医や心臓血管外科医が登場してきた．心臓 CT における放射線科医の立ち位置はどうあるべきか，というような議論も展開されていたように記憶している．

　そして現在，放射線科医はやはり心臓 CT におけるコーディネーターとしての立場を受け持つべきだと思う．かつては心臓 CT が "冠動脈 CT" とよばれていたことからもわかるように冠動脈だけが評価できればよいという時期もあったが，現在では心臓 CT の役割はそれだけではなく，肺野や脂肪肝の詳細な評価も同時に求められている．また患者は心臓だけに病気を有するわけではなく，同時に頭部や腹部骨盤の評価が必要な患者も多く存在する．広範囲を一度に撮影できるマルチスライス CT だからこそ，多臓器の知識を幅広く有する放射線科医による診断は必要だと思われる．さらに当施設でもそうであるが，放射線科医が CT 室にできるだけ常駐している病院は多いのではなかろうか．少なくとも CT 室と読影室が近接している施設は多い．循環器内科医が心臓 CT のたびに CT 室へ赴くというのはあまり現実的ではなく，CT 室の診療放射線技師や看護師と良好なコミュニケーションを

取ることができる放射線科医の存在は大切であると考える.

　心臓CTにおける放射線科医のもう1つの大切な役割は,医療被ばくの管理にある.前述したように過去の半世紀足らずの間にCT機器は大きな進歩を遂げてきた.しかしながら1検査あたりのCTの被ばく線量は必ずしも大きく減少はしていない.その要因としてはマルチスライスCTの出現によって撮影時間が短縮され管球容量も増加したため,撮影範囲が広がり,また腹部ダイナミック撮影のように同じ部位を複数回撮影することが容易になったことがあげられる.また体軸方向の空間分解能を上げるために,スライス厚を減少させる傾向にあることも要因の1つである.スライス厚が減少するとノイズも増加するため,良好なS/N比を確保するためには照射線量を増加させなければならないという理屈である.

　64列マルチスライスCTが登場して心臓CT検査がある程度ルーチン化された頃,一般的に心臓CT1件あたりの実効線量は20 mSvを超える値であった.これは,通常の胸部や腹部CTの5～10 mSv程度と比べて明らかに高い線量であった.当時の心臓CTの線量が高かった理由としては,ヘリカルピッチが小さく同一部位に重複して照射されることや,再構成にデータを使用しない心位相においても照射されていることなどがあげられる.この問題は現在の最新のCTでは,管電流自動調節機構,prospective ECG-gated scan,逐次近似再構成法などの併用によって解決されつつある.CTの機種や撮影方法によって差はみられるが,現在の心臓CTの実効線量は,10～15 mSv以下に抑えられている.

　また,日本医学放射線学会などの関係学会の協力のもとに,欧米にならった診断参考レベル（Diagnostic Reference Level；DRL）の設定が行われ,2015年6月には医療被ばく研究情報ネットワーク（J-RIME）から,最新の国内実態調査結果に基づく診断参考レベルが発表された[3].これは,日本医学放射線学会や日本診療放射線技師会が調査した,国内の約1,000施設の放射線診断における線量を集計し解析したものである.DRLとして示されている値は,国内における線量の75パーセントタイルの値をもとに決められている.この値は検査の被ばく線量の上限を規定したものではなく臨床的な必要性があれば超過してもよい値ではあるが,この値を常に超過して検査が行われている施設ではそれを見直すことによって,わが国全体のDRLの値が引き下げられることになる.今回公表されたDRLはCT,X線撮影,マンモグラフィ,歯科放射線,IVR,核医学のカテゴリーを含んでいる.参考までに成人CTのDRLの値を示す（表1）.なお,このDRL報告書はJ-RIMEのホームページよりインターネットでダウンロード可能である.ただ,間違えてはいけないことは,施設によって使用しているCT装置は異なるので,DRLの値をみてやみくもに線量を下げるのではなく,各施設で線量を評価しその施設の状況にあった線量の最適化を行うことが重要である.

　さらに最近のCT装置では低電圧撮影も可能となってきている.低電圧で撮影することによって被ばく低減も可能であるが,もう1つの利点としてヨード造影剤の吸収値が上昇するということがあげられる.例えば120 kVでの撮影と比べて90 kVでは造影剤の吸収値は1.44倍となり,70 kVで撮影すると実に1.97倍となる.したがって理論上は,90 kVでは造影剤を30%低減でき,70 kVでは50%低減可能ということになる[4].このような知識を有しておくことも放射線科医にとって大事なことであり,被ばく低減と同時に造影剤低減についても考慮することが必要である.

　また,心臓CTをコーディネートする放射線科医の役目として,若い放射線科医や診療放射線技師の心臓CTに関する教育があげられる.撮影方法,造影剤の投与方法,画像処理などの基本的な事柄

■ 表1 ■ 成人 CT の診断参考レベル

	CTDI_{vol} (mGy)	DLP (mGy·cm)
頭部単純ルーチン	85	1350
胸部1相	15	550
胸部～骨盤1相	18	1300
上腹部～骨盤1相	20	1000
肝臓ダイナミック	15	1800
冠動脈	90	1400

CTDI_{vol}: volumetric CT dose index
DLP: dose-length product
注1）標準体格は体重 50～60 kg，ただし冠動脈のみ体重 50～70 kg
注2）肝臓ダイナミックは，胸部や骨盤を含まない

を理解させるのはもちろんではあるが，循環器内科や心臓血管外科とのカンファレンスや研究会に積極的に参加することで，心臓 CT の役割を理解させることが肝要だと思われる．

　読影とレポート作成については本書の6章の「レポーティング」に述べられているので詳細はそちらに譲るが，施設によっては心臓 CT のレポートは循環器内科医に任せているという話も耳にする．しかしながら，先にも述べたように撮像範囲の異常をくまなく拾い上げて解釈できるのは放射線科医であることを再認識し，ダブルチェックという形であっても放射線科医の読影レポートは必須であると考える．

　レポートに記載すべき内容としては，心臓に関しては良好な画像が得られているかどうかのチェック，冠動脈プラークの位置および性状，カルシウムスコア，狭窄病変の有無および狭窄の程度についての記載は最低限必要である．また冠動脈以外の心臓の異常，例えば心筋の異常や先天性心疾患の状況などについても，所見があれば記載しなければならない．さらに肺野，縦隔，胸壁，上腹部など心臓外の臓器についてもチェックを行うことを習慣とすることが望ましい．

■ 文献

1）Alexander RE, Gunderman RB. EMI and the first CT scanner. J Am Coll Radiol. 2010; 7: 778-81.
2）Maizlin ZV, Vos PM. Do we really need to thank the Beatles for the financing of the development of the computed tomography scanner?　J Comput Assist Tomogr. 2012; 36: 161-4.
3）医療放射線防護連絡協議会，日本小児放射線学会，日本医学物理学会，他．最新の国内実態調査結果に基づく診断参考レベルの設定．http://www.radher.jp/J-RIME/report/DRLhoukokusyo.pdf
4）Michael ML, Joachim EW, Hatem AD, et al. Evolution in computed tomography: The battle for speed and dose. Invest Radiol. 2015; 50: 629-44.

〈佐藤修平〉

5 診療放射線技師の役割

　本書が心臓 CT の単行本ゆえ心臓に限った記述に務める．そして各論は後項で明示されるので総論に限ることとする．筆者は一般社団法人日本血管撮影・インターベンション専門診療放射線技師認定機構（以下，認定機構）の運営に携わっている．認定機構は専門領域の知識・技術の高度性を認定する事業，および高度な教育事業を展開しており，一般社団法人日本循環器学会，一般社団法人日本心血管インターベンション治療学会など，血管撮影に関係する 7 団体で組成している．そこで，認定機構の知見を含める．

　診療放射線技師（以下，技師）の業務は放射線診療における画像情報の最適性を保障することである．放射線（MRI を含む）に関係する画像情報・環境の提供は従来から恒常的業務として当然とされていたが，現在はとりわけその質の保全が肝要となっている．医療では最適な診断のもとで最適な治療判断がされているが，その正確な診断は各種情報を参照しており，その情報の 1 つに放射線画像（以下，画像）が含まれる．

　ところで医療被ばくへの警笛を鳴らす意味で，J-RIME（Japan Network for Research and Information on Medical Exposure: 医療被ばく研究情報ネットワーク）が DRL（Diagnostic Reference Level: 診断参考レベル）の構築に臨んだ．これは医療被ばくの指標となる線量値で，筆者は医療被ばく安全管理委員会 ガイドライン IVR 班員としてその策定に関わってきた．また公益社団法人日本放射線技術学会（以下，技術学会）の企画委員会委員，教育委員会委員，撮影部会委員，および公益社団法人日本診療放射線技師会（以下，技師会）の読影分科会委員を務める．そこで，学術団体，職能団体としてみえている可能性・方向性も記述したい．

A 2010（平成 22）年時点での背景

　平成 22 年 4 月に医政局長通知として医政発 0430 第 1 号「医療スタッフの協働・連携によるチーム医療の推進について」が発令された．これはチーム医療推進に関するもので，医師がいっそう医行為に専念してメディカルスタッフに医師の補助を促す内容である．代表されるものとして技師には "読影補助" を託す内容が記されている．予てより技師の撮影技術の意義に，臨床的価値の産出を含めることは当然とされていたが，文言に明らかにされることはなく曖昧に表現されていた様子を呈する．ところが医政局通知によりその曖昧さが払拭され，「画像診断における読影の補助を行うこと」として能動的に捉えるべき技師業務に表記された．これは，『技師自らが X 線画像を観察してその臨床意義を読み取り，臨床的価値を十分に満たすべく各種撮影条件を調整して撮影，そして画像処理を適切に加えて画像表示・提供する』ことを意味している．

またもう 1 つとして「放射線検査等に関する説明・相談を行うこと」も表記された．これは一般的には IC（informed consent: 説明と同意，正しい情報を得た上での合意）に該当し，対被検者に対して医療行為の方針において合意するための説明・相談を担うことである．ただこれを前記の"読影補助"に重ねると，技師が"読影補助"している検査について，いっそう能動的に関わるべき姿勢助言とも汲み取れる．対依頼医師に"読影補助"について意見交換するべき責任所在もみてとれる．被検者へ適切な IC を得るためには，画像に最適性が保障されなければならない．結局は前記したが，技師自らが『X 線画像を観察してその臨床意義を読み取り，臨床的価値を十分に満たすべく各種撮影条件を調整して撮影，そして画像処理を適切に加えて画像表示・提供する』ことが最重要なわけである．IC と"読影補助"には密接な関係を認める．

職能団体である技師会では，2010 年 9 月から読影促進委員会を組成して，"読影補助"について計画性をもって実践していく審議を図った．その後，上位団体として新たに読影分科会を組成した．臨床現場での"読影補助"についてさまざまモデルケースを示し，卒後教育的に全国の約 33,000 人の会員に向けて啓発活動をしている．主たるは，学術大会時の企画開催，定期的なセミナー開催，技師会誌上の記事掲載である．一方，技師養成機関の修学を 6 年へ延ばす運動を始め，"読影補助"に関する学問を履修科目に加える動きも起こしている．これに並行して学術団体である技術学会でも"読影補助"を 1 つの放射線技術学問と捉えて，技術探究を図ろうとしている．2016 年度の第 72 回日本放射線技術学会総会学術大会のプログラムで鋭意に新しい取組がされていることが，リアルタイムに観察できる変化動向と評せられる．臨床意義を十分に理解して，医師目線に適う画像提供すべきをさまざまな角度から同定でき，医政局長通知がそれを明確にしたといえる．

B 2015 年時点での背景

2015 年 6 月 7 日に DRL が公表された．これは医療被ばくへの関心が高まるなか，本邦の関係 13 団体（医療放射線防護連絡協議会，日本医学物理学会，日本医学放射線学会，日本核医学学会，日本核医学技術学会，日本歯科放射線学会，日本小児放射線学会，日本診療放射線技師会，日本放射線影響学会，日本放射線技術学会，医療被ばく研究情報ネットワーク "J-RIME"，および協力として日本画像医療システム工業会，放射線医学研究所）によるもので，X 線 CT を含む 6 つのモダリティが対象となった．DRL とは ICRP（International Commission on Radiological Protection: 国際放射線防護委員会）刊行物 73「医療における放射線防護と安全」で定めた最適化を目標とする線量値をいう．

CT の DRL は，CTDI（volume computed tomography dose index）および DLP（dose length product）を対象とされた成人と小児，そして部位毎に区分けされている．成人の冠動脈 CT は CTDI 90 mGy，DLP 1400 mGy·cm とされた．これは一般的なガイドラインのような遵守を強制している数値でなく，臨床上で必要とされる画質を鑑みての目標値である．この構築には，2014 年 5 月の日本医学放射線学会による全国 CT 797 台，124,860 検査の撮影条件の調査，および 2013 年 8 月の技師会による307 施設の調査結果が参考にされている．

なお，ここでの DRL はオールジャパンとして発せられているだけでなく，IAEA（International Atomic Energy Agency: 国際原子力機関），IOMP（International Organization of Medical Physics: 国際医学物理機構），ISR（International Society of Radiology: 国際放射線学会）に告知し，各々 HP で

紹介されており世界に発信した数値的根拠といえる．今までは CT での被ばく線量を統一するような指標は存在せず，絶対的な指標構築は難しいとされていた．そこで ICRP Publication87 や技師会発行の医療被ばくガイドラインなどがまちまちに参照されていた．しかしながら今日，根拠を有する数値として DRL を利用できるようになったのが 2015 年度動向である．

C　技師の役割を知るための要件

　旧来のアナログ時代での画像は，撮影システムの画質が固有能力のため人的影響は撮影条件とポジショニングなどによるものであった．しかしながらデジタル時代の今日は，人的に多岐に影響するポイントが生まれてきている．これは単に撮影システムの画質だけでなく，患者や従事者への被ばく線量でも同様である．

　画質と線量の関係では，一方を重視すると他方が疎かになる「諸刃の剣」の関係がある．X 線検出器への入射線量が増大するほど，画質は向上する．入射線量を増大させるには X 線出力を増加させる必要がある．つまり画質向上には患者被ばくの増大が伴う．逆に被ばくを低減するべく X 線出力を低下させると X 線検出器への入射線量は減少する．これは画質低下を意味する．

　このリスクベネフィット的な考え方は従前からされてきたが，基本的にはリスクがベネフィットに比べて受容されてなければならない．ただ放射線によるリスクは IVR（Interventional Radiology）以外では白血病の発症リスクを高めるなどの確率的影響として問われるので，具体的に相互を明確に示すことは困難とされている．そこで注視すべきことは画像の臨床意義を認知できる能力である．先に示した，"読影補助" の活用がそれに該当する．

D　技師の役割

　いくつかの視点で技師の役割を解説する．

1．画像をマネージする役割
　技師は，検査依頼目的を把握し，検査画像内の key が判読でき，さまざまな画像処理技術を駆使することでその key を最適に描出せねばならない．また指標とされるべき DRL も駆使せねばならない．使用している CT の X 線量を知り対比検討せねばならないが，単に DRL より低い線量値が適切であるとの意味ではない．臨床意義を満たす画質を導くことが最重要であり，それに足らなければ被ばくはリスクだけになる．これを評価するには，技術学会，技師会などの学術見識に習熟する必要がある．画質について，定性かつ定量的な客観評価ができ，臨床意義を満たすか否かの評価もできて，そのオーバラルな結果から設定した撮影条件を DRL に対比できねばならない．もし過不足を認めれば，画質，被ばく双方から同じく根拠を有する調整をする．このマネージメントが技師の役割である．

2．心臓 CT での役割の実践
　撮影から画像構築（3D 画像）のすべてを技師業務に託すことである．さらには，技師の把握した臨床的知見を医師に伝える術もなんらかの形で構築することも肯定できるので，口頭ですまされてもよ

いかもしれないが，個々施設判断のもとレポート（意見書）にすることも容認できる．

心臓CTでは，撮影業務は一般的に技師が行うこととされているが，3D画像作成は医師が携わる場合が多い．この理由は技師業務が撮影で忙しい場合もあろうが，医師が要求する臨床知見を知り得ていないとして，技師に3D画像作成が託されないことにも起因する．本書は正にその能力を備えるための教書であるが，現行の全国事情はなかなかその条件を満たす技師が少ないことが現実である．ただ技師の能力に頼る背景は否定できないことから，撮影から各種画像作成のすべてを担うことが今後の方向性といえる．

3．施設での役割の違い

どちらの施設ででも施設背景に違いがある．比較的，大規模施設では技師はCTの撮影業務に追われて画像処理の時間が作れない場合がある．また小規模施設では放射線科医が在していないことから検査依頼医へ説明することに加え，画像処理のすべてを技師自ら判断している場合もある．ところで大規模施設でも3D画像作成のみならず，その画像への"読影補助"を紙面化している場合もある．全国の施設事情でワークの成り立ちに違いがあるのが現状である．

読者には，技師が3D画像を作成できるか否か，および"読影補助"を果たせるか否かについての一元的な思案でなく，すべてが状況次第であることを認識いただきたい．臨床的知見を十分に教育受けた人材であれば，精度の高い3D画像作成，納得性の有する"読影補助"ができるであろうが，教育不足であればその担いが不適切であることは当然であり，仮に曖昧に担えば医療事故を誘発するに等しい．知識・技術に未熟な技師では最適な医療貢献に寄与できないことは言及できる．個々の施設背景の違いで，役割およびワークフローを形成するべきである．

4．撮影技術としての役割の高度性

3D画像の作成のみをとっても，技師技量の度合差がきわめて大幅であることに気付くべきである．"読影補助"ができていれば最適性を担保できるであろうが，それに欠けていれば医療事故を起こす．アーチファクトの存在に気付かずに画像処理を加えて，描出すべき病変を消失する可能性，あるいはアーチファクトをあたかも病変と勘違いして描出する可能性もある．"読影補助"の能力を備えないと3D画像を作成してはいけない．反して"読影補助"の能力次第で，本来実務である画像処理技術をさまざまに駆使することで，医師にも優る3D画像を作成できる可能性がある．

ところで現在のCTでは撮影条件を変える指標が多岐にあるだけでなく，使用マシンの性能差も著しい．CT検出器の列数だけでなく，X線検出器の性能，X線管の性能，マシンメーカー独自のソフトウェアなど，メーカー個々で画像構築における特徴がある．技師はそれに熟知する必要性がある．その積み上げで，かつ"読影補助"の能力とマッチングさせると，臨床意義を保ちながら最適な被ばく低減を図ることもできる．さらには，その過程の蓄積は新たなるDRL策定の根拠にもなり得る．

［E］　チーム医療のために

前述までの技師の"術"について，関係者すべてで共有することがチーム医療に貢献できる．技師は，医師に『なにができて，なにができないのか』を伝えることが義務である．筆者の理想に願う"読

影補助"，DRL，学術的知識の各々が備わっておれば，チーム医療として常に能動的に活躍できて，いずれのスタッフからも求められる人材になれるであろう．チームといえるスタッフは，医師・看護師・臨床検査技師・臨床工学技士，ナースエイドなどの医療スタッフは当然ながら，検査部門の受付係，患者家族，患者当人も該当する．技師自身を知らせるだけでなく，各スタッフの役割を知ることも欠かせない．そのいずれも成立することでチーム医療の最適性が保障できる．

〈市田隆雄〉

6 看護師の役割

　心臓 CT 撮影は医師，放射線技師と看護師のチームで行う．そのなかで看護師は行われる検査がどういうものなのかを理解したうえで，患者の状態の悪化を回避できるように援助しなければならない．本稿では，心臓 CT 撮影の特徴を踏まえた，チームのなかでの看護師の役割について述べる．

A 安全に検査を行うための援助

　撮影に要する時間は 10 分程度ではあるが，その結果アナフィラキシー（造影剤の副反応）や造影剤腎症，また，薬剤の効果や輸液によって循環変動を招くなど，検査前後で状態が変化するリスクは高い．したがって，看護師に求められる第 1 の役割とは，心臓 CT 検査の特徴をふまえ迅速かつ的確な対応を行い，検査を安全に終えられるよう援助することである．
　そのためにはまず患者の情報収集を行う必要がある．以下に収集すべき情報とその根拠をあげる．

a．身長，体重，年齢
　これらの情報は造影剤や薬剤の投与量を決定するために必要である．

b．既往歴
　①喘息やアレルギー疾患：アナフィラキシー予防のための対応を検討する．
　②心不全：薬剤の効果や輸液投与によって循環変動をきたす可能性が高くなる．そのため，心不全の原疾患や胸部 X 線写真，採血データ，心臓超音波検査結果などを確認し，心不全の程度を把握する．
　③虚血性心疾患：冠動脈の狭窄や閉塞が進行していた場合，救急外来などと連携して迅速に対応しなければならない．冠動脈狭窄部位の有無，経皮的冠動脈形成術などの治療歴の有無，内服薬を服用していればその内容を確認する．
　④乳がん：乳房の摘出術を受けていた場合，手術側の末梢静脈路確保を避けなければならないため手術歴を確認する．
　⑤脳梗塞：麻痺がある場合，麻痺側の末梢静脈路確保を避けなければならないため，麻痺の有無を確認する．
　⑥腎不全：造影剤腎症を回避するため，腎不全の程度を確認する．また，透析を受けているのであればシャント側には末梢静脈路確保ができないため，シャントの有無を確認する．

c．現病歴
　冠動脈 CT を受ける場合は胸痛の有無や程度を確認する．撮影当日には胸痛の有無はもちろん，程度の悪化がないか聴取する．

20　1章　心臓 CT とチーム医療　　JCOPY 498-13646

d．造影剤アレルギーの有無

　使用する造影剤の種類を決定するために必要な情報である．アナフィラキシーを引き起こした造影剤を使用しないようにする．

e．血清クレアチニン値，GFR

　腎機能の低下を認める場合は造影剤腎症のリスクとなるため，輸液や経口補水の量を検討する．

f．心臓超音波検査結果

　前述したように，薬剤の効果や輸液投与によって循環変動をきたす可能性が高くなる低心機能の患者を抽出する．

g．心臓CT撮影経験の有無

　過去に検査を受けたことのある患者については，検査に対する緊張や不安から迷走神経反射を起こしていないか，アナフィラキシー症状が出現していたのであればどういった症状だったのか，末梢静脈路確保が困難な症例ではなかったかなど，前回撮影時の状況をカルテから抽出する．

　また，今回が初回撮影の場合，どのような反応が起こるかわからないため，すべての行程において観察を強化する必要がある．

　これらの情報を患者のカルテや紹介状から抽出し，検査前後のアセスメントに繋げていくこととなる．

　次に，検査前後のフィジカルアセスメント方法である．これについては心臓CT撮影の方法とともに後に詳しく述べられるため，ここではポイントを3つあげておく．

　1つめは，撮影時に使用する薬剤の効果で循環動態の変動をきたしていないか，バイタルサインや自覚症状を観察することである．使用する薬剤によって現れる変化は異なるため，各薬剤の副作用を熟知しておく必要がある．

　2つめは，造影剤投与後にアナフィラキシー症状はないか観察することである．アナフィラキシー症状には紅斑や蕁麻疹といった皮膚症状だけではなく，咳やくしゃみ，喘鳴といった呼吸器症状や消化器症状などさまざまある．特に，咳やくしゃみなどはアナフィラキシー症状なのか偶発的に起こったものなのか判断しにくいが軽視せず，観察の強化や医師へ報告など適切な対処を行い，重症化を回避しなければならない．

　3つめは，虚血症状や心不全症状の有無を観察することである．冠動脈CTは冠動脈の狭窄をきたしている可能性がある患者にも行っているため，撮影中に虚血症状を起こす可能性がある．また，検査を受ける患者のなかには低心機能の患者もいる．輸液投与は造影剤腎症を予防するためには必要であるが，その結果，心不全を起こす可能性を考慮し投与量を検討しなければならない．したがって胸痛の有無や程度，呼吸苦といった自覚症状の出現があればすぐにバイタルサインの測定や呼吸音の聴診などを行い，状態の安定化を図る処置が必要かを判断していく必要がある．

　以上のように，「事前にしっかりと情報収集を行い，起こりうる状態変化を回避できるよう対策をチームで検討すること」，そして，「検査が開始されれば，収集した情報や検査に使用される薬剤の種類をふまえたフィジカルアセスメントを行い，異常の早期発見に努めること」という2つの役割を看護師が担い，検査が安全に行われるよう援助している．

　しかし，それでも患者の状態は急激に変化する可能性がある．担当の医師と看護師で対応できる軽症の症例であればよいが，ショック症状をきたした場合は急変対応を行うこととなる．その際，以下

の4点についてチーム内で認識を統一しておく必要がある.

①どのような症例に対し救急コールをかけるのか（対象患者の選定）.

②救急カートやストレッチャーなどの必要物品を誰がどこから集めてくるのか（物品の手配）.

③必要物品をCT室内にどのように配備すれば急変対応ができるのか（環境整備）.

④誰が他の患者対応を行い，誰が急変対応に携わるのか（役割分担）.

アナフィラキシーショックをはじめとしたショック症例は，発生頻度は低いながらも，起こった場合には正確な病態把握力と高い対応力が求められる. したがって，定期的にシミュレーションを行い，実際に起こったときには迅速に対応できるようにする.

B 精神的援助

心臓CT撮影を行う際，患者は少なからず不安や緊張を抱えている. そのため看護師は，安楽な環境の提供に努め，声かけや説明を適宜行うことで不安や緊張を和らげられるよう精神的援助を行う必要がある. これが第2の役割である.

まず，看護師が最初に関わる末梢静脈路の確保時から声かけを行っていく. 初めて検査を受ける患者がほとんどであるため，これから行われることを説明しながら準備を行っていく. CT室内に入ったときにはタオルケットなどをかけて保温に努め，交感神経の興奮に伴う心拍数の上昇につながらないよう注意する.

そして，検査後には検査中に起こったことや今後起こりうることを説明する必要がある. 例えば，血管外漏出を認めたときは医師の診察の他に，今後どのような変化を起こす可能性があるのかをふまえた自宅での対処方法の説明と，痛みによる患者の不安や怒りを和らげるよう声かけを行う.

また，造影剤腎症を予防するために，自宅でどれぐらいの水を飲めばいいのか，尿がどれぐらいでればいいのか，などを説明し，その他にも患者からの疑問があればそれに返答する. このようなやりとりを行うことで患者の不安を和らげ，安心して検査を終えてもらえるようにする.

おわりに

心臓CT撮影は機械の性能向上に伴い撮影時間が短縮した結果，呼吸困難感が強く，息止めが困難であった心不全症例も対応が可能となった. したがって，アナフィラキシーや造影剤腎症の知識だけではなく，より深い循環器疾患の知識と急変対応スキルが求められている. そして，患者にとっていつでもそばにいて声をかけてくれる存在でなければならない. 高い専門的スキルと患者にとって安心できる存在，それが心臓CT撮影を介助する看護師に求められている役割である.

■ 文献

1) 日本アレルギー学会. アナフィラキシーガイドライン. 東京: 日本アレルギー学会; 2014. p. 1-23.
2) 青木克憲. 6. アナフィラキシー. In: 日本救急学会専門医認定委員会, 編. 救急診療指針改訂第4版. 東京: へるす出版; 2011. p. 546-9.
3) 日本腎臓学会, 他. 腎障害患者におけるヨード造影剤使用に関するガイドライン2012. 東京: 東京医学社; 2012. p. 3-32.

〈徳永里絵〉

7 地域医療連携の役割

A 医療情報の共有の重要性

　病院では常日頃より患者の視点に立ち，質の高い医療の実現とよりよい患者サービスの提供を目標として診療業務を営んでいる．患者の健康状態に応じて迅速に的確な医療を提供するためには，患者に関する様々な医療情報が必要である．患者と確かな信頼関係を築き上げ，安心して医療サービスを受けてもらうためには患者の個人情報の安全な管理は必須である．

　まず，情報提供であるが，個人情報保護に関する法律を厳守して患者の情報収集，提供をしている．そもそも個人情報，医療情報の利用目的は医療介護サービス提供，また，病院運営管理に必要な範囲においてのみ個人情報を収集，提供する．そして，患者が継続的によい医療を受けられるように，診療に関する情報を病院，診療所などの医療保険事務，介護保険事務，入退院などの管理，会計，医療事故の報告などの管理業務，医療サービス業務の維持・改善などのために情報提供する．そして，医療の発展を目的として研究や学会活動などで情報を利用している．しかし学会や研究会では患者の氏名などの個人を特定できるような情報は発表していない．そういった目的で病院など医療機関では個人情報，医療情報を利用，提供する．また患者に医療費の請求する場合，医療事務へ個人情報，医療情報も必要となりまた，外部の審査支払機関へのレセプト提出，審査支払機関または保険者からの照会への回答などを目的としている．

　では，医療情報とはどのような情報なのか．誰がその情報をどのように発信しているのか．

　例えば医師が診察中に「どうされました」などと問いかけ，患者は質問に答える．医師との間で質疑応答が繰り返される．いわゆる問診という形である．その後診断の結果，症状に適応する薬が処方された場合には，調剤薬局へ行って処方箋に基づいて薬が処方され，起きうる副作用の説明書とともに提供される．医師によって検査が必要とあれば当日検査をされるか，数日後の予約を入れることになる．

　他施設へ情報提供する場合があるが，その提供先として他病院，診療所，助産所，薬局，訪問看護ステーション，介護サービス事業者などがある．病院では，かかりつけの患者が他院へ救急搬送されたときなど医療情報を提供したり請求したりする．今後患者がかかりつけとして通うために診療所へ情報提供したり，薬局では患者の服薬するうえで処方内容を把握しなければならないため処方内容を提供する．訪問介護ステーション，介護サービス事業者へは患者がよりよい介護サービスを利用するため個人情報，医療情報を共有する必要がある．

　さらに，患者より希望があれば診療情報の開示も行っている．その際には患者へ文書にて知らせる．

電子化の有無にかかわらずカルテとしてデータ化され保存される情報，検査によっていろいろ数値化されたり画像化されたりする情報，治療における奏効結果としての情報等々は，広義で医療情報でありその領域は多岐にわたる．

医療の種別や国籍を問わず，ケガをしたり疾病に羅患したりすることによる医療情報のやり取りが始まる．

わが国では，糖尿病，脳卒中，心臓病，高脂血症，肥満などの生活習慣病の予防医学においても，関連する情報が数値化，画像化され，国民に広く伝播されている．このように医療に関する情報というのはいろいろなケースやさまざまな局面基礎になったり利用されたりする．受発信される医療情報の正確さや精度は医療においてきわめて大切な要素の１つといえる．

では，情報提供，請求の仕方であるが，基本は書面で依頼や提供している．しかし，緊急で必要となる場合は，そこは柔軟に対応し口頭にて答える場合，聞く場合がある．そういった情報提供の方法をとっている．

21 世紀に向けて，健康，医療体制の充実がますます重要視されている．なかでも 3 大成人病，すなわち消化器などのがん疾患，脳卒中などの脳疾患，心筋梗塞などの心疾患に対する根本的な医療対策が，全国的にも急務となっている．こうしたなかで，当病院では心疾患に対する高度医療の提供を医療目的にしている．

検査の受け入れ体制であるが，いま日本は未曾有の高齢化社会を迎えようとしており，当院ではさまざまな検査を受け入れている．心エコー，エルゴメータ，ホルター，冠動脈 MDCT などである．エコーでは，頸部エコー，下肢動脈・静脈エコー，などさまざまなエコー検査をしており検査当日には結果がでるようにしている．CT にしても冠動脈の CT に限定せず腹部 CT，頭部 CT などの検査も積極的に行っている．CT 登場以来，身体各部の検査に画期的な成果を上げてきた．当院では最新の機器を導入しており，これによってさまざまな疾病に大きな成果をあげている．

では，これらの各種検査をする場合予約が必要だが，当院では地域医療連携室を窓口として医療機関からの各検査課と連携し様々な検査を行っており，積極的にオープン検査を施行している．

B 病院の地域連携の役割

地域医療連携は時代の進歩に伴い，めざましく発展している．

新しい病状の発見や認定，新しい診断方法や治療法の確立，新しい医療機器の登場，新しいリハビリ方法や介護療養方法の開発などにより，医療現場に対するニーズが多種多様化した．しかし，「病院に行けばなんでもみてくれる」「治るまでゆっくり入院できる病院」という考えの方もたくさんいる．そのため地域の中核病院へ患者が集中してしまう傾向がある．軽傷や軽い風邪症状の患者から，高度な治療や手術が必要な患者，長期的な入院が必要な患者，リハビリや介護療養が必要な患者，そして，24 時間対応が必要な救急患者など．この問題は全国的にみても地方の医療機関が特にその傾向が強く，医師や看護師，専門技師をはじめさまざまな医療従事者への負担が大きくなっている．地域の中核病院へ患者が集中することにより，病院がもっている最適な医療サービスを提供できなくなっている．また，医療従事者への過度な負担増は，医師や看護師などの離職の要因となっている．そして，医療従事者の不足は，病院の破綻につながり，最悪のケースでは地域医療の崩壊を招く．

そういった医療機関の現状を打開するための1つの方法として，地域全体で地域医療を支えようという指針，つまり地域医療連携である．

地域の医療機関は中核病院だけではない．開業医による各専門診療科医院をはじめ，診療所や介護療養施設，訪問福祉型民間業者などがある．これらの医療機関がばらばらに医療サービスを提供するのではなく地域の医療機関が連携し，それぞれの医療機関の特徴を活かして，地域全体が1つの医療システムとなって最適な医療サービスを提供しようとする考え方である．

C 地域連携の未来

現在，日本各地の医療機関において，この「地域医療連携」が取り組まれている．医療機関の不足，医療機関の閉鎖を防ぐことはもちろん地域医療の崩壊により中核病院がなくなってしまうことを防ぐため，そして何よりも大切なのは，患者1人1人に最適な医療サービスを提供できる体制を維持することなのである．

当院の地域医療は看護師1名，事務員1名，MSW1名で体制を作っている．医療機関からの検査診察依頼，転院依頼があれば当院の各部署と連携し受け入れ体制を作っている．

診察・検査予約方法は基本書面，FAXで予約を取るように行っている．各病院，様々な予約方法があるが，柔軟に対応するようITを駆使した予約方法もとっている．その1つとして，CT検査がある．IDとパスワードがあればインターネットがつながっていればどこでも予約が取れるよう忙しいドクターを考えた予約方法がある．しかし，個人情報の関係もありまだ利用している医療機関が少ないのも現状である．しかし，スムーズな受け入れ，検査を考えるのであれば今後はインターネットを駆使した予約方法なども必須となってくるのかと思う．

このような地域医療連携を通じて情報提供，検査，診察の受け入れ態勢がスムーズに行われている．しかし，地域格差はある．地方の病院には都市部のような充実した医療体制がないのが現状だ．先ほど上げた地域医療について，あくまで理想であり，必ずしもスムーズな連携，体制が取れているかというとそうではないと思う．これからもより一層，地域医療連携が重要視されていくと思う．

〈橋本大輔〉

8

チーム医療は
コミュニケーションが大切

「安全で安心な心臓 CT 検査と質の高い心臓 3DCT 画像の取得」を目標として，それを CT 検査室にて達成するためには，異なる職種間で連携しチーム医療を実践することが必須となる．チーム医療を実践するための基本的な考え方として，多職種間にて情報を共有し，業務の分担を行いながらも連携し，補完しながら患者の状態や検査当日のスタッフ体制などに応じて臨機応変に対応することが求められる．ここで，「情報の共有」，「連携し補完し合う協働」，「臨機応変な対応」などチームの質の向上やチーム力のアップを図るために必要となる方法が『コミュニケーション』である．重要なことは，目標を達成するための手段がチーム医療であり，それを推進する方法の 1 つがコミュニケーションとなる（図 1）．ここでは，チーム医療におけるコミュニケーションの大切さについて解説する．

コミュニケーションでは，自分が「伝えたいこと」が相手に「伝わった」ことで成立する．「○○○お願いします．」，「○○○ですね，わかりました」，「△△△でした．どうしますか」，「△△△ですか．では，×××してください」など，伝えたいことが伝わっていく過程が大切となる．いくら情報を伝達しても，相手が情報の内容を理解しなければコミュニケーションは成り立たず，コミュニケーションエラーとなる．チーム医療では，多職種によりコミュニケーションを行うため，それぞれの職種により専門性や教育システムが異なるため，情報伝達を行う相手を「尊重」し「思いやる気持ち」をもって自分の意志を伝えることが重要である．また，伝えたつもりになっていないか，相手の理解を確認することもときには必要な場合がある．この伝える能力が，コミュニケーション能力であり意志疎通能力となる．自己表現が上手になり，意思の疎通ができれば合意（コンセンサス）形成や協調性が生まれる．コミュニケーションが円滑にできることは，まさにチーム医療を実践できる土台が形成され，また，情報の共有や信頼関係が構築に繋がる．

臨床の現場において，造影剤によるアナフィラキシーショックなど緊急事態では迅速で正確な情報

| 目標：安全で安心な心臓 CT 検査と質の高い心臓 3DCT 画像の取得 |

| 手段：目標を達成するための手段としてのチーム医療
チーム医療には「高い専門性」，「情報の共有」，「連携し補完し合う協働」，「臨機応変な対応」が重要 |

| 方法：手段としてのチーム医療を推進するコミュニケーション
コミュニケーションには「相手を尊重」，「思いやる気持ち」，「合意形成」，「信頼関係構築」が必須 |

図 1 ● チーム医療とコミュニケーション

伝達が必要な場合もある．また，患者のアレルギー情報などちょっとしたコミュニケーションエラーが医療事故やインシデントの原因となりうることもあるので，曖昧な情報伝達，伝達情報の誤った解釈などコミュニケーションエラーには注意が必要である．

　チーム医療内でのコミュニケーション能力の向上はよいチームワークを形成し，結果的に質の高い心臓 CT 検査を効率よく行うことに繋がる．チーム内ではお互いの仕事内容を尊重し，医師主導でもなく技師主導でもない医師，看護師，事務職，技師によるパートナーとしての関係を構築することが重要である．さらに，患者自身に検査の内容や方法，注意点を理解していただき，チーム医療に参加してもらうことが大切となる．たとえば，患者が緊張や不安などの状態のときには心拍や呼吸が不安定になるため，チームの一員としてコミュニケーションを通じて和らげる努力がよい検査に繋がる．

　患者は，現在の状態を医師には話しにくいことを看護師や技師には伝えることができる場合があり，また，逆に医師には伝えることができるが他には話さない場合がある．このような状況では，チーム内にて検査に必要な情報を共有できるコミュニケーションが必須であり，チーム内の各職種が必要とする検査直前情報を知らなければならない．医師は検査直前の患者バイタル情報，β 遮断薬使用の有無の判断となる情報，技師は検査説明時の患者対応につながる情報，看護師は患者の検査に対する姿勢や ADL などの検査直前の情報が安全に質の高い検査を施行するうえで大切となる．また，検査中はチーム内で分担し患者の様子やバイタルなどを観察し，変化や異常が発生した場合には速やかにチーム内にて情報を共有でき，必要に応じて緊急で対応できるような体制作りが必要である．このためには緊急時の対応マニュアルをチーム内での合意により整備し，日頃から手順の確認や応援要請の方法など緊急時シミュレーション訓練を行うなど，他部署とのチーム医療の連携を確認することも重要であり，ここでもコミュニケーションは大切な要素となる．

　会話によるコミュニケーションではないが，図 2 に示す文字による事前情報の共有も大きな効果が得られる．図 2 は当院での患者検査指示票（コミュニケーションペーパー）であり，患者情報，検査目的，副作用歴など電子カルテから自動的にダウンロードされ表示される．さらに，使用造影剤の種類，注入方法，撮影タイミングの指示を医師が追記し，特記事項には医師，看護師，診療放射線技師が追記し，CT 検査前にはチーム全員で確認する．また，検査後には検査中に起こった不整脈や呼吸停止状況，造影タイミングの不良など特記事項を記載し，電子カルテへ取り込み電子保存することにより，撮影時の状況を読影医に伝えることが可能となる．コミュニケーションペーパーは検査前から読影までの情報伝達に有用である．

　コミュニケーションには会話など話し言語で行う「言語的コミュニケーション」と声の調子，身振り手振り，表情などの「非言語的コミュニケーション」，そして患者検査指示票の例に示した書き言葉によるコミュニケーションがある．それぞれ長所と短所があり，話し言葉でのコミュニケーションは活発な伝達が可能な動的言語であり，多くのスタッフへ短時間に情報が伝わるがエラーを起こすことがある．反面，書き言葉でのコミュニケーションは安定的に内容を伝えやすく，論理的・明示的に書けていれば誤解は生じにくいが，微妙な状況説明や調整，情緒的なやり取りには不向きである．コミュニケーションは情報伝達と情報共有化の手段であるため，的確で効率的な方法をチーム内にて検討し，実践することが重要となる．

　心臓 CT 検査を安全で安心に行い，効率的に検査を行いながらも質の高い心臓 CT 画像を取得するために，チーム医療でのコミュニケーションの重要性を解説した．チーム医療の質を向上させチーム

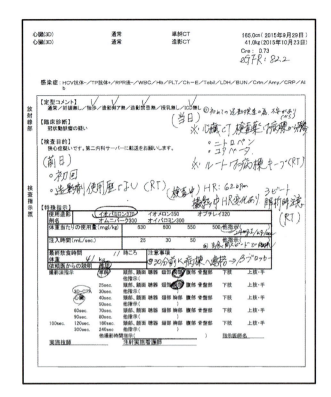

図2 ● 患者検査指示票（コミュニケーションペーパー）の一例

力をアップさせるためには，活発なコミュニケーションにより風通しのよい人間関係の構築が重要となる．そのためには，カンファレンスを充実することが必要であり，単なる情報交換の場ではなく，議論・調整の場としての機能を有し，心臓CT検査により得られた内容をフィードバックし，チーム内にてお互いの職種の専門的技術を効率よく提供するためのプロフェッショナルとしての責任と自覚を認識し，他の職種を尊重して信頼関係を築き，コンセンサスの形成による情報の共有にコミュニケーションは重要な役割を果たす．チーム医療にコミュニケーションは大切である．

〈坂本 肇〉

9

心臓 CT 検査の情報を患者や外部医療関係者にどのようにして提供するか？

　当院の地域医療連絡室では心臓 CT 検査が導入された当初より，CT 室との綿密な業務連携を行い，CT 検査を通して当院と地域の医療機関との架け橋となるような役割を担いつつ，これまで邁進してきた．そして，日々多くの医療機関より CT 検査の問い合わせ・案内・予約，また，一番重要である検査結果の情報提供を行っている．さて，ここでは地域医療連絡室においての情報提供の方法・あり方について述べていきたい．

A　情報提供に有する時間

　検査を施行してから情報提供を行うまで，通常 1 週間程度の時間を要する旨を案内している．しかしながら，冠動脈 CT 撮影では，よりスピーディーな対応により，現在では撮影日の翌日には発送を行っている現状である．

　例外ではあるが，症例によってなかには検査当日に至急で所見を出し，それらの症例に合わせた対応をする場合もある．

B　情報提供の様式

　検査結果の情報提供様式は，診療情報提供書・所見など，すべてのデータを入れた CD-R を郵送するのが，現在では主流である．それも，元々は紙媒体のみで情報提供をしていたものであったが，昨今多くの医療機関で紙カルテから電子カルテに移行しつつあり，電子化・ペーパレス化の影響なども背景にあるのではないか．

　そのなかでも，何らかの事情により CD-R に対応困難，または，紙媒体を好まれる場合はそれぞれの希望に沿った形で提供している．紙媒体にて，情報提供をする場合はカラー所見であり，血管の細かい部分に折り目が付いて見えにくくなることを防ぐために，地域医療連絡室スタッフ一同で細心の注意を図りながら，郵送の手続きを行っている．

C　CT 撮影後の早急な対応について

　当院で CT 撮影をされた患者で検査結果が思わしくない，狭窄があるといった一刻も早い医師の診察・処置・治療が必要となった場合，地域医療連絡室での対応をいくつかの例に取り上げて紹介させていただこう．

ケースその①：紹介元の先生へ相談

まず紹介元医療機関へ連絡をする．なお，患者へも説明をする．そのなかで，紹介元医療機関へ当日診察受診をする場合は，所見が上がる約2〜3時間ぐらいの間，患者に待ってもらい検査結果を手渡しする．その後，紹介元の先生と相談してもらうかたちとなる．

ケースその②：紹介元の先生へ相談後当院での診察希望

ケースその①の紹介元医療機関の先生と患者の意向により，当院での診察を希望された場合は，地域医療連絡室へ連絡をもらい診察の相談をするか，従来通り当院の診療依頼申込書に必要事項を記入し，FAX して診察の予約を取るというかたちとなる．

ケースその③：当院での受診を希望

まず，紹介元医療機関の先生へ連絡をする．その場合，患者と紹介元の先生の判断のもと，引き続き当院での診察・治療を希望された場合は，当日すぐに当院の医師による診察の手配をする．

ケースその④：当院での緊急な処置が必要

当院での CT 撮影を終え，検査結果があまりにも思わしくなく緊急の処置（緊急のカテーテル治療など）が必要な場合，患者と紹介元の先生へ相談し治療に対する了承を得られると，救急外来を受診後，緊急のカテーテル治療の対応としている．

その場合，受診や入院報告書，もしくは患者が退院される際に，紹介元の先生へ治療の経過報告と CT の検査結果を合わせて情報提供している．必ずしも，これらの例にあげたケースばかりではなく，当院ではその場に合わせた臨機応変な対応をしている．

D さまざまな情報提供方法

前項でも述べたような，早急な対応が必要である場合以外にもさまざまな情報提供のあり方がある．

紹介元医療機関より，CT 検査の予約をいただき検査施行，その後検査結果を地域医療連絡室より郵送の手続きをする．しかし，休日を挟むなどの理由で先方の受診日までに検査結果が届かないなどといったことがあり得る．そんな場合は，検査所見の final report を FAX して対応させていただいている．そして後日，従来通り郵送の手続きをしている．

このような場合，紹介元医療機関より連絡をもらい，FAX 対応するときもあるが，先方より持参された診療情報提供書に次回外来日が添えられて記入されている場合もなかにはある．検査を請け負う我々としては，所見出し，郵送から到着までの期日目標として，非常に参考となっている．

患者の希望により，当院での CT 検査後すぐに検査結果を教えて欲しいといったような要望があることをしばしば耳にすることがある．しかし，当院での決まりとして患者だけの要望を勝手に優先するのではなく，本来かかりつけ医である紹介元の先生へ返し，伺っていることを，患者へ説明している．前にも述べている緊急対応時の事例もこれと同じであることを指し示すのである．

CT 検査終了後，当院以外の医療機関で処置・治療を希望される場合，CT 検査結果の画像（DICOM）が必要と依頼を受ける場合もある．その場合は，速やかに CT 室と連携をとり依頼された医療機関へ CD-R にて画像（DICOM）を情報提供している．

おわりに

　このように，情報提供方法・あり方についてさまざまと述べたが，基本的な情報提供方法は存在するものの，当院ではやはり一番に紹介元医療機関と患者の希望を第1に考慮して対応することを心掛けている．

　これまで当院のCT検査，そして地域医療連絡室がここまで邁進することができたのは，紹介元医療機関と患者からの指導，意見などたくさんの声があってからこそのものだと確信している．

　今後も，CT検査の情報提供方法・あり方など視野を広くもちつつ，さまざまな視点より一層の改善・向上を地域医療連絡室として，目指していきたい．

〈吉川麻衣子〉

10 これだけは知っておきたい 医療分野における情報管理のあり方

　臨床現場における情報共有，医療・介護などのサービス提供における関係機関や多職種連携といった医療分野における情報連携は，質の高い医療等サービスの提供や，国民自らの健康管理等のための情報の取得，公的保険制度の運営体制の効率化等の観点から重要であるとされており[*1]，医療分野における安全かつ効率的な情報連携のために，2020年までに医療連携や医学研究に利用可能な番号の導入，および医療データの利用拡大のための基盤整備等が予定されている[*2]．

　他方で，医療機関等においては，患者の単なる個人識別情報（氏名・住所・生年月日など）を取り扱うだけではなく，患者の病歴や服薬の履歴，健診の結果等の本人にとって機微性の高い情報（センシティブ情報）も取り扱うため，医師等には刑事罰を伴う厳格な守秘義務[*3]が課されており，医療情報システムに対しては特別な安全管理[*4]が求められている．

　臨床現場における医療情報の取扱いや情報共有にあたっては，いかに医療等サービスの提供を目的としたものであったとしても，患者のプライバシーや個人情報等の取扱いに関する法規制を遵守することを怠ってはならない．

A　医療機関における情報管理に対する法規制

1．医療・介護関係事業者における個人情報の適切な取扱いのためのガイドライン

　個人情報保護法[*5]に基づき，病院，診療所，薬局，介護保険法に規定する居宅サービス事業を行う者等の事業者向けのガイドラインとして，「医療・介護関係事業者における個人情報の適切な取扱いのためのガイドライン」（平成22年9月17日改正）が定められている．

　また，医療機関において取り扱う患者の個人情報の内容によって，「ヒトゲノム・遺伝子解析研究に関する倫理指針」（平成16年12月28日文部科学省・厚生労働省・経済産業省告示第1号），「疫学研究に関する倫理指針」（平成16年12月28日文部科学省・厚生労働省告示第1号），「遺伝子治療臨床研究に関する指針」（平成16年12月28日文部科学省・厚生労働省告示第2号），「臨床研究に関する

[*1] 医療等分野における番号制度の活用等に関する研究会「医療等分野における番号制度の活用等に関する研究会　中間まとめ」（平成26年12月10日）
[*2] 厚生労働省「医療等分野における ICT 化の推進について」（平成27年5月29日，第6回産業競争力会議課題別会合の配付資料1）
[*3] 刑法第134条，保健師助産師看護師法第42条の2等，厚生労働省「医療・介護関係事業者における個人情報の適切な取扱いのためのガイドライン」別表4参照
[*4] 厚生労働省「医療情報システムの安全管理に関するガイドライン」第4.2版（平成25年10月）
[*5] 個人情報の保護に関する法律（平成15年5月30日法律第57号）

倫理指針」（平成 20 年 7 月 31 日厚生労働省告示第 415 号），「ヒト幹細胞を用いる臨床研究に関する指針」（平成 18 年 7 月 3 日厚生労働省告示第 425 号）も適用される．

　なお，個人情報保護法上は，死者の個人情報は保護の対象に含まれないが，医療機関は，患者・利用者が死亡した際の遺族に対する診療情報の提供については，「診療情報の提供等に関する指針」[*6]の 9 において定められている取扱いに従って，遺族に対して診療情報・介護関係の記録の提供を行うものとされていることに留意すべきである[*7]．

2．医療情報システムの安全管理に関するガイドライン

　医療に関する患者情報（個人識別情報）を含む情報およびその情報を扱うシステムの安全管理について定めたガイドラインとして，「医療情報システムの安全管理に関するガイドライン 第 4.2 版」（平成 25 年 10 月改正）が定められている．

3．マイナンバー法（患者の個人番号）

　マイナンバー法[*8]に基づき，個人番号には厳格な管理が求められるため，医療機関が自らの事務として患者の個人番号を取得して取扱うことは，現時点においては予定されていない．ただし，例えば，出産育児一時金支給申請書（提出義務者は支給を受けようとする者）や介護保険負担限度額認定申請書（提出義務者は認定を受けようとする要介護被保険者）等の社会保険に関する申請書には個人番号を記載することが求められることから（平成 27 年 9 月 29 日厚生労働省令第 150 号），医療機関や介護施設において，提出義務者に代って当該申請書の提出手続を代行する場合には，患者等の個人番号を事実上取扱うことになるため，留意する必要がある．

　医療機関の窓口における健康保険等の医療保険資格の確認事務については，窓口において患者の個人番号を取得するのではなく，患者の個人番号カード上の IC チップに記録された電子証明書を端末で読み取り，支払基金・国保中央会が共同で運営する資格確認サービス機関（仮称）に送信してオンラインによる資格確認を行うことで，医療機関の事務の効率化を図ることが予定されている[*9]．

　また，個人番号の利用については，あくまで税・社会保障・災害対策の分野に限定されているため，医療機関において患者の個人番号を患者情報の共有に利用することは予定されていない．医療分野においては 2020 年までに，個人番号とは別に医療連携や研究に利用可能な独自の医療等分野（健康・医療・介護分野）の番号制度（医療番号）を導入することが予定されている．

　なお，平成 27 年度のマイナンバー法の改正[*10]によって医療分野においては，健康保険組合の被保険者が転居や就職・退職により健康保険組合を異動した場合に個人番号を利用して特定健診等の情報を健康保険組合間で承継させる場合や，住民が転居等をした場合に個人番号を利用して地方公共団体

[*6]　厚生労働省「診療情報の提供等に関する指針の策定について」（平成 15 年 9 月 12 日医政発第 0912001 号）

[*7]　「医療・介護関係事業者における個人情報の適切な取扱いのためのガイドライン」4 頁

[*8]　行政手続における特定の個人を識別するための番号の利用等に関する法律（平成 25 年 5 月 31 日法律第 27 号）

[*9]　前掲「医療等分野における ICT 化の推進について」2 頁

[*10]　「個人情報の保護に関する法律及び行政手続における特定の個人を識別するための番号の利用等に関する法律の一部を改正する法律」（平成 27 年法律第 65 号）

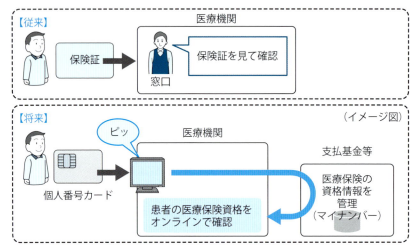

図1● 厚生労働省「医療等分野におけるICT化の推進について」

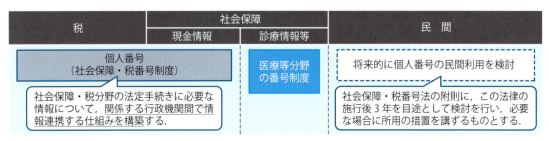

図2● 医療等分野における番号制度の活用等に関する研究会（中間まとめ：参考資料）

間において住民の転居前の予防接種履歴を承継させる場合に，個人番号の利用範囲が拡大したが，いずれも医療機関における患者の個人番号の利用を認めるものではない．

B 医療機関における患者情報の利用上の留意点

1．医療機関における患者の個人情報の利用目的

　医療・介護関係事業者が医療・介護サービスを希望する患者・利用者から個人情報を取得する場合，当該個人情報を患者・利用者に対する医療・介護サービスの提供，医療・介護保険事務，入退院等の病棟管理などで利用することは患者・利用者にとって明らかと考えられるため，この範囲内で利用する場合には利用目的の通知公表などは不要である．

　また，大学その他の学術研究を目的とする機関などが，学術研究の用に供する目的をその全部または一部として個人情報を取扱う場合については，個人情報保護法に基づく義務等の規定は適用されないため，医療機関が研究目的で利用する場合には，利用目的の通知公表や第三者提供についての同意の取得は要しない．

　もっとも，医療機関などが企業から研究を受託してまたは共同で実施する場合における患者の個人情報の取扱いについては，自らの学術研究の用に供する目的とはいえない場合もありうるため，患者

に対する利用目的の通知公表等や第三者提供についての同意の取得を行うことが望ましい．また，特定の患者・利用者の症例や事例を学会で発表したり，学会誌で報告したりする場合などは，氏名，生年月日，住所などを消去することで匿名化されると考えられるが，症例や事例により十分な匿名化が困難な場合は，本人の同意を得なければならないことに留意すべきである[*11].

2．患者の病歴などの情報の取得制限

平成 27 年度の個人情報保護法の改正によって，「病歴」を含む個人情報については，要配慮個人情報として，法令に基づく場合や人の生命，身体または財産の保護のために必要がある場合であって，本人の同意を得ることが困難であるときなどを除いて，あらかじめ本人の同意を得ないで取得してはならないとされた．

医療機関などにおいて，患者本人から自身の病歴に関する情報を直接取得する場合については，本人の同意があるものと考えられるが，患者の親族等本人以外の第三者に対して本人の病歴を確認して取得するときは，患者本人に判断能力がない場合や意識障害に陥っている場合などを除き，本人から同意を得て行う必要があることに留意すべきである．

3．他の医療機関との連携

医療機関などは，患者への医療の提供のため，他の医療機関等との連携を図ったり，外部の医師等の意見・助言を求めたり，他の医療機関等からの照会があった場合に応じたり，患者への医療の提供に際して，家族等への病状の説明を行うことがあるが，これらの第三者への提供については，本来は患者本人から同意を得る必要があるが，院内掲示等により公表している場合には，患者に提供する医療サービスに関する利用目的について患者から明示的に留保の意思表示がなければ，患者の黙示による同意があったものと考えられる[*12].

また，病院と訪問看護ステーションが共同で医療サービスを提供している場合など，あらかじめ個人データを特定の者との間で共同して利用することが予定されている場合には，共同利用の制度（個人情報保護法第 23 条）を利用することで，第三者提供の制限の例外として，本人の同意を得ることなく連携することもできる．

C 医療等分野の番号の利活用

1．医療等分野の番号制度の導入

医療機関においては，患者の個人番号を利用するのではなく，患者本人の同意の下で希望する患者に対し，マイナンバー制度のインフラを活用して，医療連携や医学研究に利用可能な独自の医療等分野の番号（医療番号）を付与する仕組みとし，共有する病歴の範囲についても患者の選択を認め，患者が共有して欲しくない病歴は共有させない仕組みが検討されている[*13].

[*11] 前掲「医療・介護関係事業者における個人情報の適切な取扱いのためのガイドライン」7 頁
[*12] 前掲「医療・介護関係事業者における個人情報の適切な取扱いのためのガイドライン」24 頁
[*13] 前掲「医療等分野における番号制度の活用等に関する研究会 中間まとめ」4 頁

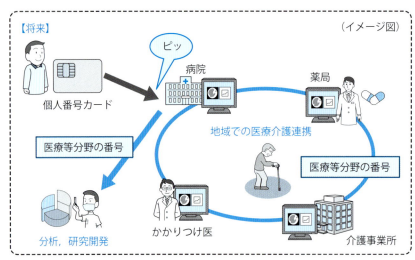

図3 ● 厚生労働省「医療等分野における ICT 化の推進について」

2. 医療機関・研究機関における情報連携

医療機関や研究機関の間で，患者の医療番号を用いて患者データの共有や追跡が効率的に実施できるようにして，医療連携や医学研究を推進する予定である．

電子カルテなどには，患者の個人番号ではなく医療番号を記録して医療連携などに利用されることになる．そのために，医療機関のデータのデジタル化・地域の医療機関間のネットワーク化の推進に加えて，医療データの利用拡大のための基盤整備として，電子カルテデータの標準化の環境整備や医療情報の各種データベース事業の拡充・相互利用が行われる予定である[*14].

3. 匿名加工情報の取扱い

前記のように，医療機関・研究機関における情報連携が積極的に推進されているが，他方で，患者個人が特定されないように匿名化して他の事業者に情報提供する場合においても，本来必要とされる情報の範囲に限って提供すべきであり，情報提供する上で必要とされていない事項についてまで他の事業者に提供することがないようにすることが求められる[*15].

平成 27 年度の個人情報保護法の改正[*16]によって，特定の個人を識別することができないように個人情報を加工して得られる個人に関する情報であって当該個人情報を復元することができないようにした「匿名加工情報」については，第三者提供の制限を受けず，本人の事前の同意を得なくても提供することができるようになったが，他方で，匿名加工情報に含まれる個人に関する情報の項目を公表することが義務付けられ，また他の情報と照合して匿名加工情報の再識別化を行うことも許されないため，匿名化した医療情報の取扱いには別途の義務が存在することに留意すべきである．

[*14] 前掲「医療等分野における ICT 化の推進について」3〜4 頁
[*15] 前掲「医療・介護関係事業者における個人情報の適切な取扱いのためのガイドライン」26 頁
[*16] 「個人情報の保護に関する法律及び行政手続における特定の個人を識別するための番号の利用等に関する法律の一部を改正する法律」（平成 27 年法律第 65 号）

他方で，匿名化処理を行っても，事業者内で得られる他の情報や匿名化に際して付された符号または番号と個人情報との対応表などと照合することで，特定の患者・利用者などが識別できる場合（再識別化が可能な場合）には，個人情報保護法上の「個人データ」に該当するおそれがある[*17]．医療機関においては，患者のカルテ情報を保有しているため，通常はカルテ情報と照合して匿名加工情報の再識別化を行うことは可能であるため，「個人データ」に該当し，「匿名加工情報」には該当しない場合が少ないと思われることから，改正前と同様に，匿名化した医療情報についても，第三者提供に当たって本人の事前の同意を得るなどの対応も考慮する必要がある．

D 今後の医療等分野における情報管理

今度，医療等分野におけるICT化が推進され，医療機関・研究機関における情報連携がさらに進んでいくものと思われるが，他方で，医療機関が取り扱う情報は，患者の病歴や服薬の履歴，健診の結果等の本人にとって機微性の高い情報であることに変わりはない．

特にチーム医療においては，質の高い医療等サービスの提供等のために，他の医療機関等との情報の共有・連携に取り組むことが求められるが，これらの情報の利用と保護のバランスを図ることが重要である．

〈福本洋一〉

[*17] 前掲「医療・介護関係事業者における個人情報の適切な取扱いのためのガイドライン」6頁

心臓CTにおける基本原理

知っておくべき心臓 CT の基本原理とは

1998 年に 4 列 MDCT（multi detector-row CT）が登場したことにより，従来の SDCT（single detector-row CT）と比較して，検出器幅の拡大，時間分解能の向上，空間分解能の向上など，CT 装置の性能は飛躍的に進化した．MDCT は 2002 年に 16 列 MDCT，2004 年に 64 列 MDCT とかなり速いスピードでより幅の広い検出器（多列化）をもつ CT 装置が次々と登場した．さらに，64 列 MDCT 登場以降も多列化はさらに進み，2007 年には ADCT（area detector CT）とよばれている 320 列 160 mm の検出器をもつ CT 装置が登場した．現在では，64 列以上の MDCT が広く普及しており，多くの施設で稼働している．MDCT が登場した当初は，心臓 CT は特殊検査の 1 つであったが，現在ではルーチン検査の 1 つとして，非侵襲的に心臓を診断できる検査として多くの施設で行われるようになった．

A 心臓 CT を撮影するために必要な条件

心臓 CT 検査を行うことに適した CT 装置としては，SCCT（society of cardiovascular CT）のガイドラインに X 線回転速度 400 ms 未満，検出器の列数 32 列以上，検出器の素子幅 0.75 mm 以下との記載がある．撮影時間なども考慮すると 64 列以上の MDCT が推奨されることになる．

また，心臓 CT では心電図の情報を撮影時に取得を行いながら撮影を行う心電図同期撮影にて撮影を行う．よって，CT 装置以外に心電計が撮影を行う際には必要となる．CT 装置に心電計が一緒になっている装置も近年は登場しているが，別に心電計が必要となることが多い．心電図同期撮影は，conventional scan（step and shoot 法）もしくは helical scan での撮影が可能である．検査目的や被ばく，撮影時の心拍数によって撮影方法は選択をしていくことになる．

冠動脈石灰化を評価する場合など造影剤を用いなくとも，心臓を評価する目的で心臓 CT 検査を行う場合もあるが，冠動脈や心臓の状態を評価する場合には造影剤を用いて検査を行うことになる．造影剤は自動注入器を用いて投与されるが，生理食塩水を後押しすることができる自動注入器を用いて投与することが望まれる．

心臓 CT 検査は，撮影で得られた横断画像だけで診断されることはあまりない．ワークステーションを用いて画像再構築を行った画像を用いて診断が行われる．画像再構築は，様々な画像提供方法があり，診断するのにより有効な画像を作成し提供しなくてはならない．

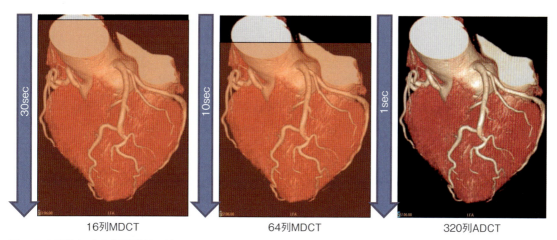

| 16列MDCT | 64列MDCT | 320列ADCT |

図1 ● 多列化による撮影時間の違い

B 多列化によるメリット

　検出器幅の拡大つまり多列化による心臓 CT 検査における最大のメリットは，撮影時間の短縮である．例えば，心臓 CT 検査を行う際に，4 列 MDCT では 30 秒程度かかっていた撮影時間は 64 列 MDCT では 10 秒以下での撮影が可能となった．さらに 320 列 ADCT では 1 秒以下で撮影することが可能となった（図1）．短時間で撮影できるということは，様々なメリットがある．例えば，至適造影タイミングで心臓全体を撮影することが可能となり，造影剤の減量をすることも可能となる．そして，診断をするのに最も適した造影効果を得た冠動脈の画像を得ることが可能となった．また，撮影時間の短縮に伴い，呼吸停止時間も短縮される．CT は，被写体が動いていた場合に撮影を行うと，モーションアーチファクトを含んだ画像となってしまうため，動かないようにして撮影することが必須である．例えば，胸部領域においては，呼吸停止を行って撮影を行わないと呼吸によるモーションアーチファクトを生じてしまう．心臓の動きによるアーチファクトも胸部 CT を撮影した際に心臓周囲に認めることもしばしばある．このような呼吸によるアーチファクトを防ぐためにも，心臓を撮影する場合も呼吸停止が必須となる．検出器の幅の拡大によって，撮影時間が短くなることで呼吸停止時間も短くなり，被検者の負担も低減することが可能となった．

C 時間分解能向上によるメリット

　常に拍動している心臓を撮影するためには，通常の CT 撮影時に用いられている conventional scan や helical scan では冠動脈が静止しているような画像を得ることはできない．常に拍動している心臓を CT で撮影して静止しているような画像を得るためには，心周期をモニタリングして撮影を行い，さらには，心電図情報を活用した心電図同期画像再構成を行うことで画像を取得しなくてはならない．

　一般的なカメラを用いて，動いている被写体を撮影するとき，静止している被写体を撮影するのと同条件で撮影を行うとぼやけた写真となってしまう．もし仮に，動いている被写体を静止しているよ

うな画像で写真を撮影しようとした場合には，シャッタースピード（時間分解能）をあげて撮影を行わなくてはならない．これは，心臓CTにおいても同様で，心臓のように常に動いている被写体をCTで撮影する場合には，時間分解能の向上は必要不可欠なことである．CT装置での時間分解能の向上をする方法はいくつか存在する．例えば，X線管球の回転速度の高速化である．MDCTが登場した当初は0.8 sec/rotであったX線管球の回転速度は，現在では0.27 sec/rotで撮影することが可能となった．また，画像再構成による方法では，画像再構成を行う際に1/2回転分のデータから画像を作成するhalf再構成や連続する複数心拍から同じ心時相のデータを用いて画像を作成するsegment再構成を行うことで時間分解能を向上させることができるようになった．X線管球の回転速度の高速化や時間分解能を考慮した画像再構成を用いることによって，現在ではhalf再構成では135 ms，segment再構成では27 msの時間分解能を得ることができるようになった．しかしながら，以前より冠動脈を観察するために行われていた冠動脈造影検査における時間分解能は8 msであり，MDCTにおける時間分解能は向上したとはいえ，まだまだ不足しているともいえる．

D 空間分解能向上によるメリット

　空間分解能（spatial resolution）とは，近接した2つの物体を識別できるか，どこまで小さいものが見えるのかというCT装置の解像度のことをいう．CTにおける空間分解能は横断画像（x-y平面）と体軸方向（z軸方向）がある．空間分解能を向上させるための因子としては，X線管球の焦点サイズや画像再構成関数，検出器などがある．検出器は，MDCTが登場したことにより薄い撮影スライス厚を用いて撮影することが可能となった．4列MDCTでは，撮影スライス厚は1.0～1.25 mmを用いて撮影が行われていたが，64列MDCTでは0.5～0.625 mmを用いることが可能となった．撮影スライス厚が薄くなることにより，空間分解能の向上に寄与し，それに伴い0.4～0.5 mmのisotoropic voxelをもつ画像データを得ることが可能となった．これにより，64列MDCTでは，冠動脈の診断能が向上した（表1）．近年は，X線管球の性能も向上しており，小焦点での撮影が可能となったことや焦点偏向によるサンプリング数の増加も空間分解能の向上に寄与している．

　心臓CTでは，画像再構成を行う際にはX線管球1回転分のデータを使用していないため，投影データの偏りが生じる．また，X線管球の回転速度が速くなったことにより，データサンプリング数も減少する．これらの影響をできるだけ少なくするためにも，FOV（field of view）中心付近に心臓をポジショニングすることが重要である．また，撮影する被写体に対して最適なFOVのサイズで画像

表1 64列MDCTにおける心臓CT施行時の冠動脈診断能

	n	sensitivity	specificity	PPV	NPV	
Mollet, et al	51	99%	95%	76%	100%	Circulation 2005
Leschka, et al	67	94%	97%	87%	99%	EHJ 2005
Raff, et al	70	86%	95%	66%	98%	JACC 2005
Pugliese, et al	35	99%	96%	78%	99%	Eur Radiol 2006
ACCURACY trial	230	94%	83%	48%	99%	JACC 2008

再構成は行わなくてはならない．これは，FOV のサイズによっても，空間分解能は変化するためである．

<table>
<tr><td>**E**</td><td>**被ばく**</td></tr>
</table>

　心臓 CT では，helical scan で撮影をする場合には小さいピッチを用いて撮影を行うため，多列化された MDCT においても被ばくが他の部位と比較すると多くなってしまう．冠動脈造影では，3～6 mSv であるのに対して 64 列 MDCT では 13～15 mSv 程度との報告もされている．被ばく低減のためにピッチを大きくすると心電図同期を用いて画像再構成を行うためのデータ欠損が発生する場合もあるため，適切なピッチを選択する必要がある．CT 検査時の被ばく低減方法としては，CT-AEC を活用することが最も一般的に行われている方法であるが，心電図同期撮影では，一部の CT 装置でしか対応できていない．心電図同期撮影における被ばく低減方法としては，心時相によって管電流を可変させて撮影する ECG-mA modulation や必要な心時相でのみ X 線を照射する step and shoot 法や flash helical 法などがある．これらの方法では心周期すべてのデータを得ることができないといったデメリットもあるが，冠動脈のみを診断することが目的であれば被ばく低減をすることができる有用な撮影方法である．被ばく低減のためにも，検査目的に適した最適な撮影プロトコルを選択することが重要であり，被ばくが多いといわれる心臓 CT においても被ばく低減を十分に行うことが可能である．

　また，近年では画像再構成技術も進歩しており，逐次近似応用画像再構成法や逐次近似画像再構成を用いた画像再構成を行うことが可能となった．これらの画像再構成方法を用いることで，被ばく低減のために，従来よりも低い線量で撮影を行った場合に認める画像ノイズを低減することが可能となった．つまり，従来よりも低い撮影線量で撮影しても従来と比較しても遜色ない画像を得ることができるようになった．

■ 文献

1）陣崎雅弘, 田波　譲, 山田　稔, 他. 冠動脈 CT の進歩と現状. J Jpn Coll Angiol. 2009；49：465-70.
2）Motoyama S, Ozaki Y. Usefulness of cardiac CT angiography for diagnosis of ischemic heart disease. J Jpn Coron Assoc. 2010；16：55-63.

〈鈴木諭貴〉

A 心電図同期法

　心臓 CT の黎明期には心電図同時記録という方法で DICOM データから手動で心時相を抽出し，心機能や心筋の解析を行っていた[1~4]．やがて，心臓撮影は，心臓の拍動を示す心電図情報を得るために心電計でモニタリングしながら CT 撮影を行うようになった．このときに心電計と CT の時間が一致する必要がある．このような撮影法を心電図同期法という．

　心電図同期法には，prospective triggering 法（前向きトリガー法）と retrospective gating 法（後ろ向きトリガー法）の 2 種類の方法がある．

　prospective triggering 法は，心臓の動きが比較的少ない収縮末期や拡張期のみに撮影を行うことで，モーションアーチファクトが大きい時相を撮影しない方法で一般的に間欠曝射である．

　一方，retrospective gating 法（後ろ向きトリガー法）は，心臓のモーションアーチファクトが大きい時相も含め X 線を連続的に曝射して，時相方向に連続し時間軸も含めたデータが取得できる．

　それぞれの特徴は，prospective triggering 法は単一時相であるのに対して，retrospective gating 法は多時相の観察が可能である．

　retrospective gating 法では再構成時に 1 心拍のデータのみ使用するか，または，多心拍のデータを使用することができるアルゴリズムがある．一般的に，prospective triggering 法は retrospective gating 法に比べて被ばくは少ない．一方で，不整脈症例などは，多時相のデータを有する prospective triggering 法が，撮影中に不整脈が生じた場合，撮影後に心電図のエディット機能で画像修正ができるため有利である．

　検出器の幅とスライス厚の関係では，prospective triggering 法は，検出器の幅に一致する．一方，retrospective gating 法は，より薄い画像作成が可能である．画質の向上につながる，オーバーラップ再構成については retrospective gating 法のみが可能である．

B 心電図同期法が時間分解能へ及ぼす影響

1．アキシャルスキャン

　低被ばくで冠動脈 CT のみを単一時相のみで撮影する方法．

　アキシャルスキャンのスキャンは，体軸に対して垂直に軌道を描く（図 1 上段）．256 列や 320 列スライス数が，多ければ多いほど，撮影でカバーできるところが広くなり撮影時間が短くなる．1 回転

a

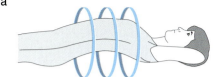

b

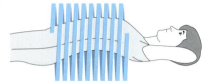

図1●基本的な2つのスキャン方法と心電図同期法
　a：アキシャルスキャン法では主に prospective triggering 法で
　　撮影する.
　b：ヘリカルスキャン法は主に retrospective gating 法で撮影す
　　る.

で撮影することから, 得られる画像の時間分解能は, 回転速度の半分となる. このことを, ハーフス
キャンという. 例えば, 1回転が0.42秒の場合は, その半分の0.21秒, すなわち, 210 ms となる.
他のモダリティで考えてみると, MRI は 50 ms 以下, SPECT は 20 ms 以下, CAG はフレーム換算で
33 ms 以下である. 僧帽弁や大動脈弁の閉鎖時などの特定の心時相を撮影する際に, 心拍が変動する
症例では撮影が難しいことがあり, CT では, β 遮断薬などを使用して, できるだけ低心拍で一定間隔
の心拍での撮影が望ましい.

2. ヘリカルスキャン

　不整脈患者と心機能や弁の観察のため多時相を撮影する方法.

　ヘリカルスキャンのスキャンは, 体軸に対してらせん状に軌道を描く (図1下段). また, この際に,
分割して, 180°分のデータを埋めていく. これを分割再構成法, マルチセクタ再構成法という (図2).
そのときに3種類の心電図のトリガー方法がある (図3).

　このセクタを満たすデータは心電図同期で取得する. 例えば, スライス N ならば2心拍の75%の
位置からデータを取得して, スライス N+1 ならば3心拍の75%の位置からデータ取得して, 180°分
のデータを埋めていくことで画像が作成される. このときのセクタの時間分解能は, 図2下段の矢印
の部分となる. 実際の時間分解能を求めてみると, 例えば, 心拍数80の場合, 回転速度0.6秒のCT
で, ヘリカル撮影すると, 心電図の1心拍分は60秒を心拍数80で除し, 0.75秒である心時相から次
の同じ心時相が出現する. この0.75秒を回転速度0.6秒で除することで1.25, すなわちCTが1回
転と1/4で同じ時相が出現する. この時の回転数の整数1を除く1/4のデータで180°分の1/4の
データすなわち90°分を作成する. そこから同様に1回転と1/4で残りの90°分を満たして180°分の
データが作成されて1枚分の画像が作成される. 90°分のデータなので, 時間分解能は回転速度の1/4
で, 0.6秒×1/4で0.15秒すなわち150 ms となる. 少し回転速度を上げて0.5秒のCTで, 同様の
心拍で撮影すると, 心電図の1心拍分は60秒を心拍数80で除し, 0.75秒である心時相から, 次の同
じ心時相が出現する. この0.75秒を, 回転速度0.5秒で割り算をすることで, 1.5すなわち, CTが,
1回転と1/2で同じ時相が出現する. このときの回転数の整数の1を除く1/2のデータで180°分の
1/2のデータすなわち180°分を埋める. この結果1枚分の画像が作成される. そこから, 同様に, 1
回転と1/2で, 180°分を満たして180°分のデータが作成されて, さらに1枚分の画像が作成される.

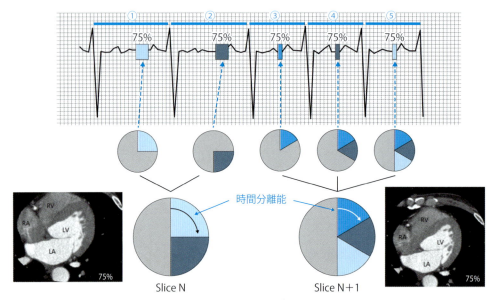

図2 ● 分割再構成法

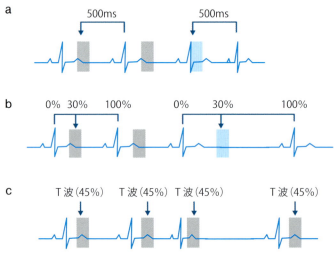

図3 ● 3種類の心電図同期（トリガー）方法
　　a： 絶対的ディレイ法（心電図R波形からの時間で再構成する）
　　b： 相対的ディレイ法（RR間を100%としてある時相で再構成する）
　　c： ディレイアルゴリズム法（心電図波形で時相を決めて再構成する）

180°分のデータなので，時間分解能は回転速度の1/2で，0.5秒×1/2で，0.25秒すなわち250 msとなる．このようにして計算されたグラフを心拍時間分解能曲線（図4）といい，回転速度ごとに曲線が異なる．心拍数80ならば，0.5秒回転で250 ms，0.6秒回転なら150 msであることがわかり，計算と一致していることがわかる．このような時間分解能曲線は，各メーカーの機種の回転速度毎にグラフがありそれを傍に置いて確認しながら撮影すると便利である．
　再構成ウィンドウすなわち再構成時相のトリガー方法は3種類（図3）あり，心拍のRR間隔を実際

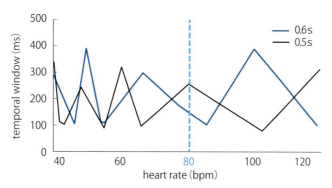

図4● 心拍数特性曲線
実際にはセクタ数が決まっており，各社で，心拍特性セクタ数に
合わせてセクタの大きさが調整されており最大のセクタ数によ
り，心拍数特性曲線が計算式と異なる．

の時間から，例えば R 波から後ろ向きに 500 ms 戻ったところから必要なデータを収集する絶対的
ディレイ法，RR 間隔を 100％として例えば30％のところからデータを収集するという，相対的ディ
レイ法がある．この２つは一般的に心拍数変動なく，不整脈がない場合に有効である．一方，ディレ
イアルゴリズム法[5]は，RR 間隔に対して，T 波の位置を心電図データをもとに心拍ごとに求めたアル
ゴリズムで，その心拍毎に心時相位置を揃える方法で，心拍数の変動があっても同じ心時相の抽出が
可能である．したがって，心拍変動に強く，特定の時相もそのあとで確認できるため，優れた分割再
構成法をもつ機種では，弁膜症や心機能の観察に役に立つ．

C 心電図非同期法

心電図同期法は，心臓の再構成のために必須となっているが，心電図非同期で撮影された画像を使っ
て，時間と Z 軸方向の投影角度からなる kymogram 関数で補正する方法がある．心電図同期法は心
臓の伝導情報から画像を同期する方法であるのに対して，心臓 CT の先駆者である Kalender らが，
拍動による局所の動きから補正，再構成する kymogram 関数を用いて心電図情報を必要としない再
構成法を開発し，心電図同期が不調な場合に有用であったと報告した[6]．歴史的には非常に興味深い
再構成法である．主に肺野に接する心膜周辺のイメージングを改善する方法とされている．

■ 文献

1) Mochizuki T, Murase K, Higashino H, et al. Two- and threedimensional CT ventriculography: a new application of helical CT. AJR Am J Roentgenol. 2000; 174: 203-8.
2) Koyama Y, Matsuoka H, Higashino H, et al. Wall motion and wall thickness analysis of after receiving successful reperfusion therapy in acute myocardial infarction: An assessment of early perfusion defect by enhanced helical CT. Jpn J Interv Cardiol. 2001; 16: 233-42.
3) Koyama Y, Mochizuki T. Approaches for assessing myocardial viability with MDCT 2004. In: Schoepf UJ, et al, editors. CT of the Heart. Humana Press Book; 2005.
4) Koyama Y, Mochizuki T, Higaki J. Computed tomography assessment of myocardial perfusion,

viability, and function. J Magn Reson Imaging. 2004; 19: 800-15.

5) Vembar M, Garcia MJ, Heuscher DJ, et al. A dynamic approach to identifying desired physiological phases for cardiac imaging using multislice spiral CT. Med Phys. 2003; 30: 1683-93.
6) Kachelriess M, Sennst DA, Maxlmoser W, et al. Kymogram detection and kymogram-correlated image reconstruction from subsecond spiral computed tomography scans of the heart. Med Phys. 2002; 29: 1489-503.

〈小山靖史〉

JCOPY 498-13646

　「X 線管−検出器」が 1 回転のスキャンで収集できるスライスデータが 1 断面のものがシングルスライス CT，複数断面のものがマルチスライス CT とよばれている．それに加えて，データ収集する軌道にはヘリカルとノンヘリカル（アキシャルスキャンともよばれる）の 2 種類がある．このため CT で断層面の再構成に必要な投影データを収集する方法は 4 種類に大別される（図 1）.

　CT で断層面を再構成するデータを得るためには，その断層面の位置において 360° 方向からの投影データを必要とする．シングルスライスのノンヘリカルスキャンは比較的この原理に忠実な方法である．この方法ではヘリカルスキャンにおけるヘリカルアーチファクトやマルチスライス CT のコーン角アーチファクトなどは発生しないが，スキャンに長時間かかるため現状では臨床に用いられることは少なくなっている.

　次にシングルスライスのヘリカルスキャンでは，断層面の投影データは 1 点しかないため断層面から前後にずれたデータから補間計算により 360° の投影データを計算で求めることとなる．このため，ノンヘリカルスキャンと比較して体軸方向の前後のデータを使用するのでスライス方向の感度が崩れる（図 3）．また，マルチスライス CT では 4 列程度の列数の少ないものはシングルスライスヘリカル

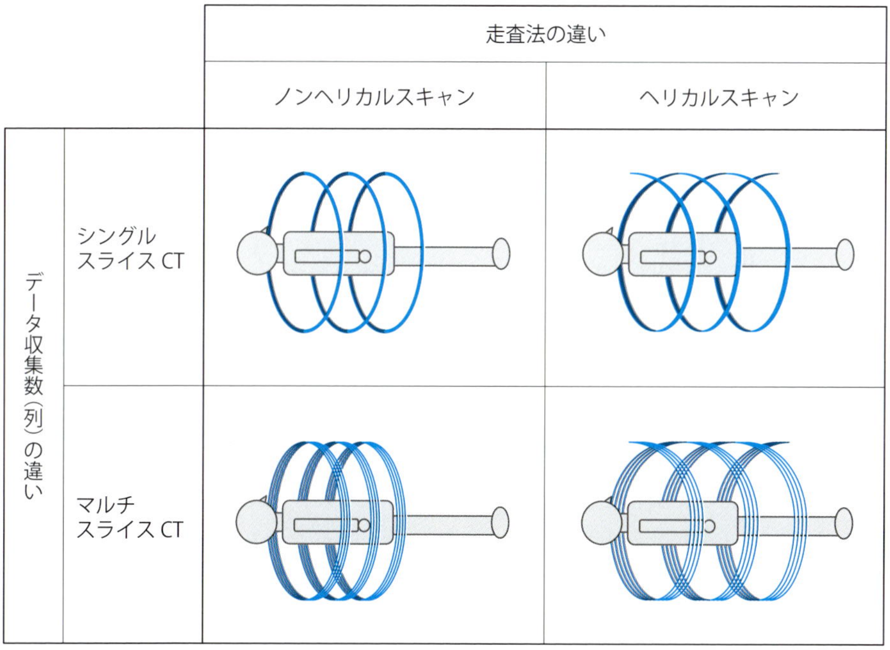

走査法の違い		
	ノンヘリカルスキャン	ヘリカルスキャン
シングルスライス CT		
マルチスライス CT		

図 1 ● X 線 CT の種類と走査法

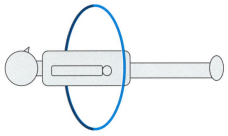

ノンヘリカルスキャンでは同一面内の
360度の投影データから再構成を行う.

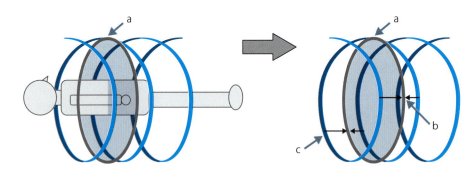

ヘリカルスキャンでは同一面内の
投影データは1点（a）しか存在しない.

ヘリカルスキャンでは同一面内の他の
角度の投影データは前後のデータから
補間計算により求める（b）,（c）.

図2 ● 断面を再構成するための投影データの成り立ち

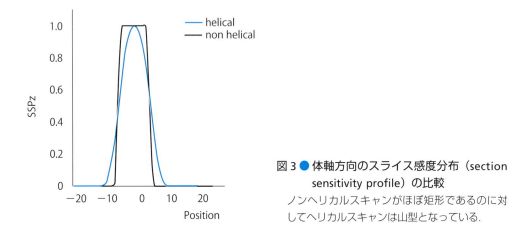

図3 ● 体軸方向のスライス感度分布（section sensitivity profile）の比較
ノンヘリカルスキャンがほぼ矩形であるのに対
してヘリカルスキャンは山型となっている.

スキャンと同様の補間方法を拡張して使用する場合が多かったが，16列以上になってくると体軸方向の広がりであるコーン角の影響が無視できなくなるため，コーン角を考慮して再構成するようになってきた．コーン角補正の有無によって寝台移動速度（ピッチファクタ）が実効スライス厚に与える影響は異なる（図4）.

撮影条件の設定に関しては4列程度のものと16列以上で大きく異なる．4列までは薄いスライス

JCOPY 498-13646

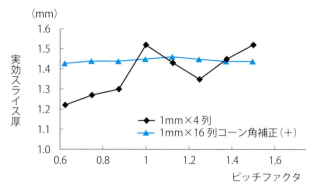

図4 ● マルチスライスCTのピッチファクタと実効スライス厚
コーン角補正の影響でスライス厚とピッチファクタの影響が変わる
（メーカにより異なる）．

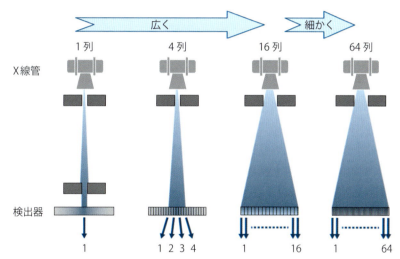

図5 ● 16列以降は検出器幅のすべて使用でき，64列以上では最少スライス厚で
データ収集できる

では検出器の一部しか使用しないため，目的に応じて高精細と広範囲の使い分けが必要である．例え
ば，4列CTで薄いスライス厚選択した場合，検出器幅のすべてを使用できないため撮影時間が長く
なる．16列以上になるとおおむね2mmスライス以下ですべての検出器幅を利用でき，64列以上で
は最小スライス厚の収集でほとんどの検査が可能となる（図5）．また，一般に16列以上のマルチス
ライスCTではコーン角の補正アルゴリズムをもっておりアーチファクトの減少がなされている（図
6）．

　さて，現在心臓領域では，マルチスライスヘリカルスキャンが多く利用されている．心臓以外の撮
影と異なるのは，心電図同期再構成法を利用するため寝台移動速度を遅くして心位相と寝台位置が同
じ投影データを収集することである．このため，通常撮影の3倍から4倍の撮影時間がかかり4列程
度のマルチスライスCTでは心臓検査の適応となりにくい（図7）．最近では，ノンヘリカルスキャン

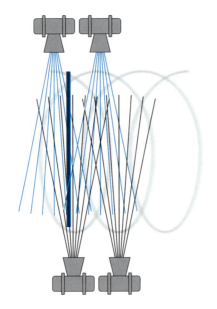

図6 ● 16列以上のマルチスライスCTではコーン角補正のアルゴリズムを用いている

再構成するスライス位置（青太線）の情報を複数の投影データから集める（メーカーにより異なる）.

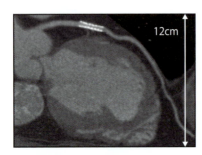

列数	回転時間 （秒／回転）	撮影時間 （秒）
4	0.5	90
16	0.5	30
64	0.5	7.5
64	0.35	5.3

図7 ● 心臓CT撮影時のCT装置の列数と撮影時間

0.5 mm スライス，ピッチ 0.2 で 12 cm の範囲を撮影した場合

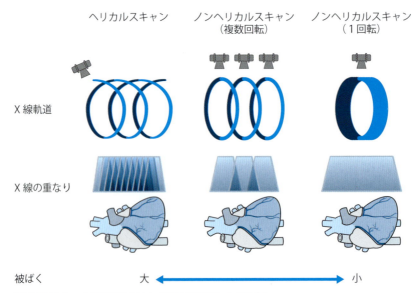

図8 ● スキャン方式によるX線束の重なりと被ばく

を複数回（心臓全体をカバーできる検出器をもつ場合は1回転）で撮影することも増えている．これは，心臓CTにおいてノンヘリカルスキャンはX線ビームの重なりが少なく被ばく低減効果が高いためでる（図8）．

■ 文献

1) 井田義宏, 吉川秀司. 基礎. In: 平野　透, 他編. 超実践マニュアルCT. 東京: 医療科学社; 2006. p.7-22.
2) 井田義宏, 吉見　聡. 心臓. In: 平野　透, 他編. 超実践マニュアルCT. 東京: 医療科学社; 2006. p.325-33.
3) 山口裕之, 井田義宏. CTにおける心電同期の原理. In: 山口隆義, 他編. 超実践マニュアル心臓CT. 東京: 医療科学社; 2012. p.3-25.
4) 佐野始也, 山口隆義, 高木　卓, 他. 推奨プロトコル心臓. In: 公益社団法人日本放射線技術学会, 編. 放射線技術学叢書 (27) X線CT撮影における標準化～GALAVTIC～. 改訂2版. 日本放射線技術学会. 2015. p.36-7.

〈井田義宏〉

16 列 CT でも心臓 CT 撮影できるか？

　16 列のマルチスライス CT の性能でもていねいに検査をすれば十分心臓 CT は対応可能である．考慮すべきポイントは，64 列以上の CT 装置と比較した場合回転速度が遅いこと，撮影時間が長いことがある（前項 2 章 3 の図 7）．また，現状の 16 列 CT の回転速度は 0.5 sec/回転程度であり心臓検査に十分な時間分解能が期待できないので，β 遮断薬などでしっかりと心拍数のコントロールを行うことが肝要である．さらに，分割式の再構成を利用する頻度が高くなると予想されるため，長時間の呼吸停止の練習に加え心拍変動の予測と撮影時の対応が必要となる．強く息を止めた場合には胸腔内圧の上昇により心拍数が少なくなることが知られているが，個人差も多く患者ごとの心拍数変動を見極める必要がある（図 1）．造影剤の注入条件に関しては，撮影時間の延長に対応して造影効果の持続時間を保つため造影剤注入時間も長く設定する必要がある．このとき血管内の造影効果を担保するには，造影剤注入速度を下げ過ぎないことが肝要である．例えば注入速度（フラクショナルドーズ）を維持して注入時間を延長させる（図 2）．いずれにせよ造影剤注入量は多くなる．

　16 列 CT で冠動脈検査の画質を担保するためには，装置の要件として，①0.5 sec/r 以下の回転速度，②1 mm 以下のスライス厚，患者に対して，③低心拍数であること，④30 秒程度の息止めが可能なこと，⑤心拍変動が少ないこと，⑥不整脈がないことなどがあげられ，要件を満たさない場合は検査の成功率が下がる．検査が成功しなければ患者に対して無駄な被ばく，造影剤負荷があるだけでなく時間やコス

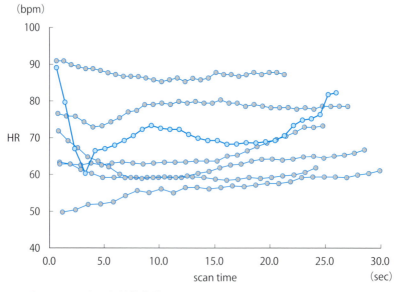

図 1 ● スキャン中の心拍数変動

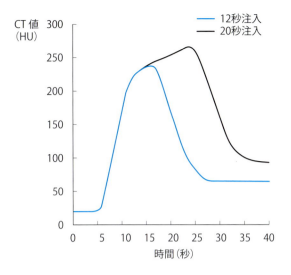

図2 ● 注入速度一定で注入時間を変化させた
ときの大動脈における造影剤の time
enhancement curve

トも無駄になってしまうので CT 検査に固執せず代替検査を考慮する.

■ 文献

1) 井田義宏, 吉見 聡. 心臓. In: 平野 透, 他編. 超実践マニュアル CT. 東京: 医療科学社; 2006. p.325-33.
2) 山口裕之, 井田義宏. CT における心電同期の原理. In: 山口隆義, 他編. 超実践マニュアル心臓 CT. 東京: 医療科学社; 2012. p.3-25.
3) 佐野始也, 山口隆義, 他. 推奨プロトコル心臓. In: 公益社団法人日本放射線技術学会, 編. 放射線技術学叢書 (27) X 線 CT 撮影における標準化～GALAVTIC～. 改訂 2 版. 2015. p.36-7.
4) Bae KT. Peak contrast enhancement in CT and MR angiography: when dose it occur and why pharmacokinetic study in a porcine model. Radiology. 2013; 227: 809.

〈井田義宏〉

CTの回転速度が0.4秒以上のCTでも心臓CTは撮影できる？ 時間分解能の秘密

　心臓CT検査は拍動により，常に動きの影響を伴う撮影である．そのため，心電図同期を用いた撮影により，心拍中の比較的動きの小さいタイミングを捉え画像化する．しかし撮影中の心拍数変動や高心拍の度合いによっては，うまく同期されず画像（図1）のように冠動脈がブレた状態で描出され，診断精度の低下を招くこととなる．ではブレのない画像を安定して得るにはどうすればよいのか？

　それには撮影装置の時間分解能が大きな鍵となる．時間分解能は回転速度が速いほど高くなるが，同じ回転速度でも分割再構成を行うことで，時間分解能を向上させることができる．しかし，分割再構成の特性上，心拍数によっては回転速度の優劣に対し，時間分解能に逆転現象が起きる．そのため，心臓CT検査ではこれらの概念をよく理解し，検査毎に最適な時間分解能が得られる撮影条件で検査することが重要である．

　そこで本稿では，心臓CT検査における分割再構成と時間分解能の関係，適切な回転速度の選択方法を解説する．

A　分割再構成

　心電図同期撮影では比較的動きの小さい拡張中期および収縮期にて再構成することが理想である．

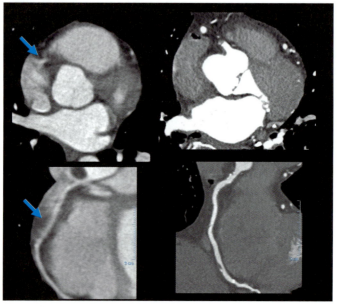

図1 ● 右冠動脈の横断像とCPR像
　　左：ブレのある右冠動脈，右：ブレのない右冠動脈

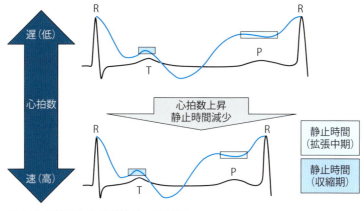

図2 ● 心拍数と心臓静止時間の関係

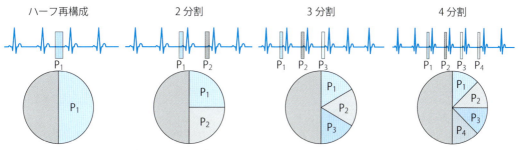

図3 ● 分割再構成の概念（収縮期による）

　しかし拡張中期，収縮期はそれぞれ時間が短く，フルデータでは心臓が静止していないデータが含まれてしまうためハーフデータにより再構成を行う．また心拍数の上昇に伴い拡張中期は特に短くなる（図2）ため，高心拍ではハーフ再構成でも時間分解能が不十分となりブレた冠動脈画像となる．そこで回転速度以外に時間分解能を向上させる方法として，分割再構成法が使用される．これは複数の心拍から少しずつデータを収集してハーフデータを合成する方法である（図3）．

　分割再構成では心拍数の上昇に合わせて分割数を2分割，3分割…と増やすことで時間分解能と画質の適正を図っている．しかし分割数と時間分解能は必ずしも比例せず，心拍数によって分解能は上下する．そのため，心拍数によっては回転速度が遅い方が時間分解能が高くなる現象が生じる．このように心拍数毎に異なる時間分解能を表したグラフを時間分解能曲線（図4）とよぶ．

B　時間分解能曲線

　分割再構成を最も効果的に使用するにはCT装置毎の時間分解能曲線を正しく理解することが重要である．図4はある装置の0.4秒回転，0.5秒回転における時間分解能曲線を示す．時間分解能は数値（図4の縦軸）が小さいほど性能が高く，高心拍への対応力が高いことを示している．時間分解能曲線は山と谷が交互にあらわれるが，これが分割数の変わり目となる．青丸印（谷）の位置では均等3分割となり，時間分解能が最も高い．黒丸印（山）の位置では0分割のため時間分解能の向上はない．破線の丸印のようにその他の多くはハーフ再構成と最高分割時の間となる．

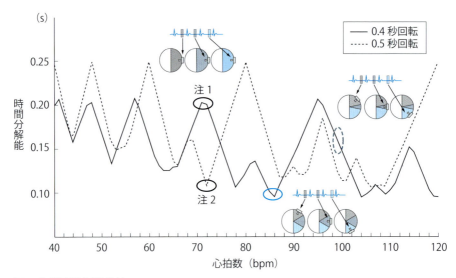

図 4 ● 時間分解能曲線

分割再構成を使用することで，心拍数の上昇と共に概ね時間分解能は向上するが，山と谷が
複数存在している．

C 心拍数に応じた回転速度の選択

　図 4 の心拍数 72 bpm 前後をみると，0.4 秒回転の時間分解能は約 0.2 秒（注 1）であることを示し，0.5 秒回転では約 0.1 秒（注 2）であることを示しており，0.5 秒回転の方が 0.4 秒回転より時間分解能が高いことがわかる．つまりこの場合，心拍数 72 bpm の患者の撮影では 0.5 秒回転にて分割再構成を行うことが理想的といえる．なお，心拍数が 90〜100 bpm の中でも同様のことが示されている．

　このように最速回転速度が 0.4 秒以上の CT でも，心拍数に応じた最適な回転速度の選択および，効果的な分割再構成の活用により，時間分解能の高い心臓 CT 検査を行うことが可能である（注意：時間分解能曲線は装置により異なる）．しかし，撮影中の心拍数は変動することもあるため，心臓 CT 検査を行うには撮影中の心拍数の予想，薬剤を使用した心拍コントロールなど十分な経験と知識も必要となる．

まとめ

　心臓 CT 検査でブレのない静止画像を得るための重要なポイント．

　1）心拍数に対して十分な時間分解能が得られること．

　2）心拍数に最も適した分割数で自動的に分割再構成が行えること．

　3）使用している装置の時間分解能曲線を理解すること．

　本稿を読む際には以下のことにも留意いただきたい

＊時間分解能の計算にはファン角を考慮する必要があるが，本稿では説明が複雑にならないようファン角を考慮しない数値を使用している．

＊時間分解能曲線を考えるにはピッチを考慮する必要があるが，本稿では説明が複雑にならないようピッチは考慮せずに説明している．

＊装置毎に仕様が異なるため，同様の結果が得られるかについては装置メーカーへ確認してください．

〈菅原 崇　井口輝樹〉

4 single source CT と dual source CT の決定的な違いは？

dual source CT とは X 線管球と検出器がそれぞれ 2 つずつ搭載された X 線 CT 装置である．この 2 つの X 線管球と対応する検出器は約 90°オフセットされた同一回転内に配置されている．通常 single source CT では心臓 CT における心電同期ハーフ再構成に必要なデータは 180°＋ファン角度の回転が必要であり，その時間分解能はガントリ回転速度の 1/2 となるが，dual source CT では 90°＋ファン角度の回転でデータ収集が可能であるために時間分解能はガントリ回転速度の約 1/4 になる（図 1）．

single source CT では分割式ハーフ再構成法を用いて複数の心拍からデータを収集することで心時相に対する時間分解能を高くして撮影を行う．この方法は時間分解能は高くなるがそれぞれの心拍で必ず同じ位置に冠動脈が戻ってくることが前提となる．しかしながら洞調律で息止めが十分に行われた場合でも 15.6％で位置ずれが発生し，さらに不整脈症例ではそれぞれの心拍で心臓の動きは異なるために分割式ハーフ再構成法は完全な方法ではない[1,2]（図 2）．dual source CT ではそのような位置ずれの影響を受けずに 1 心拍のみのデータを使用して高い時間分解能で撮影することが可能であることが最大の利点である．

A 回転速度と MTF

技術的に single source CT の心電同期ハーフ再構成で時間分解能を高くするためにはガントリ回転速度を速くする方法が考えられる．しかし X 線 CT のデータ収集は装置の最短の収集間隔で行われ

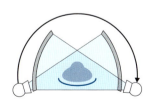

temporal resolution =
rotation time / 2

single source CT

180°＋ファン角度回転分のデータが必要

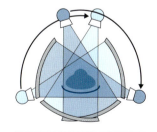

temporal resolution =
rotation time / 4

dual source CT

図 1 ● single source CT と dual source CT の心電同期ハーフ再構成の違い

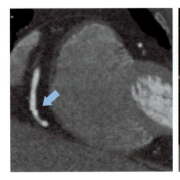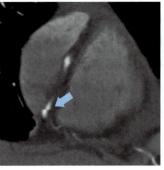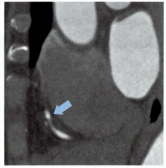

	low HR	medium HR	high HR	overall
Stair step artifact	7/50（14.0%）	8/47（17.0%）	8/50（16.0%）	23/147（15.6%）

HR = heart rate

図 2 ● 洞調律で息止め良好なケースでの stair step artifact の発生率

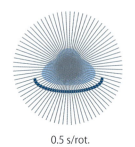

0.5 s/rot.

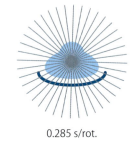

0.285 s/rot.

図 3 ● ガントリ回転速度と空間分解能の関係
高速回転になると 1 回転あたりの view 数（データ数）が低下する

ているため，現状のシステムのままガントリ回転速度を速くした場合はどうしてもデータ収集間隔が長くなり，ハーフ再構成に必要なデータ数（view 数）が少なくなるために空間分解能が低下してしまう（図 3，4）．dual source CT では現状のデータ収集システムの性能はそのままで同時に 2 つの検出器からデータ収集が可能なために，同じガントリ回転速度でも時間分解能は 2 倍になり空間分解能は維持することが可能である．また同様に回転速度を速くすると単位時間当たりの線量が減ってしまうために線量不足になる可能性があるが，dual source CT では 2 管球同時曝射により単位時間当たりの線量を single source CT に比べ 2 倍にすることが可能である．特に低管電圧撮影においては被写体が大きくなると同一のノイズを維持するためにはより多くの管電流（mA）が必要になるが dual source CT では時間当たりの管電流（mA）が 2 倍になるために扱いやすい．通常 X 線 CT では時間分解能，空間分解能，ノイズ特性はトレードオフの関係にあり時間分解能を優先すれば空間分解能やノイズ特性が犠牲になるが，dual source CT はこのトレードオフの関係に対して空間分解能，ノイズ特性を維持したまま時間分解能を 2 倍に改善することができる（図 5）．dual source CT は，心臓 CT 検査が難しい高心拍症例における時間分解能不足と高体重患者における線量不足を解消するために，ハードウェアの性能をフル活用した X 線 CT システムである．

　また，dual source CT ではそれぞれの X 線管球で異なった管電圧での撮影が可能であり dual energy スキャンによるヨードマップ画像を使用したパフュージョン検査やプラーク解析も可能である[3,4]．

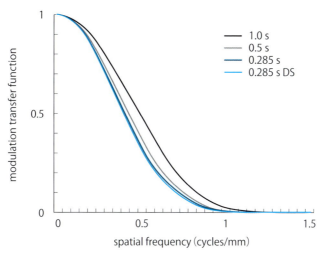

図 4 ● 回転中心から 50 mm オフセットにおけるガントリ回転速度と MTF の関係

ガントリ回転速度が速くなり時間分解能が高くなると view 数の低下により MTF は低下するが，single source CT の 0.285 s 回転と dual source CT の 0.285 s 回転では時間分解能は 2 倍であるが，MTF の変化はわずかである．

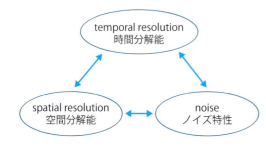

図 5 ● X 線 CT における時間分解能，空間分解能，ノイズ特性の関係

dual source CT はこのトレードオフの関係に対して空間分解能，ノイズ特性を維持したまま時間分解能を 2 倍に改善することができる．

■ 文献

1) Ohashi K, Ichikawa K, Hara M, et al. Examination of the optimal temporal resolution required for computed tomography coronary angiography. Radiol Phys Technol. 2013; 6: 453-60.

2) Abbara S, Arbab-Zadeh A, Callister TQ, et al. SCCT guidelines for performance of coronary computed tomographic angiography: a report of the Society of Cardiovascular Computed Tomography Guidelines Committee. J Cardiovasc Comput Tomogr. 2009; 3: 190-204.

3) Kim SM, Chang SA, Shin W, et al. Dual-energy CT perfusion during pharmacologic stress for the assessment of myocardial perfusion defects using a second-generation dual-source CT: a comparison with cardiac magnetic resonance imaging. J Comput Assist Tomogr. 2014; 38: 44-52.

4) Obaid DR, Calvert PA, Gopalan D, et al. Dual-energy computed tomography imaging to determine atherosclerotic plaque composition: a prospective study with tissue validation. J Cardiovasc Comput Tomogr. 2014; 8: 230-7.

〈大橋一也〉

基本的な CT 装置のデータ収集と 画像再構成原理—低被ばく技術とは どこがどう違うか？

近年，X線CT装置における被ばく低減法として従来のフィルタ逆投影法に変わり，逐次近似再構成技術を採用し，画像ノイズの低減を図る手法が応用されている[1].

本稿では従来のフィルタ逆投影法および逐次近似再構成技術の原理の違いを中心に解説していく.

A　X線CT装置のデータ収集と再構成の原理

X線CT装置（CT）が360°方向に照射するX線は被写体を透過する際に主に光電吸収とコンプトン散乱の相互作用を起こし，線減弱係数に基づき，物質各々の吸収差が画像コントラストとして描出される[1].

CTが被写体を360°方向にX線を照射することで得られた2次元投影データから冠状断面の画像を取得することが可能なのは，『2次元あるいは3次元の物体は，その投影データの無限集合から一意的に再生できる』という数学者J. Radonによる『ラドンの画像再構成原理』に基づく[2].

なお，CTは連続X線を用いていることにより，ビームハードニング効果を起こすため，これを抑制するための補正が施される. また，現在のCTに用いられるX線束がファンビームであることよるパラレルビームへの変換など各種補正が実施される[2].

B　フィルタ逆投影法（filtered back projection: FBP）の原理

フィルタ逆投影法（filtered back projection: FBP）は画像再構成技術として，ほとんどのCTにおいて搭載される技術である. 概念としては360°方向に照射されたX線から得られた各角度方向からのデータをピクセル面に戻し加算するというものである. これを逆投影法（back projection）とよぶが，この手法では各角度方向からのデータがもつボケを反映してしまい，画像辺縁にシャープさを欠くといった問題が生ずる. これを抑制するために各角度方向のデータにフィルタ関数（再構成関数）を重畳し，投影データのボケを補正し逆投影する手法が用いられる. これをフィルタ逆投影法（FBP）とよぶ. このフィルタを高周波強調にすることで空間分解能を高めた画像やこの強調を弱めることでノイズの少ない画像を得ることが可能である[2-4].

FBP法は非常にシンプルな計算式であり，演算時間が速いことやフィルタ関数の選択により，分解能や画像ノイズの調整が安易に可能なことが大きな利点である. これが画像再構成技術として広く一般化した大きな要因であるといえる[2,3].

一方でFBPは画像ノイズを考慮した再構成法とはいえず，得られる画像のノイズが多くなりがち

という欠点がある. すなわち, フィルタを高周波強調にすることやX線量を少なくすることでより画像ノイズが増強するというトレードオフをもつのがFBP法である.

C 逐次近似再構成技術の原理

近年になり, CTにおいても逐次近似再構成技術を用いるなどした再構成法が搭載され, 画像ノイズの少ない良好な画質を提供することが可能となった. 特に逐次近似再構成を採用した技術は逐次近似応用画像再構成技術とシステムモデルベース逐次近似画像再構成技術の2種類に大別される[1].

この2種類の逐次近似画像再構成技術は複数のCT装置メーカーにより販売されているがともに再構成機序は各社により若干の異なりがある. ここでは各逐次近似再構成技術においてそれぞれ1つの機序をベースに説明する.

1. 逐次近似応用画像再構成技術（hybrid iterative reconstruction: hybrid IR）の原理

hybrid IR は生データ領域と画像データ領域での処理を行うのが特徴である.

フィリップス社では iDose^4 とよぶ hybrid IR を開発, 販売している. このアルゴリズムは生データ領域において得られた各投影データに対して統計学的モデルを用いてノイズ低減を行う. これによる繰り返し演算を実施することでノイズ低減を図ることが可能である. この際にフォトンのカウントが大きく減少したデータを特定し補正も行う. 結果としてこれらの処理によりストリークアーチファクトの低減が可能となる[4,5].

画像データ領域では生データ領域にて繰り返し演算を実施したデータを再構成（FBP）し, これに解剖学的要素を取り入れ, さらなるノイズ低減および画質調整を施す.

なお, hybrid IR は FBP に対し, noise power spectrum（NPS）の周波数特性が変化することが知られている. iDose^4 は NPS の周波数特性を一致させる調整が行われるため, 従来の FBP と比べても違和感のない画質を提供することが可能である[4,5]（図1）.

hybrid IR は従来よりも大幅な画像ノイズ低減を図りながらも FBP 法と同様にフィルタ関数を使用した画質の調整が可能であることが大きなメリットといえる.

また, 一般的に CT においてはデータ量が膨大であることから逐次近似再構成技術の演算時間が非

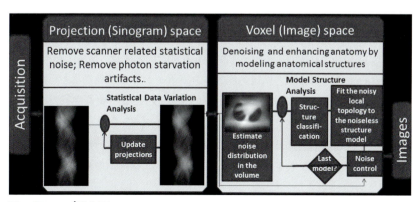

図1 ● iDose^{4}概念図

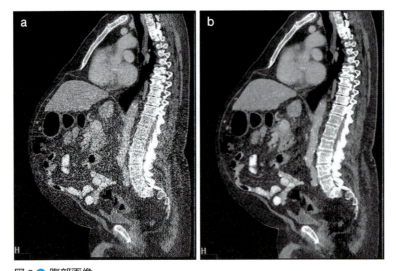

図2● 腹部画像
FBP（a）と iDose[4]（b）の比較．非常に大柄の患者であっても iDose[4]では画像ノイズが低減され，良好な画質が得られる．

常に長いことが知られているが，iDose[4]は FBP と遜色のない再構成時間を実現している[4,5]．

　hybrid IR は従来の FBP 法と比べ，画像ノイズが低減されるため，被ばく低減もしくは CT 画像の高画質化を目的として使用される（図2）．

2．システムモデルベース逐次近似画像再構成技術（model based iterative reconstruction: MBIR）の原理

　MBIR は収集した生データを逆投影（back projection）させ，そのデータに順投影（forward projection）を行い，再度生データに変換する処理を施し，実際に測定されたデータとのデータミスマッチを補正する．この工程を反復処理させることでデータの最適化を実現する．この反復処理の工程には焦点サイズや焦点–検出器間距離，ディテクタサイズなどの詳細なシステムモデル（system model）や，投影データに存在するノイズはポアゾン分布に基づくという概念をもとにした統計学的モデル（statistics model）などが必要とされ，これらを複数もつものが MBIR である．前述と同様に，一般的に CT はデータ量が膨大であることから逐次近似再構成技術の演算時間が非常に長いことが MBIR のデメリットである[1,6]．

　フィリップス社では IMR Platinum（IMR）とよぶ再構成法を開発，販売している．IMR では system model や statistics model に加え，反復処理のエンドポイントを定義するとした計算コストを搭載し，さらには演算工程の際に system model と statistics model により更新されたデータに対し実際に測定されたデータのミスマッチとラフネスが的確であるか（regularization）を確認する機構を併せもつ．この概念を cost function と称する．なお，この cost function をユーザインプットパラメータとして採用したことでこれを画質に反映させることができ，ノイズレベルや鮮鋭度の設定が任意に可能となる．

　すなわち，IMR は従来の再構成法と比べ，空間分解能のロスなく，画像ノイズを大幅に低減した画

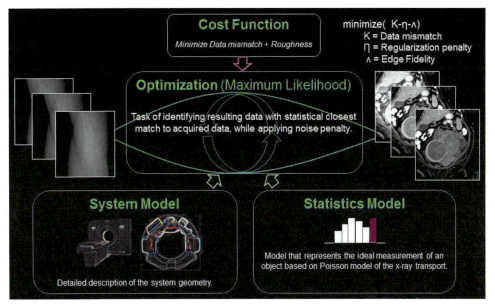

図 3 ● IMR 概念図

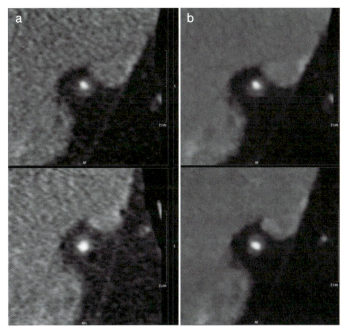

図 4 ● 冠動脈プラークにおける FBP（a）と IMR（b）の比較
FBP と比べ，IMR は画像ノイズがなく，心外膜脂肪と冠動脈プラークの
境界が明瞭に描出できる．

像出力ができる．さらには従来の MBIR の概念に cost function を搭載したことで計算コストの効率
化，ユーザーによる画質選択を可能とした．また再構成の高速化のため，GPU（graphic processing
unit）を搭載した再構成ユニット hyper sight IMR を採用，大半のプロトコルにて 3 分以内の再構成時

間を実現し，このことで MBIR のデメリットを克服した[1,6]（図 3）.

結果として大幅な画像ノイズ低減だけでなく，空間分解能の向上，低コントラスト検出能の向上が図れている[1]（図 4）.

本稿を読む際には以下のことにも留意いただきたい.

逐次近似応用画像再構成技術およびシステムモデルベース逐次近似画像再構成技術は各社によってその再構成機序や特徴が異なるため，再構成機序，特徴については各メーカーにお問い合わせいただきたい.

■ 文献

1) Mehta D, Thompson R, Morton T, et al. Iterative model reconstruction: simultaneously lowered computed tomography radiation dose and improved image quality. Medical Physics International Journal. 2013; 1: 147-55.
2) 辻岡勝美, 花井耕造. 放射線技術学シリーズ　CT 撮影技術学. 東京: オーム社; 2005.
3) 市川勝弘. 画像再構成の基礎と将来展望—FBP 法と IR 法. INNERVISION. 2011; 26: 15.
4) iDose4 iterative reconstruction technique, Koninklijke Philips Electronics N. V（2011）.
5) 北織潤一. iDose4：画質向上と被ばく低減を両立する第 4 世代の逐次近似応用再構成法. Multislice CT 200Book（111-5）産業開発機構. 2011.
6) 吉村重哉. IMR Platinum：フィリップスによる診断画像の進化. 映像情報メディカル. 2015; 47（増刊号）.

〈中川　太　藤岡泰祐〉

心臓 CT の空間分解能とは？

　CT 画像の画質は空間分解能と低コントラスト分解能，そして心臓 CT の場合はさらに時間分解能をみることで評価することができる．

　空間分解能（spatial resolution）とは物体をどこまで細かくみることができるのかその識別できる能力を示したものであり，ある空間（space）において 2 つの高コントラストな物体がどこまで近づいても分離（resolution）できるのか，これ以上近づけると 1 つにくっついてみえてしまうその限界点をみている．端的にいうと画像のシャープさを表している．空間は，スライス面（X-Y 面）や体軸方向（Z 軸方向）があり，それぞれの空間を分けて評価することで画質が把握しやすくなる[1]．

　AAPM（American Association of Physicists in Medicine）Report 1[2]では，空間分解能とはノイズの影響を受けない状況における 2 つの物体の分離能とされている．しかしノイズのない状況は難しいため，高コントラストな物体を用いてノイズの影響をほぼないものとして評価することが一般的である．このため，空間分解能＝高コントラスト分解能となっており，ベストな状況における基本的な解像特性をみていることになる．ちなみに心臓 CT を含め，実臨床画像はノイズを含んだ画像であるが，このノイズの影響による画像のボケは空間分解能では評価できず，低コントラスト分解能などを含めて総合的に評価することになる．

A　スライス面内の空間分解能

　心臓 CT においてスライス面内の空間分解能が大きく影響を受ける因子は再構成関数である．再構成関数は血管評価用の関数を用いることが一般的であるが，石灰化による狭窄やステント内腔などを評価する場合は，高周波が強調されるような関数を用いて空間分解能を高めた画像を併用することも必要となる（図 1）．高周波が強調された関数は空間分解能が高まるが同時にノイズが増加するので非石灰化プラークのような低い CT 値のプラークの評価には向かない．

　また X 線発生装置の焦点サイズも空間分解能に影響している．小焦点であるほど空間分解能は高まる．一部機種では管電流によって X 線発生装置の焦点サイズが変わることがあり，大線量のときに大焦点になるため空間分解能が低下する．

　ガントリ回転速度やビューサンプリング数も空間分解能に影響を与える因子であるが，心臓 CT においては常にその装置の最高回転速度で撮影するので検査時における工夫の余地は少ない．

　再構成 FOV（field of view）は小さくすることで空間分解能が向上するが，心臓 CT のように 200 mm 以下になるような FOV ではそれ以上 FOV を絞っても空間分解能はあまり変わらない．しかし，エイリアシング（最小画素が四角のため，カーブ形状が階段状に見える現象）が減るため，FOV は可

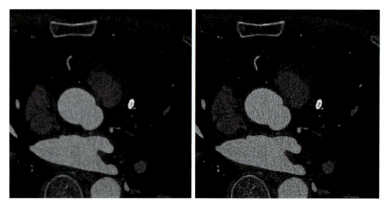

図1 ● 左: 血管評価用関数, 右: 高周波が強調された関数

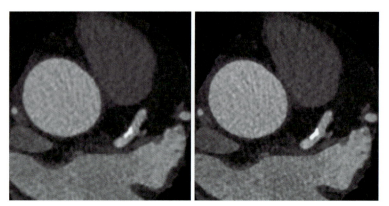

図2 ● 左: FOV 320 mm を拡大したもの, 右: FOV 150 mm を拡大したもの
FOV が大きいと拡大したときにエイリアシングが目立つ.

能な限り絞った方がよい (図2).

B 体軸方向の空間分解能

心臓 CT における体軸方向の空間分解能は再構成スライス厚による影響が主である. MPR (multi planar reconstruction) や CPR (curved MPR), VR (volume rendering) のときの滑らかさにも影響を与えている. スライス厚が厚くなるほど体軸方向の空間分解能は低下するため, なるべく薄いスライス厚を選択する必要がある. 近年の心臓 CT の撮影ガイドライン (SCCT[3], GALACTIC[4]) では, 0.5〜0.6 mm や 0.625 mm 以下という値が示されている.

一般的な CT ではピッチファクタも体軸方向の空間分解能に影響するが, 心臓 CT の領域では, 心拍によってピッチファクタが変動するため, 検査時に工夫できる余地は少ない. この他, 焦点サイズや検出器の性能, 多列化によるコーン角の影響もあるが, ピッチファクタと同様に撮影条件で調整することはできない.

また, X 線量や再構成関数は影響しない. 逐次近似応用再構成のいくつかの種類はノイズを低減する代わりに体軸方向の空間分解能を劣化させている.

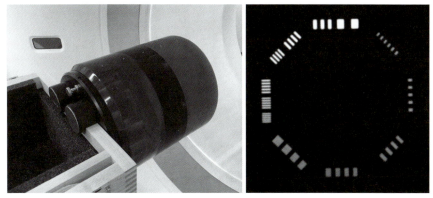

図3 ● Catphan700 の高コントラスト評価用モジュール

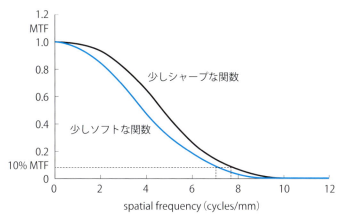

図4 ● MTF のグラフ

　スライス面内の空間分解能の評価には高コントラストなファントム（図3）を撮影することが一般的である．これはノイズの影響を受けずに純粋に空間分解能を評価するためである．撮影時はノイズの影響を受けないように十分な線量で撮影する必要がある．

　図3のようなスリットを用いた視覚的な評価は簡便であるが，各周波数における段階的な評価となる．各周波数の間も含めた連続的な評価を行う場合は，金属ワイヤを撮影し，プロファイルカーブより MTF（modulation transfer function, factor）を求めるワイヤ法[1]がよく用いられる（図4）．この MTF で得られる 10% MTF はヒトが識別可能な限界点と同等（スリットを用いた視覚的評価における限界識別点と同等）になる．もし，10% MTF が 0.8 cycles/mm の場合，高コントラストの物体は 1 周期 1.25 mm（＝ 1÷0.8）の半分の 0.625 mm となる．ノイズの影響がないと仮定すればこれが識別できるが実臨床画像では高コントラスト物体でないことが多く，またノイズを多く含んでいるため，これよりも劣る．

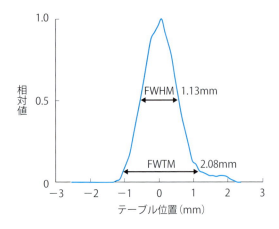

図5 ● スライス厚 1 mm で再構成したときの SSPz

<table>
<tr><td>**D**</td><td>**ファントムを用いた体軸方向の空間分解能の評価**</td></tr>
</table>

　体軸方向の空間分解能の評価には実効スライス厚を求めることが一般的である．微小コインファントムを撮影し，スライス感度プロファイル（section sensitivity profile at z- axis：SSPz）を求め，実効スライス厚を算出する[1]．SSPz の半値幅（full width at half maximum：FWHM）が実効スライス厚となる（図5）．1/10 幅（full width at tenth maximum：FWTM）は MPR の空間分解能に影響を与えているといわれている．

■ 文献

1）市川勝弘, 村松禎久. 標準 X 線 CT 画像計測. 東京：オーム社；2009.

2）Judy PF, Balter S, Bassano D, et al. Phantoms for performance evaluation and quality assurance of CT scanners. American Association of Physicists in Medicine Report. no. 1；1977.

3）Abbara S, Arbab-Zadeh A, Callister TQ, et al. SCCT guidelines for performance of coronary computed tomographic angiography：A report of the Society of Cardiovascular Computed Tomography Guidelines Committee. J Cardiovasc Comput Tomogr. 2009；3：190-204.

4）撮影部会企画. 撮影における標準化～GALACTIC～. 2版. 東京：日本放射線技術学会；2015. p. 36

〈永澤直樹〉

7 心臓 CT の時間分解能とは？

A 心臓 CT 時間分解能

　CT の時間分解能は，1 枚の再構成画像に含まれる時間成分を表す物理指標で，ガントリの回転時間または画像に寄与する投影データの時間要素として定義されている[1-3]．心臓 CT における時間分解能は，ハーフ再構成，フル再構成，分割式ハーフ再構成によるものがある．分割式ハーフ再構成法などの心電図同期による冠動脈 CT の時間分解能は，各位相の再構成に利用する時間幅であり，同様に

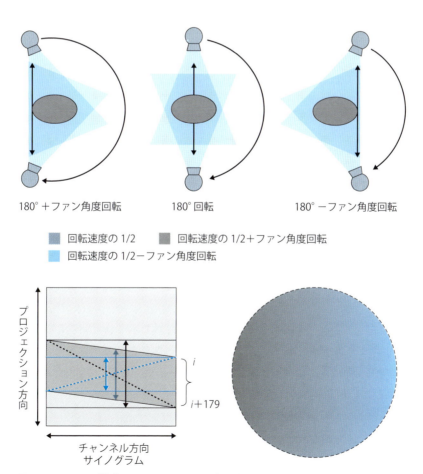

| | 180°＋ファン角度回転 | 180°回転 | 180°－ファン角度回転 |

　■ 回転速度の 1/2　　■ 回転速度の 1/2＋ファン角度回転
　■ 回転速度の 1/2－ファン角度回転

図1● ハーフ再構成における X-Y 平面内の時間分解能

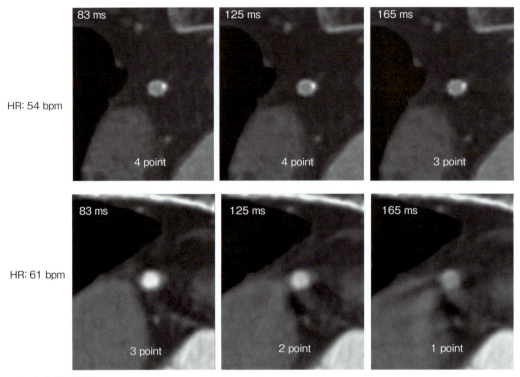

図 2 ● 視覚評価例

4：まったくアーチファクトがない．プラークの診断も可能
3：わずかなアーチファクトがある．狭窄病変の診断は十分に可能
2：アーチファクトはあるが血管の評価は可能
1：アーチファクトが強く，診断には適さない

時間分解能として表記されることが多い．しかし，分割式ハーフ再構成法における冠動脈 CT の時間分解能は，1 枚の再構成画像に含まれる実時間ではないことから時間分解能の解釈には注意が必要である．一般に時間分解能はメーカーの公称値によって示される[4]．

ヘリカルスキャンの時間分解能測定は，市川らの金属球を使用した方法が簡便で，なおかつ正確な temporal sensitivity profile（TSP）を得ることができる[5]．この方法を応用し冠動脈 CT の時間分解能も測定可能である[6]．分割式ハーフ再構成法の場合はその 1 つの位相についてのみ測定することができる[7]．

実際に TSP を測定するとメーカの公称値は TSP の半値幅で示されていることがわかる．しかし TSP の形状はさまざまで半値幅だけで時間分解能と画質の関係を評価することは困難である．田口らは TSP の面積の 90％のエリアの幅 full width at tenth area（FWTA）で評価している[1]．また TSP をフーリエ変換することで時間領域の modulation transfer function（MTF）として評価する方法も提案されている[6]．

ハーフ再構成における X-Y 平面内の時間分解能は図 1 のように変化する．ハーフ再構成では対向データまでが必要になる．ガントリ回転の外側に対しては 180°＋ファン角度のデータ，回転中心では 180°，ガントリ回転の内側に対しては 180°－ファン角度のデータで画像再構成が行われる．したがっ

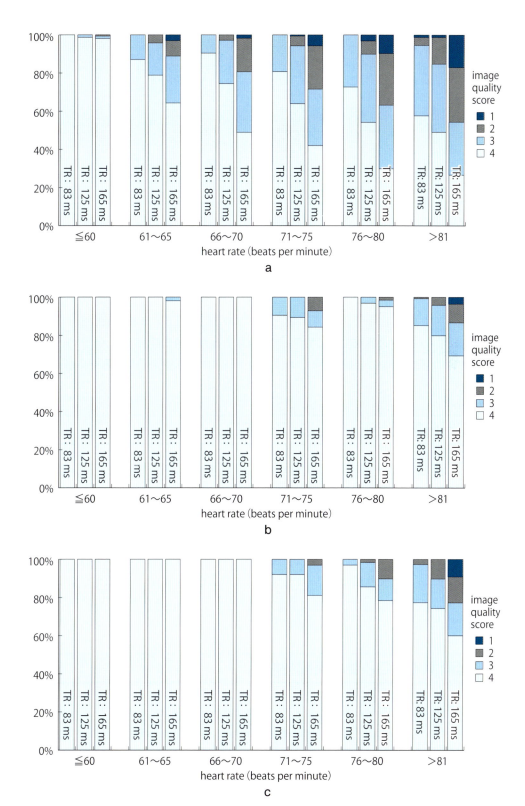

図3 ● 各心拍数における時間分解能と image quality の関係
a: right coronary artery, b: left anterior descending artery and left main trunk, c: left circumflex artery

2章　心臓 CT における基本原理

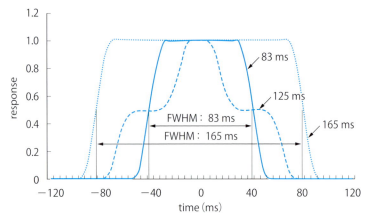

図4 ● SOMATOM Definition の 3 つの時間分解能のモードにおける temporal sensitivity profile

てハーフ再構成では X–Y 平面内での時間分解能は変化する．心臓 CT など位相を選択して再構成する場合はその位相のハーフ再構成に必要なデータ角度によって時間分解能の高いエリアが変化する．しかし心臓 CT では回転中心に心臓をポジショニングするために実際の時間分解能は回転速度の 1/2 と考えて問題ない．

B 時間分解能とモーションアーチファクト

　冠動脈のアーチファクトにはモーションアーチファクトによるものと，複数の心拍データを使用することによる位置ずれによるアーチファクトがある．したがって，複数の心拍データを使用した画像再構成では，そのアーチファクトの原因が，時間分解能が足らないことによるモーションアーチファクトなのか，複数の心拍のデータの位置ずれなのか判断することはできない．また，ヘリカルスキャンの場合，画像再構成のパラメータ上では 1 心拍のデータで再構成を行っているようにみえても，実際はヘリカルスキャンの重なり部分のデータを使用しているものも存在する．これによってノイズの低減やバンディングアーチファクトを目立たないようにする効果はあるが，その結果 2 つのアーチファクトの原因が混在してしまうため注意が必要である．

C 冠動脈 CT に必要な時間分解能

　以上のことから，時間分解能とモーションアーチファクトの関係は 1 心拍のデータのみ画像再構成によって評価されるべきである．また，その時間分解能は，実測による TSP が明らかになってこそ，信頼できるデータとなる[8]．

　そこで，同一の 1 心拍のみの臨床画像データから時間分解能を変化させてアキシャル画像を再構成することで，実質的な時間分解能に対する画質変化を解析し，冠動脈 CT に必要な時間分解能を検討した．

　当院で 2010 年に行われた冠動脈 CT，200 例について解析を行った．画像再構成は心拍数 60 bpm

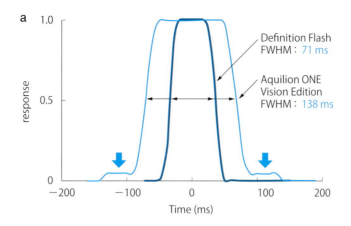

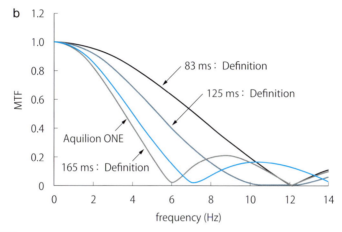

図5 ●

a : Aquilion ONE と Definition Flash の temporal sensitivity profile
Aquilion ONE のハーフ再構成は，半値幅 full width at half maximum（FWHM）は
138 ms であるが，わずかに 360° のデータを使用している．

b : Aquilion ONE のハーフ再構成と SOMATOM Definition の 3 つの時間分解能
　　のモードの時間領域の modulation transfer function（MTF）
Aquilion ONE のハーフ再構成の時間領域の MTF は SOMATOM Definition の 125 ms
よりも 165 ms の MTF に近いことがわかる．

以下の場合 R-R 間隔の 65〜75％，60 bpm を超える場合 R-R 間隔の 30〜75％のデータ収集された同一の臨床画像データから 1 心拍のみのデータを使用して時間分解能を変化させて右冠動脈，左前下行枝，左回旋枝それぞれ最適な位相で画像再構成を行った．

　画質評価は，図 2 に示した 4 段階の評価基準で行った．図 3 はそれぞれの冠動脈と心拍数，時間分解能の関係である[6]．

　心拍数 60 bpm 以下であれば，83 ms の時間分解能は必要なく，165 ms の時間分解能で十分であり，遅い回転速度による空間分解能の向上や体格が大きい場合の線量不足を補ったり，area detector CT による被ばく低減スキャンの可能性が示された．

125 ms では，70 bpm 以下で評価不能になることはなく，また，83 ms では 80 bpm 以上であっても
ほぼ評価が可能であった．このことから今後 1 管球で 0.25 s/rot. の装置が開発された場合 70 bpm
まで許容されることが示唆される．このデータはそれぞれの冠動脈で必要な時間分解能を評価したも
ので，70 bpm 以上は収縮期のみのデータ収集で右冠動脈に最適な心時相のみですべての冠動脈を評
価した場合は右冠動脈に比べて左前下行枝，左回旋枝の画像は低下する[9]．

　図 4 は Siemens 社製の dual source CT SOMATOM Definition の 3 つの時間分解能の画像再構成
モードの TSP 測定結果である．125 ms の再構成モードでは TSP が複雑な形状で半値幅では計測が
困難であった．図 5a は Toshiba 社製 Aquilion ONE vision edition（以下 Aquilion ONE）と Siemens
社製 SOMATOM Definition Flash の TSP の測定結果である．この結果から Aquilion ONE のハーフ
再構成では，半値幅はガントリ回転速度の 1/2 である 138 ms であるが，わずかに 360°（275 ms）のデー
タを使用していることがわかる．また Aquilion ONE のハーフ再構成の TSP をフーリエ変換し時間
領域の MTF を SOMATOM Definition の 3 つの時間分解能の画像再構成モードと比較してみると
125 ms よりも 165 ms の MTF に近い（図 5b）．したがって Aquilion ONE の時間分解能は半値幅の
138 ms よりも若干劣っているため図 3 の 125 ms と 165 ms の間の画質に相当すると考えられる．

■ 文献

1) Taguchi K, Anno H. High temporal resolution for multislice helical computed tomography. Med Phys. 2000; 27: 861-72.
2) Tsujioka K, Ida Y, Ohtsubo H, et al. Concept and development of measurement method of time sensitivity profile（TSP）in X-ray CT: comparison of non-helical, single-slice helical, and multi-slice helical scans. Nihon Hoshasen Gijutsu Gakkai Zasshi. 2000; 56: 1461-9.
3) Ichikawa K, Takada T, Hara T, et al. A new method of measuring temporal resolution for computed tomography. Nihon Hoshasen Gijutsu Gakkai Zasshi. 2008; 64: 1172-6.
4) Matsubara K, Hara T, Ohashi K, et al. JSCT Technical Guidelines 2015. Japanese Society of CT Technology. 2015.
5) Ichikawa K, Hara T, Urikura A, et al. Assessment of temporal resolution of multi-detector row computed tomography in helical acquisition mode using the impulse method. Phys Med. 2015; 31: 374-81.
6) Ohashi K, Ichikawa K, Kawai T, et al. Investigation of temporal resolution required for CT coronary angiography. Progress in Biomedical Optics and Imaging- Proceedings of SPIE. 2012; 8313: 83132H.
7) Ohashi K, Ichikawa K, Higashide R, et al. A comparative study of electrocardiogram multi-segment reconstruction and dual source computed tomography using a computer controlled coronary phantom. Nihon Hoshasen Gijutsu Gakkai Zasshi. 2011; 67: 880-7.
8) Ohashi K, Ichikawa K, Hara M, et al. Examination of the optimal temporal resolution required for computed tomography coronary angiography. Radiol Phys Technol. 2013; 6: 453-60.
9) Ming-li Sun, Bin Lu, Run-ze Wu, et al. Diagnostic accuracy of dual-source CT coronary angiography with prospective ECG-triggering on different heart rate patients. Eur Radiol. 2011; 21: 1635-42.

〈大橋一也〉

心臓 CT のコントラスト分解能とは？

　コントラストとは画像上の信号値・輝度の差であり，CT 画像においては CT 値（HU: Hounsfield unit）がそれに当たる．CT 値は X 線吸収の差を表した（半）定量的な値であり，12 bit であると 4,096 階調，13 bit であると 8,192 階調と非常に細かくかつリニアリティが高い．心臓 CT においては石灰化成分や造影剤など高吸収なものがある場合，とても高い CT 値を得ることができるが，組織成分の違いをあくまでも X 線吸収差でみているため，ソフトプラークなどの脂肪や線維性の成分をみる場合はあまり CT 値の差，すなわちコントラスト差がつかない．X 線吸収差の少ない低コントラストなものを識別する場合，ノイズがそのわずかな差を消してしまう可能性がある（図 1）．このノイズの影響も含めたコントラスト差が少ないものをどこまで識別できるのか評価する尺度を低コントラスト検出能という．よってノイズが少ないほど低コントラスト検出能は向上することになる．心臓 CT 画像を含む CT 画像上には量子ノイズや電気系ノイズが多く含まれている．そして低コントラスト検出能はノイズ量や性質によってほぼ決まるためノイズ成分を評価することが重要になる．

A　ノイズ成分に影響を与える因子

　心臓 CT においてノイズ成分に影響を与える因子は，X 線量（mAs），管電圧（kV），再構成関数，逐次近似応用再構成，スライス厚などがあげられる．

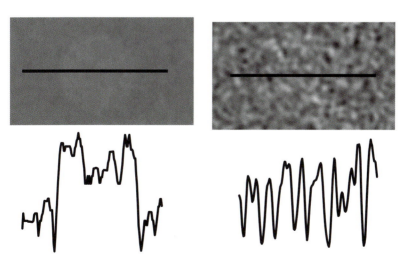

図 1 ●左: ノイズが少ないとき，右: ノイズが多いとき
ノイズが多いと低コントラスト物体がノイズに埋もれてしまう．

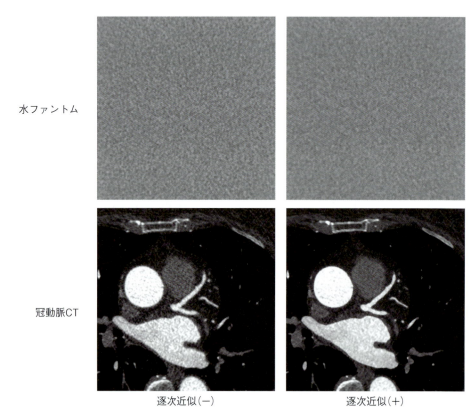

水ファントム

冠動脈CT

逐次近似(−)　　　　　　　　　　　逐次近似(＋)

図2 ● 逐次近似応用再構成の有無の比較

　X線量とノイズ量の関係は心臓CTにかかわらずすべてのCT画像の基本であり，ノイズ量をSDとすると

$$\mathrm{SD} \propto \frac{1}{\sqrt{\mathrm{mAs}}}$$ 「∝」は比例するという意味

の式が成り立つ．

　mAsを2倍にするとSDは約0.71倍となり，ノイズ量が低下していることがわかる．また，SDを半分にしたい場合，mAsは4倍必要となり，大きな被ばくを伴うことになる．X線量によるノイズ量のコントロールは被ばくと大きく関係していることに注意しなければならない．

　近年，撮影管電圧を下げてCT値を高める低管電圧撮影を心臓CTに適用することが増えてきているが，管電圧が下がるほどノイズは増加する．そのためX線量を増やして補う必要がある．

　再構成関数は，血管評価用の関数を用いることが一般的であるが，ソフトな関数であるほどノイズ量は低下する．また，石灰化による狭窄やステント内腔などを評価する場合に使用するシャープな関数を用いて空間分解能を高めた画像はノイズ量が増加するため，低コントラスト検出能が悪くなる．

　逐次近似応用再構成はノイズを軽減できる性能を有しており，X線量はそのままにSDを低下させることができる（図2）．ノイズ量を減らすことができる技術だが，ノイズ成分の特徴が変わってしまうため，低コントラスト検出能は向上しないという報告[1]もある．

　スライス厚は厚くなるほどノイズ量は低下するが，近年の心臓CTの撮影ガイドラインのうち，SCCT[2]，GALACTIC[3]では，0.5〜0.6 mmや0.625 mm以下という値が示されており，装置のほぼ最

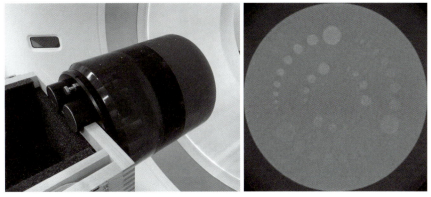

図3 ● Catphan700 の低コントラスト評価用モジュール

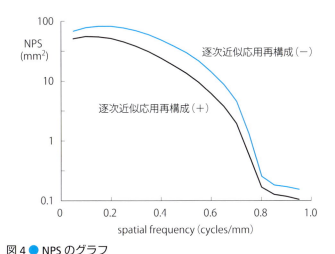

図4 ● NPS のグラフ
逐次近似応用再構成（＋）の方が各周波数において NPS（ノイズ）が
少ない.

小スライス厚であるため，検討の余地は少ない.

B 低コントラスト検出能の評価

　低コントラスト検出能は低コントラストファントム（図3）を用いた視覚的な評価の他，ノイズ量を測定する定量的な方法が一般的である.

　SD 法は文字通り ROI（region of interest）内の SD を測定する方法で，とても簡便で直感的にわかりやすい. SD は X 線量と反比例の関係にあるため，撮影時に AEC（automatic exposure control）などを用いて X 線量を調整することで低コントラスト検出能をコントロールできる. 2 mm 程度の冠動脈を想定した場合，CT 値が 300～400 HU 程度で SD が 20～25 であるのが適切な条件という報告[4] もある. 逐次近似応用再構成の有無の比較ではノイズ成分の特徴が異なるので SD 法で評価するのは難しい. この場合は NPS（noise power spectral）を求めることでノイズ成分の特徴（図4）を評価することができる[5]. 視覚的評価も含め SD や NPS と相互を補完して撮影条件を決める必要がある.

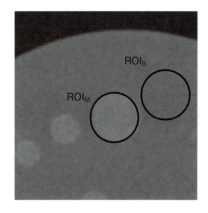

図 5 ● CNR を求めるときの ROI の配置

　また低コントラストの物体の信号値（CT 値）も含めて評価する CNR（contrast-to-noise ratio）を求める方法もある．CNR は以下の式[6]を用いて求めることが多い（図 5）．

$$CNR = \frac{ROI_M - ROI_B}{SD_B}$$

　分子が CT 値になるため，冠動脈を評価したい場合は，造影効果を上げることにより（高濃度造影剤，high rate な造影剤注入，低管電圧の使用など）CNR が向上する．

　いくつかの装置では CNR を元にした考え方で撮影条件を設定できる．SD 法によって撮影条件が決定される装置でも，心臓 CT 領域において CNR を計算して撮影する方法が検討されている[7]．

■ 文献

1）高田忠徳，市川勝弘，林　弘之，他．逐次近似再構成法を応用した新しい画像再構成法に対する画質評価．日本放射線技術学会雑誌．2012；68：404-12．

2）Abbara S, Arbab-Zadeh A, Callister TQ, et al. SCCT guidelines for performance of coronary computed tomographic angiography: A report of the Society of Cardiovascular Computed Tomography Guidelines Committee. J Cardiovasc Comput Tomogr. 2009；3：190-204.

3）撮影部会企画．撮影における標準化～GALACTIC～．2 版．東京：日本放射線技術学会；2015．p. 36．

4）山口隆義．より良い撮影技術を求めて（その 95）：心臓 CT 撮影のプロトコルを考える「造影条件の設定」．放射線撮影分科会誌．2009；52：24-7．

5）市川勝弘，村松禎久．標準 X 線 CT 画像計測．東京：オーム社；2009．

6）Gupta AK, Nelson RC, Johnson GA, et al. Optimization of eight-element multi-detector row helical CT technology for evaluation of the abdomen. Radiology. 2003；227：739-45.

7）舛田隆則，今田直幸，奥　貴之，他．被ばく低減を目的とした ECG-gated Scan における CNR を指標とした低電圧撮影について．Proceedings of the JSCT. 2013；1：54-7.

〈永澤直樹〉

9 基本的なスキャンパラメータの考え方

computed tomography（CT）では様々なスキャンパラメータを変更し，体型の異なる患者を撮影する必要がある．特に心臓CTでは装置の自動設定機能が使えない場合や不整脈の有無，石灰化やステントの有無など様々な因子を考慮してオペレーターが適時設定する必要がある．そのため，スキャンパラメータの変更で左右される因子を理解しておくことは非常に重要である．

A 管電流について

管電流の変更は主に画像ノイズ・被ばくに影響し，付随して空間分解能にも影響する．管電流を上げれば出力されるX線光子数が増加し画像ノイズは低減する．この画像ノイズと線量の関係は正比例の関係ではなく下記の関係性が成り立つ．

$$SD = 1/\sqrt{mA \cdot s \cdot T \cdot E}$$ ………………………………………………………… 式1

SD: 画像ノイズ，mA: 管電流，s: 時間，T: スライス厚，E: その他

冠動脈CTを撮影する場合は最少スライス厚でstandard deviation（SD）25程度になることを目標に設定することで安定して撮影できる[1]．一部の装置メーカーではピッチに対するmAsの比であるeffective mAsという概念を導入している．また，近年では逐次近似応用再構成法が臨床に広く普及し，ノイズの低減効果に活用している[2]が，各々挙動が異なる[3]ので自施設のものをきちんと評価し理解しておくことが大切である．

管電流を高くすることで画像ノイズは低減し高画質になるが，線量の増加に伴い被ばくが増加してしまう．基本的に被ばくと画質はトレードオフであることを認識し，最適に設定する必要がある．

一部の装置を除くと管電流を上げるとその出力を担保するためにX線管球の焦点サイズが大きなものに変わることになる．装置により切り替わる管電流の値は異なるが，小焦点から大焦点に変わると半影が広がってしまうことから空間分解能が低下してしまう．焦点サイズにおいては線量の調整に連動しているため，撮影者側の意識が薄くなりがちであるため，装置のリファレンスマニュアルを参考していただきたい．

B 管電圧について

管電圧の変更は主に画像ノイズ・画像コントラストに影響する．通常のCTで用いられている管電圧は連続X線であり，そのエネルギー強度の分布はX線管球によって異なる．120kVといっても各メーカーによって実効エネルギーが異なりコントラストも異なる．管電圧を高くすれば出力される

X線光子の強度が強くなり，画像ノイズは低下するがX線吸収係数差も小さくなってしまうため，画像コントラストが低下してしまう．近年では低管電圧を用いることで画像コントラストを向上させ，造影剤低減に利用する報告がある．120 kV使用時に対して100 kVでは約20〜30%，80 kVでは約40〜50%造影剤が低減可能である．また，contrast-to-noise ratio（CNR）をベースに考えた場合では被ばく低減としても使える．ただし，石灰化症例やステント症例ではブルーミング効果が強くなり評価困難になることもあるので症例を選んで有効的に使うべきである[4]．画像ノイズの調整は管電流で行いコントラストの調整を管電圧で行うが一般的である．

C ピッチについて

通常，体幹部を撮影するときのピッチ（本稿ではビームピッチを指す）の変更は式1の時間の部分に影響し画像ノイズと密接な関係があるが，心臓CTの場合は曝射したデータのうち一部のみ（最適心時相）で再構成を行うため，用いているデータ量は常に一定であり画像ノイズには影響しない．ピッチの変更は被ばく・撮影時間・時間分解能に影響することになり，画像再構成にも大きく関わってく

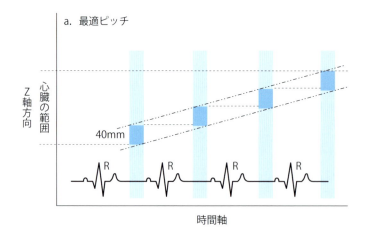

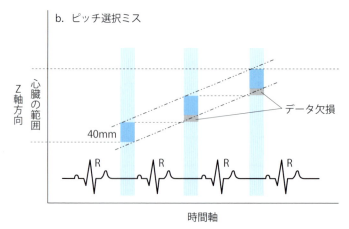

図1 ● ピッチの選択とデータ欠損について

る．冠動脈 CT ではこのピッチを理解することが非常に重要であり，成功率を上げるために必須である．常時拍動している心臓を撮影する際，1 回転で心臓全体を撮影できない装置では複数回に分けて撮影する必要がある．その際，データ欠損を防ぎ再構成するためには小さいピッチを用いなければならない（図 1）．心臓 CT では 0.16〜0.4 のピッチを主に用いるが，これは 84〜60％もオーバーラップして撮影することになる．その結果，被ばくの増加や短い撮影範囲にもかかわらず撮影時間がかかってしまう．心臓 CT の対象になる患者は特に高齢な場合が多く，長い息止めは困難であり，息止め不良によるアーチファクトの原因となってしまう．撮影時の心拍によって必要なオーバーラップは異なるが，データ欠損を起こさない最大のピッチで撮影することは，被ばくの最適化や撮影時間の短縮，検査の成功率にも繋がる．ただし，心拍数の高い患者に多分割式再構成を行う場合や，不整脈患者に心電図編集を行う場合にはピッチを小さくしておかなければデータ欠損を招くおそれがあるので注意が必要である．心臓全体を 1 回転で撮影できる 256 列または 320 列 MDCT では最大 160 mm カバレッジを有しており，これらの問題を解消するボリュームスキャンとよばれる 1 回転撮影が可能である．

■ 文献

1) 高木　卓，他．X 線 CT 撮影における標準化〜GALACTIC〜．改訂 2 版．京都：日本放射線技術学会；2015．p.36-41.
2) Oda S, Utsunomiya D, Funama Y, et al. A hybrid iterative reconstruction algorithm that improves the image quality of low-tube-voltage coronary CT angiography. AJR Am J Roentgenol. 2012; 198: 1126-31.
3) Geyer LL, Schoepf UJ, Meinel FG, et al. State of the art: Iterative CT reconstruction techniques. Radiology. 2015; 216: 339-57.
4) Cao JX, Wang YM, Lu JG, et al. Radiation and contrast agent doses reductions by using 80-kV tube voltage in coronary computed tomographic angiography: A comparative study. Eur J Rad. 2014; 83: 309-14.

〈佐藤英幸〉

10 被ばく量の定義と撮影計画・被ばく管理の基本的考え方

　64 列 multi detector computed tomography（MDCT）の登場以降，心臓 CT の件数は右肩上がりで伸びてきており，現在では多くの施設で検査可能なものとなっている．このようななか，被ばく量を管理し最適化することは重要であり，不必要な被ばくは避けるとともに，被ばく低減への意識をもって検査に臨むべきである．本稿ではまず CT 検査全体における基本的な被ばくに関する考え方を述べ，後半に心臓 CT で使われている被ばく低減技術について述べるが，特に冠動脈 CT を撮影する多くの施設で導入されている 64 列 MDCT に関することを述べる．

A　CT の被ばく管理

　CT の被ばく線量評価には熱蛍光線量計を人体ファントムに封入し測定する方法やモンテカルロシュミレーションを用いて算出する方法などがある．しかし，これらの方法は線量計や専用ソフトが必要であり臨床で用いることは難しい．現在 CT で線量管理指標として広く用いられているのは CT dose index（CTDI）や dose length product（DLP）である．これらは装置コンソールや線量レポートとして患者ごとに表示することが義務づけられており，ガイダンスレベル[1]でも用いられている．

　CTDI の歴史は長く 1970 年代から用いられているが，装置の進歩とともに $CTDI_{100}$，$CTDI_w$，$CTDI_{vol}$ と変化してきた．測定には径 16 cm と 32 cm のアクリル樹脂の円柱ファントムを用いており，中心と上下左右（周辺表面から 1 cm）の計 5 カ所を測定する．X 線 CT は被写体の周囲を 360° 回転し撮影を行うが，X 線は被写体を透過する際に減弱されてしまうため，線量分布としては周辺が高く中心が低くなる．このことを考慮し，中心に 1/3，上下左右に 2/3 を乗ずることで重み付けをして CTDI として定義されている．現在の MDCT ではギャップやオーバーラップを考慮して計算する必要があり，$CTDI_{vol}$ として定義されている．単位は mGy である．DLP は撮影回数や撮影範囲を考慮して検査全体の照射線量を表す指標であり，$CTDI_{vol}$ に撮影範囲を乗じた値であり，単位は mGy·cm である．

　CTDI や DLP は容易に情報が入手できるが，もともとは装置の性能評価を管理するために考えられたものである．使用しているファントムも頭部を模擬した 16 cm と腹部を模擬した 32 cm のみとなっている．胸部（心臓）の場合は現状 32 cm を用いているが，肺野では密度が腹部と異なるため誤差が生じてしまう．国際放射線防護委員会（International Commission on Radiological Protection: ICRP）からは DLP に係数を乗じることで推定実効線量が算出できる[2]としているが，他の報告[3]とは換算係数が異なっているなど考え方によって数値が変化してしまう．あくまでも推定値であることを理解したうえでこれらの数値は扱うべきである．

また，近年では size-specific dose estimates（SSDE）という概念[4]が広まりつつある．CTDI では特定のファントムに置き換えて線量管理しているため，実際の患者サイズとは異なり線量を過小評価してしまっているという問題があった．これに対し，SSDE では撮影時の位置決め画像から患者サイズを算出し，conversion factor を乗ずることで算出する．SSDE では患者サイズを各々考慮するため CTDI よりも正確であるとされており，汎用性もあることから今後さらに普及する可能性がある．

B 心臓 CT の被ばく低減技術

前稿でも述べられているが，心臓 CT ではピッチを小さくして撮影しなければならないため，オーバーラップが多く被ばくが高くなってしまうことが問題であった．心臓 CT では 16 mSv なのに対し，侵襲的冠動脈造影（coronary angiography：CAG）では 7 mSv，経皮的冠動脈形成術（percutaneous coronary intervention：PCI）でも 15 mSv という報告[5]もある．この被ばくの問題を解決するためには，線量を強弱させる ECG mA modulation 機能と，必要な心時相のみに曝射する step and shoot 法を用いることが有用である．以下にこれらの技術について解説する．

従来，心臓 CT では全心時相に X 線を曝射し，撮影後に最適心時相を検索して再構成していた．そのため，結果的に使われていない心時相にも X 線をあてていることになり，被ばく増加の原因になってしまっていた．これに対し，ECG mA modulation では必要な心時相のみに最適な線量をあて，それ以外の心時相には線量を下げて撮影を行う（図1）．どの範囲で線量をしっかりあてるかはオペレーターが任意に設定でき，拡張中期（R-R：70～80％）または収取末期（R-R：40～50％）をターゲットとして最適線量をあてることができる．撮影はヘリカルスキャンなのでピッチの調整も可能であり，多分割式再構成法も使用可能である．線量の上下はあるものの全心時相のデータがあり，従来法と合わせて retrospective ECG gating 法とよばれている．この技術を用いることで 30～50％程度被ばく低減することが可能である．

step and shoot 法ではオペレーターが設定した心時相のみにしか曝射を行わず，寝台の移動と曝射を交互に行いアキシャルスキャンを用いる（図1）．全心時相は撮影しないため，心機能解析などはできないが，必要な心時相のみの撮影になるので 80％程度の被ばく低減が可能であり，被ばく低減としては最も効果的な撮影法といえる．再構成には多分割式再構成は使えずすべてハーフ再構成法となる．64 列 CT などでは心臓全体を撮影するために 5～8 秒程度必要であり，洞調律患者でもその間に心拍数が変動してしまう．そのため padding time とよばれる余幅をもって撮影することで心拍変動に対応しながら撮影ができる．この padding time の設定は心拍数や変動数によって変えることが望ましく，必要以上に広げてしまっては被ばく低減効果が少なくなってしまう．step and shoot では任意の心時相しか撮影しないことから prospective ECG gating 法とよばれており，一部のメーカーでは寝台の移動と曝射を交互に行うのではなく，ヘリカルスキャンの中で曝射を ON/OFF して必要な心時相のみで撮影を行う方法をとっている装置もある．この手法は基本的にはハーフリコンのデータのみしか再構成できないため低心拍症例のみの適応となる．目安としては 0.35 s 回転の装置ならば 60 bpm 程度まで適応可能である．

上記した ECG mA modulation と step and shoot は被ばく低減に有効ではあるが，どちらも曝射する数心拍前の複数データを参考値として実際に曝射する範囲を決める．ゆえに不整脈患者など心拍が

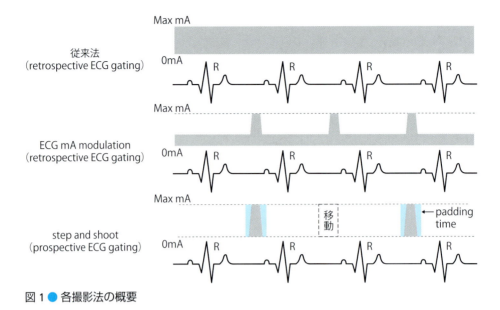

図1 ● 各撮影法の概要

安定していない患者に用いてしまうと，予期せぬ心時相に X 線を曝射してしまうことになる．位置決めや単純撮影を行う時に心拍数の変化なども注意深く観察し，プロトコルを選択することが大事である．

　心臓 CT ではこれらのような技術を生かしながら撮影のプロトコルを構築する必要がある．その際には装置の時間分解能を理解し，自施設の装置のポテンシャルではどの程度の心拍数まで step and shoot を用い，次いで ECG mA modulation，そして高心拍症例や不整脈症例には従来のヘリカルスキャンを用いるのかというように，心拍数に応じて段階的に決めることが大切である．さらには step and shoot の中でも padding time の設定，ECG mA modulation の中でも曝射範囲の設定やピッチの設定など，より細かく設定することで被ばく低減に繋がり最適なプロトコル構築ができるものと考える．

■ **文献**

1）最新の国内実態調査に基づく診断参考レベルの設定．J-RIME．2015.

2）ICRP, 2007. The 2007 Recommendations of the International Commission on Radiological Protection. ICRP Publication 103. Ann ICRP 37（2-4）.

3）Einstein AJ, Elliston CD, Arai AE, et al. Radiation dose from single-heartbeat coronary CT angiography performed with a 320-detector row volume scanner. Radiology. 2010；254：698-706.

4）Boone JM, Strauss KJ, Coby DD, et al. Size-Specific Dose Estimates（SSDE）in pediatric and adult body CT examinations. AAPM Report 204.

5）Chen J, Einstein AJ, Fazel R, et al. Cumulative exposure to ionizing radiation from diagnostic and therapeutic cardiac imaging procedures：a population-based analysis. JACC. 2010；56：702-11.

〈佐藤英幸〉

3章

非造影心臓CT撮影

1 非造影心臓 CT 撮影は臨床的に重要

A 非造影検査で何が見えるのか？

　造影冠動脈 CT は冠動脈狭窄の診断において今や必須の検査となっている．冠動脈内腔の評価は，冠動脈造影ならびに血行再建術の必要を判断するうえで重要な情報である．一方，非造影心臓 CT で見えるものは，冠動脈石灰化，内臓ならび心臓周囲脂肪，心筋の脂肪変性などである．それぞれについての臨床的重要性を整理する．

1．冠動脈石灰化によるリスク階層化

　冠動脈石灰化は多いほど，またその経年的な増加が多いほど心血管リスクが増加する．病理的には冠動脈の石灰化は炎症性変化により不安定化したプラークを安定化させる過程で出現するものと考えられている（図1)[1]．石灰化が多いということは，非石灰化プラークの破綻が起こった後の治癒病変が多くあるとも考えられ，プラークの絶対量は経時的変化として多くなっている．このことが，冠動脈石灰化（冠動脈石灰化スコア）によってその患者の将来の心血管イベントを予測することができる所以である．無症状の 25,253 人を対象に行った検討によると，冠動脈石灰化スコアが "ゼロ" の群は10 年生存率が 99.4％であるのに対して，1,000 以上の群ででは 87.8％とリスクが 10 倍以上になることが報告されている（図2)[2]．このように虚血性心疾患を示す症状のない中等度リスク（Framingham スコア 10〜20％/10 年）を再階層化し，リスク管理を行うのに有用である．また，有症状の症例では冠動脈疾患のリスク評価に用いる場合，低リスク群では冠動脈有意狭窄を否定するのに有用であり，中等度のリスクを有する群では造影 CT 検査を行うかどうかのゲートキーパーとしての役割もも

表1　非造影心臓 CT でわかること

石灰化スコア	冠動脈全体の動脈硬化の指標 将来の心血管事故の予測 石灰化は年約 30%の増加 冠動脈有意狭窄の有無を予測
内臓脂肪測定	メタボリック症候群などのリスク評価
心臓周囲脂肪測定	冠動脈有意狭窄のスクリーニング
心筋脂肪変性	陳旧性心筋梗塞の検出 心筋疾患の可能性

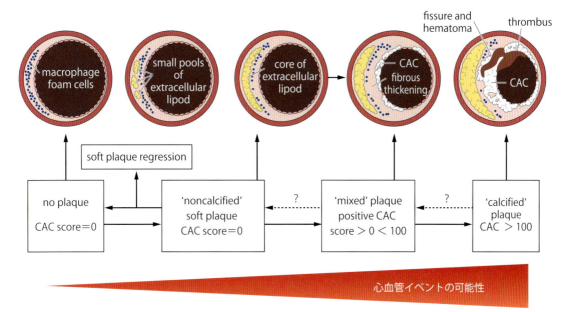

図1 ● 冠動脈プラークならびに石灰の形成の関係

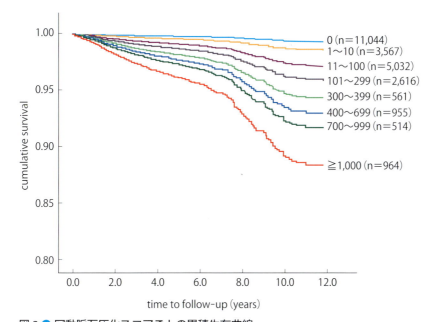

図2 ● 冠動脈石灰化スコアごとの累積生存曲線

（Budoff MJ, et al. J Am Coll Cardiol. 2007; 49: 1860-70）[2]

つ．さらに，冠動脈石灰化は経時的に増加することが多くの疫学研究が示しており，Framingham 研究でも年間 20～30％程度と報告されている．ただ，その進行速度が速いと，心血管イベントのリスクが高くなる．スタチン治療を受けていた無症候性患者を対象とした後ろ向き検討では，冠動脈石灰化が 3 年で 15％以上進行した症例はそれ未満の症例に比べて心筋梗塞の発症が 17.2 倍であったとして

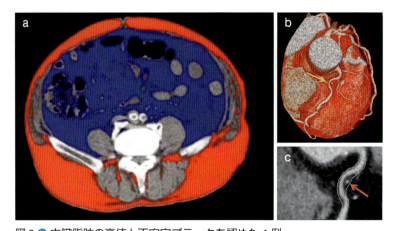

図3 ● 内臓脂肪の高値と不安定プラークを認めた1例

a: 内臓脂肪（青）は242cm²と高値であった．b: volume rendering 画像での左前下行枝の有意狭窄を認める．c: 冠動脈の陽性リモデリング，微小石灰化，density の低いプラークであった．

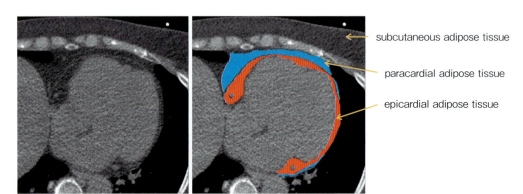

subcutaneous adipose tissue

paracardial adipose tissue

epicardial adipose tissue

図4 ● 心臓周囲脂肪は paracardial adipose tissue と epicardial adipose tissue に分けられる

いる[3]．

2．動脈硬化を進展させる内臓脂肪・心臓周囲脂肪

肥満は，内臓脂肪型と皮下脂肪型に分類される．CT では，臍部レベルの内臓脂肪面積が $100\,\mathrm{cm}^2$ に相当するウエスト周囲長がメタボリックシンドロームの診断基準に取り入れられている．この $100\,\mathrm{cm}^2$ を超えた症例には高血糖，脂質異常，脂肪肝などの合併が多い．我々の検討でも，内臓脂肪が $106\,\mathrm{cm}^2$ を超える症例では，糖尿病でなくても 75％以上の症例で冠動脈硬化病変がみつかっており，約 20％で不安定プラークを認めた[4]．図3は不安定プラークをもつ症例であるが，内臓脂肪面積は $242\,\mathrm{cm}^2$ と高値であった．リスクの評価という観点では心臓 CT 撮像時にはルーチンとして内臓脂肪面積の測定を行うべきである．

さらに近年，心臓周囲脂肪が冠動脈疾患の進行に関与することが明らかとなり，心臓周囲脂肪とくに心外膜の内側に存在する心外膜脂肪がアディポカインを分泌する内臓脂肪であるためその臨床的意

義が注目されている（図4）．脂肪組織のCT値については報告によりばらつきがあるが，−190から−30 HUを示す組織とする報告が多い．心外膜の体積も多いほうが心血管事故のリスクを上昇させる可能性があり，125 cm³を超えると心血管事故が多くなるとされている[5]．ただ，心外膜脂肪量は個人差が大きく直接的に肥満に関連するものではない．ルーチンで行う検査としては，まだエビデンスや解釈に議論が多いところである．

3．虚血性心疾患と関連した心筋の脂肪変性

心筋の脂肪変性は陳旧性心筋梗塞や多くの心筋症で観察される．何らかの原因で心筋の壊死・脱落・線維化が生じれば時間経過とともに脂肪変性が生じる．健常成人にも認められるが，冠動脈支配領域に一致した心内膜下側有意の帯状の脂肪浸潤としてみられる場合は，陳旧性心筋梗塞の所見である可能性が高い．無症候性に心筋梗塞を発症していることもあり，既往が明らかでない場合も冠動脈病変を検索する情報となる．

まとめ

非造影CT検査は患者を選ばない（図4）．腎機能や内服薬などに撮影の可否が影響を受けなないためスクリーニングとして有用である．冠動脈石灰化だけでも得られる情報は大変多く，それに内臓脂肪や心筋の脂肪変性を加えることで，造影検査の必要性を適切に判断でき，さらに造影検査で冠動脈有意狭窄がなかった場合でも非造影検査での情報を加味することで将来の心血管イベント予測やフォローアップの時期などを患者にフィードバックすることができる．

■ 文献

1) McEvoy JW, Blaha MJ, Defilippis AP, et al. Coronary artery calcium progression: An important clinical measurement? A review of published reports. J Am Coll Cardiol. 2010; 56: 1613-22.
2) Budoff MJ, Shaw LJ, Liu ST, et al. Long-term prognosis associated with coronary calcification: Observations from a registry of 25,253 patients. J Am Coll Cardiol. 2007; 49: 1860-70.
3) Raggi P, Callister TQ, Shaw LJ. Progression of coronary artery calcium and risk of first myocardial infarction in patients receiving cholesterol-lowering therapy. Arterioscler Thromb Vasc Biol. 2004; 24: 1272-7.
4) Osawa K, Miyoshi T, Koyama Y, et al. Differential association of visceral adipose tissue with coronary plaque characteristics in patients with and without diabetes mellitus. Cardiovasc Diabetol. 2014; 13: 61.
5) Spearman JV, Renker M, Schoepf UJ, et al. Prognostic value of epicardial fat volume measurements by computed tomography: A systematic review of the literature. Eur Radiol. 2015; 25: 3372-81.

〈三好 亨〉

非造影心臓 CT 検査はその名に示すように造影剤を使用しない CT 検査である．1 mSv 以下の低被ばくで施行できる簡便な検査であるが，そこから得られる情報は実に多岐にわたる．冠動脈石灰化だけでなく，心膜，心筋，心臓周囲脂肪など豊富な情報を得ることができ，それを正しく評価できれば臨床上有用である．ここでは非造影心臓 CT 検査の臨床活用法について述べる．

A 冠動脈石灰化をどう活用する

　冠動脈石灰化は動脈硬化のプロセスで形成される病的変化である．したがって，その存在は冠動脈硬化が存在することを意味しており，その量が増えるほど冠動脈プラーク量が多いことを示唆する．したがって，冠動脈石灰化を定量化した石灰化スコアは冠動脈疾患を予測する有用なマーカーとして知られている．

　無症候性かつ石灰化スコア＝0 であれば冠動脈疾患をほぼ否定できる．一方，石灰化スコアが高くなるほど心血管イベントを発症するリスクは上昇する．Budoff らは無症候性の 25,253 名を対象として石灰化スコアと冠動脈イベントとの関係を検討した．石灰化スコア＝0 の群と比較して石灰化スコア＝11〜100 の群は冠動脈イベントの発症率は 2.2 倍増加し，石灰化スコア＞1,000 の群では冠動脈イベントの発症率が 12.5 倍と著明に増加したと報告している[1]（前稿 3 章 1 の図 2 を参照）．

　石灰化の分布に関する情報も患者のリスク層別化に有用である．例えば左主幹部に石灰化が存在すればハイリスクであるし，同じ石灰化スコアであったとしても石灰化が 1 枝のみの場合と比較して石灰化が 3 枝に存在するほうがハイリスクであるといわれている[2]．一般的なリスクファクター（性別，年齢，高血圧，脂質異常症，糖尿病，喫煙）から算出される Framingham リスクスコアに石灰化スコアを組み合わせることで患者のリスク層別化の精度がさらに向上する[3]．特に Framingham リスクスコアで中等度リスクに分類される無症候性の患者群において石灰化スコアは有用である．

　それでは冠動脈石灰化による患者のリスク層別化を日常臨床でどのように活用するのがよいだろうか？　筆者らは冠リスクファクターを 1 つでも有している患者に対しては石灰化スコアを積極的に評価している．石灰化スコア＝0 であればその患者は近い将来に心血管イベントを発症する可能性はほぼ否定できる．その一方石灰化スコアが "0" でなければすでに冠動脈硬化が存在していることから，厳重にリスク因子を管理するようにしている．

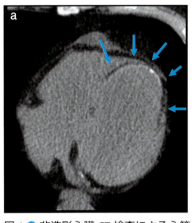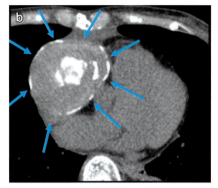

図1 ● 非造影心臓 CT 検査による心筋・心膜の評価

 a： 70 代男性．広範囲前壁心筋梗塞で冠動脈ステント留置術を施行されている．前壁
 中隔から側壁にかけて広範囲に石灰化を伴う脂肪変性が認められる（矢印）．
 b： 70 代女性．息切れを主訴に受診．非造影心臓 CT 検査にて心膜下血腫が認められた
 （矢印）．

B 心筋，心膜をどう評価する

　心筋梗塞患者では壊死心筋に脂肪変性や石灰化をきたすことが知られている．非造影心臓 CT で心筋に低輝度領域，脂肪変性や高輝度領域，石灰化をみつけたら心筋梗塞巣の可能性を考慮する必要がある（図 1a）．陳旧性心筋梗塞患者 57 名を対象に心筋シンチを gold standard とした検討では，非造影心臓 CT 検査は感度 92％，陽性的中率 77％で心筋梗塞を診断できると報告された[4]．心筋脂肪変性は心筋梗塞の既往のない症例にも認められ，そのような症例は左室弛緩能が低下していることが指摘されている．

　非造影心臓 CT 検査で心膜の評価も可能である．心嚢液貯留や心膜の肥厚・石灰化など臨床上重要な所見が得られる（図 1b）．

C 腹部脂肪，心臓周囲脂肪をどう評価する

　冠動脈疾患と腹部内臓脂肪との関係が注目されている．このような内臓脂肪は決して腹部だけではなく，心臓周囲にも存在することが知られており，心膜脂肪といわれている．内臓脂肪が増加すると，炎症性のサイトカインが増加するとともに抗動脈硬化作用を有するアディポネクチンが低下することが知られている．さらに，心膜脂肪は直接冠動脈に接すること，そして冠動脈壁を灌流する vasa vasorum の起点となることからマクロファージや炎症性サイトカインが冠動脈硬化の進行に関与するといわれている．

　腹部脂肪，心膜脂肪ともに非造影心臓 CT で評価可能である．我々は非造影心臓 CT 検査の際には必ず臍部レベルで腹部 CT 検査も行い内臓脂肪の評価を行っている．我々は非糖尿病患者において腹部内臓脂肪量によって 3 群に分けて，冠動脈プラークとの関係を検討した．腹部内臓脂肪量が増える

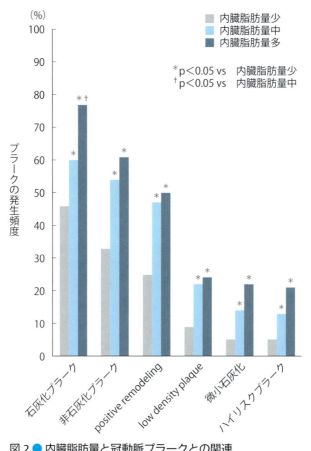

図2 ● 内臓脂肪量と冠動脈プラークとの関連

内臓脂肪が増加するほど冠動脈プラークが増加する.

(Osawa K, et al. Cardiovasc Diabetol. 2014; 13: 61[5]より一部改変)

ほどハイリスクプラークの頻度は多くなり，内臓脂肪が最も多い群では20％の症例がハイリスクプラークを有していた[5]．内臓脂肪量を評価することはハイリスク患者を有効に層別化するための一助となると考える（図2）．

　4,093人を対象としたコホート研究では心膜脂肪量と心血管イベントの発生に関する検討が行われた．心膜脂肪量が増加すれればするほど心血管イベントは増加し，心膜脂肪量の少ない群と比較して多い群では約5倍心血管イベントが多く発症した（0.9% vs 4.7%，p<0.001）[6]．つまり心膜脂肪にも十分な注意を払うことが患者のリスク層別化に繋がることは間違いなさそうである（図3）．

D　肺野をどう評価する

　非造影心臓CT検査を行う際には肺野・縦隔の情報も見落とすことはできない．心拡大があり，胸水を伴うような場合には心不全状態である可能性が高い．喫煙歴を有する患者ではCOPDの有無も評価する必要がある．また縦隔リンパ節の腫大や腫瘍がみつかる場合もある（図4）．心臓の評価を行うはずであったものが，ときとして思いもよらぬ病気に遭遇することがある．循環器専門医であった

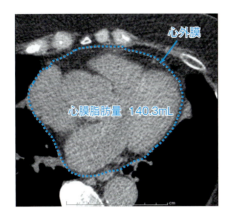

図3 ● 心膜脂肪の評価
心膜脂肪は心外膜（青点線）の内側に存在する脂肪組織を指す．心膜脂肪はアディポサイトカインを分泌する内臓脂肪で冠動脈硬化と関連すると考えられている．

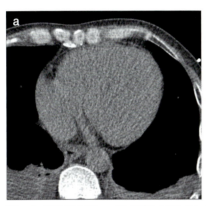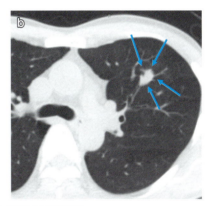

図4 ● 非造影心臓 CT 検査時に認められた肺野の異常所見
a： 50代男性．労作時の呼吸困難を主訴に受診．うっ血性心不全にて入院となった．入院時に評価された非造影心臓 CT 検査では心拡大および両側胸水が認められた．
b： 40代男性．喫煙歴あり．心室性期外収縮にて当科紹介．非造影心臓 CT 検査にて左肺上葉に結節影（矢印）が指摘され，後に肺がんと診断された．

としても一般的な胸部 CT の読影力を高めておく必要があることはいうまでもない．

■ 文献

1) Budoff MJ, Shaw LJ, Liu ST, et al. Long term prognosis associated with coronary calcification: observations from a registry of 25253 patients. J Am Coll Cardiol. 2007; 49: 1860-70.
2) Williams M, Shaw LJ, Laqqi P, et al. Prognostic value of number and site of calcified coronary lesions compared with the total score. J Am Coll Cardiol Img. 2008; 1: 61-9.
3) Polonsky TS, McCelland RL, Jorgenses NW, et al. Coronary artery calcium score and risk classification for coronary heart disease prediction. JAMA. 2010; 16: 1610-6.
4) Gupta M, Kadakia J, Hacioqlu Y, et al. Non-contrast cardiac computed tomography can accurately detect chronic myocardial infarction: Validation study. J Nucl Cardiol. 2011; 1: 96-103.
5) Osawa K, Miyoshi T, Koyama Y, et al. Differential association of visceral adipose tissue with coronary plaque characteristics in patients with and without diabetes mellitus. Cardiovasc Diabetol. 2014; 13: 61.

6) Mahabadi AA, Berg MH, Lehmann N, et al. Association of epicardial fat with cardiovascular risk factors and incident myocardial infarction in the general population: the Heinz Nixdorf Recall Study. J Am Coll Cardiol. 2013; 61: 1388-95.

〈大澤和宏〉

JCOPY 498-13646

　今や，心臓 CT 検査は循環器診療において必要欠くべからざる検査である．心臓 CT 検査といえば造影剤を使用した冠動脈 CT アンギオグラフィー（coronary CT angiography：CCTA）のことであると考えている医師や技師も多いが，非造影心臓 CT 検査にも大きな役割があることを忘れてはならない．非造影心臓 CT 検査は，腎不全や長時間の息止めが困難な患者でも，低線量そして短時間で撮影でき，そして患者の病態評価やリスク層別化にとって有益な情報を得ることができる．特に，冠動脈石灰化スコアは代表的な指標であり，冠動脈全体のプラーク量を定量的に評価できる指標として，リスク層別化に用いられている．非造影心臓 CT は，循環器診療の初期スクリーニング検査としての有用性も確立している．冠動脈石灰化がなければ "ほぼ" 冠動脈疾患の存在を否定でき，その後の心血管イベントの発症はきわめて低い低リスク群であること，冠動脈石灰化が存在しそのスコアが増加するほど心血管イベントのリスクが高くなることはよく知られた事実である[1]．

　ただし，このような評価は画像データの質により大きく左右されることも知っておく必要がある．さらに，画像データを解析するうえで患者背景を把握しておくことも，そのデータを解釈するうえでとても重要である．本稿では単純心臓 CT 検査の際，患者から聴取すべき重要な事項について撮影に携わる診療放射線技師の立場から述べる．

A　患者の危険因子を把握する

　CT の所見を解析する上で患者の冠危険因子などの背景を知っておくことはとても重要である．高血圧，糖尿病，脂質異常症，喫煙，肥満などの古典的な冠危険因子に加えて，ストレス，運動不足，食事の乱れ，服薬状況などの生活習慣要因そして家族歴などの遺伝的要因を知っておくとよい．体重，腹囲と body mass index などの情報も記載しておくべきである．冠危険因子が重複するほど心血管イベントリスクを格段に高めることはよく知られた事実である[2]．どのような冠危険因子を背景とした冠動脈石灰化スコアであるのか，1 例 1 例その背景を理解しながら解釈していくとよい．個々の患者に適した治療に有用な情報となるからである．

B　内臓脂肪の背景を探る

　最近，新たな冠危険因子として内臓脂肪肥満の蓄積によるメタボリックシンドロームがいわれている．内臓脂肪は臍部レベルの腹部内臓脂肪面積で評価されることが多く，100 cm^2 以上あればハイリスクとみなされている．さらに，心臓周囲の心膜脂肪も内臓脂肪であり直接冠動脈に接することから

■ 表1 ■ メタボリックシンドロームの診断基準

腹腔内脂肪蓄積		
ウエスト周囲径	男性≧85 cm	内臓脂肪過多
	女性≧90 cm	
（内臓脂肪面積　男女≧100 cm²に相当）		
腹腔内脂肪蓄積に加え以下の2項目以上があてはまる		
収縮期血圧	≧130 mmHg	高血圧
かつ/または		
拡張期血圧	≧85 mmHg	
高トリグリセライド血症	≧150 mg/dL	脂質異常症
かつ/または		
低 HDL コレステロール血症	≦40 mg/dL	
空腹時高血糖	≧100 mg/dL	糖尿病

（メタボリックシンドローム診断基準検討委員会. 日内会誌. 2005; 94: 794-809）

■ 表2 ■ 問診のポイント

- 患者情報の確認
  - 氏名，生年月日（年齢）
- CT 検査に関する確認
  - 妊娠の有無
  - 心臓ペースメーカ・ICD などの有無
- 病歴などの確認
  - 身長，体重（BMI）
  - 高血圧・脂質異常症・糖尿病の有無
  - 冠動脈ステント・人工弁などの有無

より直接的な冠動脈病変への関与が指摘されている（表1）[3]. このような内臓脂肪の蓄積がインスリン抵抗性の原因となり，高血圧，糖尿病，脂質異常症といった動脈硬化性疾患の危険因子の原因となる．例えば，栄養過多，運動不足が背景にあり，高血圧，脂質異常症を発症している患者がいるとする．内臓脂肪に関する情報がなければ，高血圧や脂質異常症に対する薬物治療を開始するであろう．しかし，非造影 MDCT で腹部内臓脂肪が蓄積しているという情報があれば，まずは運動・食事を適正化することにより，内臓脂肪を減らそうという治療戦略が優先するであろう．そこに冠動脈石灰化の情報が加わることにより，より厳格な生活習慣と冠危険因子のコントロールを勧奨すべきかどうかが決まる．

　そのときにもこのような内臓脂肪の蓄積がどのようにして起きたのか，生活習慣に関する問診は，どのように患者を指導していくかを考えるうえで重要な情報となる（表2）．

C　フォローアップ検査のときにも問診は必要

　治療効果を判定するのも非造影 MDCT の役割である．1～2年後に非造影 MDCT で腹部内臓脂肪量や冠動脈石灰化スコアをフォローするときに冠危険因子のコントロール状態や患者の生活習慣や体重と以前からの変化を確認しておく必要がある．栄養過多，運動不足などの生活習慣が改善されたか，あるいは改善しようとどのような努力をしているのか．その結果体重，腹囲，body mass index が減ったのか．禁煙は継続されているか．高血圧，糖尿病，脂質異常症に関しては数値目標を達成しているか．そのような情報を把握したうえで，石灰化スコアの経年的変化を観察するとよい．例えば，冠動脈石灰化スコアが年率30%以上増加する症例では，生活習慣の是正や冠危険因子のコントロールが不

十分なことが多い．それに対し，運動を積極的に取り入れ，体重が減少した症例では，冠危険因子のコントロールが良好になるとともに，腹部内臓脂肪が減少し，冠動脈石灰化スコアの増加が緩徐になったり，なかには退縮のみられる症例もある．そのような症例は治療効果があるということで，現在の治療をそのまま進めるだけでよい．生活習慣病を基盤とした動脈硬化性疾患であるからこそ，次に向けた治療戦略のヒントを得る上でも問診は重要である．

■ 文献

1) Budoff MJ, Shaw LJ, Weinstein SR, et al. Long-term prognosis associated with coronary calcification: observations from a registry of 25,253 patients. J Am Coll Cardiol. 2007; 49: 1860-70.
2) Anderson KM, Odell PM, Wilson PWF, et al. Cardiovascular disease risk profiles. Am Heart J. 1991; 121: 293-8.
3) 時岡浩二. MDCT による心膜脂肪の定量的評価. In: 小山靖史, 伊藤　浩, 編. 循環器臨床を変える MDCT. 東京: 文光堂; 2015. p.51-3.
4) メタボリックシンドローム診断基準検討委員会. メタボリックシンドロームの定義と診断基準. 日内会誌. 2005; 94: 794-809.

〈赤木憲明〉

4 # 非造影心臓 CT の撮影方法

現在，非造影心臓 CT におけるカルシウムスコアは MDCT（multi detector computed tomography）で撮影されることがほとんどであるが，その撮影法は 1990 年代より行われた EBCT（Electron Beam Computed Tomography：Imatoron 社製）を用いた撮影法に準じている．現在の MDCT の時間分解能は 350～275 ms 程度であり，EBCT の 100 ms よりは劣るが，以下の条件を満たす CT 装置であれば電子ビーム CT と同等の精度で石灰化スコアの計測が可能であると報告されている[1,2]．すなわち，①4 列以上の検出器を有する装置であること，②心電図同期が可能であること，③被ばく低減のために prospective gating 法を用いること，④ガントリの回転速度が 0.5 sec/rot 以上であること，⑤再構成スライス厚が 2.5～3.0 mm であること，⑥拡張早期から中期を撮影することの 6 点である[3]．

具体的には心電図同期下にて step and shoot 法にて撮影し，低心拍では R-R 間隔 70～75％の拡張中期，高心拍では R-R 間隔 45％の収縮末期で撮影する[4]．冠動脈起始部から心尖部の範囲を 1 回の呼吸停止下で撮影する．なお，線量が少なすぎるとノイズをカルシウムと誤認識する場合があるため，画像の SD は 20 HU 程度が望ましい[5]．このような条件で撮影を行った場合，平均的な線量は 1.0～2.0 mSv となる．近年では 256～320 列の CT を使用すると 1 心拍で心臓全体が撮影でき，よりモーションアーチファクトが少ない画像が得られる．

A カルシウムスコア

カルシウムスコアにはいくつかの種類が知られているが，Agatston スコア[6]が最も使用されており，豊富なデータベースが蓄積されている．その他，volume スコア[7]，mass スコア[8]が知られているが，十分な臨床データが蓄積されておらず，一般的に使用されるには至っていない．

1．Agatston スコア

Agatston スコアは EBCT でデータベースが確立されているため，現在でも EBCT で使用されていたスライス厚 3 mm（もしくは 2.5 mm）が使用されている．またスコアの計算では，CT 値が 130 HU 以上で 2 ピクセル以上のものを石灰化と定義し計算される．実際のスコアの算出には石灰化の面積と最大 CT 値を用いる．計算式としては以下のように示される．

$$\text{Agatston score} = \text{slice increment/slice thickness} \times \Sigma\,(\text{area} \times \text{weighting factor})$$

石灰化部位の最大 CT 値によって，130～199 HU を 1 点，200～299 HU を 2 点，300～399 HU を 3 点，400 HU 以上を 4 点と重み付けをして石灰化の面積に乗じ，すべての石灰化病変の総和をもって Agatston スコアとする．Agatston スコアはどのワークステーションを用いても半自動的に計算可能

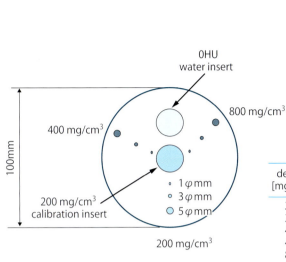

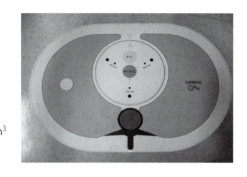

0HU
water insert

800 mg/cm³

400 mg/cm³

100mm

200 mg/cm³
calibration insert

○ 1φmm
○ 3φmm
○ 5φmm

200 mg/cm³

density [mg/cm³]	length [mm]	diameter [mm]	volume [mm³]	HA mass [mg]
200	3	3	21.2	4.2
200	1	1	0.8	0.2
400	3	3	21.2	8.5
400	1	1	0.8	0.3
800	3	3	21.2	17
800	1	1	0.8	0.6

図 1 ● CT calibration phantom （QRM, Moehrendorf, Germany, http://www.qrm.de）
ファントム内のモジュール（200 mgHA/cm³ calibration insert, the water insert）の CT 値を用いて
CT 値の補正をする.

となっている.

　このように，Agatston スコアはカルシウムの面積または CT 値に大きく影響を受ける値である.
また撮影時の心拍にも影響するため，なるべく心拍数をコントロールしてモーションアーチファクト
の少ない画像を撮影することが定量性を上げることにつながる. Agatston スコアは再現性がよくな
い（interscan variability: 11〜20％）という欠点もあるが，多くの臨床データの蓄積があり臨床で最
も使用されているスコアリングである.

2．volume スコア，mass スコア

　volume スコアは石灰化の体積を表したスコアである. 計算式には CT 値は含まれない. 計算式は
以下のように示される.

　　volume score（mm³）= Σ（area × slice increment）

　一方，mass スコアはカルシウムの体積にその石灰化病変の平均 CT 値を乗じて求める. この際に，
calibration factor という値を用いて装置間の CT 値の補正を行うが，そのためには専用のファントム
〔CT calibration phantom（QRM, Moehrendorf, Germany, http://www.qrm.de）（図 1）が必要である.
calibration factor を用いない方法もあるが，このファントム内のモジュール（200 mgHA/cm³, the
water insert）の CT 値を用いて CT 値の補正をする方が望ましい. 計算式は以下のように示される.

　　mass score = Σ（area × slice increment × mean CT density）× calibration factor

　　　calibration factor = 200/(HU$_{CaHA}$ − HU$_{water}$)

　いずれのスコアも Agatston スコアに比較して再現性はよいとされ，同一被験者に対する経時的変
化の指標として用いられることがある. しかし上述のように，この 2 つの手法は十分な臨床データが
蓄積されておらず，一般的に使用されるには至っていない.

■ 文献

1）Horiguchi J, Yamamoto H, Akiyama Y, et al. Coronary artery calcium scoring using 16-MDCT and a retrospective ECG-gating reconstruction algorithm. AJR Am J Roentgenol. 2004; 183: 103-8.

2）Detrano RC, Anderson M, Nelson J, et al. Coronary calcium measurements: effect of CT scanner type and calcium measure on rescan reproducibility--MESA study. Radiology. 2005; 236: 477-84.

3）冠動脈病変の非侵襲的診断法に関するガイドライン Guidelines for Noninvasive Diagnosis of Coronary Artery Lesions（JCS 2009）. Circ J. 2009; 73（Suppl. Ⅲ）: 1019-89.

4）Matsuura N, Horiguchi J, Yamamoto H, et al. Optimal cardiac phase for coronary artery calcium scoring on single-source 64-MDCT scanner: least interscan variability and least motion artifacts. AJR Am J Roentgenol. 2008; 190: 1561-8.

5）McCollough CH, Ulzheimer S, Halliburton SS, et al. Coronary artery calcium: a multi-institutional, multimanufacturer international standard for quantification at cardiac CT. Radiology. 2007; 243: 527-38.

6）Agatston AS, Janowitz WR, Hildner FJ, et al. Quantification of coronary artery calcium using ultrafast computed tomography. J Am Coll Cardiol. 1990; 15: 827-32.

7）Callister TQ, Cooil B, Raya SP, et al. Coronary artery disease: improved reproducibility of calcium scoring with an electron-beam CT volumetric method. Radiology. 1998; 208: 807-14.

8）Hong C, Bae KT, Pilgram TK, et al. Coronary artery calcium measurement with multi-detector row CT: in vitro assessment of effect of radiation dose. Radiology. 2002; 225: 901-6.

〈藤岡知加子〉

石灰化スコアの撮影にβ遮断薬は使うか？

　石灰化スコアとは，心電図同期単純CT画像からワークステーションを用いて，冠動脈内の石灰化の程度を面積およびCT値から算出する定量的評価法である．石灰化の有無およびその量は動脈硬化の重症度と相関があり[1]，臨床における石灰化スコアの有用性は高い．一方で，撮影方法や解析精度についてはあまり論じられていない．石灰化スコアに用いる画像の一般的な撮影方法はprospective心電図同期法で心基部から心尖部までconventionalで行う．評価方法は，石灰化のCT値と面積から算出されるAgatstonスコアが多く用いられる．動脈硬化の継時的変化を評価する場合，石灰化の体積によって算出するvolumeスコアが適している．解析は専用のソフトウエアによって行われるが，比較的簡単に再現性よくスコアを算出することが可能となる．そのため，解析の定量性を保つのに最も重要になることは，石灰化を正確に撮影することである．画像にモーションアーチファクトがある場合，石灰化のCT値や大きさは正しく画像化されず，評価精度が低下することが考えられる．

　図1は同一症例であるが，左の撮影時心拍65bpm画像と比較し右の95bpmの画像はモーションアーチファクトがあることで石灰化の見え方は大きく変化している．さらに，図2のグラフは4mmの模擬冠動脈を心臓動態ファントムに装着し心拍数を変化させ，それぞれ75％位相で撮影したAgatstonスコアである．コントロールと比べ心拍数75bpm以上においてスコアが上昇することが確認できる．これは，心拍数の上昇に従い，拡張中期の左室への緩速流入期が短縮し冠動脈の静止時間が短くなるために石灰化部分にモーションアーチファクトが生じスコアの上昇につながったと考えられる．つまり，高心拍症例では正確な解析が行えない可能性がある．石灰化スコアの解析は多くの施設で診療放射線技師によって施行されているが，モーションアーチファクトが存在する画像から解析したスコアを医師に提供する場合，スコアだけではなく，解析精度の情報も同時に提供することが正確な診断のために重要

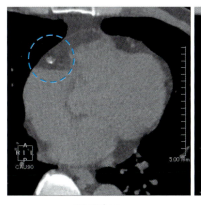 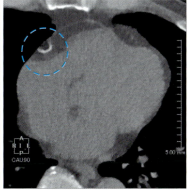

HR 65 bpm　　　　　　　　　　　　　　HR 95 bpm

図1● 異なる心拍数による冠動脈石灰化の見え方の違い

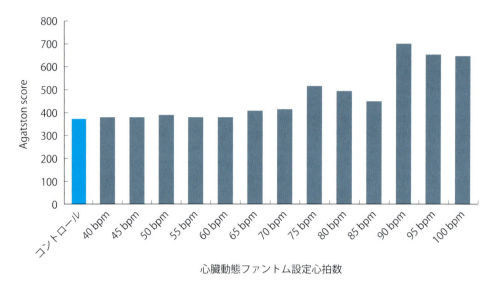

図2 ● 心拍数の違いによる Agatston acore の推移
（東京都健康長寿医療センター　鈴木諭貴氏より提供）

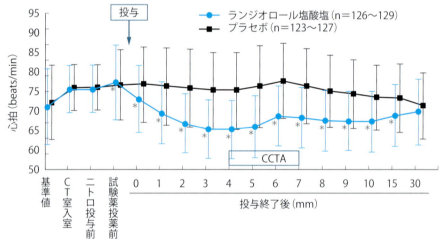

図3 ● コアベータ投与後の心拍の変化
（Hirano M, et al. Clin Drug Investig. 2014; 34: 53-62）[2]（小野薬品工業社内資料より）

である.

　心臓造影 CT で冠動脈をモーションアーチファクトなく撮影するために多くの施設では，β遮断薬を使用し心拍数を下げている．現在，本邦において保険適用されているのがランジオロール塩酸塩（コアベータ）である．当院でも高心拍症例ではコアベータを使用し撮影している．コアベータの特徴は消失半減期が 4 分と速やかに効力がなくなる一方でプロプラノールと比べると，心拍が十分に低下するまでに時間を要す．しかし，コアベータ投与後の心拍変動を表した図 3 で示すように投与後 2 分で 10 % 程度の心拍低下が確認できる．当院ではこの特性を活かし，スカウト画像を撮影したときの心拍が 75 bpm 以上の症例において，その時点でコアベータを静注し，心拍が低下し始めた段階で単純 CT を撮影する．

さらに目標心拍に到達した後に造影 CT を撮影している．これにより，元の心拍数で撮影した場合に比べて，単純 CT もモーションアーチファクトが少なく撮影できる症例を多く経験している．CT 装置により時間分解能が異なるため造影 CT で目標とする心拍数は様々であり，コアベータ以外の β 遮断薬を併用している施設もあるが，多くの β 遮断薬は効果持続時間が長いため，単純 CT の前に投与しても造影 CT 時の心拍に影響はないと思われる．

　近年，CT 装置の時間分解能向上とともに解析精度が今後さらに高まることは予測できるが，β 遮断薬を適切に使用し単純撮影から造影撮影までを心臓 CT 検査という意識で心拍コントロールすることでさらに高い精度で，冠動脈の動脈硬化を定量評価することが可能になると考える．

■ 文献

1）Wexler L, Brundage B, Crouse J, et al. Coronary artery calcification: pathophysiology, epidemiology, imaging methods, and clinical implications. A statement for health professionals from the American Heart Association. Circulation. 1996; 94: 1175-92.

2）Hirano M, Yamashina A, Hara K, et al. A randomized, double-blind, placebo-controlled, phase III study of the short-acting β1-adrenergic receptor blocker landiolol hydrochloride for coronary computed tomography angiography in Japanese patients with suspected ischemic cardiac disease. Clin Drug Investig. 2014; 34: 53-62.

〈望月純二〉

　CT の撮影を行った後に行う画像再構成や読影，画像解析・計測のことを総称してポストプロセッシング（後処理）という．本稿ではポストプロセッシングのうち特徴的な読影所見と解析方法に関して，非造影 CT で撮影された画像について述べることとする．

　まず，虚血性心疾患に直接関連する事項より述べていく．非造影心臓 CT の最も大切な目的は石灰化の定量的評価であろう．石灰化の定量評価法は Agatston らによって提唱された方法[1]を用いるのが一般的である．各スライスで CT 値が 130 HU 以上で，かつ 2 ピクセル以上の面積を有する部分を有意な石灰化とし，さらにその石灰化部分の最高 CT 値によって重み付けを行う（表 1）．さらに石灰化の面積に重み付けを乗じた数字を算出する．これをすべての石灰化，すべてのスライスで行い，その総和を石灰化スコアとする．以上の処理工程は CT 装置本体，もしくはワークステーション（画像処理用コンピュータ）にインストールされた専用のソフトウェアを用いて半自動的に行われる（図 1）．ただし，冠動脈にステントが留置されている，あるいはペースメーカーなどのデバイスからのリード線が埋め込まれている場合があるので，高 CT 値である物質のスライス間における連続性や矢状断，冠状断など多断面で確認する必要がある．また，石灰化スコアには他に volume スコアや mass スコアといったものがある．

　次に心筋への脂肪浸潤の評価である．脂肪浸潤あるいは心筋脂肪変性は不整脈原性右室心筋症や時間を経て脂肪変性をきたした陳旧性心筋梗塞部であるとされる．また，拡張型心筋症にもみられる所見である．正常心筋の CT 値は 30～40 HU 程度であり，そこに低い CT 値（－100～－50）の構造物が混在する場合に脂肪浸潤あるいは変性と解釈する．また近年，心臓周囲脂肪の過剰な蓄積が，心筋梗塞や心房細動などの循環器疾患に影響を与える可能性が指摘されおり[2,3]，心臓周囲の脂肪量の測定が注目されている．特に心外膜の内側に分布している脂肪は直接冠動脈や心筋に炎症性物質を分泌するなど冠動脈症候群に対するリスクファクターと考えられている．

　加えて心腔内の CT 値にも注目してもらいたい．通常では心筋と心腔内の CT 値はほぼ同等である

■ 表 1 ■ Agatston スコア算出するための重み付け

CT 値（HU）	重み付け
133～199	1
200～299	2
300～399	3
400 以上	4

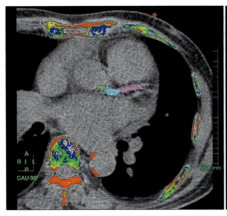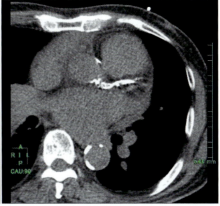

名前	体積 (mm³)	プラーク数	Agatston スコア	体積スコア リング	ボクセル 単位スコア	平均CT値 (HU)	標準偏差	最大CT値 (HU)
LM	214.23	2	341.1	852.8	384.1	231.0	73.8	473
LAD	524.14	3	828.7	2071.8	1063.8	258.7	97.8	655
LCX	274.24	8	294.1	735.2	426.6	206.6	61.0	385
RCA	257.26	7	278.1	695.3	397.3	207.0	63.9	409
計	1169.84	20	1742.1	4355.2	2271.9	232.3	84.0	655

図1 ● ワークステーションを用いた定量的石灰化解析の1例
左上図: 石灰化のカラーマップ
右上図: 実際のCT画像
下表: 石灰化スコアの解析結果表

が，貧血が進行している患者の場合では血中ヘモグロビンの減少によって血液のCT値が低下するため相対的に心筋のCT値が高くみえることがある．また，心嚢液の有無についても評価する必要がある．心嚢液が貯留する原因として悪性腫瘍，心膜炎，大動脈解離などの内因性によるものと外傷性によるものがある．心室拡張障害や静脈還流低下を生じると心タンポナーデとなる．CTでは心外膜下の心膜腔の液体貯留として認められ，心不全などでは水に近い濃度になるが，出血を伴う場合ではCT値が40HU前後と高くなる．

　同時に心臓周囲の胸部病変に対する観察も重要である．基本的に冠動脈CTの撮影では，撮影範囲を心臓に絞っていることが多く胸部全体の観察は困難であるが，表示されている範囲のなかにある病変は見逃さないように注意したい．腫瘍性病変，肺炎像，気腫性変化，胸水の検出など胸腔内の疾患の検出があげられる．胸水は胸膜腔に液体成分が貯留した状態であり，心不全などの循環障害，低蛋白血症，胸膜の炎症や悪性腫瘍によるリンパ流の障害などが原因として生じる．胸水のCT値は水とほぼ同程度であるが，血性胸水の場合にはCT値が高くなる．肺内の器質的病変の検出には表示画像のウィンドウ幅とレベルを肺野条件にすることで，病変の検出効率が上がる．特徴的な画像所見については以下の表2にまとめて記載する．

　最後に内臓脂肪測定に関して述べる．腹部（臍部周辺）を撮影したCT画像を解析に用いる．内臓脂肪型肥満はBMI（body mass index）が25以上でかつ内臓脂肪の面積が100cm²以上のものをいう．

部位		疾患	所見	備考（診断基準）
心臓	血管	動脈硬化	血管の石灰化	石灰化スコア
	心筋	陳旧性心筋梗塞	心筋の脂肪浸潤 および菲薄化	
	その他	貧血 心タンポナーデ	心腔内の CT 値低下 大量の心嚢液貯留	心機能阻害あり
胸部	血管	肺高血圧症 大動脈瘤	肺動脈拡張 大動脈の限局性拡張	肺動脈分岐部の 血管径 29 mm 以上 最大短径 45 mm 以上[*4]
	肺野	肺炎 腫瘍など 中皮腫 気腫 慢性閉塞性肺疾患 （COPD） 胸水	浸潤影 結節影 限局性すりガラス影 胸膜の不整な肥厚 過膨張 低吸収性 液体貯留	肺野条件
	縦隔	縦隔腫瘍 遠隔転移	結節影 リンパ節腫大	
腹部	血管	大動脈瘤	大動脈の限局性拡張	最大短径 30 mm 以上[*4]
	肝臓	脂肪肝 肥満	肝実質の CT 値低下 内臓脂肪面積 100 cm²以上	正常肝実質の CT 値 40～70 HU

内臓脂肪の測定はワークステーションを用いると簡便である（図2）．ただし，解析者によって解析結果に個人差が出ないように内臓脂肪と皮下脂肪の境界線の引き方や測定するスライス断面の位置，脂肪の CT 値における許容範囲の算出方法などをまとめた解析マニュアルを整備するなど解析方法には注意する必要がある．また，同時に脂肪肝の評価も行うことを推奨する．脂肪肝については脂質代謝異常症の徴候であるといえる．非造影 CT は脂肪肝の診断が容易であり，肝実質の吸収値で進行度を判定可能である．脂肪肝が進行するにつれ，肝臓実質の CT 値は低下していく．また，動脈径の太さを計測して動脈瘤の評価をしたり，石灰化による動脈硬化の評価をしたりすることも大切である．

　解析の総括として，非造影 CT 画像の定量評価において重視されるのは CT 値である．CT 値は撮影装置（メーカー別）や撮影条件（使用管電圧）によって異なる値を呈することに注意が必要である．経過観察の撮影時に前回撮影した装置と異なる装置や撮影条件であった場合，解析結果に影響を及ぼす可能性がある．経過観察を継続して行う場合には極力同じ装置で撮影することを推奨する．

CT 計測法による内臓脂肪量測定結果

名前	TEST	ID	XXXXXXXXXX
身長	156.00 cm	体重	60.00 kg
検査日	2015 年 05 月 22 日	生年月日	1934 年 01 月 01 日
年齢	81 歳	性別	M

【今回の測定結果】

診断項目	測定値	基準値
皮下脂肪面積	83.73 cm^2	—
内臓脂肪面積	134.63 cm^2	100 cm^{2}未満
全体脂肪面積	218.36 cm^2	—
内臓脂肪面積の割合	61.65%	—
ウエスト	79.82 cm	85 cm 未満
BMI	24.65	18.5 以上 25.0 未満

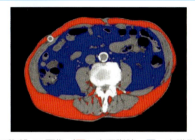

あなたの腹部 CT 画像（■: 皮下脂肪, ■: 内臓脂肪）
メタボリックシンドロームとは,内臓脂肪型肥満に高血糖,
高血圧，脂質異常症のうち 2 つ以上を合併した状態です.
内臓肥満の基準は臍の位置での内臓脂肪面積 100 cm^{2}以上
以上になると，生活習慣病への高リスクと判断されます.
＊基準値は日本肥満学会基準（2005 年）準拠

図 2 ● ワークステーションを用いた内臓脂肪測定結果の 1 例

■ 文献

1) Agatston AS, Janowitz WR, Hilder FJ, et al. Quantification of coronary artery calcium using ultrafast computed tomography. J Am Coll Cardiol. 1990; 15: 827-32.
2) Ding J, Kritchevsky SB, Harris TB, et al. The association of pericardial fat with calcified coronary plaque. Obesity (Silver Spring). 2008; 16: 1914-9.
3) Al Chekakie MO, Welles CC, Metoyer R, et al. Pericardial fat is independently associated with human atrial fibrillation. J Am Coll Cardiol. 2010; 56: 784-8.
4) 高本眞一, 他. 大動脈瘤・大動脈解離診療ガイドライン（2011 年改訂版）. 2011; http://www.j-circ. or.jp/guideline/pdf/JCS2011_takamoto_h.pd（参照 2015-10-16)

〈松浦龍太郎〉

6 造影 CT へ活かすために，リスクをどう評価するか？

　冠リスク因子は，高血圧，脂質異常症，糖尿病，喫煙歴，肥満である．これらのリスク因子の蓄積はリスク層別化に有用であるものの，その精度は満足できるものではない．個々の患者におけるさらに精度の高いリスク層別化を行うために新たな指標が模索されている．そのなかでも注目されているのが，非造影心臓 CT 検査による腹部脂肪，脂肪肝や心臓周囲脂肪などの評価である（図 1）．本稿ではリスク因子として内臓脂肪に着目し冠動脈疾患との関連について述べる．

A　腹部内臓脂肪は冠動脈疾患のリスク因子である

　腹部内臓脂肪は皮下脂肪と内臓脂肪に分けられる．皮下脂肪はほとんどアディポサイトカインを分泌しないため皮下脂肪蓄積は心血管イベントと関連が少ないと考えられている．一方，内臓脂肪は各

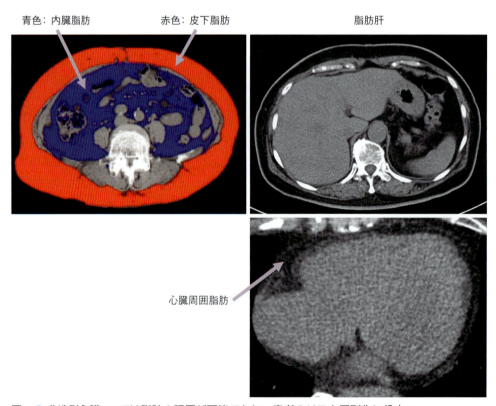

青色: 内臓脂肪　　　　赤色: 皮下脂肪　　　　　　　脂肪肝

心臓周囲脂肪

図 1 ● 非造影心臓 CT では脂肪の評価が可能であり，患者のリスク層別化に役立つ

種の炎症性のサイトカインを分泌し動脈硬化を惹起するだけでなく，インスリン感受性を促進し，抗動脈硬化作用，抗炎症作用を有するアディポネクチンの分泌を低下させるため，その蓄積が問題視されている．

　腹部内臓脂肪面積は臍部レベルの非造影 MDCT で自動的に計測することができる．日本人を対象とした検討では，造影 CT 検査で評価された冠動脈プラークの独立した危険因子は内臓脂肪だけであり，皮下脂肪，腹囲，BMI とは相関が認められなかった．内臓脂肪が $58\,cm^2$ 増えるごとにリスク比は 1.68 倍増加した[1]．つまり内臓脂肪が過多であれば，冠動脈疾患を有するリスクが高いといえる．一方，体重過多や腹囲が大きいという一見メタボリックな問題を抱えているようなケースであっても，それが皮下脂肪であればリスクが低い．すなわち，肥満の原因として皮下脂肪優位なのか内臓脂肪優位なのかを見極める必要があり，非造影 CT はその判別に有用な手段である．

B 脂肪肝の評価も患者のリスク層別化に有用である

　非造影心臓 CT 検査を行う際には必ず腹部 CT も撮影し腹部内臓脂肪の定量評価とともに脂肪肝の評価をするとよい．最近，脂肪肝と心血管事故との関連が注目されているからである．脂肪肝の成り立ちには糖尿病，高インスリン血症，脂質異常症などのメタボリックな因子が強く影響している．運動不足や過栄養により内臓脂肪が蓄積し，血中の遊離脂肪酸が増加する．それが門脈を介して肝細胞へ到着し中性脂肪として蓄積し脂肪肝となる．

　筆者らは脂肪肝の中でも最近注目を集めている非アルコール性脂肪肝（non-alcoholic fatty liver disease: NAFLD）と造影心臓 CT 検査にて評価した冠動脈プラークとの関連についての検討を行った[2]．非造影腹部 CT を用い，肝臓と脾臓の CT 値を計測した．肝臓 CT 値と脾臓 CT 値の比が 1.0 未満を示した場合に NAFLD と定義した．NAFLD 群では，非 NAFLD 群に比べて冠動脈プラークを多く有しており，特に急性冠症候群の原因と考えられているハイリスクプラークを有意に多く有していた（11% vs 34%，p＜0.01）（図 2）．さらに高血圧，脂質異常症，糖尿病など従来の冠危険因子などと併せて多変量解析を行った結果，NAFLD はハイリスクプラークの独立した危険因子であった．非造影 MDCT 検査で NAFLD の有無を評価するだけでハイリスク患者を評価できるメリットは大きい．

C 心膜脂肪は冠動脈疾患のリスク因子である

　内臓脂肪は腹部内臓脂肪だけではない．最近注目されているのが心臓周囲脂肪である．心臓周囲脂肪は心膜を境にして内側に存在する心膜脂肪と外側に存在する心膜外脂肪に分けられる．そのうち，冠動脈硬化に影響を与えるのは，冠動脈に直接接し，アディポサイトカインを産生する心膜脂肪である．ドイツのコホート研究である Heinz Nixdorf Recall Study では，4,093 名を対象に約 8 年間観察し，心膜脂肪と冠動脈イベントとの関係を検討した[3]．心膜脂肪量によって 4 群に分けて検討した結果，最も心膜脂肪が多い群は，最も少ない群と比較して冠動脈イベントが約 5 倍多く発症した（0.9% vs 4.7%，p＜0.001）（図 3）．他のリスク因子で補正しても心膜脂肪は冠動脈疾患の独立した危険因子であり，心膜脂肪量が 2 倍増加するごとに冠動脈疾患になるリスクは 1.5 倍上昇させることを明ら

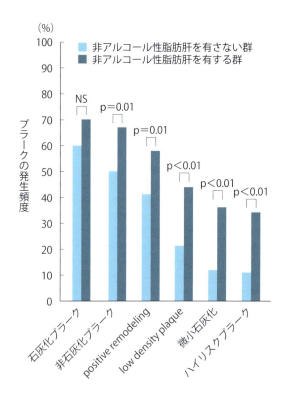

図2 ● 脂肪肝と冠動脈プラークとの関連
非アルコール性脂肪肝を有する群は冠動脈プラークを多く有している.（Osawa K, et al. PLoS One. 2015; 10: e0131138[2]より一部改変）

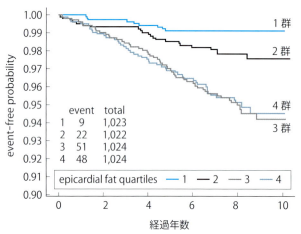

	event	total
1	9	1,023
2	22	1,022
3	51	1,024
4	48	1,024

図3 ● 心外膜脂肪が増えるとは冠動脈疾患が増加する
心外膜脂肪量により，1（少ない）〜4（多い）群に分けて冠動脈疾患の発症率をみた．心外膜脂肪が増加すると冠動脈疾患は増加した.（Mahabadi AA, et al. J Am Coll Cardiol. 2013; 61: 1388-95[3]より一部改変）

かにした.

　では心膜脂肪が病的とされるカットオフ値はどの程度なのであろうか？　明らかな冠動脈疾患の既往がない1,777人を対象にし，心膜脂肪量と心事故との関連を検討した報告では，心膜脂肪量が125 cm³を超えると心事故が有意に増加していた[4]．心膜脂肪が蓄積して，冠動脈石灰化が観察される患者では造影心臓CT検査による冠動脈プラークの評価を検討してもよいかもしれない.

■ 文献

1) Ohashi N, Yamamoto H, Horiguchi J, et al. Association between visceral adipose tissue area and coronary plaque morphology assessed by CT angiography. J Am Coll Cardiol Img. 2010; 3: 908-17.

2) Osawa K, Miyoshi T, Yamauchi K, et al. Nonalchoholic hepatic steatosis is a strong high risk coronary artery plaques as determined by multidetector CT. PLoS One. 2015; 10: e0131138.

3) Mahabadi AA, Berg MH, Lehmann N, et al. Association of epicardial fat with cardiovascular risk factors and incident myocardial infarction in the general population: The Heinz Nixdorf Recall Study. J Am Coll Cardiol. 2013; 61: 1388-95.

4) Tamarappoo B, Dey D, Shmilovich H, et al. Increased pericardial fat volume measured from noncontrast CT predicts myocardial ischemia by SPECT. JACC Cardiovasc Imaging. 2010; 3: 1104-12.

〈大澤和宏〉

7 非造影検査結果の患者説明をどうする？

　非造影心臓 CT の用途は広い．最大のメリットは造影剤を使用しないため，腎不全患者や造影剤アレルギーの患者にも施行でき，被ばく量も 1 mSv 未満ときわめて低いことである．最大の用途はAgatston スコアを用いて冠動脈石灰化を定量化することであり，冠動脈疾患のリスク層別化が可能である．その他にも心膜・心筋脂肪，（撮影範囲内の）肺野そして大血管の情報が得られる．また臍部レベルの MDCT 画像があれば，腹部内臓脂肪も定量的に評価できる．これらの結果を患者にわかりやすく説明するためにはどうすればよいか，項目別に具体的に解説する．

A 冠動脈石灰化の情報をどう説明する？

　冠動脈石灰化スコアは心血管イベントのリスク層別化に最も有用な指標である．リスクが低く，石灰化スコアが"0"の患者では冠動脈に有意狭窄病変を有している可能性や将来の冠動脈イベントの発生をほぼ否定できる．Budoff らは無症候性の 25,253 人を石灰化スコアで層別化し，12 年間の生存率を追跡評価しており，石灰化スコア "0" の 11,046 例では総死亡率はわずか 0.6％であった[1]．また，Yamamoto らの報告でも，722 例の追跡調査で平均 3.7 年の追跡期間において石灰化スコア "0" の患者の総死亡，心臓死はともに 0％であった[2]．きわめて low risk であるという情報を伝えることは，患者に大きな安心感を与える．

　冠動脈石灰化は動脈硬化病変が存在するというサインである．そして，石灰化スコアが高くなるほど，冠動脈プラーク量が沢山存在することを示唆し，したがって心血管イベントリスクは増大する（図1）．特に，石灰化スコアが 100 以上そして 400 以上はリスク層別化にとって重要な値であり，100 以上の患者の 71％，400 以上の患者の 88％に，冠動脈造影で＞50％の狭窄が認められたとする報告もある[3]．必要に応じて他の検査を追加し冠動脈狭窄病変の有無あるいは不安定プラークの有無を精査する必要がある．精査の結果，幸いにも血行再建術を必要とするような冠動脈狭窄病変がなかったとしても，石灰化スコアが "0" でないことはすでに冠動脈に動脈硬化が進行しているという証拠である．患者に安心できる状態ではないことを伝え，生活習慣を改善するように指示し，状況によっては薬物療法によるリスクファクターへの介入が推奨されることを説明しなければならない．

B 腹部内臓脂肪，心外膜脂肪の情報をどう説明する？

　肥満には，体脂肪分布により皮下脂肪型肥満と内臓脂肪型肥満があるが，内臓脂肪型肥満はアディポネクチンの分泌低下など生理活性物質の分泌異常を引き起こす，より心血管病を発症しやすい肥満

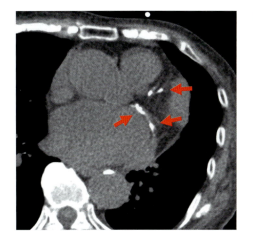

図1● カルシウムスコアレポートの例

冠動脈に石灰化が散在しており，冠動脈硬化を示唆する（赤矢印）．本患者のAgatstonスコアは877であった．本患者はその後心臓カテーテル検査を施行され，左回旋枝に有意狭窄病変が確認された．

[3] Cardiac Calcium Scoring

	RCA	LM	LAD	LCx	Total
Agatston	143	230	163	341	877
volume（mm^3）	112	172	131	260	675
mass（mg）					

[4] General Guidelines of Interpretation of Calcium Score

Calcium score 877	asessment
atherosclerotic plaque burden	extensive atherosclerotic plaque burden
probability of significant CAD	high likelihood of one or more 'Significant' obstractive leasions （＞90%）
implications of CV risk	high

[5] Summary of Cardiac Calcium Scoring

総石灰化スコア（Agatston）は877で，総石灰化volume scorelは675でした．
Agatston評価より，冠動脈疾患合併の可能性は，欧米のデータから高く（＞90%），狭窄病変閉塞病変を高率に合併すると考えられます．非石灰化プラークは，組織学的研究を参考にすると，高度に認める可能性が高いと考えられます．年齢・性別を考慮して，冠動脈の有意狭窄病変を有する可能性算出すると欧米のデータから有意狭窄を持つグループ（90%の頻度）に属します．また，日本人データ（8065人）から，有意狭窄病変を持つ確率は33.3%で，95%以上の確率で有意狭窄病変を除外できません．

である．CTによる臍部レベルの内臓脂肪面積が100 cm^{2}を超えると，内臓脂肪過剰蓄積状態と定義している[3]．この内臓脂肪面積が100 cm^{2}に相当するウエスト周囲長が男性85 cm，女性90 cmとされ，メタボリックシンドロームの診断基準の大前提となっている．つまり，CTでの内臓脂肪面積が100 cm^{2}以上あれば，患者はメタボリックシンドロームの要注意群といえるのである（図2）．「メタボ」はすっかり市民権を得た言葉として定着しており，「あなたはメタボリックシンドロームです.」といわれることは，患者が生活習慣を改善するきっかけとなるだろう．

　また心外膜脂肪は直接冠動脈に接しており，アディポカインを分泌する内臓脂肪であり，冠動脈疾患の発症と進行に関与する可能性が指摘されている．心外膜脂肪が125 cm^{3}を超えると心事故が有意に増加し，SPECTで虚血陽性が増えるとされている[5]．

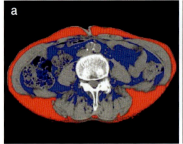 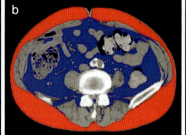 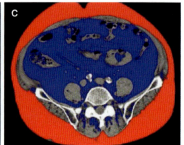

a：内臓脂肪 50.5 cm^2　　　　　b：内臓脂肪 121.3 cm^2　　　　　c：内臓脂肪 252 cm^2

図 2 ● 内臓脂肪
　内臓脂肪を測定した 3 症例の画像である．b，c については内臓脂肪面積が 100 cm^{2}を超えており，
　メタボリックシンドロームの診断基準に当てはまる．

C　肺野の情報をどう説明する？

　肺野条件の画像が作成されていない場合でも，ビューアのウィンドウレベルと幅を調節することで肺野の観察が可能である．肺野の腫瘍性病変や慢性閉塞性肺疾患（COPD）の有無はチェックすべきである．COPD と冠動脈疾患の合併は多く，COPD があれば例え石灰化スコアが低くても，心血管イベント発生予防のためにリスクファクター管理を徹底させることが必要である．CT で COPD 合併も疑われる患者には，今後の発がんリスクや COPD 増悪の可能性を合わせて説明することで，患者の禁煙への意識をより高められると思われる．

■ 文献

1）Budoff MJ, Shaw LJ, Liu ST, et al. Long term prognosis associated with coronary calcification: observations from a registry of 25,253 patients. J Am Coll Cardiol. 2007; 49: 1860-70.
2）Yamamoto H, Kitagawa T, Kihara Y. Clinical implications of the coronary artery calcium score in Japanese patients. J Atheroscler Thromb. 2014; 21: 1101-8.
3）Budoff MJ, Jollis JG, Dowe D, et al. Diagnostic accuracy of coronary artery calcium for obstructive disease: results from the ACCURACY trial. Int J Cardiol. 2013; 166: 505-8.
4）Examination Committee of Criteria for 'Obesity Disease' in Japan and Japan Society for the Study of Obesity: New criteria for 'obesity disease' in Japan. Circ J. 2002; 66: 987-92.
5）Tamarappoo B, Dey D, Shmilovich H, et al. Increased pericardial fat volume measured from noncontrast CT predicts myocardial ischemia by SPECT. JACC Cardiovasc Imaging. 2010; 3: 1104-12.

〈三木崇史　伊藤 浩〉

4章

造影心臓CT撮影

1 造影心臓 CT 検査を成功させるために

A スムースに検査を行うための体制作り

　一般的に CT 検査室は繁忙であり，検査枠の確保に苦慮していると思われる．そのようななか，検査自体に手間がかかる心臓 CT 検査枠を確保するために，無駄のない検査プロトコルを組み上げ，各職種のスタッフが自身の役割を理解した上で検査に臨むことが必要である．

　心臓 CT が他の造影 CT 検査と異なる点として，造影剤以外の薬剤を積極的に使用することがあげられる．時間分解能不足の改善，被ばく低減を目的とした β 遮断薬の投与，冠動脈評価における相対的空間分解能改善のための亜硝酸薬投与は常用されている．また，頻脈性心房細動の被検者にカルシウム拮抗薬の投与，さらに心筋虚血評価のため薬物負荷心臓 CT を行っている施設では，アデノシンなどの薬剤投与も行われている．薬剤投与を含め，心臓 CT 検査をスムースに行うには，医師，看護師，診療放射線技師の緊密な連携が必要である．事前の問診および検査時のバイタルサインから，投与薬剤の禁忌事項に該当しないことを確認し，遅滞なく投与が行えるよう検査プロトコルを組み上げることが求められる．ランジオロール塩酸塩（コアベータ®）や塩酸プロプラノール（インデラル®）などの静脈投与型 β 遮断薬は CT 検査室にて投与される．これに対し酒石酸メトプロロール（セロケン®）などの経口 β 遮断薬は投与後，最大血中濃度到達までに時間がかかるため，外来処置室など CT 検査室から離れた場所で投与されることがあり，その際は外来看護師との連携も必要になる．投与後の心拍モニターや規定心拍に達したときの CT 検査室への連絡，規定心拍数に達しなかったときの対応などあらかじめ決めておく必要がある．

　また，各種薬剤投与は被検者への負担となり副作用誘発の原因ともなる．不測の事態に陥った際に適切な処置が遅滞なく行えるよう準備をしておくべきである．心肺蘇生法に熟知した人間の指導の下，定期的な訓練をするとよい．「急性胸痛で救急部門を受診した患者に対する冠動脈 CT 血管造影の施行に関する SCCT ガイドライン」では，施設要件として心肺蘇生法のトレーニングを受けたものがスタッフとして介在することを求めている[1]．

B 検査前のプランニング

　心臓 CT では，撮影法や撮影範囲を症例毎に適切に選択しなければならない．冠動脈評価主体の目的なら撮像範囲は心臓のみに限られ，被ばく低減の意味からも prospectively ECG-triggered scan が第 1 選択となる．冠動脈と併せて心臓の動態や機能の評価を必要とするなら retrospectively ECG-gated scan が選択される．CABG 後のフォローアップ検査では，グラフト血管の全貌を評価するために，術式に応じて撮影範囲を適宜変更しなければならない．心筋梗塞や心筋症などの症例で心筋性状評価を行う場合には delayed scan も行われる．また，心周期の長短や規則性に応じて撮影法を適宜，最適化しなければならない．これらを事前に想定するためには検査前のプランニングが重要である．

　検査当日までに被検者の病歴，血液検査データや心電図，超音波検査，心臓核医学検査，過去の CT・MRI 検査などのデータを照会しておく．検査目的が不明瞭な場合は，検査指示医に疑義照会を行う場合もある．一方的な解釈で検査を行い，必要とされる情報を得ないままに検査終了ということはあってはならない．当院では，心臓 CT の読影医から年齢・性別も考慮したうえで撮影法および撮影範囲の指示が検査前日までに出され，診療放射線技師が事前に十分理解したうえで検査に臨むようにしている．

C　CT 装置の特性を把握

　心臓 CT の撮影は，各々の施設で用いている CT 装置の特性を十分に理解した上で臨まなければならない．現在の CT 装置は，被検者の心拍状況を取得し推奨のプロトコルを提示してくるものが多い．しかし，撮影者は提示されたプロトコルをそのまま用いるのではなく，中身を理解したうえで取捨選択することが大切である．提示されるプロトコルは，一般的に静止心時相を確実に選択するために冗長性をもたせて決定されてくる．冗長性が多すぎると画像に寄与しない被ばくが増加し，少なすぎると適切な心時相の選択ができなくなるばかりか，場合によっては体軸方向のデータ欠損にもつながる．

　CT 装置の特性を理解するためには，ファントムなどを利用し検証を行うとよい．特にヘリカル撮像では，1 断面の再構成画像が収集された心拍群のどの心拍から形成されているのかを把握することによって理解が深まる．1 心拍間の寝台移動距離は，心拍の R-R 間隔および寝台移動速度により変化する．寝台移動速度は検出器幅，架台回転速度，beam pitch より決定される．検出器幅を 1 心拍間の寝台移動距離で除することによって 1 断面に異なる心拍のデータがどれだけ関与するのかが判明する．このことは分割式ハーフ再構成画像と非分割式ハーフ再構成画像との関係を理解するうえで把握するとよい．また，非分割式ハーフ再構成画像で体軸方向にデータ欠損をきたさない条件を設定するうえでも重要である．当院では，面内撮影範囲を XY 方向に平行移動するアクリル棒動態ファントムを自作し，金属球体高速移動法による時間分解能測定[2]と組み合わせ，心臓 CT 再構成における体軸方向の検出器有効感度幅の検証を行った．その結果は，検出器の約 80% が心臓 CT 撮影における有効感度幅であった．この結果をもとに，1 心拍間の想定寝台移動距離を非分割式ハーフ再構成では検出器幅の 80%，分割式ハーフ再構成では 40% を超えないよう架台回転速度と beam pitch を設定することで，安定した画像が抽出可能となった．

D　検査後の振り返り

　撮影，再構成された心臓 CT 画像は，各種ワークステーションで解析，読影が行われ，画像およびレポートが各診療科の医師に届けられる．心臓 CT に携わるスタッフは心臓 CT で得られた所見が妥当であったかを検証する必要がある．冠動脈狭窄度評価の結果は冠動脈造影（CAG）と対比することが

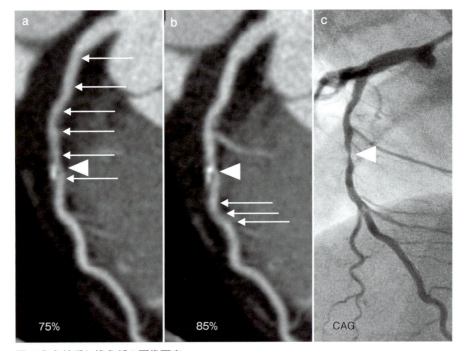

図 1 ● 心拍乗り換え部の画像不良

a: 75%心時相再構成画像, b: 85%心時相再構成画像, c: CAG
心拍乗り換え部は再構成心時相により体軸方向に移動する. 画質不良部 (白矢印) が再構成心
時相を進めることによって尾方向に移動しているのが確認できる (頭尾方向撮影). 有意狭窄
部 (矢頭) は 85%心時相画像で明瞭に抽出されている.

重要である. 特に心臓 CT 画像で判断に難渋した症例で, この比較対比作業を行うことより, 心臓 CT 画像の読影能力が研磨されてくる. 日本循環器学会の「冠動脈病変の非侵襲的診断法に関するガイドライン」においても, 冠動脈 CT 優先実施のための施設要件として「CAG との比較により CT 画像の特性が評価されている」ことが求められている[3].

　提供された心臓 CT 画像の質が悪かった場合は, 撮影時心電図の心拍数や規則性をチェックし適切な撮影法が選択されていたかを確認する. 不適切な撮影法が選択されていた場合は, その撮影法を選択した理由について撮影者と議論する. 合理的な理由がなかった場合は撮影法選択の再教育が必要となる. 撮影法が適切であった場合は, 再構成法の確認をする. まず, 再構成心時相が適切であったかの検証を行う. 解析された画像群の一部に画質不良が認められた際は, その部位を中心に適切な心時相を検索し直し, 画質改善が可能かどうかを試みる. また, 面検出器以外の CT 装置では複数心拍の合成画像であるため, 心拍乗り換え部を意識して検討を進めていく (図1). 時間分解能改善のため分割式ハーフ再構成用の撮影した場合には, より詳細に検討する. 残されている生データから心電図編集を行い, 非分割式ハーフ再構成画像を作成し比較することによって, 分割式ハーフ再構成が有効であったかの検証が可能となる. 各心拍における冠動脈静止位置のずれを明瞭化するのにも有用な方法と考えられる. このような検査後の振り返り作業を地道に継続し, 心臓 CT 画像のクオリティが悪くなった原因に応じた対策を施すことによって, 次第に質の高い心臓 CT 画像を提供することが可能になる.

■ 文献

1) Raff GL, Chinnaiyan KM, Cury RC, et al. SCCT guidelines on the use of coronary computed tomographic angiography for patients presenting with acute chest pain to the emergency department: a report of the Society of Cardiovascular Computed Tomography Guidelines Committee. J Cardiovasc Comput Tomogr. 2014; 8: 254-71.

2) 丹羽伸次, 藤村一郎, 大橋一也. 時間領域の評価. In: 市川勝弘, 他編. 標準 X 線 CT 画像計測. 東京: オーム社; 2009. p. 202-16.

3) 山科　章, 上嶋健治, 木村一雄, 他. 冠動脈疾患の非侵襲的診断法に関するガイドライン. Circ J. 2009; 73（Suppl. Ⅲ）: 1019-89.

〈神谷正貴〉

A．撮影の基礎知識

1 造影剤使用のリスクとメリット

A　造影剤使用のメリット

　通常，心臓 CT といえば造影剤の経静脈的投与により行われる冠動脈 CT 血管造影（CTA）のことを指す．CTA では非イオン性ヨード造影剤が一般的に使用される．造影剤により冠動脈内腔が明瞭に描出され，狭窄や閉塞の評価に威力を発揮する．同時に，血管内腔の造影に伴い血管壁が識別され，冠動脈プラークなどの壁性状の評価が可能となる．さらに，撮影の工夫を要するが心筋症や虚血心筋などの心筋の性状も評価しうるケースもある．CTA のメリットとデメリットを十分検討し，検査実施の可否を判断する必要がある．

B　造影剤使用のリスク

　造影剤使用に関連した医療事故や訴訟は少なからず存在する．検査に従事する我々自身を守るためにも造影剤使用に関するリスクを十分知っておく必要がある．

1．アレルギー反応による副作用
　非イオン性ヨード造影剤は，アレルギー様反応による副作用の発現率は比較的低いとされるが約3％に生じ，重度なもの（重篤な呼吸困難，急激な血圧低下，意識消失，心停止）は 0.04％，死亡例は0.0006％であったと報告されている[1]（表 1）．副作用は，造影剤投与中から投与後 1 時間以内に生じる「即時性副作用」と，数日以内に生じる「遅発性副作用」がある．特に「遅発性副作用」は検査 1 週間後に発現することもあり，患者・医療従事者双方が認識しておくことが重要である．また，過去の造影剤の副作用歴，基礎疾患や体質，薬剤の服用歴などにより副作用発現のリスクは上昇する（表 2）．

■ 表 1 ■ 造影剤アレルギーの程度と症状

程度	症状
軽度	紅潮，くしゃみ，咳嗽，嘔気・嘔吐，頭痛，蕁麻疹
中等度	軽度の症状の重症化，低血圧，軽い呼吸困難
重症	けいれん，意識障害，ショック，喉頭浮腫，気管支けいれん，肺水腫，不整脈，心停止

■ 表2 ■ 造影剤の副作用が発現しやすい患者背景

> 心疾患，腎疾患，呼吸器疾患
> 糖尿病
> 甲状腺機能亢進症
> 造影剤の副作用歴
> アレルギー体質（アトピー，喘息，薬剤，食物，花粉症）
> ビグアナイド系糖尿病薬の使用

■ 表3 ■ 造影剤腎症（CIN）の危険因子

> 慢性腎臓病（stage Ⅲ以上，GFR＜60 mL/min/1.73 m²）
> 糖尿病
> 脱水
> 腎毒性薬剤の使用（NSAIDs，シクロスポリン，アミノグリコシド etc.）
> 検査前の不安定な循環動態
> その他（貧血，心不全，低アルブミン血症）

（McCullough PA, et al. Am J Cardiol. 2006; 98: 27 K-36 K[3]より改変）

2．造影剤腎症（contrast induced nephropathy：CIN）

　CIN は，一般的にヨード造影剤投与後，72 時間以内に血清 Cr が前値より 0.5 mg/dL 以上または 25％以上増加するものと定義されている．2011 年の European Society of Urogenital Radiology のガイドラインでは，eGFR 45 mL/min/1.73 m²未満が CIN 発症リスクの閾値であると発表されている[2]．さらに CTA の対象となる患者は，通常高齢者が多く，糖尿病や慢性腎臓病の合併，腎毒性物質（非ステロイド性抗炎症薬など）の内服をしているケースが少なくない．CIN 発症の危険因子を高確率で保有していることを念頭においておかなければならない[3]（表3）．

3．造影剤注入時の注射部位の合併症

　造影剤は，装置を用いて急速に血管内に注入するため血管外に漏れてしまうことがある．その際，注射部位付近に腫脹や疼痛が生じる．通常は自然に吸収されるが，しばらく跡が残ることもある．造影剤が漏れた量が多い場合は応急処置が必要になることがあり注意を要する．

4．心臓 CT 検査特有のリスク

　造影剤の負荷という観点からは，心臓と他の臓器における CT 検査そのものに大きな相違はない．しかし，心臓 CT 検査の対象になるような心血管疾患を有する患者はコントロール群と比べ重篤な造影剤アレルギー反応を起こしやすいといった報告もある[4]．さらに心臓 CT 検査時に使用する造影剤以外の薬剤の特性も熟知しておく必要がある（表4）．検査時，患者の訴えや状態の変化があった際，薬剤の副作用も考慮することが重要である．副作用発現時には，患者説明や必要な処置を油断することなく迅速に，行う必要がある．

■ 表4 ■ 心臓 CT 検査時に使用する薬剤の効果，副作用

薬剤	効果	副作用
β遮断薬 （内服，注射剤）	徐拍化	高度徐脈，血圧低下，喘息悪化，心不全増悪
硝酸薬 （舌下）	血管拡張	頭痛，悪心，血圧低下，反射性頻脈，緑内障増悪

5．検査後の注意事項

検査後の注意事項として，帰宅後，造影剤の排泄を促すための十分な水分摂取および「遅発性副作用」出現の観察に関する説明が必要である．検査後，患者は緊張からの開放感により説明が十分伝わらない可能性がある．検査後の注意点および緊急連絡先を記載した説明書を渡しておくことをお勧めする．

まとめ

毎年のように造影剤に関連した医療事故が発生し，訴訟に至るケースも見受けられる．しかし，造影剤を含め薬剤の副作用は一定の頻度で起こるため完全に回避することは不可能である．十分な問診，禁忌患者該当の有無，検査の同意，救急処置の準備および対応，遅発性副作用の説明，これらすべての記録，そして何よりも誠実な対応が，万一の場合に医療者側を守る術となる．

■ 文献

1) Katayama H, Yamaguchi K, Kozuka T, et al. Adverse reactions to ionic and nonionic contrast media. A report from the Japanese Committee on the Safety of Contrast Media. Radiology. 1990; 175: 621-8.
2) Stacul F, van der Molen AJ, Reimer P, et al. Contrast Media Safety Committee of European Society of Urogenital Radiology（ESUR）: Contrast induced nephropathy: updated ESUR Contrast Media Safety Committee guidelines. Eur Radiol. 2011; 21: 2527-41.
3) McCullough PA, Adam A, Becker CR, et al. CIN Consensus Working Panel. Risk prediction of contrast-induced nephropathy. Am J Cardiol. 2006; 98: 27K-36K.
4) Lang DM, Alpern MB, Visintainer PF, et al. Elevated risk of anaphylactoid reaction from radiographic contrast media is associated with both beta-blocker exposure and cardiovascular disorders. Arch Intern Med. 1993; 153: 2033-40.

〈原田顕治　向所敏文〉

2 患者への問診と承諾書作成を
どうする？

インフォームド・コンセント（informed consent：IC）は，ある程度，侵襲性・危険性が高く，当初予定していた範囲を超える医療行為の際には取得する必要がある[1]．造影 CT では注入剤投与時に副作用が発生する可能性があり，事前に検査の必要性，副作用などについて理解していただくため IC は必須となる．造影 CT 検査を依頼する際は，患者へわかりやすい検査説明を行い，同意を得るべきである．本稿では当院での検査説明書および同意書を紹介し解説する．

A 検査説明書と同意書作成について

造影 CT 検査時に必要な検査説明項目について義務付けられた書式はなく，個々の施設に委ねられている．自施設での運用を考慮した上で作成し，施設の医療安全推進部などを介し他診療科の IC との整合性をもたせる必要がある[2]．記載内容については造影 CT 検査説明書および同意書に求められる事項[3,4]を参考にされることを勧めたい．

B 当院の検査説明書・同意書の紹介

当院では検査予約時に担当医師より問診，検査説明を行ったのち同意を得ている．得られた同意書は電子化し電子カルテにて保存している．同意書への署名は患者本人と説明医師が行い，子どもや高齢者など本人の理解能力に問題がある場合は，代理人による同意を求める．原則として同意書は検査ごとに取得している．また，署名してもいつでも撤回できる環境をつくることも重要である．

当院の造影心臓 CT 時の説明書（図 1，2）および同意書（図 3）を供覧し，項目別に特徴をあげる．

造影検査時に起こり得る副作用・合併症については明確に，細部にわたって説明する．

①軽度から死亡など重篤な事象を含め，発生する頻度や症状について

②遅発性副作用について，観察期間，発生時の連絡先について

③造影剤注入時の血管外漏出の可能性，発生時に起こりうる症状について

注意が必要な状況，薬剤について

①気管支喘息歴や造影剤副作用歴など副作用の発生率を高めてしまう状態について記載し，副作用歴のある方には「造影剤副作用カード」[5]の提示を求めている．

②ビグアナイド系糖尿病薬を内服されている方には造影検査前後 48 時間中止することを説明し，中止していない場合には，検査を中止せざるをえないことを明記する．

③β 遮断薬内服者は造影剤アレルギーのハイリスク群であるとともに，副作用時のアドレナリンに

1，造影 CT 検査について

◆ ヨード造影剤という薬剤を静脈から注射して CT 検査（造影 CT 検査）を行います。病気の有無、性質、広がりなどについて、造影剤を用いない CT 検査（単純 CT 検査）以上に詳しく調べるためです。造影剤を使うとより詳しい情報が得られますが、下記のような副作用が生じる可能性があります。また、単純 CT 検査、造影 CT 検査の両方を行う場合もあります。

◆ 他に選択できる検査がある場合には、医師から説明いたします。

2，副作用、合併症について

◆ 副作用は約 3%の方に認められます。造影剤を注射した直後から 1 時間以内に生じることが多く、下記のようなものがあります。無治療や一時的な投薬のみで対応可能な軽いものがほとんどですが、入院が必要な重篤な副作用が生じることもございます。非常にまれですが、死亡する場合もないわけではありません。なお、造影剤の投与中に一時的に体が熱くなることがありますが、誰にでも起こるもので心配はいりません。

軽い副作用（約 3%）	発疹、かゆみ、吐き気、嘔吐など。
重篤な副作用（約 0.04%）	血圧低下、呼吸困難、意識消失など。
死亡（10〜20 万人に 1 人程度）	死亡

◆ また、造影剤投与後、1 時間〜数日後に副作用が生じることがあり遅延性副作用と呼んでいます。発疹や発熱、悪心、めまい、胸の苦しい感じ等がありましたら同意書に記載の連絡先までご連絡下さい。

◆ 造影剤の注射には自動注入器を使用しますが、まれに造影剤が血管外に漏れることがあり、痛みや腫れを伴うことがあります。通常はそのまま吸収され問題はありませんが、漏れた量が多いときは、痛みが続き手術が必要な場合もあります。

◆ このような合併症が起こらないように慎重に造影剤を投与しますが完全に防ぐことはできません。造影剤の投与中、投与後に何か異常を感じられた際はためらわずにすぐにお知らせ下さい。

◆ 上記の副作用、合併症が生じた場合は、医師は速やかにその治療に最善を尽くします。

3，注意が必要な状態、薬剤

◆ 下記の項目に該当するときは、重篤な副作用が生じる可能性が高くなるため前もってお申し出下さい。

| 禁忌 | ヨードやヨード造影剤に過敏症の既往／重篤な甲状腺疾患 |
| 原則禁忌 | 気管支喘息／重篤な心疾患／重篤な肝障害／重篤な腎障害／マクログロブリン血症／多発性骨髄腫／テタニー／褐色細胞腫またはその疑い |

◆ これらに該当する方では原則造影剤は使用しませんが、どうしても必要な場合は、検査の必要性等について十分なご理解と同意をいただいた上で、造影剤を使用して検査を行うこともあります。

◆ 「造影剤副作用カード」をお持ちの方は医師に提示して下さい。検査室でも担当のスタッフに提示して下さい。

◆ ヨード造影剤や他の造影剤で副作用の経験がある方、ご本人や血縁者に気管支喘息やアレルギーを起こしやすい体質の方がいる方、糖尿病の方、妊娠中の方、授乳中の方はお申し出ください。検査後 48 時間授乳を中止して頂く場合があります。

◆ ビグアナイド系糖尿病薬を内服中の方は造影検査の 48 時間前から 48 時間後まで内服を中止する必要があるので、内服中の方はお申し出下さい。他にも注意が必要な薬として、腎毒性薬剤（シクロスポリン、シスプラチン、アミノグリコシド系薬、非ステロイド性抗炎症薬）、ループ利尿薬、β 遮断薬、インターロイキン 2 などがありますので、内服中の薬は全て主治医にお申し出下さい。β 遮断薬投与中の場合は、<u>検査依頼の際に担当医（主治医）は依頼内容に記載して下さい。</u>

◆ ヨード制限中の方もお知らせ下さい（薬剤に多量のヨードが含まれています）。

図 1 ● 造影 CT 検査・説明書

対する反応性が低下するため，グルカゴン投与が必要となることがある．

心臓 CT 検査特有の説明を追加

①心臓 CT 検査時に使用する可能性のある薬剤（β 遮断薬やカルシウム拮抗薬）の説明

②心拍数のコントロールの必要性について

上記について，過去の報告[3,4]などを参考に作成している．また，同意書に署名しても当日の放射線科医の判断で造影を行わない場合があることを明記することも必要である．

おわりに

患者に対する IC は各施設の状況に応じた運用が必要であると考えられる．検査説明書は可能な限

患者＿＿＿＿＿＿様

平成　年　月　日に別紙「造影 CT 検査・説明書」を交付し、内容を説明いたしました。

　　　　　　病院

　　　　担当医師＿＿＿＿＿＿印　　　　同席者氏名＿＿＿＿＿＿＿＿＿＿
　　　　署名または記名捺印（署名の場合は捺印不要）

検査予定日　　　　　　　（　）
検査部位　　　冠動脈　CT（造影）

◆ 別紙の「造影 CT 検査・説明書」をよくお読みください。
◆ 不明点や質問がございましたら、ご遠慮なく主治医や検査担当医にお尋ねください。
◆ なお、今回同意されたあとでも検査前であれば、同意を撤回することができます。
◆ また、検査担当医が造影剤を使用する必要がないと判断した場合には、使用しないことがありますので、あらかじめご了承ください。
◆ この同意書は、一部をカルテに保存し、一部を患者又は代諾者に交付します。

　この度、CT 検査における造影剤の使用を提案されました。私（患者）は、担当医師から造影検査の必要性や副作用、合併症等について十分な説明を受け、説明書を受け取り、納得しましたので、提案について同意します。

患者記載欄　　　平成＿＿＿＿年＿＿＿月＿＿＿日　　患者署名＿＿＿＿＿＿＿＿＿＿印

代諾者記載欄　　平成＿＿＿＿年＿＿＿月＿＿＿日　　代諾者署名＿＿＿＿＿＿＿＿印

　　　　　　代諾者住所＿＿＿＿＿＿＿＿＿＿＿＿＿＿＿＿＿＿＿＿＿＿

　　　　　　代諾者電話番号＿＿＿＿＿＿＿＿＿＿＿　　続　柄＿＿＿＿＿＿＿＿

　　　　　　　　　　　　　　　　　　　　　　　　　　病院長 様

　注）患者本人以外の同意が必要な場合は代諾者記載欄に記載してください。捺印は必ずしも必要ではありません。

┌─────────────────────────┐
│　遅延性副作用発生時連絡先　　　│
│　　　　　　　病院　　　　　　　│
│　　　電話番号　　　　　　　　　│
│平日日中：検査依頼科もしくは放射線診断科外来│
│　　　夜間・休日：放射線科病棟　│
└─────────────────────────┘

図 2 ●造影 CT 検査・同意書

りわかりやすく，明確に作成することが重要であり，検査ごとに同意書を取得し，患者の安全・安心を確保するよう努めることがよりよい検査を施行するためには不可欠な行為である．

■ 文献

1) 鳴海善文，早川克己，林　宏光，他．造影検査前後の患者フォローインフォームド・コンセントと患者用文書．臨床画像．2008; 24: 662-9.
2) 放射線診療事故防止のための指針 ver. 4．日本医学放射線学会．
3) 造影剤血管内投与のリスクマネジメント（2006 年 3 月）．日本医学放射線学会．
4) Radiology Update による造影 CT・MRI 検査のインフォームド・コンセント参考文例．http://www.bayer-diagnostics.jp/scripts/index.php

1. 冠動脈造影 CT 検査は、冠動脈（心臓自体に血流を供給する血管）の異常を調べる検査です。
2. 冠動脈造影 CT 検査では、撮影に際して心拍数を整えることが必要となります。
3. 心拍数は一分間に 40 から 65 回の範囲でなければ検査が不可能、または不十分な検査となり、正確な情報が得られなくなります。
4. そのため、心拍数の調節が必要と思われる場合、ベータ遮断薬またはカルシウム拮抗薬を前もって内服していただくことになります。また、検査室に入った後でも心拍数が調節できていない場合は、注射にて薬を追加することがあります。
5. 内服方法については主治医の指示に従っていただきます。外来患者さまは、検査用に処方された薬を検査予定時刻の 1 時間前に必ずお飲みください。

＜下記の項目に該当するときは、前もってお知らせください。＞
● ベータ遮断薬
原則禁忌：ベータ遮断薬過敏症、重症心不全、気管支喘息、低血圧症、徐脈、高度房室ブロック、重症末梢循環障害、褐色細胞腫、冠れん縮性狭心症、妊娠中
● カルシウム拮抗薬
原則禁忌：カルシウム拮抗薬過敏症、重症心不全、低血圧症、徐脈、高度房室ブロック、妊娠中
＜投与する薬剤の副作用について＞
● ベータ遮断薬
副作用：心不全、高度の徐脈、血圧低下、四肢血流低下、気管支痙攣、喘鳴、呼吸困難、めまい、発疹、かゆみ、嘔気、嘔吐、頭痛など
● カルシウム拮抗薬
副作用：心不全、高度の徐脈、血圧低下、意識消失、めまい、発疹、かゆみ、嘔気、嘔吐、頭痛など

上記症状が出現した場合は、速やかに対処いたします。
なお、予測できない緊急事態が発生した場合は、医師はその治療に最善を尽くします。
不明点や質問がございましたら、ご遠慮なく主治医や検査担当医にお尋ねください。

なお、今回同意されたあとでも薬剤投与前であれば、同意を撤回することができます。また、検査担当医が薬剤を使用する必要がないと判断した場合には、使用しないことがありますので、あらかじめご了承ください。

この同意書は、一部をカルテに保存し、一部を患者又は代諾者に交付します。

私は、このたび（日未定）の冠動脈ＣＴにおける薬剤の使用について
＿＿＿＿＿＿＿＿＿＿＿＿＿＿＿依頼医より、薬剤の必要性、副作用や合併症等について十分な説明を受け、納得しましたので、薬剤の使用に同意します。

患者記載欄 平成＿＿＿年＿＿＿月＿＿＿日　患者署名＿＿＿＿＿＿＿＿＿＿＿＿＿㊞

代諾者記載欄 平成＿＿＿年＿＿＿月＿＿＿日　代諾者署名＿＿＿＿＿＿＿＿＿＿＿㊞

代諾者住所＿＿＿＿＿＿＿＿＿＿＿＿＿＿＿＿＿＿＿＿＿＿

代諾者電話番号＿＿＿＿＿＿＿＿＿＿＿＿＿＿　続柄＿＿＿＿＿＿

病院長　様

注）患者本人以外の同意が必要な場合は、代諾者記載欄に記載してください。捺印は必ずしも必要ではありません。

図 3 ● 冠動脈造影 CT 時の薬剤投与に関する説明・同意書

5）患者保管型造影剤副作用カード．日本放射線科専門医会・医会．http://www.jcr.or.jp/kzfcard/card.html

〈小倉圭史〉

撮影手順説明の工夫とそのメリット

　造影心臓 CT 検査を行う前に，チェック項目として造影剤使用歴および副作用の有無，ぜんそくやアレルギー既往の有無，腎機能障害の有無や妊娠の有無など造影検査を安全に行うために必要な項目を確認する問診を行う．また依頼内容の確認を行い，紹介患者の場合は紹介状の確認を行う．CT スキャン前に，胸部 X 線写真，心電図，採血データ，心臓超音波検査，心臓核医学検査，MRI 検査など他の検査データがある場合は，事前に把握しておくことも重要である．たとえば心電図で，リズム異常や不整脈，特に房室ブロックの有無を確認し，まれではあるが心電図で II から III 度房室ブロックを認める場合は，冠動脈静止位相が得られない可能性が高い．そのような症例は後日ペースメーカーを挿入されることもあり，挿入手術後であれば，確実に静止画像が得られるので，心臓 CT 検査は，ペースメーカー挿入後に検査をするように医師と相談する．

　つぎに造影検査前の準備で末梢静脈ルートを確保するが，そのときに並行して胸部症状の有無や冠動脈リスクなど簡単な問診を行っている．問診を行う理由として不安定狭心症の可能性がある患者を把握することが主な目的であるが，同時に患者とコミュニケーションをとることで，患者と意思疎通が十分であるか確認を行っている．これは心臓 CT を成功させるための要因の 1 つである息止めが可能であるかを見極めるために行っている．意思疎通が不安である場合，CT 検査前の情報として撮影技師に伝える．

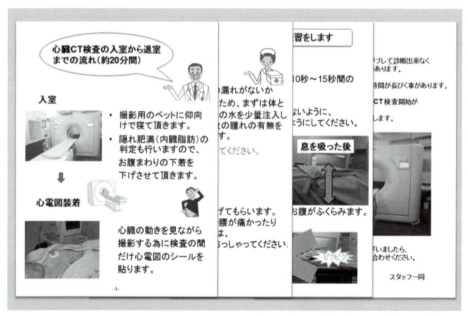

図 1 ● 心臓 CT 検査の患者説明用冊子

造影検査用末梢静脈ルート確保後，検査室前で待っている時間を有効に活用するため，検査の具体的な流れを示した冊子を読んでもらう（図1）．それにより検査の流れ，息止めや体動の制限の重要性を理解させ，ワークフローの改善と検査時間の短縮が期待できる．

〈高山雄紀　堀江 誠〉

JCOPY 498-13646

A．撮影の基礎知識

3 ルート確保と患者観察のポイント

　良好な造影効果を得るためは，静脈留置針のサイズや穿刺静脈の選択は重要な要素となる．本稿では，末梢静脈ルート確保の方法と患者観察のポイントについて示す．

A　末梢静脈ルート確保の方法

1．準備物品

　静脈留置針は 20 G 以上の太いサイズを選択する．なぜなら，細いサイズでは造影剤を注入したときにかかる圧力が高くなりすぎるからである．また，造影剤の注入速度は体重に比例して高くなるため，体重が重たい患者にはより太いサイズを選択する必要がある．例えば当院では，通常は 20 G を使用し，体重が 85 kg 以上であれば 18 G を用いる，というようにマニュアル化している．

　静脈留置針の先にはルートを繋ぐが，耐圧性が低い通常のルートでは造影剤注入時にかかる圧力によって造影剤の漏出や破裂を起こす可能性があるため，耐圧性の高いルートを使用する．

2．穿刺静脈の選択

　心臓 CT では，造影剤のボーラス性が保たれる注入経路を選択する必要がある．左腕は，左腕頭静脈や左鎖骨下静脈に造影剤が分散し十分な造影効果を得られない可能性が高い．そのため，右腕の静脈が推奨されている．また，上腕側に比べ前腕側は静脈の走行が網状様になっているため，ボーラス性を維持できない．したがって第 1 選択は，右腕内側にある右尺側皮静脈である（図 1）．

　しかし，肘関節内側に面する部位になると，両上肢を挙上して撮影体位をとるさい肘関節を確実に伸展する必要がある．これは，肩関節や肘関節に痛みを伴う患者には苦痛を与えることとなる．また，上肢を伸展させながら挙上することで，鎖骨下静脈から腕頭動脈にかけての血管が第 1 肋間に持ち上げられ，さらに造影剤が通過しにくくなりうっ滞してしまうことがある．したがって，肘関節内側に面する部位を穿刺する前に，肩関節・肘関節の痛みはないか，右腕を伸展させたまま挙上できるか確認を行う．そして，右腕を伸展させたまま挙上する必要性を予め説明しておくことも円滑に検査を進めるうえでは重要である．

　また，右乳房切除術の既往があった場合や患者の右腕に透析用の内シャントや麻痺があった場合などは左腕の静脈を選択する．この場合も右腕同様，第 1 選択は左尺側皮静脈となる．

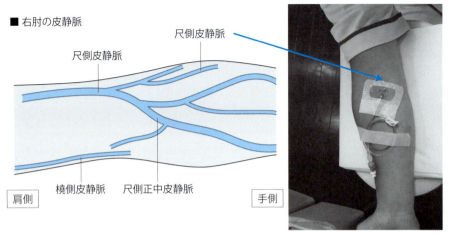

■ 右肘の皮静脈

尺側皮静脈

尺側皮静脈

肩側

手側

橈側皮静脈　尺側正中皮静脈

図1 ● 尺側皮静脈穿刺部位

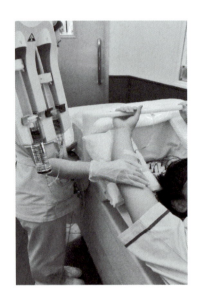

図2 ● ルート確認時の観察
血管外漏出の確認ポイント
①スリル，②腫脹，③疼痛

B　患者観察のポイント

1．穿刺に対する苦痛への対応

　20 G 以上の静脈留置針は，穿刺時に生じる痛みが細いものに比べ強く感じやすい．そのため，看護師は患者の穿刺に対する苦痛を少しでも緩和できるように関わる必要がある．なかには穿刺される恐怖から迷走神経反射を起こし，徐脈，血圧低下，意識レベル低下をきたす患者もいるため，過去に迷走神経反射を起こしたことがある場合や検査に対し強い緊張を示す言動が認められた場合は状態変化のリスクを予測し対応する．

　末梢静脈ルート確保を寝台で施行している施設の場合は，モニターを装着し血圧低下や徐脈の徴候がないか把握する．

座位で施行している施設の場合は，臥床させて行うことも考慮する．その際，臥床できるベッドなどがある場合は問題ないが，ない場合は寝台を使用し，前述のようにモニタリングを行いながら施行する．

2．血管外漏出の確認

寝台に患者が臥床した後，確実に静脈に挿入されているかの確認はインジェクターから生理食塩水を 10～20 mL ボーラス投与して行う（図 2）．漏出がないことが確認できれば造影剤の注入を開始する．

おわりに

末梢静脈ルート確保は患者にとって心臓 CT 造影検査の最初の処置にあたる．そのため，看護師は根拠に基づき確実な末梢静脈ルート確保を行い円滑に検査が進むよう援助すると同時に，患者の穿刺に対する苦痛を少しでも緩和できるように関わる必要がある．

■ 文献

1）山口隆義．造影条件と撮影タイミング．In: 山口隆義，他編．超実践マニュアル 心臓 CT．東京: 医療科学社; 2012．p. 115-6.

〈松橋佳枝　徳永里絵〉

こんな患者は注意して観察する必要がある！

　日常臨床で，心臓 CT を撮影しているとき，撮影患者に対して身長および体重より造影剤注入条件を設定し，造影検査を行っているが，思うような造影効果が得られない場合を，しばしば経験することがある．造影効果の低下する要因とそれに対する対策を示す．

1．造影剤の血管外漏出の基本的対策

　造影剤注入時の静脈穿刺部位の血管外漏出の対策は，造影剤接続後，生理食塩水のテスト注入で血管外漏出がないことを確認する．心臓 CT 造影の予定注入速度より高めの設定でテストを行う．また造影検査時も注入直後に穿刺部より近位の静脈に手を当て，血管内に造影剤が流れていることを確認する．

2．乳がん術後患者，脳梗塞既往歴の麻痺患者，透析患者

　特別な場合を除き，一般的に上肢の静脈で造影剤注入ルート確保するが，上肢ルートの決定は，乳がん術後患者は乳房切除側の対側上肢，脳梗塞既往歴の麻痺患者では麻痺側の対側上肢で造影剤注入ルートを確保する．それ以外の場合，上肢ルートの左側，右側の決定は，ルートの確保のしやすさや，患者の希望などで決定している．

3．透析患者

　動静脈シャントと反対側の上肢にルート確保するが，動静脈シャント側からの血流が強いため造影効果が上がらず，心臓や冠動脈を描出するために十分な造影効果が得られない場合がある．我々の施設では，造影注入速度は，患者の体重により決定している．透析患者を造影する際は，患者体重＋10 kg の造影剤注入速度の条件で撮影しており，良好な造影効果が得られる．

4．大動脈疾患患者

　胸部大動脈瘤や解離性大動脈瘤患者で，大動脈弓近位部に動脈径の拡大がある場合，左腕頭静脈は胸骨と大動脈間を走行するため，左腕頭静脈が大動脈に圧迫され，狭窄している場合がある．このような症例で左上肢に静脈ルートを確保し造影を行った場合，左腕頭静脈の狭窄によって，思うような造影効果が得られないことがある．解剖学的には，造影剤の急速注入を要する造影検査は右上肢より行うのが望ましいが，前述したような様々な要因があり，実際難しい場合がある．我々の施設では，検査前より胸部大動脈瘤や解離性大動脈瘤の既往のある患者や，CT 検査時 axial image 撮影前に，まず撮影する胸部 surview image で，大動脈弓部が明らかな拡大がある場合などは，右上肢の静脈にルートを確保している．

5．鎖骨静脈閉塞患者

　まれに原因不明で鎖骨静脈などが閉塞している症例を経験することがある．このような場合，側副血行路を介し右心系に到達するため，ボーラストラッキングで観察すると，正常例と比較し，右心系の造影タイミングが遅れ，また造影効果も低下している．このような場合は，心臓撮影直後に，低管電圧で胸部撮影を追加し，静脈の閉塞部や走行異常の確認を行う．上肢造影低下症例は，データベースで管理し，同一患者を次回造影する場合は反対側の上肢より造影を行うようにしている．　　　　　〈堀江　誠〉

造影剤の注入方法の基本的考え方

　X 線 CT 装置の多列化，高速化に伴い，動脈系を観察する検査では短時間撮影の利用や患者への負担低減のため造影剤量の低用量化が図られるようになっている．検査目的に適切な造影剤注入方法を選択するためには，造影剤注入後，体内でどのような挙動をしているかを理解することが重要である[1]．注入された造影剤は機械的・生体的な因子などによりさまざまな様相を呈する（表1）[2]．

　本稿では，動脈系を観察する検査において造影剤の注入方法を決定する上で必要な基本的な考え方を述べる．

A　TEC について

　造影剤注入時の環境と時間–エンハンスメント曲線（time enhancement curve: TEC）との関係により造影剤の体内での基本的な挙動を理解できる．

　TEC はある 1 断面における血管内の CT 値増強の程度およびその持続時間を経時的に示したものである（図1）．①造影剤到達時間，②最大 CT 値到達時間，③CT 値持続時間，④立ち上がり時間，⑤最大 CT 値，⑥平衡相 CT 値，⑦傾きなどを観察することで様々な注入状況下における造影効果を理解することができる．TEC の変化に与える影響は単位時間当たりのヨード使用量，注入時間，総ヨード量の順に強く，造影剤到達時間・最大 CT 値・傾きは単位時間当たりのヨード使用量に，最大 CT 値到達時間・CT 値持続時間は注入時間に相関する[3]．

　TEC を一定にすることが再現性の高い造影 CT 検査を遂行するために必要な条件である．

■ 表 1 ■ 造影効果（TEC）に影響を与える因子

機械的因子	生体的因子
注入速度	年齢
注入時間	体格（身長，体重，体表面積，循環血液量）
ヨード使用量	心機能（心拍数，心拍出量）
注入方法（単相，多相，可変）	疾患の有無（弁疾患，シャント疾患）
生食後押し	血流速度

（山口隆義．造影 CT における基礎知識．アールティ．2006; 33: 3-11[2]より抜粋改変）

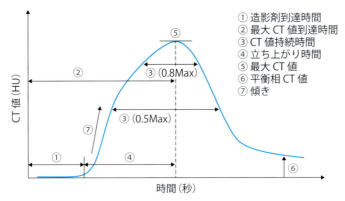

図1 ● TEC（time enhancement curve）

TEC とはある位置における造影効果（CT 値の変化）を表したグラフである.

TEC を解析することで，様々な注入状況下における造影効果を探ることができる.

B 各種因子と TEC

　TEC に影響を与える因子は機械的因子，生体的因子などに分けられる．機械的因子，生体的因子と TEC の関係について解説する.

1．機械的因子

　注入速度，注入時間，ヨード使用量，注入方法（単相，多相，可変），生食の後押しなどにより TEC は変化し，適切な条件を用いることで TEC を一定にすることができる.

①ヨード使用量が一定の場合，最大 CT 値は単位時間当たりのヨード使用量に比例の関係にあり，注入速度を上げることで上昇するが持続時間は短縮する（図 2a）.

②注入時間が一定の場合，注入速度を上げることで，最大 CT 値は上昇するが最大 CT 値到達時間および CT 値持続時間は変化しない（図 2b）.

③ヨード使用量，注入時間を一定にすることで，造影剤濃度を変化させても TEC は変化しない[3].

④注入時間と立ち上がり時間はほぼ一定となるため，最大 CT 値を予測することが可能になる.

⑤造影剤注入終了後に生食を後押しことで，ボーラス性の安定化，そして体内において上肢から上大静脈内に残存した造影剤を押し出す効果が得られ，造影効果を高める作用が認められる．特に造影剤量減量を考慮した場合，生食後押しは必須である[2,3].

2．生体パラメーター

　生体的因子とは年齢，体格（身長，体重，循環血液量），心機能など個々の患者背景に関連した身体的因子である.

①体重と循環血液量には正の相関があり，体重を知ることで循環血液量を加味することができる.

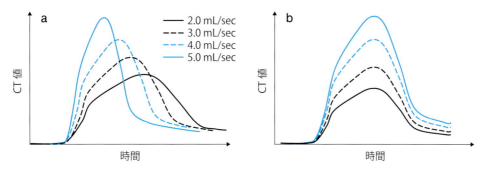

図2 ● 機械的因子と TEC
　a：ヨード使用量が一定の場合，最大 CT 値は注入速度を上げることで上昇するが持続時間は短縮
　　する．
　b：注入時間が一定の場合，注入速度を上げることで，最大 CT 値は上昇するが最大 CT 値到達時間
　　および CT 値持続時間は変化しない．

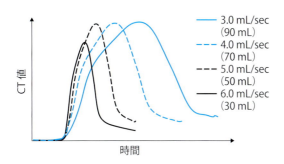

図3 ● 効果的な造影剤減量
　造影剤量 20 mL 減量するごとに注入速
　度を 1.0 mL/sec 高くする必要がある．

　ヨード使用量が一定の場合，体重と最大 CT 値は負の相関があり，このことにより，体重当たりのヨード使用量を規定することで造影効果の一定化に繋がる．さらに注入時間を一定にすることで個々の体格に応じ安定した TEC を得ることができる．
②心機能，特に心拍出量が増加すると，最大 CT 値が減少し，最大 CT 値到達時間が早くなる．逆に，心拍出量が減少すると最大 CT 値到達時間が遅くなり，最大 CT 値が上昇する．心拍出量が増加した場合，造影剤が注入されている間の循環血液量に対する割合が増え，造影剤が希釈される割合が大きくなるためである．また立ち上がり時間は心拍出量の変化に関係なく，注入時間に一致する[2]．
③心疾患（特に弁疾患，不整脈），シャント疾患を有する場合においてもボーラス性を欠いて最大 CT 値到達時間の遅延や造影効果を低下させてしまう恐れある．その程度や状況に応じて対策を講じる必要がある[3]．

C 効果的な造影剤減量

　ただ造影剤量を減量したところで，従来と同等の最大 CT 値は得られない．注入速度が同一の場合，注入量時間が短くなると，最大 CT 値が低くなり，最大 CT 値到達時間・CT 値持続時間が短縮される．補正するためには造影剤量を 20 mL 減量するごとに注入速度を 1.0 mL/sec 高くする必要がある

（図 3)[2].

おわりに

TEC と各種パラメーターとの関係を理解し，検査目的・患者背景に即した造影剤注入方法を選択することが望ましい.

■ **文献**

1）市川智章，編. CT 造影理論. 東京: 医学書院; 2004.
2）山口隆義. 造影 CT における基礎知識. アールティ. 2006; 33: 3-11.
3）寺澤和晶，編. CT 造影技術. 東京: メディカルアイ; 2013.
4）X 線 CT 撮影における標準化〜GALACTIC〜. 改訂 2 版. 放射線技術学会. 2015.

〈小倉圭史〉

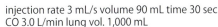
低左心機能患者や心房細動に対する造影剤注入法の工夫とその他の注意する症例

　心臓 CT 検査では多くの場合，冠動脈の CT 値に目標値を定め造影剤の注入速度・注入時間を設定する．しかし，心臓の機能的異常や，造影剤が通過する注入部位から冠動脈までに形態的異常が生じた場合，目指している造影効果を得られない症例を経験する．

　低左心機能患者における造影 CT 検査では，正常心機能患者と比較すると，同じ造影剤注入条件で行った場合でも造影効果が低下し，冠動脈が造影されるタイミングが遅くなることが知られている．低左心機能とは一般的に左室駆出率（EF）40％未満を指すが，造影効果を低下させる要因は EF だけでなく心拍出量（CO），循環血液量など様々な因子の複合的な理由によってもたらされることが考えられる．一方で，心拍数が造影効果に影響しないことは知られている（図 1）．一般的には CO が高くなると造影効果は低くなり CT 値がピークになる時間は早くなる（図 1）．しかし，左心機能低下に伴い CO が低下した場合，造影剤のうっ滞が起こり注入圧を保つことができないため造影効果は弱く，ピーク時間も遅くなることが予想される．

　心房細動症例では，造影検査撮影後にモーションアーチファクトを取り除くために心電図の編集を行うことが必要になる．そのため，正常洞調律の症例と比較すると再構成に必要となるデータは増えるため撮影時間が長くなり，造影剤の注入時間を伸ばす必要がある．また，心房細動で CO は低下することが知られており，造影剤の冠動脈への到達時間が遅くなることから，撮影タイミングについても注意が

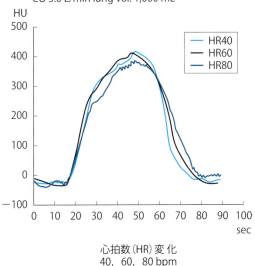

心拍数（HR）変化
40, 60, 80 bpm

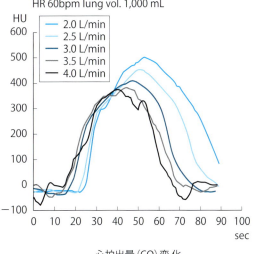

心拍出量（CO）変化
2.0, 2.5, 3.0, 3.5, 4.0 L/min

図 1 ● 心拍数および心拍出量の変化と造影剤到達時間とピーク時間
（山口隆義．アールティ．2006; 33: 3-11）

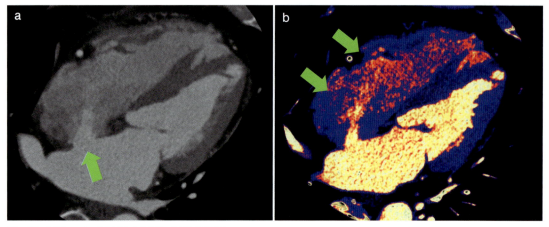

図 2 ● 心臓 CT による心房中隔欠損症の評価
　a： 心房中隔のシャント孔（矢印）
　b： 左心房から右心房への異常血流（矢印）

必要である.

　造影効果を低下させる要因は心臓の機能的異常だけでなく，形態的異常も同様に指摘できる．注入した造影剤が正常のルートを通らなくなることで，造影剤が拡散してしまい造影不良を引き起こす．形態的異常とはシャント疾患と弁疾患などがある．シャント疾患についてはルートを取った上腕の静脈から心臓までや心臓内に生じていることが考えられる．先天性シャント性疾患のなかでも最も頻度の多い心房中隔欠損（ASD）は肺循環から戻った造影剤が心房中隔に欠損孔があることで左心房から右心房へ異常血流をきたす．これにより，造影剤も左心房から右心房へと流入する．図 2 では造影剤注入後に生食で後押ししているが，右心系の造影効果と右房へのシャント血流を確認できる．この症例では冠動脈の造影効果も弱くなっている．

　造影 CT を行う前に機能的異常や形態的異常を把握することは困難な場合が多い．心臓 CT を行う症例の場合，心エコー図検査を事前に行っている症例は多く，心機能情報を有効に用いることも可能ではあるが，造影 CT を撮影する前に行う単純 CT からも造影効果に影響を与える因子を予測できる方法もある．まずは，左心房・左心室・右心房・右心室の大きさとバランスである．心不全症例では右胸水の貯留や心室の拡大を認める症例も存在する．重度僧帽弁異常がある症例では左心房が拡大する．また，大動脈弁に重度の石灰化を認める場合は大動脈弁狭窄症も疑われる．このように，事前に造影効果に影響を与えることが予測できる因子を評価することも重要である．

　当院では基本的にはボーラストラッキング法で撮影タイミングを計り撮影を行っているが，造影 CT を実施する前に造影不良を予想される因子が確認できた場合はテストインジェクション法を用いている．本撮影前に少量の造影剤を注入することで体内循環を確認するだけでなく，撮影後に任意の関心領域の到達時間と CT 値のピークを計測することが可能となり，本スキャン時の造影剤注入条件および撮影条件を補正することが可能になる．しかし，低左心機能症例ではピークを明確に推定することが困難な場合もあることや，造影剤の増量に留意する必要はある．当院ではテストインジェクション時の time density curve でピーク CT 値の値が低い場合，造影剤の注入時間の延長とともに本撮影時に低管電圧を用いることで造影効果を高める方法を採っている．管電圧の変更については装置の実効エネル

ギーの違いを理解し画像ノイズと被ばく線量を十分に考慮することが求められるが，その有用性は期待できると考える．

　CT 検査に従事するなかで，造影効果の低下や造影タイミングの遅延を経験することは珍しくない．大事なことは，そういった現象が起こった原因を明確に分析し次回の検査に活かしていくことであると考える．

〈望月純二〉

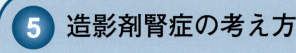

A. 撮影の基礎知識

5 造影剤腎症の考え方

　心臓 CT 検査では，ヨード造影剤の投与がなければ，冠動脈狭窄病変の描出や心筋血流分布などの評価はまったくできない．しかし，検査の対象となるのは高齢者が中心で，腎機能の低下とともに，造影剤の使用による腎障害も懸念される．

A 　造影剤腎症とは

　造影剤腎症（contrast induced nephropathy: CIN）とは，ヨード造影剤の投与によって起こる腎障害のことを示し，ヨード造影剤投与後，72 時間以内に血清クレアチニン（SCr）値が前値より $0.5\,mg/dL$ 以上または 25%以上増加した場合と定義されている．本邦におけるすべての非イオン性ヨード造影剤の添付文書には，原則禁忌事項として，重篤な腎障害（無尿など）のある患者と記載されている．それには，「本剤の主たる排泄臓器は腎臓であり，腎機能低下患者ではその排泄遅延から急性腎不全など，症状が悪化するおそれがある」との理由が記載されている．CIN による腎機能低下は，一般的には可逆的で，SCr 値は 3～5 日後にピークに達した後，7～14 日後に前値に戻るが，症例によっては腎機能低下が増悪して人工透析が必要となる場合もある．

B 　造影剤腎症のリスク因子

　CIN のリスク因子としては，1）慢性腎臓病（chronic kidney disease: CKD），2）加齢，3）CKD に伴う糖尿病，4）利尿薬（特にループ利尿薬）の使用，5）非ステロイド性抗炎症薬（NSAIDs: non-steroidal anti-inflammatory drugs）の使用，6）ビグアナイド系糖尿病薬の使用があげられる．このなかで，1）の CKD が最も重要なリスク因子であり，腎機能の低下に応じてリスクは増加するとされている．よって，造影剤使用時には CKD の重症度を予め評価し，それに応じた予防的対策を講じることが重要となる．

C 　リスクの層別化

　造影 CT 検査が行われる場合には，事前に腎機能がチェックされ，前処置も含めたオーダーによって検査が進められるのが理想的である．しかし，腎機能低下の評価基準や，それに対する予防的処置の指示が千差万別では，エビデンスに基づいた対応がなされているのかといった疑問や，検査当日に低い eGFR 値を認めた場合には，前処置の必要性も含めた指示確認等の複雑な対応に苦慮してしまう

原疾患	蛋白尿区分		A1	A2	A3
糖尿病	尿アルブミン定量 (mg/day)		正常	微量アルブミン尿	顕性アルブミン尿
	尿アルブミン/Cr 比 (mg/gCr)		30 未満	30〜299	300 以上
腎炎 高血圧 多発性嚢胞腎 移植腎 不明 そのほか	尿蛋白定量 (g/day)		正常	軽度蛋白尿	高度蛋白尿
	尿蛋白/Cr 比 (g/gCr)		0.15 未満	0.15〜0.49	0.50 以上
GFR 区分 (mL/min/1.73 m²)	G1	正常または高値 ≧90			
	G2	正常または軽度低下 60〜89			
	G3a	軽度〜中等度低下 45〜59			
	G3b	中等度〜高度低下 30〜44			
	G4	高度低下 15〜29			
	G5	末期腎不全 ＜15			

（KDIGO CKD guideline 2012 を日本人用に改変）

透析や腎移植などが必要な末期腎不全や, 脳卒中, 心筋梗塞, 心不全などの心血管系疾患の発症リスクを低い方から, 緑 ▢ → 黄 ▢ → オレンジ ▢ → 赤 ▢ と色分けしている.
（日本腎臓学会, 他編. 腎障害患者におけるヨード造影剤使用に関するガイドライン 2012. 東京: 東京医学社; 2012. p. 3.)[1]

ことにも繋がる.

　本邦での「腎障害患者におけるヨード造影剤使用に関するガイドライン 2012」のなかでは, 糸球体濾過量（glomerular filtration rate: GFR）と尿アルブミンまたは尿蛋白の区分の組み合わせで CKD 重症度分類が示されている（表1）. また, 欧州泌尿生殖器放射線学会（European Society of Urogenital Radiology: ESUR）による造影剤ガイドラインでは, estimated GFR（eGFR）の値をもとに, 造影 CT 検査に対する処置が示されている（表2）. これらを参考に, 各施設内における医療安全管理室監修の下でのガイドライン作成を行い, 腎機能に応じた処置もある程度明確にしておくことで, よりスムースな対応が可能になると思われる. 施設内ガイドラインの1例を示す（図1）.

---

(1) 血清クレアチニンを用いる式

$$eGFRcreat\ (mL/min/1.73\ m^2) = 194 \times Cr - 1.094 \times 年齢 \ (歳) - 0.287 \ (女性は \times 0.739)$$

Cr: 血清 Cr 濃度 (mg/dL)

注1: 酵素法で測定された Cr 値を用いる. 血清 Cr 値は小数点以下 2 桁表記を用いる.

注2: 18 歳以上に適用する. 小児の腎機能評価には小児の評価法を用いる.

---

(2) 血清シスタチン C を用いる式

男性: $eGFRcys\ (mL/min/1.73\ m^2) = (104 \times Cys\text{-}C - 1.019 \times 0.996\ 年齢\ (歳)) - 8$

女性: $eGFRcys\ (mL/min/1.73\ m^2) = (104 \times Cys\text{-}C - 1.019 \times 0.996\ 年齢\ (歳) \times 0.929) - 8$

Cys-C: 血清シスタチン C 濃度 (mg/L)

注1: 18 歳以上に適用する.

注2: GFR 推算式の正確度は血清 Cr に基づく推算式と同程度である.

注3: 血清シスタチン C 値は筋肉量や食事, 運動の影響を受けにくいため, 血清 Cr 値による GFR 推算式では評価が困難な場合に有用である.
　　　・筋肉量が少ない症例（四肢切断, 長期臥床例, るいそうなど）
　　　・筋肉量が多い症例（アスリート, 運動習慣のある高齢者など）

注4: 血清 Cys-C 値は妊娠, HIV 感染, 甲状腺機能障害などで影響されるため注意する.

D　造影剤の投与に関して

　造影剤の投与量は, CIN 発症のリスクファクターの 1 つであり, 投与量は必要最小限にすることが推奨されている. 本邦における造影剤使用量は, 各種の検査毎に, 体重などで規定された量を使用するのが一般的である. よって, 単純に造影剤を減量してしまうと, 通常の検査と比べて明らかにコントラストが低下し, 場合によっては診断に支障のある画像となってしまうことが懸念される. ガイドライン上でも, 診断能を保つことのできる範囲内で造影剤投与量の減量が推奨されるとしており, まずは, 適正な造影剤の使用量を明らかにし, そこから対策を考えることになる. その 1 つとして, 逐次近似画像再構成法や低管電圧撮影などの組み合わせによる造影剤減量方法があり, 検査の目的によっては, その質をある程度担保できる可能性がある（図 2, 3）.

　また, カテーテルによる経動脈投与と比較して, CT での経静脈投与では CIN の発症率が低い傾向にあるとされている. このような背景から, 経動脈投与の場合には eGFR が 60 mL/min/1.73 m² 未満から何らかの処置が必要であるが, 造影 CT 検査では 45 mL/min/1.73 m² 以上から処置の必要なしといったガイドライン上の記載もある. また, 造影 CT の短期間（24～48 時間）反復検査は, CIN 発症のリスクが増加するため推奨されていない.

　一方, 重度の腎機能障害患者やヨード造影剤が禁忌である患者に対して, MRI 用のガドリニウム造影剤を使用したとの報告がある. しかし, CT 検査におけるガドリニウム造影剤のコントラスト増強効果は低く, 同等のコントラストが得られる用量の投与では腎毒性が高くなる. また, 腎性全身性線維症（nephrogenic systemic fibrosis: NSF）の発症も懸念されるため, CT を含む X 線検査では使用してはならないとされている.

○○病院における CT・MRI の造影検査について

GFR における慢性腎臓病の重症度分類（NKF-DOQI）[1]

Stage I ～90 腎機能正常	Stage II 89～60 腎機能 軽度低下	Stage III 59～30 腎機能 中等度低下	Stage IV 29～15 腎機能 高度低下	Stage V 14～ 末期腎不全

130　　　　　　90　　　　　60　（50）　　30　　　　　15　　　　　　0

糸球体濾過値【GFR】
（mL/min/1.73m²）

1）NKF-K/DOQI：The National Kidney Foundation Kidney Dissease Outcomes Quality Intiative

日本人の換算式：eGFR＝194× 血清クレアチニン値$^{-1.094}$× 年齢$^{-0.287}$×0.739（女性のみ）

造影 CT	
eGFR≧60	特になし.
60＞eGFR≧45	検査前後における十分な水分摂取を指導.
45＞eGFR≧30	検査前後において点滴による補液と腎機能のフォローアップ.
30＞eGFR	CT による造影検査は，原則避ける.
維持透析患者	造影検査可.

＊ビグアナイド系糖尿病薬を服用中の場合 [2,3]	
eGFR≧60	服用継続可.
60＞eGFR≧30	原則として，造影剤投与前 48 時間前に服用を中止し，造影剤投与後 48 時間は服用を控える.
30＞eGFR	CT による造影検査は，原則避ける.

2）European Society of Urogenital Radiology「Guidelines on Contrast Media Vre. 7.0」
3）American College of Radiology「MANUAL ON CONTRAST MEDIA Vre. 6.0」

造影 MRI [2]	
eGFR≧60	特になし.
60＞eGFR≧30	ガドリニウム造影剤の使用を慎重に検討し，最小量を用いて施行可.
30＞eGFR	ガドリニウム造影剤の原則禁忌.
透析患者	ガドリニウム造影剤の原則禁忌.

＊緊急検査は，この限りではない．また，eGFR が 30 未満で造影 CT および MRI を施行する場合には，腎臓内科医師へ要相談.
＊腎機能低下例におけるガドリニウム造影剤による遅発性副作用として，腎性全身線維症（NSF）の発症が問題となっている.

制作：放射線部，医療安全管理室　監修：放射線科，腎臓内科，糖尿病・内分泌内科

図 1 ● 施設内ガイドラインの 1 例

E　輸液に関して

　CIN のリスクが高い CKD 患者では，CIN を予防するため，生理食塩水や重曹輸液などの等張性輸液製剤を造影検査の前後に経静脈的投与をすることが推奨されている．CT 検査では，eGFR が 45 mL/min/1.73 m²未満が対象となるが，その際には，事前に CIN 発症に関する適切な説明を行う．一方，輸液に必要な時間に関しては明らかとなってはいない．また，慣例的に行われている造影検査前の飲水に関しては，エビデンスが少なく，生理食塩水の輸液と同等に推奨することはできないとされ

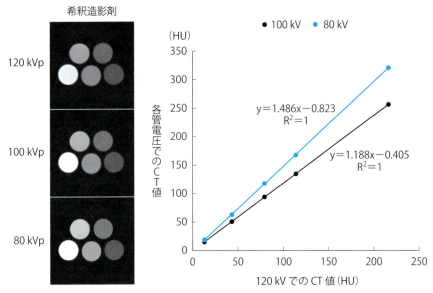

希釈造影剤

120 kVp

100 kVp

80 kVp

● 100 kV   ● 80 kV

$y=1.486x-0.823$
$R^2=1$

$y=1.188x-0.405$
$R^2=1$

120 kV での CT 値 (HU)

各管電圧でのCT値

図2 ● 120 kVp 画像に対する 100 kVp および 80 kVp での造影剤 CT 値変化の 1 例

120 kVp に対して 100 kVp ではおよそ 1.2 倍，80 kVp では 1.5 倍程度の CT 値上昇を見込める．よって，この上昇分を加味した造影剤量減量が図れる．

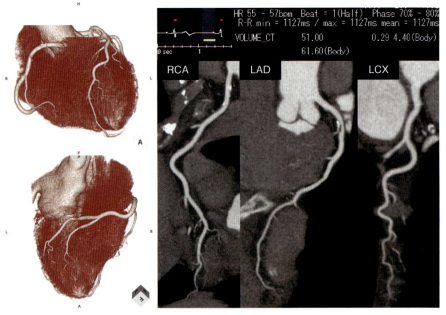

図3 ● 320 列 CT による 100 kVp を用いた冠動脈 CTA 画像

test bolus tracking 法を用いて main bolus では 150mgL/kg の造影剤量で撮影された．体重が 29 kg であり，350mg/L 製剤で注入速度を 2 mL/s，注入時間は 7 s とし，main bolus は 14 mL，先行する test bolus を合わせても 18 mL の造影剤使用量で，良好な造影効果が得られている．また，被ばく線量は推定で 0.86 mSv であった．

ている.

F 透析に関して

　血液透析は，造影剤を血中から除去できる方法である．しかし，CIN の発症予防を目的とした造影剤投与後の血液透析療法は，エビデンスが少なく推奨されていない．一方，乏尿を伴う全身状態不良な CIN 患者については，急性腎障害（acute kidney injury: AKI）患者と同様に早期の急性血液浄化療法導入が，死亡率もしくは腎機能障害を含む主要合併症を減少させる可能性があることから推奨されている．また，透析患者に対しては，造影剤投与を透析スケジュールに合わせることや，造影剤除去を目的とした追加の透析は必要ないとされている.

おわりに

　造影剤腎症を効果的に予防するには，CT 検査に関わるスタッフ全員が，これに関する知識を共有し，各施設におけるガイドラインを作成し，これに準拠した予防的対策から検査施行までの流れが滞りなく行われる環境整備が大切であると考える.

■ 文献

1）日本腎臓学会，日本医学放射線学会，日本循環器学会，共同編集．腎障害患者におけるヨード造影剤使用に関するガイドライン 2012．東京：東京医学社；2012.
2）日本腎臓学会，編．エビデンスに基づく CKD 診療ガイドライン 2013．東京：東京医学社；2013.
3）Stacul F, van der Molen AJ, Reimer P, et al. Contrast induced nephropathy: updated ESUR Contrast Media Safety Committee guidelines. Eur Radiol. 2011; 21: 2527-41.

〈山口隆義〉

造影剤腎症への対策を考える

　造影剤腎症（contrast induced nephropathy: CIN）とは一般的に，「ヨード造影剤投与後，造影剤以外の原因がなく72時間以内に血清クレアチニン（SCr）値が前回の採血値より0.5 mg/dL以上，または25％以上増加した場合」を指す．CINは，腎機能低下に応じて発症リスクが増加するため，撮影前に腎機能の評価を行うことが必須である．本稿では，スクリーニングの方法や低心機能患者への対応を含めCINを予防する方法を述べる．

A　CINの予防

　CINを予防するためには，造影剤の投与量を最小限に抑えるか，もしくは造影剤使用4時間から12時間前と使用後12時間から24時間まで1 mL/体重（kg）/時間の生理食塩水による輸液投与を行うのが一般的である．

　しかし，緊急，または外来患者の造影検査では，このような長時間の輸液投与は困難であるため慣例的に飲水を奨励してきた経緯がある．では，飲水でCIN発症を予防できるのかというと，飲水では血管内Na値に影響を与えないため，エビデンスが不十分である，というのが実際のところである．そのため，CIN予防のために輸液投与を必ず行わなければならない患者と飲水で回避できる患者とをスクリーニングし，チームで検討する必要がある．

B　検査前のチェックポイント

　検査予定日直近のSCr値やGFRを確認し，腎機能を評価する．慢性腎臓病の腎機能による重症度分類は4章A–5の表1（143頁）を参照．表中のG3a～G5（GFR＜60 mL/min/1.73 m^2）がCKDに該当し，造影CTによるCIN発症のリスクが高いことがわかっているため輸液投与の対象となる．

　またSCr値やGFRが基準値以内の患者でも，高齢，糖尿病性腎症，脱水，うっ血性心不全，腎毒性物質（非ステロイド性抗炎症薬）やループ利尿薬使用などCINのリスクファクターがあれば，検査前後の輸液が必要となる．しかし，心不全徴候のある患者や低心機能の患者に関しては，輸液に伴う前負荷増大や心不全増悪を招く可能性がある．したがって，患者の心機能に合わせた輸液投与量や投与速度であるか，そして，投与中は心不全徴候の有無に注意が必要である．

　腎機能や心機能に問題のない患者は，検査前にも十分に水分を摂取してもらったほうがよい．しかし，検査中にトイレに行きたくなるのを予防するためや，緊張のために飲食を控えて来院される患者も多い．CINのリスクファクターである脱水を予防するためにも，検査説明の段階から水分摂取を行うことが大切であり，普段通りに飲水してもらえるよう伝えることが重要である．

C　検査後の注意点

　輸液指示のある患者は投与を行うが，低心機能の患者に関しては検査前と同様，心不全徴候の出現に

注意する.

　そして，患者に飲水と排尿について以下を説明する.

a．飲水についての説明

- 輸液投与指示のない患者：お茶または水を 1,500〜2,000 mL/日は必ず摂取してもらう（いつもの水分量よりも多く飲水してもらう）.
- 低心機能が疑われる患者：水分制限の指示範囲内で飲水を行う.
- 脱水を誘発するアルコールでの水分補給は行わない.

b．排尿についての説明

- 造影剤は 24 時間以内で腎臓から尿となり排泄されるため，排尿を我慢しない.

D　造影剤を最小限に抑えるために

　CIN を予防するため最初にあげられたように，造影剤量は最小限に抑えた方がよい. Weisbord らによると，造影剤投与量が 100 mL を超えると CIN のリスク（OR3.3, 95% CI: 1.0〜11.5）となると報告している.

　しかし，安全な投与量は一律に規定できるものではないため，増加させる因子，例えば，脈拍の上昇や息止め不良による再撮影を回避できるようにすることが重要である. 看護師としては，患者の不安を軽減させ，リラックスした状態に近づけるように配慮することや，息止めが心臓 CT 造影検査を一度で終わらせるために重要であることを説明し，検査に臨んでもらうことも重要となる.

おわりに

　CIN を予防するためには，十分な輸液や飲水で造影剤の排泄を促すことが必要である. 今後は血管内容量を増加し，腎血漿流量を維持することができる Na 負荷も考慮した飲水での CIN 予防が課題である.

■ 文献

1）日本腎臓学会，日本医学放射線学会，日本循環器学会，共同編集. 腎障害患者におけるヨード造影剤使用に関するガイドライン 2012. 東京: 東京医学社; 2012. p.3-32. p.42-64.
2）金森弘志. 腎不全患者に造影剤を使用する際の注意点. In: 小山靖史，他編. 循環器臨床を変える MDCT　そのポテンシャルを活かす！　東京: 文光堂; 2015. p.293-4.
3）Brar SS, Aharonian V, Mansukhani P, et al. Haemodynamic-guided fluid abministration for the prevention of contrast-induced acute kidney injury: the POSEIDON randomized controlled trial. Lancet. 2014; 383: 1814-23.

〈松橋佳枝　徳永里絵〉

造影剤投与前後の患者観察のポイント

　造影剤投与後, 最も注意するべきポイントはアナフィラキシーの出現である. アナフィラキシーとは, 特定のアレルゲンによって起こる全身性のアレルギー反応であり, 造影剤投与後, 数分から15分程度で発症することが多いが, 遅発性の反応を生じることもある. 重症例は対応が遅れると死に至るため, 患者の変化により早く気づき対処することが重要である.

A　アナフィラキシーの発生率

　一般的に使用されている非イオン性, 低浸透圧造影剤では重症のアナフィラキシーは0.04％であるが2〜3％は何らかの症状が生じると考えておく.

B　アナフィラキシーの症状

● 軽症: 嘔気, 単回の嘔吐, 間欠的な咳, 鼻汁, 部分的な紅斑や蕁麻疹など
● 中等度: 複数回の嘔吐, 断続的な咳, 聴診上の喘鳴, 軽度の息苦しさ, 全身性の紅斑や蕁麻疹など
● 重度: 繰り返す嘔吐, 強い咳き込み, 犬吠様咳嗽, 明らかな喘鳴, 酸素化能の悪化, 血圧低下など
　したがって, 造影剤投与前にこれらの症状がないかの観察を行っておく必要がある. また, 気管支喘息の既往や前回アナフィラキシー症状を認めた患者については, 事前に副腎皮質ステロイドの投与を行うなど対応を検討する必要がある.

C　造影剤直後の観察

　スキャン終了後, 患者のもとへ早急に行き, 脈拍, 血圧の測定を行い, 以下の観察を行う.

a. 呼吸器系

　呼吸苦の有無や明らかな喘鳴, 咳嗽の出現, 増悪がないか確認を行う. 異常を認めた場合, 速やかに酸素飽和度と聴診で上気道や気管支の狭窄音の有無を確認する.

b. 皮膚・粘膜

　紅斑, 蕁麻疹, 結膜充血などの有無, 症状があった場合はその範囲を観察する.

c. 消化器症状

　嘔気の有無を確認する.

D　アセスメントと対応

　撮影前と比較し症状が新たに出現, または増悪している場合は速やかに医師へ報告し指示を仰ぐ. 使用頻度の高い薬剤（アドレナリン, H_1抗ヒスタミン薬など）はすぐに取り出せる場所に配備しておくとよい.

　嘔気の出現時は, 嘔吐後の誤嚥を防ぐために側臥位にするが, 撮影画像の確認ができていない間は顔

だけ横に向けてなるべく体位を変えずに誤嚥を予防する.

咳嗽に関しては，息止めや造影剤による熱感刺激によって一過性に生じる咽頭不快のないむせによるものなのか，アナフィラキシーなのかをアセスメントする.

血圧低下が認められれば臥床させたまま下肢挙上を行い，徐脈の場合は臥床のままモニタリングを継続する．同時にそれが薬剤の作用か，迷走神経反射なのか，アナフィラキシーによるものかをアセスメントする.

酸素化能の著しい悪化やショック状態を認めた場合は院内救急コールをかけ救命処置を行う.

E 遅発性アレルギーの説明

非イオン性造影剤は投与後1時間から数時間後にアレルギー反応を認めることがある．そのため，頭痛や，発赤，発疹，膨隆疹，悪心といった副作用と思われる症状があれば必ず病院に連絡し，医師に指示を仰ぐように説明を行う.

おわりに

心臓 CT 造影検査の際，患者はいつ急変してもおかしくない状況にある．患者の訴えや出現している症状は緊急性があり処置が必要であるのか，経過観察でよいのか，といった視点で観察を行い，対応を行う必要がある.

■ 文献

1) 日本アレルギー学会. アナフィラキシーガイドライン. 東京: 日本アレルギー学会; 2014. p.1-23.
2) 青木克憲. 6. アナフィラキシー. In: 日本救急学会専門医認定委員会, 編. 救急診療指針改訂第4版. 東京: へるす出版; 2011. p.546-9.

〈松橋佳枝　徳永里絵〉

CTA の目的と役割

multidetector-row computed tomography（MDCT）の進歩は，身体のあらゆる部位の末梢血管をも高精細かつ非侵襲的に撮影することを可能にした．また，拍動のある冠動脈や心臓 CT も装置の高性能化や画像再構成技術の改良により身近な検査となった．さらに，3 次元画像解析ワークステーションによる画像処理技術の進歩と相まって，膨大なボリュームデータから立体的な 3 次元情報のみならず 4 次元情報までも提供できるようになった．本稿では冠動脈撮影における CT-angiography（CTA）の目的と役割について述べる．

冠動脈の画像診断法としては，従来では心臓カテーテルによる冠動脈造影がゴールドスタンダードとされてきたが，侵襲的な方法であるともに，投影像であるために 2 次的な内腔の情報だけしか得られないという限界があった．これに比べ CTA は，非侵襲的であり，冠動脈の内腔の情報だけでなく，冠動脈壁やプラークに関する 3 次元的な情報が得られる（図 1）．MDCT により撮影された画像データは，高い空間分解能をもつボリュームデータであるため，撮影後の画像処理により診断や解析に合わせた画像表示を行うことができる（表 1）．複雑に心臓を取り巻くように蛇行する冠動脈の観察，狭窄や石灰化の観察には volume rendering（VR）が威力を発揮する．curved planar reconstruction や直交断面画像を用いれば狭窄率の解析やプラークの性状の評価も行うことができる．さらに半自動化された解析ソフトを用いることで客観的に定量評価を行うことも可能となる．64 列の MDCT の登場以降，CTA は虚血性心疾患の低侵襲的な診断を目的に臨床に広く用いられるようになった．

CTA による冠動脈狭窄の評価での特徴は，高い陰性的中率である．言い換えれば，適切な条件で撮影し解析された冠動脈 CT で狭窄がないと診断された場合は，実際の狭窄がない確率が非常に高いということであり，冠動脈病変の否定に適した検査方法とされている．今やわが国の死因の 2 位を占める心疾患，なかでも冠動脈閉塞性疾患の診断を冠動脈造影のみで診断フォローするのは不可能であり，この点でも冠動脈 CTA は非侵襲的に医療経済的にも効率よく患者をみるための優れたツールであることはいうまでもない．しかし，表 2 に示すように診断能にはばらつきが認められる．冠動脈疾患の有病率が試験によって異なることがその原因の 1 つではあるが，撮影・解析・読影の熟練度や精度には施設間差があることが知られており，一般臨床においては常に技術の向上に努めていくことが必要である．

動脈内腔評価を低侵襲に行うのに CTA が有用であることは上述した．しかし，冠動脈狭窄の重症度のみで患者のリスクを評価できない．CTA によって冠動脈を評価する際には，冠動脈壁の情報を同時に知ることができる．冠動脈疾患患者の予後にとって重要なのは，いまそこにある狭窄病変ではなく，今後起きる可能性がある冠動脈イベントである．そのための，冠動脈プラークの量と質を評価しておく必要がある．冠動脈プラークは大きく安定プラークと不安定プラークに分けることができ

JCOPY 498-13646

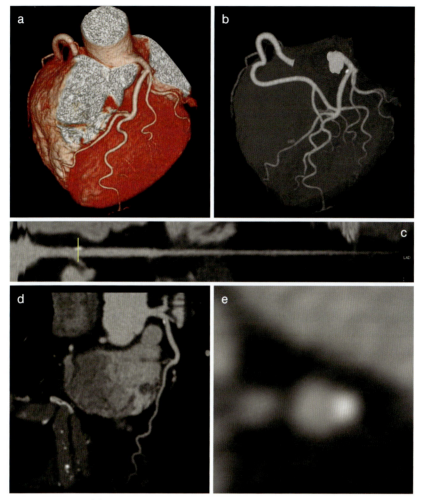

図1 ● CTAの1例

a: volume rendering, b: maximum intensity projection, c: straight curved planar reconstruction, d: curved planar reconstruction, e: 左前下行枝の直交断面画像（c での黄色のライン）

■ 表1 ■ 代表的な CTA の画像表示法

画像表示法	特徴
volume rendering （VR）	●冠動脈の解剖を3次元的に把握 ●閾値や不透明度の調整に注意が必要
maximum intensity projection （MIP）	●血管造影に類似した冠動脈のみを強調した画像の作成が可能 ●冠動脈狭窄と石灰化の評価
curved MPR （CPR）	●連続的な血管壁の観察 ●血管芯線を適切に選択することが重要
cross section image （直交断面画像）	●狭窄率やプラークの詳細な性状評価 ●血管軸に対し正確に垂直であることが重要

■ **表2** ■ 64列 MDCT を用いた多施設研究での症例ベースで有意狭窄検出精度
（冠動脈造影で≧50%をリファレンス）

	発表年	症例数	感度（%）	特異度（%）	陽性的中率（%）	陰性的中率（%）
ACCURACY[1]	2008	230	95	83	64	99
CORE64[2]	2008	291	85	90	91	83
Meijboom, et al[3]	2008	360	99	64	86	97
Chow, et al[4]	2011	169	81.3	93.3	91.6	94.7

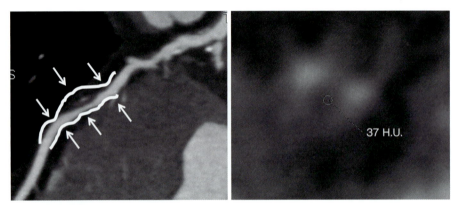

図2 ● 不安定プラークと考えられる CTA 所見
血管の陽性リモデリング（左）と低 CT 値プラーク（右）

る．不安定プラークはその狭窄度とは関連なく将来の心血管イベント発症と関連する．従来，プラーク性状は，血管内超音波や光干渉断層法などの血管内イメージングデバイスによってしか知ることができなかったが，CTA ではそれを低侵襲に評価できる．これまでの検討からわかっていた，血管の陽性リモデリング，脂質成分に富むプラーク（低 CT 値）や粒状石灰化などの所見をみつけることで，潜在的に存在する不安定プラークを診断し，有意狭窄の有無とは関連しないハイリスク症例を同定することが可能となった（図2）．

　冠動脈の評価において CTA がさらに威力を発揮するのは，冠動脈先天奇形と走行異常の評価である（図3）．冠動脈奇形では，異常血管の形態や走行，大動脈や肺動脈などの主要血管との位置関係の把握が術前情報として重要であり，死角がなくあらゆる方向から観察可能な CTA は適している．MDCT による CTA は，心臓を含む広い範囲を，高空間分解能のボリュームデータとして短時間で非侵襲的に収得可能である．さらに，ワークステーションを用い3次元処理することにより説得力のある画像を作成することが容易であり，冠動脈や心大血管系の形態情報評価においては欠くことのできない画像診断法である．

　現在も CTA の適応は様々に広がりをみせている．胸痛の症状のある有意狭窄病変の診断のみでなく，プラークの性状診断，冠動脈先天奇形の評価，冠動脈バイパス術後や経皮的冠動脈形成術後の経過観察，薬物療法による冠動脈プラークの量や質の効果判定などに用いられている．さらに，形態的な評価だけでなく，冠動脈狭窄が機能的な虚血をもたらすかを示す機能的血流予備能比（fractional-

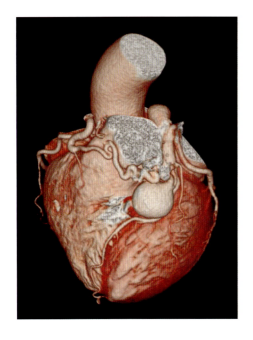

図3 ● 冠動脈奇形の VR 像
　左前下行枝に囊状動脈瘤を認める．右冠動脈と交通する
異常血管も認める．

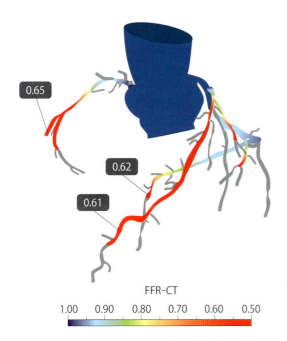

FFR-CT

| 1.00 | 0.90 | 0.80 | 0.70 | 0.60 | 0.50 |

図4 ● FFR-CT を算出した 1 例
　左前下行枝は近位部から，右冠動脈は中間部
から FFR は 0.8 未満を示している．

flow reserve）を，CTA のデータから算出することも可能となってきている（図4）．これは FFR-CT
とよばれ，冠動脈 CTA のボリュームデータをもとに流体解析の手法を用い，スーパーコンピュータ
にて冠動脈内の圧力や流れをシュミレーションした結果を VR 画像上にカラー表示したものであり，
冠動脈 CTA での解剖学的な狭窄度の診断より高い精度で血行再建が必要かどうかの虚血の検出をす
ることができる．
　冠動脈 CTA は今日の循環器診療において必要不可欠な検査である．しかしながら，造影 CT 本来

のデメリットでもある放射線による被ばくとヨード造影剤による副作用の問題を避けることはできない．従来より冠動脈CTAは心臓全体をボリュームデータとして収集するため，極端に小さなビームピッチを選択する必要があり，X線ビームの重畳が被ばく増大に起因する．またヨード造影剤の使用に関しては，ヨードアレルギーや造影剤腎症といった造影剤による副作用のリスクがある．ヨードアレルギーは検査前の十分な問診や適切な前処置でリスクを回避するほかない．一方，被ばくや造影剤腎症に関してはMDCT装置や撮影技術の進歩により，今後ますます低被ばく，造影剤低減での撮影が可能となることが期待される．

■ 文献

1）Budoff MJ, Dowe D, Jollis JG, et al. Diagnostic performance of 64-multidetector row coronary computed tomographic angiography for evaluation of coronary artery stenosis in individuals without known coronary artery disease: Results from the prospective multicenter accuracy（assessment by coronary computed tomographic angiography of individuals undergoing invasive coronary angiography）trial. J Am Coll Cardiol. 2008; 52: 1724-32.

2）Miller JM, Rochitte CE, Dewey M, et al. Diagnostic performance of coronary angiography by 64-row CT. N Engl J Med. 2008; 359: 2324-36.

3）Meijboom WB, Meijs MF, Schuijf JD, et al. Diagnostic accuracy of 64-slice computed tomography coronary angiography: A prospective, multicenter, multivendor study. J Am Coll Cardiol. 2008; 52: 2135-44.

4）Chow BJ, Freeman MR, Bowen JM, et al. Ontario multidetector computed tomographic coronary angiography study: Field evaluation of diagnostic accuracy. Arch Intern Med. 2011; 171: 1021-9.

〈赤木憲明　三好 亨〉

CTA のメリットとデメリットは？

CTA のメリット

　CTA を使用するメリットは何といっても非侵襲的に冠動脈病変を評価できることにある．加えて冠動脈造影では一見狭窄がないようにみえる冠動脈壁に壁内プラークとして動脈硬化病変の有無を観察することが可能である（図1）．64 列以上の MDCT（multidetector-row computed tomography）は以前と比べ時間分解能，空間分解能は飛躍的に向上し狭窄度のみならず冠動脈のプラークの有無，性状評価も可能となった．

　また最新の知見として FFR-CT を用いることで冠動脈狭窄のみならず従来であれば冠動脈 CTA ＋心筋シンチのフュージョン画像を用いたり，侵襲的に実際の心カテ時の FFR を測定することでしか評価が難しかった正確な虚血評価も行えるようになってきた．

　また拡張能評価や ASD のシャント方向・シャント量評価，その他心奇形評価も可能となってきている．

　一方で造影剤使用に伴う腎障害については今後も議論の余地がある．

　実臨床で広く一般的に冠動脈 CTA は撮影されているが具体的なメリットとして以下があげられる．

- 非観血的な冠動脈評価として冠動脈 CTA が他検査に比べ勝っている．
- 冠動脈 CTA を用いることで上記にも述べたようにプラーク量のみならずプラークの質的診断も可能である．当院ではプラークの CT 値を解析し 50 HU をカットオフとし，それ以下であれば不安定プラークの可能性を判断している．それにより PCI 術前から使用デバイス（バルーン，ガイディングの形状・サイズ選択，末梢保護デバイス使用の可能性）などを予想できる．また，患者へのインフォームド・コンセントの際も 3D 画像を用いわかりやすく説明が可能である．
- 従来であれば狭心症が疑われる患者が外来受診した際は運動負荷や心筋シンチなどで評価を行いその後冠動脈造影＋同時 or 別の日での PCI を行っていたものが，造影剤使用の問題（腎機能低下の有無，アレルギーの有無）は残るものの，冠動脈 CTA で冠動脈狭窄の有無，冠動脈走行，プラーク

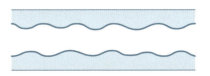

図1 ● 冠動脈壁のびまん性の動脈硬化

性状, 石灰化の程度の判断を行うことができ, 診断目的の冠動脈造影検査を飛ばしてでも初回カテーテル検査時に治療（PCI）までを完結できる.

●冠動脈狭窄の評価については今までの報告から陰性的中率が高いことが示されており胸痛患者のスクリーニングに適している.

●PCI後のステント評価, 再狭窄評価も可能となってきている. 日本循環器学会のガイドラインでは適応はクラスⅡB, エビデンスレベルCとされているが, 実際にはステント内再狭窄の有無や, ステント破損の有無の診断も症例によっては十分可能である.

●弁膜症の情報を把握することも可能である. 弁・弁周囲の石灰化の評価, 弁葉の数, 位置関係, 弁口面積の計測にも有用である. 最近本邦でも施行が拡大している重症大動脈弁狭窄症の経カテーテル的治療（TAVR）の適応評価の際にも, 弁口面積の評価, 左室流出路の形態評価, 冠動脈入口部との位置関係の評価, 上行大動脈の評価にも必須の検査といえる[1].

●近年増加傾向にある成人先天性心疾患患者における評価も重要である. 心エコーのみでは評価が困難な患者に対して合併奇形や異常血管描出の目的で撮影が必要である. 最近ではCTAとエコー動画のフュージョン画像での評価で形態学的異常に加えエコーでの定量評価も合わせて可能になる場面に遭遇する.

B CTA のデメリット

逆に冠動脈CTのデメリットとしては以下があげられる.

●冠動脈石灰化が高度な場合評価が困難となることがある. CTの空間分解能の不足により石灰化によってさまざまなアーチファクト（blooming, beam hardening, undershooting）が生じ, それらは心収縮に伴う冠動脈の動きでさらに増強される[2]. しかし, 診断率にはあまり影響がないとの報告

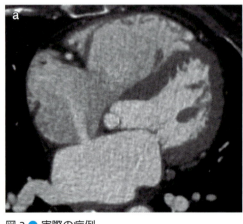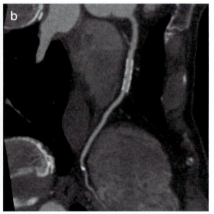

図2 ● 実際の症例
　　a : 心房中隔欠損: 左房から右房に吹く jet を確認できる. また解析ソフトを用いることで, 欠
　　　　損孔の大きさ, 各 rim の長さ, Qp/Qs の算出も可能である.
　　b : 右冠動脈に 3.5 mm×18 mm の薬剤溶出性ステントを留置 8 カ月後の follow の冠動脈 CTA.
　　　　ステント内再狭窄は認められなかった.

もある[3].

- 単純撮影での冠動脈石灰化スコアのみの測定で冠動脈狭窄の可能性・リスク評価はある程度可能であるが[4]，実際には造影が必要になることが多い．他の造影検査と同様に腎機能低下症例には CIN（ヨード造影剤による腎障害）予防のため検査前後での補液などの対処が必要である．

- 256 列以上の多列化した MDCT を用いて撮影を行うと 1 回のスキャンで心臓全体の評価が可能であるので心房細動患者などでも評価が可能であるが，モーションアーチファクトの予防のため β 遮断薬を使用した心拍数コントロールを行い心拍数を 60 以下に抑えることが望ましい．予期せぬ期外収縮などで画像の構成がうまくいかない場面に遭遇することもある．また，小径のステントの場合冠動脈内腔評価が困難な場合もある（図 2）.

■ 文献

1) Abbara S, Pena AJ, Maurovich-Horvat P, et al. Feasibility and optimization of aortic valve planimetry with MDCT. AJR Am J Roentgenol. 2007; 188: 356-60.
2) Raff GL, Abidov A, Achenbach S, et al. SCCT guidelines for the interpretation and reporting of coronary computed tomographic angiography. J Cardiovasc Comput Tomogr. 2009; 3: 122-36.
3) Arbab-Zadeh A, Hoe J. Quantification of coronary arterial stenosis by multidetecter CT angiography in comparison with conventional angiography methods, caveats, and implication. JACC Cardiovasc Imaging. 2011; 4: 191-202.
4) O'Rourke RA, Brundage BH, Froelicher VF, et al. American College of Cardiology/American Heart Association Expert Consensus Document on electoron-beam computed tomography for the diagnosis and prognosis of coronary artery disease. J Am Coll Cardial. 2000; 36: 326-40.

〈小出祐嗣　伊藤 浩〉

CTA 撮影の流れと工夫

　心臓 CT 検査では，撮影をしてそのまま診断に活用されるのではなく，多くの場合において画像再構築を行って診断をすることになる．よりよい画像データを取得することは，画像再構築の作業が行いやすくなるだけではなく，診断に有益な多くの情報をもたらすことが可能となる．心臓 CT は，心電図同期を行いながら撮影を行い，撮影時に取得した心電図情報を活用して画像再構成を行わなくてはならない．多くの CT 検査での撮影時の流れと違うことを行う必要があるという認識をもって撮影を行わなくてはならない．

A　撮影を開始する前に注意すべきこと

　心臓 CT 検査は，心電図同期を行うために心電図のデータを取得しながら撮影を行う．心電図同期画像再構成は，心電図の R 波を利用して画像再構成を行うため，できるだけきれいな心電図波形を取得する必要がある．CT で心電図同期を行うために用いる心電図は，12 誘導のうち II 誘導（RA-LL）を用いて行う．心電図は誘導の種類によって冠動脈それぞれの状態を把握することができる．CT で利用する II 誘導では，右冠動脈の情報を心電図より得ることができる（図1）．また，CT 撮影の際には，上肢を挙上して撮影を行うために心電図の電極を装着する際は，上肢を挙上してから装着するとよい．これは，手を下げたまま電極を装着すると，挙上した際に圧着した電極が浮いてしまうことによりきれいな心電図波形を得ることができなくなってしまう場合がある．また，挙上することで腕に力が入ってしまうことにより筋電図が入り，波形にノイズが発生する場合もある（図2）．必要に応じて，電極を装着する際には，装着部位をアルコール綿や専用のジェルなどを用いて，拭いてから装着することで，電極がしっかりと圧着されるようになる．

　CT 装置の進歩によって撮影時間が短縮されたとはいえ，呼吸停止がしっかりとできていない場合には，数 mm の冠動脈を描出し評価をする心臓 CT では十分に評価をすることができなくなってしまうことがある．検査開始前には，常に一定の条件で呼吸停止をしっかりと行う必要がある旨の説明も十分に行い，呼吸練習もあわせて行う必要がある．また，呼吸停止を行った際に生理学的反射によって，心拍数の変動が大きくなるときがある．呼吸練習を行った際には，心電図波形も確認することで，呼吸停止による心拍変動が起きるのかを確認しなくてはならない．呼吸停止をしっかりと行ってもらうために，腹部を圧迫固定することも有用な方法の1つである．呼吸停止の際に，口を閉じていても鼻から息が漏れてしまう場合もあるため，呼吸停止練習時にはその点も考慮して確認しなくてはならない．

　心臓 CT は，多くの場合においてヨード造影剤を急速静注で投与して検査を行う．投与するための

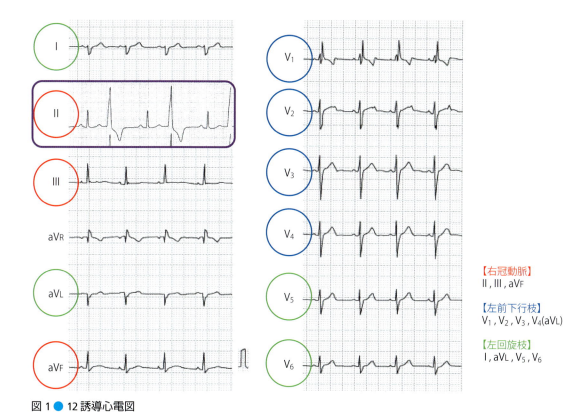

図 1 ● 12 誘導心電図

【右冠動脈】
II , III , aVF

【左前下行枝】
V₁ , V₂ , V₃ , V₄(aVL)

【左回旋枝】
I , aVL , V₅ , V₆

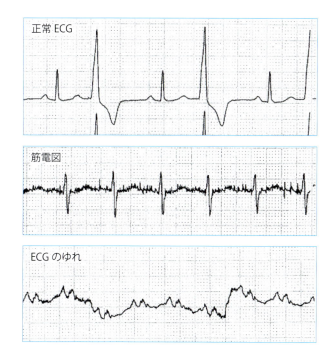

正常 ECG

筋電図

ECG のゆれ

図 2 ● 心電図のノイズ

留置針の太さは急速静注を安全に行うことができるサイズを用いて留置しなくてはならない．また，血管内にしっかりと留置されていることを確認するために，自動注入器を用いて生理食塩水を造影剤が投与される予定の注入速度で少量注入することにより，血管外漏出が起きていないことを確認することができる．

　検査前には，心エコーや 12 誘導心電図などの他の検査で得られた情報もあわせて確認しておくことは，撮影プロトコルの選択に有用である．心エコーの情報は，心臓の動きや先天性疾患の有無，弁の状態などの情報を事前に把握することができる．また，12 誘導心電図では安静時の心拍数や不整脈があるのかどうかを事前に確認することができる．心エコーの情報や 12 誘導心電図情報を確認することで，心臓 CT 検査時に使用する撮影プロトコルを事前に検討することも可能である．冠動脈ステント評価や冠動脈バイパス術後評価などでは，心臓カテーテル検査や手術記録を確認しておくことで，撮影範囲の決定などに有効である．

B　検査中に注意すべきこと

　心臓 CT の撮影を行う際でのポジショニングは，より高い分解能で撮影データを取得できるようにするために，心臓が FOV 中心になるように合わせなくてはならない．心臓はわずかに左側に位置しているので，CT 装置の寝台に寝てもらう際には，若干右側に寝てもらうことにより X-Y 平面での中心にポジショニングすることが可能となる．CT 装置によっては，寝台が横方向にスライドすることが可能な装置もあり，その機能を活用することも有用である．また，事前に過去に心臓が含まれる CT を行っている場合には，その画像を活用することでポジショニングがよりしやすくなる．

　検査中は，他の検査においても常に被検者の様子を観察することは必須であるが，心臓 CT ではあわせて心電図同期をするための心電図の情報も確認することが重要である．特に心臓 CT では撮影時の心拍数によって適宜，最適なプロトコルの選択を行わなくてはならない．撮影プロトコルは，大きく分けて step and shoot 法と helical scan がある．step and shoot 法は conventional scan を用いて撮影が行われる．この方法では，ハーフ再構成による画像再構成しか行うことが困難なため，時間分解能の問題で心拍数に制限がある．これに対して，helical scan を用いての撮影では心拍数による制限は基本的にはない．helical scan で撮影を行った場合には，被ばくの増加を考慮して，必要に応じて ECG mA modulation を活用した被ばく低減技術を用いる必要がある．また，helical scan でも通常心臓 CT で用いられている helical pitch よりも大きい helical pitch を用いて撮影を行うことで被ばく低減を行う方法もある．どの撮影プロトコルを用いて撮影を行うのかを決定するために，撮影中に呼吸停止を行った際における心拍数も確認しておくとよい．この際，呼吸停止をしたときに心拍数がどの程度変動するのかも確認することはプロトコル選択を行うために重要なことである．撮影中に心電図にノイズが発生する場合もあり，きれいな心電図波形が取得できているのかもあわせて確認を行う．撮影中にきれいな心電図波形が取得できないと，画像再構成がうまくできないことや本来設定した心位相で X 線が曝射されないといったこともある．撮影時に上肢を挙上する際には，手台などを活用し腕に必要以上の力が入ってしまうことがないようにする工夫も有用である．心電図の波形がきちんと取得できているのかを撮影中に常に確認し，場合によっては電極を再度装着し直してから撮影を行う必要もある．

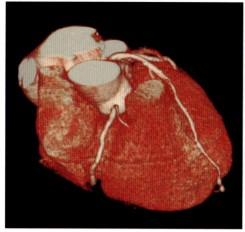
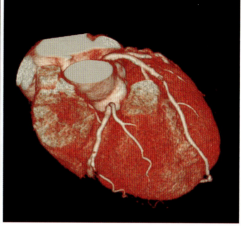

冠拡張薬不使用時　　　　　　　　　　　　　　　　冠拡張薬使用時

図3 ● 同一症例による冠拡張薬による冠動脈描出能の違い

　撮影範囲は，心臓がすべて含まれる範囲とする．しかしながら，撮影範囲を決定するスキャノグラムでは心臓の位置をはっきりと認識することは困難である．一般的に，気管分岐部付近に心臓は位置しているので撮影開始位置は，気管分岐部とする．冠動脈石灰化評価目的で行った単純CTを撮影した場合にはその画像を用いて造影検査時の撮影範囲は最終的に決定する．これは，必要以上の撮影範囲の拡大は被ばくの増加や呼吸停止時間の延長につながるためである．この際，撮影範囲の決定とともに冠動脈奇形がないのかもあわせて確認を行う．また，左冠動脈は起始部よりも主幹部が上に湾曲していることも多いため，画像の確認を行う際には，左右の冠動脈をしっかりと観察をして画像の確認を行う．呼吸停止がきちんとできているのかも合わせて確認を行う．画像表示条件を変化させて肺野が確認できるような条件にすることで，簡便に確認することが可能である．造影検査での撮影範囲を決定する際には，心臓が確認できる位置よりも多少余裕をもった位置とする．

　冠動脈をより明瞭に観察するために，冠動脈を拡張するための冠拡張薬が用いられる（図3）．冠拡張薬を使用することで血管が拡張されることにより，末梢血管も含めた描出能の向上が期待できる．また2011年には，心臓CTの際に心拍数を抑えることを目的としたβ_1受容体選択的遮断薬が薬事承認された．心拍数が高いと良好な画像を得られにくくなるため，必要に応じてβ_1受容体選択的遮断薬を造影剤注入前に投与して心拍数をコントロールしてから検査を行う．

　造影剤投与時には，bolus tracking法やtest bolus法などを用いて行われる．どちらの方法についてもすぐにX線照射が始まるために，血管外漏出が起きていないのかを造影剤注入中においても常に確認することはできないが，可能な範囲で血管外漏出が起きていないか確認しなくてはならない．造影剤の血管外漏出が発生した場合，注入を停止する装置が一部の自動注入器にはあるので，活用することも1つである．また，造影剤投与に伴う熱感に驚いて心拍数が上昇する場合や呼吸停止をしっかりと行えなくなってしまう被検者もいるので，造影剤投与前には，造影剤投与による人体の変化も事前に説明を行っておかなくてはならない．

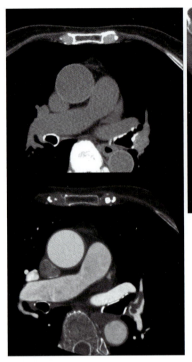
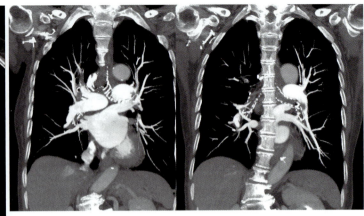

図4 ● 胸痛による狭心症評価のために心臓 CT を行い,
　　　肺塞栓症が発見された症例

C　検査終了後に注意すべきこと

　冠拡張薬，β_1受容体選択的遮断薬，造影剤などの様々な薬剤が用いられて心臓 CT 検査は行われる．よって，容態の変化がないかについて，検査中はもちろんのこと検査終了後にもしっかりと確認しなくてはならない．心臓 CT 検査では，投与される薬が多くなりその分副作用のリスクがあることを理解し，異常を認めた場合には，それぞれの状態に対して適切な処置を行う必要がある．検査で用いられる薬の副作用についての知識の習得も行い，安全に検査が施行できるようにしなくてはならない．

　検査終了後には，得られた横断画像を用いて撮影範囲の確認や心臓 CT で得られた情報などを確認しなくてはならない．心臓 CT では，最初に表示される画像は CT 装置によって異なるが，至適心時相検索がされた冠動脈の画像ではない．よって，画像の確認を最初にするときの画像は多くの場合，冠動脈や心筋でモーションアーチファクトを含んだ画像である．そのため，詳細な評価は困難であるが，画像再構築を行う際に処理を行わない部位の画像をこの際にしっかりと確認しなくてはならない．心臓 CT で依頼される所見は大動脈や肺動脈疾患と同様の場合も多々ある（図4）．

■ 文献

1）山口隆義, 井田義宏, 石風呂実, 編. 超実践マニュアル心臓 CT. 東京: 医療科学社; 2012. p. 85-128.
2）井田義弘. 心臓 CT の基礎. アールティ. 2008; 41: 3-14.
3）小山靖史, 伊藤　浩. 循環器臨床を変える MDCT. 東京: 文光堂; 2015. p. 290-2.

〈鈴木諭貴〉

CTA 撮影の心周期と心電図同期法とは

　拍動し続ける心臓を撮影するうえで求められることは，心臓の動きが最も静止している状態または
それに近い時相で画像再構成していくことである．そのためにも CTA 撮影には心周期を理解して至
適心時相をみつけることが重要である．近年機器の時間分解能の飛躍的な向上によって比較的容易に
冠動脈の CT 検査が行えるようになってきたが，一方で高心拍症例や不整脈症例など難易度の高い撮
影を求められる時代になっている．

A 心周期

　心周期を理解するために，図1に左心室容積曲線と心電図波形の関係を示した．左心室容積曲線を
みると収縮末期，拡張中期，拡張末期で心室容積の変化がプラトーに近づく，またはカーブが緩やか
になっていくことがわかる．そしてこのタイミングが，心臓の動きが少なく冠動脈の動きが少ない時

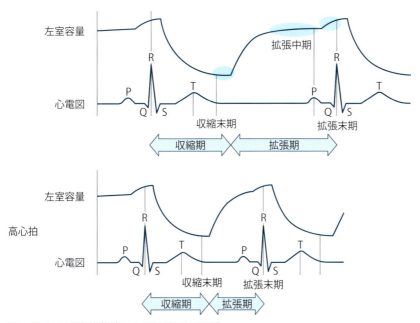

図1● 左心室容積曲線と心電図波形の関係
　　平均心拍 70/分以下では拡張中期で心臓の動きが最も小さくなりやすいため，おもに拡張中期
　　で画像再構成を行うことが多いが，それ以上の心拍では収縮末期，拡張末期で画像を作成する
　　ことが多い．

相を意味する．また心拍数が低いほど心電図の T-R 間隔（拡張期）が長くなり心臓の動きが少ない時相が長くなる．逆に心拍数が高くなるにつれて T-R 間隔（拡張期）が短縮するため，拡張中期での至適心時相を探すことが困難になってくる．心拍数 70/分以下では拡張中期で心臓の動きが最も小さくなりやすいため，おもに拡張中期で画像再構成を行うことが多いが，それ以上の心拍ではむしろ収縮末期，拡張末期で画像を作成する方が有利であることが多い．しかし収縮末期，拡張末期での静止時間は短く至適心時相をみつけるのが難しいため，心拍数の高い症例の撮影が難しいことになる．

B 心電図同期法

CT では心電図と撮影を同期させる方法に下記の 2 つの方法がある．

1．prospective ECG gating 法

心電図同期撮影において心電図の R-R 間隔の定められた部分のみに X 線照射する方法で，心周期の一部分のみの照射となるため被ばくが少ないというメリットがある．至適心時相を予測しやすい心拍数が低く安定している場合やカルシウムスコア測定などに用いられる．

2．retrospective ECG gating 法

心電図を連続的にモニタリングしながらヘリカルスキャンを行い，すべての心時相データを取得し，得たデータを後から任意の時相で画像再構成する方法である．全心時相に対して X 線照射を行うため，prospective ECG gating 法に比べ被ばくが多い．しかしすべての心時相データを取得しているため，どの時相で静止しているか判断の難しい高心拍の撮影や不整脈症例の場合に有利である．このように至適心時相を予測できないような高心拍症例や不整脈症例に対する CTA や心機能解析，4D 画像の作成に用いられる．

C 心時相の決定方法

至適心時相を決定するには心電図情報より最適な心時相を決定する必要がある．心電図の R-R 間を 0〜100％として至適心時相を相対値（%）で設定する方法を相対値法という．これに対し R 波の頂点を起点に時間を設定し固定値（ms）で定める方法を絶対値法という．さらに R 波の後ろに進む方法を絶対送り法とよび，前に戻る方法を絶対戻り法とよぶ．心拍が安定した症例では相対値法でも，絶対値法でも同じ時相の位置で設定すれば同じ画像を得られるのだが，心拍変動の大きい症例や不整脈症例の場合は下記の説明のようにずれを生じることがあるため，これらの仕組みを理解した上で設定することが必要である．

たとえば，図 2 のように R-R 間隔が心拍数 60 bpm から心拍数 80 bpm のように変動したとする．このとき収縮期の左室容量曲線には大きな変化がないことがポイントとなる．相対値法の収縮期 30％を設定時相とすると，絶対値に換算すると心拍数 60 bpm では R-R 間隔 1,000 ms の 30％である 300 ms に設定時相がくるが，心拍数 80 bpm では R-R 間隔 750 ms の 30％である 225 ms に設定時相がくることになり，左室容量にずれを生じることがわかる．しかし絶対値法では 300 ms で時相合わ

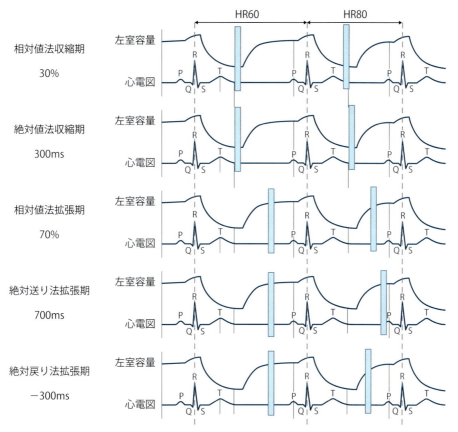

図2 ● HR60，HR80と仮定した時の相対値法と絶対値法
HR60のR-R間隔に合わせて相対値も絶対値も同じ位置に再構成の設定時相を合わせたとき，
HR80のR-R間隔では異なってくることがわかる．不整脈の場合心拍の変動によって相対値と
絶対値がどのようにR-Rの位置に時相がくるか理解しておくと，心拍が静止している場所を
狙って時相を設定することが可能であり，クオリティーの高い冠動脈静止画像を作成できる．

せをすると，心拍数60 bpmの場合も心拍数80 bpmの場合も300 msの位置に設定時相がくるため左
室容量のずれを生じにくい．R-T間隔は図1の左心室容積曲線と心電図波形の関係からもわかるよ
うに，変化の少ない収縮期に絶対値で時相設定した方が静止している時相に重なってくることが多い．

D　不整脈時の撮影のポイント：当院の実例

　シーメンス社製のCT装置には再構成時相にずれを生じたものを除外するDelete Sync，逆に再構
成時に挿入するInsert Syncという後処理が行えるEdit機能がある．不整脈時はこのEdit機能を用
いて画像を再構成することが多く，当院で使用しているシーメンス社製のSOMATOM Definition
Flashを中心にその臨床応用について述べる．
　不整脈時の撮影においてはretrospective ECG gating法で全時相のデータの取得を行うことを推奨
する．つまり不整脈の心臓が静止している時相が不明なため，後でどの時相でも再構成できるように
しておく必要がある．またDelete Syncや低心拍などにより再構成時に隣り合う画像の撮像タイミン

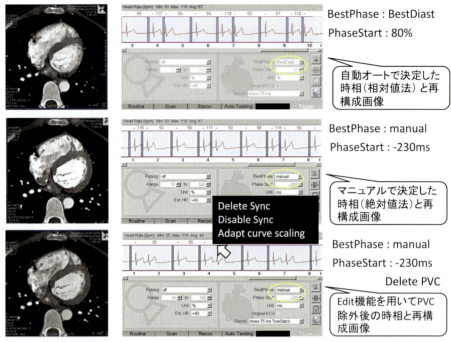

BestPhase : BestDiast
PhaseStart : 80%

自動オートで決定した時相（相対値法）と再構成画像

BestPhase : manual
PhaseStart : -230ms

マニュアルで決定した時相（絶対値法）と再構成画像

Delete Sync
Disable Sync
Adapt curve scaling

BestPhase : manual
PhaseStart : -230ms
Delete PVC

Edit機能を用いてPVC除外後の時相と再構成画像

図3 ● 不整脈症例に対する対応

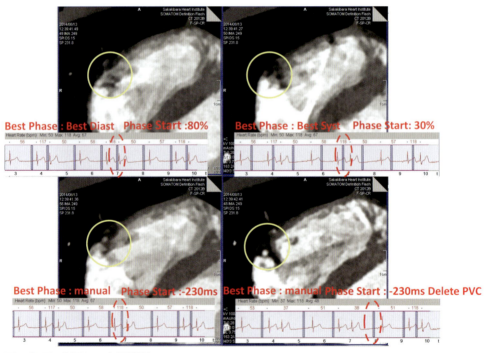

図4 ● 同一断面での右冠動脈

赤点線で同一断面に対する心電図上の設定時相を示す．PVC 上ではどの時相も心臓が静止していないため画像のぶれが生じ，評価困難となる PVC 部分を除外することで次の安定した低心拍部分で画像を再構成し，心臓が静止している至適心時相を決定することができる．

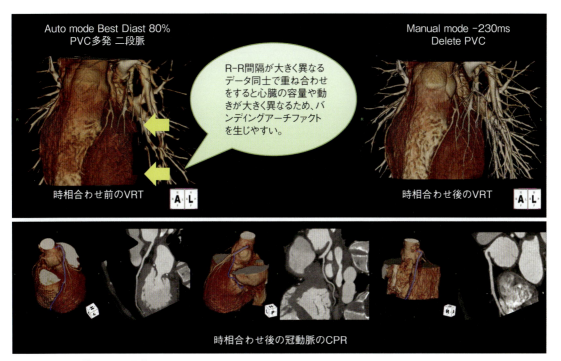

図5 ● VRT 画像と CPR 画像

グが大きく異なり，データ欠損が起こる場合があるのでピッチを下げて，単位時間あたりのデータ量を多くすることも必要である．

　図3の心室性期外収縮（以下 PVC）多発症例に対する対応の例を述べる．図3上段の自動オートで出てくる相対値法の画像のように冠動脈がぶれているためマニュアルでの時相合わせが必要になってくる．心臓全体をアキシャル断面と心電図とを比較しみていくと図4で示すように PVC により R-R が短くなったタイミングでずれていることがわかる．さらにこのように R-R 間隔が大きく異なるデータ同士で重ね合わせをすると心臓の容量や動きが大きく異なるため，バンディングアーチファクトを生じやすい．PVC 以外の部分は心拍数 50 bpm 台で心臓が静止している時相が長い心電図で構成されており，PVC 部分のデータを抜いて心拍数 50 bpm 台の安定した時相のみで画像を再構成していくとアーチファクトの少ない画像が作成できる．つまり図3中段のようにまず心拍数 50 bpm 台の部分で時相合わせを行い，下段で示している通り PVC 部分のデータを除外して画像再構成を行うと図5のような静止画像が得られる．

■ 文献
1) 山口隆義，井田義宏，石風呂実，編．超実践マニュアル心臓 CT．東京：医療科学社；2012．
2) 児玉和久，栗林幸夫．平山篤志，他編．Q & A でやさしく学ぶ心臓 CT．2版．東京：メジカルビュー社；2009．
3) マハデバッパ マヘシュ．In：陣崎雅弘，監訳．MDCT の基本 パワーテキスト CT の基礎からデュアルソース・320 列 CT まで．東京：メディカル・サイエンス・インターナショナル；2010．

〈芝田愛梨　歌野原祐子〉

5 CTA 撮影のパラメータの基本的考え方

冠動脈 CT の画質に求められるのは，狭窄病変を明瞭に評価できる造影効果と画像ノイズとの良好なバランスに加えて，冠動脈の静止が得られていることである．特に，冠動脈の静止画像を得るには時間分解能と心拍数が大きく影響する．

A 撮影条件の設定

冠動脈 CT では，標準的な再構成フィルタ関数の使用下において最小スライス厚で SD25 程度の画像ノイズが至適とされ，撮影線量の制御が行われる．撮影パラメータの設定には，主に自動露出機構（auto exposure control: AEC）が用いられる．心電図同期の撮影時に AEC による設定が行えない機種に関しては，非心電図同期の撮影プロトコルを用いて，心臓の位置で示される管電流値を参照し，再構成スライス厚やハーフ再構成を考慮した値に変換した値を用いることで，体格に見合った線量設定が可能となる．

B 心拍数と冠動脈静止時相

冠動脈の評価を目的とした場合，冠動脈が静止している心時相の画像が得られればよい．冠動脈が静止するポイントは拡張中期または収縮末期とされているが，一般的には収縮末期より静止した拡張中期の方が良好な画像である場合が多いため，拡張中期で画像構築が可能となるような撮影プロトコルを構築する．低心拍数の場合には拡張中期で良好な静止画像が得られるが，心拍数が徐々に高くなると拡張中期画像にてモーションアーチファクトの影響が表れる．さらに高心拍数となり拡張中期での評価が困難となった場合には，収縮末期の画像での評価を試みるが，それでも評価困難な場合には検査自体が不成立となる（図1）．これらの特徴を踏まえて，各施設で用いている CT 装置の性能を十分に理解した上で，撮影条件の設定と心拍数コントロールの方法を考える．ポイントは，非分割式再構成法と分割式再構成法の切り替え心拍数の設定である．

C 撮影手法の決定: 64 列 CT

64 列相当の CT 装置で最速のガントリ回転速度が 0.35 秒である場合には，非分割式ハーフ再構成でほぼ対応可能な心拍数は 60 bpm 以下である．よって，明らかな不整脈を認めない場合には，被ばく低減の観点から前向きな心電図同期撮影法の適応となる．この撮影には step and shoot scan と hel-

JCOPY 498-13646

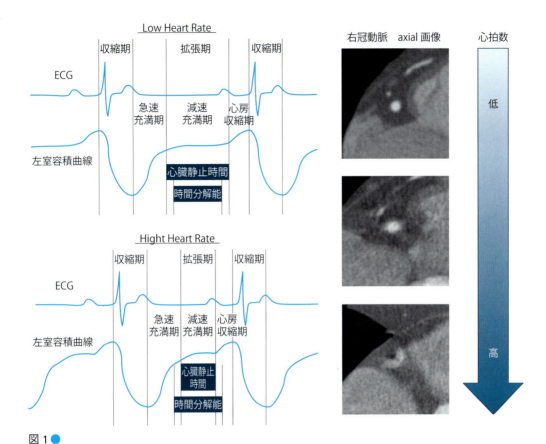

図1 ●
心拍数が低いと，拡張期における冠動脈の静止時間が CT 装置の時間分解能を上回るため，冠動脈の静止画像が得られる（上段）．しかし，心拍数が高くなるほど，拡張期での冠動脈静止時間が短くなるため，モーションアーチファクトが発生し，評価困難な画像となる（下段）．

■ 表1 ■ 異なる検出器幅を有する CT 装置において選択できる心電図同期による撮影方法および再構成方法

scan mode	ECG synchronization	reconstruction	volume coverage	
			≦80 mm	＝160 mm
axial	prospective ECG-triggered	single cycle	○	○
		multi cycle	×	○
helical	prospective ECG-triggered	single cycle	○	○
		multi cycle	×	○
	retrospective ECG-gated	single cycle	○	○
		multi cycle	○	○

ical scan による方法がある（表1）．step and shoot scan で1心拍置きに撮影される場合には，低心拍数であるほど撮影時間が長くなるため，造影持続時間の延長などへの配慮が必要になるが，不整脈検出機能の使用により，まれに発生する期外収縮などに対応しやすい特徴がある（図2）．一方，helical

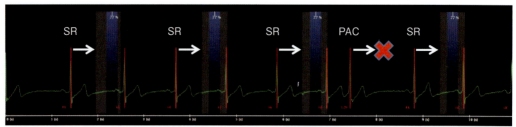

SR：sinus rhythm，PAC：premature atrial contraction

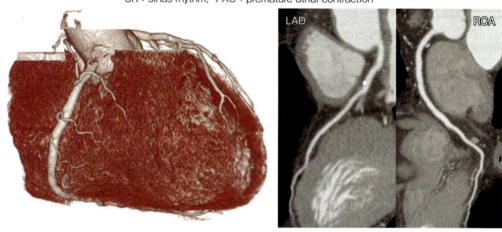

図2 ● step and shoot scan による前向きな心電図同期撮影法の1例
　4回目の撮影直前で心房性期外収縮が出現したものの，CT装置が感知し，1心拍置いた後の洞調律の部分で撮影が行われた．画像上も不整脈によるアーチファクトは出現していない．

scan では，非分割式再構成法の使用を前提とし，体軸方向にデータ欠損を生じない程度の高いピッチファクタを用いることが可能であるため，撮影時間が短く使用造影剤量の低減も図れる（図3）．一方，期外収縮などが発生した際には，それを感知して連続照射に切り替わる機能もあるが，体軸方向のデータ欠損が避けられない場合もあるため注意が必要である．60 bpm を超える心拍数での撮影では，分割式再構成法の使用を前提としたピッチファクタによる helical scan を用いる．61〜65 bpm では拡張中期での画像でほぼ評価可能であるため，ECG-mA modulation を効果的に用いることができる．66 bpm 以上では，徐々に収縮末期の画像が必要な割合が増加してくるため，ほぼ全心周期のデータが必要となる（図4）．また，β遮断薬による心拍コントロールが積極的に行えている環境では，全体の90％程度で 65 bpm 以下での撮影が行えると考えられる．よって，上記した3段階程度の撮影条件を最低準備しておくと多くの症例に対応可能である．

D　撮影手法の決定：area detector CT など

　64列CT以降のCT装置では，ディテクタが体軸方向に広くなったことに加え，最速ガントリ回転速度の向上によって撮影時間が大幅に短縮された．ガントリ回転速度が 0.27 秒程度の場合，非分割式ハーフ再構成でほぼ対応可能な心拍数の範囲は 65 bpm 以下であり，多くの症例で前向きな心電図同期撮影法が適応される．66 bpm 以上では，分割式再構成法でなければ静止画像が得られない割合

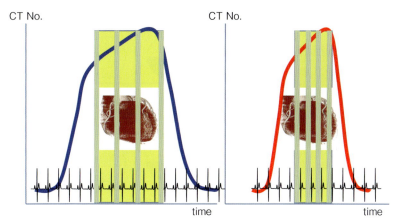

図3 ● step and shoot scan および high pitch helical scan と造影剤注入時の time enhancement curve との関係

step and shoot scan では 1 心拍置きの撮影となるため，長い造影持続時間が必要となる．一方 high pitch helical scan では，連続する数心拍で撮影が終了するため造影持続時間は短くてよい．

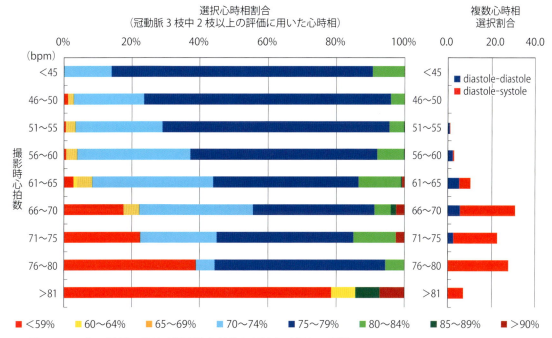

図4 ● 64 列 CT 装置における撮影時心拍数と最適心時相との関係

心拍数が 65 以下では拡張中期の割合が多いが，心拍数が 66 以上では徐々に収縮末期の割合が増加してくる．さらに，拡張中期の収縮末期画像の組み合わせで評価される割合も増加する．

も増加するが，area detector CT では，寝台の移動を必要としないため，複数心拍データを取得する撮影でも，前向きな心電図同期法を用いることができる．心拍数が 70 bpm 以上では，特に右冠動脈において収縮期での評価が必要となることが多くなるため，収縮期を含めた撮影範囲とする．よって，65 bpm 以下，66～70 bpm，71 bpm 以上の 3 段階程度の撮影条件を最低準備する．一方，2 管球搭載

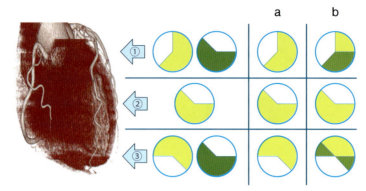

図5 ● a は 1 心拍内に連続するハーフデータのみを使用する画像再
構成法で，b は隣り合う心拍内で重なるデータが存在する場合
に，それを付加して再構成を行う方法

a では，どのスライスでも同じデータ幅しか使用しないため，画像ノイズは
一定である．一方，b では①および③のスライスで重複するデータを含めて
画像再構成するため，画像ノイズは低減する．しかし，息止め不良などによ
る位置ズレに起因するアーチファクトの出現が懸念される．

型の CT 装置では，複数心拍で分割しない撮影でも時間分解能が 60〜70 ms 台の画像が得られるた
め，高心拍数でも良好な画像が得られる．

E 複数心拍による撮影の問題点

　各心周期での冠動脈の動態は，振り子運動のように同一軌道を移動しない場合があるため，分割式
再構成法を使用した場合には，ミスレジストレーションによるアーチファクトが出現するリスクがあ
る．これは，息止め不良でも同様であり，わずかな位置ズレによって評価不能な画像となってしまう．
一方，非分割式再構成法においても同様の現象が生じる時があるため，注意が必要である．これは，
各装置メーカーが採用している再構成方法に由来するものである．一般的に，非分割式再構成法は，
1 心拍内で得られた連続するハーフデータから再構成するものと理解されているが，隣り合う心拍内
で重なるデータが存在する場合には，それを付加して再構成を行う方法もある（図5）．これによって，
X 線利用効率が向上し画像ノイズの低減につながるが，複数心拍のデータを使用するので，分割式再
構成法と同様の問題点を有することになる．よって，このような再構成方法を採用している装置で，
特に息止め不良が見込まれる場合には，心拍数コントロールを十分に行い，可能な限り step and
shoot scan を選択するなどの対策をした方がよい．

おわりに

　撮影条件は，CT 装置の進歩とともに変化するが，心臓の生理学的な動態を熟知したうえで，現在使
用している CT 装置のポテンシャルを十分に引き出せる撮影条件の設定が望まれる．

■ 文献

1）放射線撮影分科会 X 線 CT 撮影における標準化〜ガイドライン作成〜班．X 線 CT 撮影における標準化〜ガイドライン GuLACTIC〜．京都：日本放射線技術学会出版委員会；2010．p. 72-3.

2）山口隆義，他編．超実践マニュアル心臓 CT．東京：医療科学社；2012

3）Abbara S, Arbab-Zadeh A, Callister TQ, et al. SCCT guidelines for performance of coronary computed tomographic angiography: a report of the Society of Cardiovascular Computed Tomography Guidelines Committee. J Cardiovasc Comput Tomogr. 2009；3：190-204.

〈山口隆義〉

6 被ばく低減のためのパラメータの基本的考え方

当初，冠動脈 CT は被ばくの多い検査とされていたが，被ばく低減を目的とした撮影方法の開発や逐次近似（応用）再構成法の普及によって，大幅な被ばく線量の低減が図れるようになった．また，アプリケーションに頼らず撮影方法を工夫することによって，さらに被ばく線量を低減できる可能性もある．

A 被ばく低減撮影技術

冠動脈 CT 検査の目的は，冠動脈が静止している心時相の画像を取得することである．よって，静止時相以外の範囲のデータは必要なく，その領域の X 線照射は過剰な被ばくと考えられる．初期の冠動脈 CT 撮影では，心電図信号を取得しながら一定の撮影条件で helical scan を行う方法しかなく，被ばく線量が大きな問題となっていた．その後，ECG-mA modulation 機能に加えて前向きな心電図同期撮影法も開発され，被ばく線量は大幅に低減した（図 1）．しかしながら，被ばく低減を重視しす

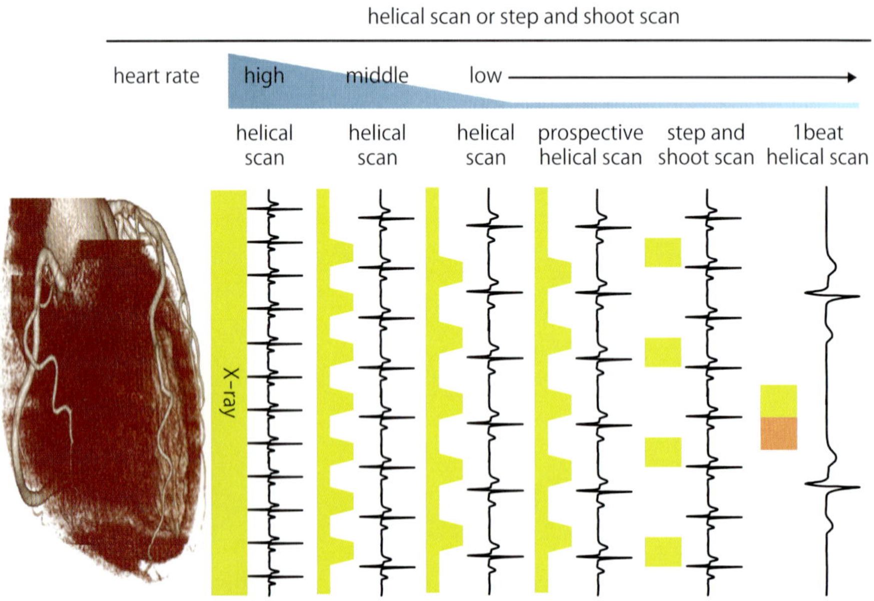

図 1 ● 64 列相当の CT 装置における撮影時心拍数に応じた撮影方法の選択
低い心拍数程，間欠曝射による撮影方法が選択できるため，大幅な被ばく低減が可能となる．
2 管球 CT（最右）では，helical scan でありながら 1 心拍内で心臓全体の撮影が可能である．

ぎて，結果的に冠動脈の評価が不十分となってしまっては本末転倒であるため，各患者の状態に適した撮影方法を選択し，検査を進めることが重要である．

B 前向きな心電図同期撮影法

　前向きな心電図同期撮影法が適応となるのは，心拍数が低く安定しており不整脈の出現が認められない場合である．この方法では，最短でも非分割式ハーフ再構成法の時間分解能しか得られない．よって，撮影時相である拡張中期の範囲にて，この時間分解能で静止画像の得られる心拍数が対象となる．ガントリ回転速度が 0.35 秒程度の CT 装置では 60 bpm 以下，0.27 秒程度の場合には 65 bpm 以下が適応の目安とされる．一般的な CT 装置では，step and shoot scan または非分割式再構成法を前提とした高いピッチファクタを用いた helical scan による方法があり，装置によって使用可能な方法は異なる．心電図に対する曝射範囲に関しては，拡張中期を中心に相対遅延法または絶対値法で設定される．しかし，特に低心拍数の場合，相対遅延法で固定したままの曝射範囲の設定では，不要な被ばくが増加する可能性もあるため，静止時相の延長と最適心時相の分布を考慮し，適時曝射範囲を調整し被ばく低減に務める．

　2 管球搭載型の CT では，超高速の helical scan を用いて 1 心拍内の拡張期のみで心臓全体を撮影する方法がある（図 1）．また，寝台移動を必要としない area detector CT では，前向きな心電図同期撮影法で複数心拍の撮影が行えるため，分割式再構成法も適応できる（図 2）．

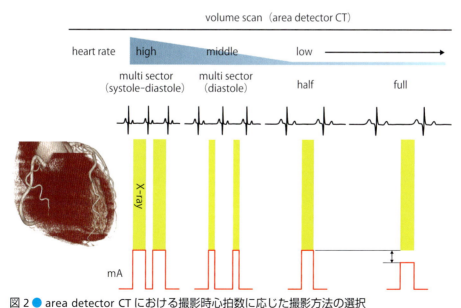

図 2 ● area detector CT における撮影時心拍数に応じた撮影方法の選択
　64 列相当の CT 装置では体軸方向に時間軸を有しているが，volume scan では体軸方向に時間軸がなく，撮影方法はシンプルである．低心拍数では，full 再構成法を用いることによる被ばく低減効果も期待できる．

C ECG-mA modulation 機能

ECG-mA modulation は，冠動脈の描出に必要とされる心時相以外を低線量で撮影する機能である．特に，低いピッチファクタによる撮影が行われる場合には，積極的な使用が推奨される．64列相当のCT装置において，分割式再構成法を前提とした撮影で，主に拡張中期画像が評価対象となる心拍数の場合に，最も効果的な被ばく低減が行える．一方，収縮期画像も必要となる高い心拍数では，低管電流の範囲が短くなるため被ばく低減効果が低下する．他には，前向きな心電図同期撮影法が適応可能な低心拍数症例でも，心機能や弁の評価も同時に行う必要がある場合には有効である．

D 逐次近似（応用）画像再構成法

広く普及している逐次近似応用画像再構成法は，ある程度の空間分解能を維持しながら画像ノイズの低減が図れる有用な再構成方法である．被ばく低減を意識した使い方としては，予めこの再構成法の使用を前提とした低線量での撮影条件を設定しておく方法がある．冠動脈の狭窄病変評価では30〜50%程度の線量低減に対する使用が妥当とされているが，低コントラスト領域での空間分解能の低下や，低すぎる線量では，通常線量の画像と比較し，低コントラスト検出能の低下も懸念される（図

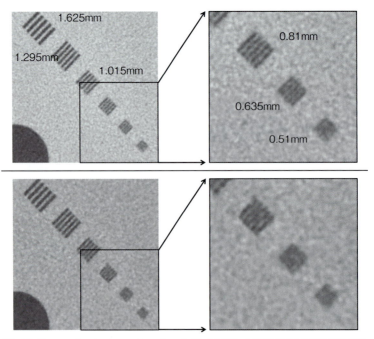

図3 ● filtered back projection（FBP）法（上段）と逐次近似応用画像再構成法 ASIR（Adaptive Statistical Iterative Reconstruction： GE 社）（下段）による画像

下段は FBP 法の 1/2 線量で撮影し ASIR 強度 60%を使用．ほぼ同一の画像 SD 値であるが，ASIR 画像では 0.635 mm 以下のスリットの描出が不良であった（ファントムのベースは水，スリットはアクリル）．

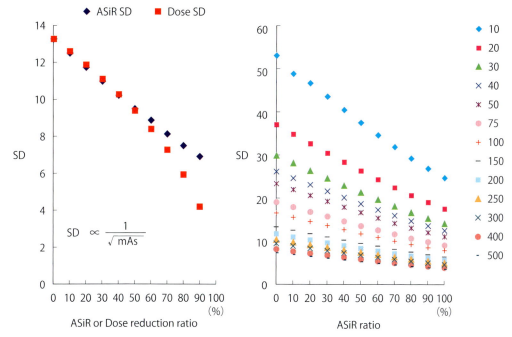

図 4 ● ASIR（Adaptive Statistical Iterative Reconstruction： GE 社）強度と画像 SD 値との関係
線量低減効果と画像 SD 値は 50%強度までは一致している（左）．また，様々な管電流を用いても，ASIR 強度と画像 SD 値とは直線関係を示している．（水ファントム φ20 cm）

3)．冠動脈プラークや心筋性状などを観察する場合には，淡いコントラストを評価するため，各装置に搭載されている逐次近似応用再構成法の特徴を理解した上で，目的に応じた条件の下で使用することが推奨される（図 4）．

E 低心拍撮影での工夫

　低心拍数ほど，拡張中期において非分割式ハーフ再構成法の時間分解能より長い静止時相が得られるため，これを有効に利用することで被ばく低減が図れる可能性がある（図 5）．静止時相が長ければ，ハーフ再構成法にこだわる必要がなく，フル再構成を適応することで，画像ノイズを低減し空間分解能の向上も期待できる．また，ハーフ再構成と同程度の画像ノイズを許容すれば，被ばく低減も図れる．これは一部の area detector CT 装置では可能な方法となっている．また，非分割式再構成法を前提とした helical scan の場合，心拍間でデータ欠損が生じない程度の高いピッチファクタを用いるのが一般的であるが，1 心拍内の長い静止時相を分割してハーフ再構成することによって，さらに高いピッチファクタで撮影してもデータ欠損なしで画像再構成が行える．これには，各心拍数で予測される静止位相時間からピッチファクタを算出する必要があるものの，これによる被ばく低減効果に加えて，撮影時間短縮による使用造影剤の減量も可能となる．

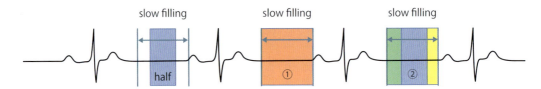

① 時間分解能を延長し，面内画質の向上を図る（or 被ばく低減）: volume scan
② データ利用幅を広げて，１心拍での体軸方向の作成画像を増加させる: helical scan

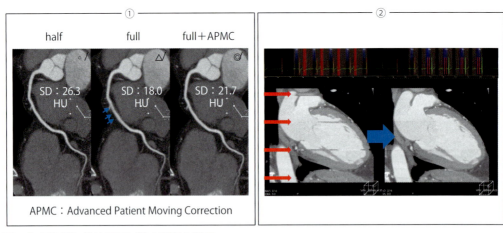

APMC: Advanced Patient Moving Correction

図5 ● 低心拍における長い静止時相の活用

①は320列CTの１心拍撮影において，full 再構成法を用いることによる画質向上または被ばく低減法．full では一部でモーションアーチファクトを認めるが（青矢印），APMC の併用によって，画像ノイズの低減とモーションアーチファクトの抑制を両立している．②は helical scan において，１心拍内のデータ使用範囲を広げて，体軸方向の作成画像を増加させる方法．高いピッチファクタでも ECG edit 機能を用いることによって，データ欠損を埋めることができるため（赤矢印），被ばく低減がはかれる．

F　低管電圧の効果

　低管電圧撮影では，造影コントラストの向上が期待できる．実効エネルギーが異なる装置間での比較はできないが，一般的に用いられる 120 kVp と比較し，100 kVp では約 1.2 倍，80 kVp では 1.5〜1.6 倍程度のコントラスト向上を見込めるとされている．よって，contrast noise ratio（CNR）を基準とするならば，造影剤使用量を変化させない場合には，撮影線量を低減することができる．しかし，血管内腔 CT 値の上昇によって石灰化との識別が困難となる可能性や，ノイズの上昇によるプラーク性状評価への影響や血管壁境界の不明瞭化が懸念される．一方，造影剤の減量を目的とした使用方法も可能であり，高齢者などを含め腎機能低下症例などでは非常に有効である．

おわりに

　様々な技術開発によって，冠動脈 CT の被ばくは，他の部位と比較しても低いレベルになりつつある．しかし，心筋血流や遅延造影評価など，心臓 CT 検査への期待は高く，これら多時相撮影への応用を考えると，さらなる被ばく低減への努力は緩めることができないと考える．

■ 文献

1) Halliburton SS, Abbara S, Marcus Y, et al. SCCT guidelines on radiation dose and dose-optimization strategies in cardiovascular CT. J Cardiovasc Comput Tomogr. 2011; 5: 198-224.

2) 山口隆義. 第16回CTサミット報告 シンポジウムⅡ Next Stage—次世代—4. 新しい造影テクニック TBT. INNERVISION. 2012; 11: 39-43.

3) 佐野始也, 松谷英幸, 近藤 武, 他. 低管電流撮影・フル 再構成による前向き心電図同期320列面検出器CT冠動 脈血管造影. 日放技学誌. 2013; 69: 244-50.

〈山口隆義〉

大きい体格，小さい体格はどう撮影する？

　日本人は欧米人に比べ比較的体格は均一であるが，ときに体格の大きな患者や逆に非常に小さな患者に遭遇することがある．そういった場合でも我々医療従事者は同一の検査を行う限り，同等の情報量をそれぞれの患者に提供する義務がある．本稿では極端に体格の大きい患者，小さい患者を撮影する際の対策について述べる．

A CT–AEC について考えよう

　CT–AEC は，患者の体格や部位に合わせて線量を調整することで一定の画質を担保し，不要な線量を減らすことで被ばく低減が可能とされ，現在ではその有用性から臨床現場では欠くことのできない技術となった．特筆すべき点は患者ごとの体格差による画質への影響を抑え，体格の大小に関係なく同等の画質を得ることが可能な点である．しかしながら，体格によらず同等の画質を得るといっても，図1のように撮影条件によっては体厚変化の大きい場合には画質の差が顕著に生じてしまう．つまり，極端に体格の大きい場合には線量不足による画質の低下が起こり，それとは対照的に極端に体格の小さい場合には線量過多による必要以上の画質が得られる可能性がある．ここで，冠動脈 CT における CT–AEC は撮影範囲における被写体厚の厚い領域を基準にして管電流値が決まり，1回の撮影中に面内の管電流調整が行われるが体軸方向では行われない点に注意したい．

B 逐次近似再構成法を活用しよう

　極端に体格の大きい患者を撮影する際に CT 装置の出力の限界により画質の低下を招くことがある．こういった場合に逐次近似再構成を用いることによりある程度の線量不足を補うことが可能となる．別

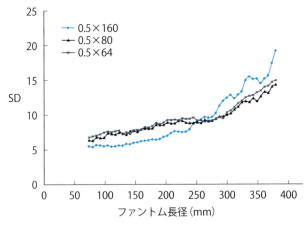

図1● AEC ファントムを撮影した場合の SD の変化

のいい方をすると，低線量で撮影しても逐次近似再構成を用いることでノイズ特性を維持することが可能となる．逐次近似再構成による線量低減効果に関する検討が多数行われている．メーカーごとの特徴や研究デザインに違いはあるが20〜50％程度の線量低減効果が報告されている．

井上らは一般的な画像再構成法であるFBPと同等のノイズ特性を低線量で可能とする逐次近似再構成を用いて，冠動脈CTAにおける血管描出能の評価を行った[1]．模擬血管のコントラストは250HUであった．20％の線量低減率となる逐次近似再構成法の強度レベルにおいて，模擬血管の描出能を損なうことなくノイズ低減が可能であったとした．

C　造影剤注入条件について考えよう

現状ではCT検査の造影剤注入条件は患者の体重によって調整されることが多い．これは患者間の造影効果のばらつきを少なくするためである．しかし，造影剤注入条件を体重で調整すると体重の多い患者では体重の少ない患者と比較して造影効果が強くなる傾向にある．その一方で，体重の極端に少ない患者では，造影効果が弱くなる傾向があるため造影剤の注入速度は施設ごとにその下限値を設定しておくことが望ましい．

また，体表面積を指標とした造影プロトコールによる造影効果の検討も報告されている．Yanagaらは，体重をもとに調整した造影条件（BWグループ）と体表面積をもとに調整した造影条件（BSAグループ）を大動脈の造影効果によって比較した[2]．体重が60kg以上ではグループ間で大動脈の造影効果に有意差が認められた．BWグループでは，60kg以上において大動脈の造影効果は臨床上必要以上の造影効果が得られていた．BSAグループでは体重に関係なく大動脈の造影効果は安定したとした．

おわりに

冠動脈CTでは，その読影プロセスから画像コントラストを体格によらず均一にすることが大切である．ノイズの増加や適切な造影効果が得られないことは診断能を低下させる要因となる．逐次近似再構成法を使用してノイズを低減することや造影剤注入条件を工夫することは冠動脈CTを成功させるための1つの重要なファクターである．

■ 文献

1）井上　健，市川勝弘，原　孝則，他．模擬血管ファントムを用いた心臓CTにおける逐次近似画像再構成法の血管描出能の検討．日本放射線技術学会雑誌．2012; 68: 1631-6.

2）Yanaga Y, Awai K, Nakaura T, et al. Contrast material injection protocol with the dose adjusted to the body surface area for MDCT aortography. Am J Roentgenol. 2010; 194: 903-8.

〈森光祐介〉

撮影タイミングの基本的な方法と
考え方

　冠動脈CT検査で血管形態を正確に評価するためには血管内腔の高い造影効果が必要である．さらに線量不足が懸念される体格の大きな症例，CT値の高い高度石灰化病変や冠動脈ステント内においては，より高い造影効果が必要である．そのためにも注入条件や撮影タイミングが重要になってくる．またバイパスグラフト術後症例のように撮影範囲が長く撮影時間を要するもの，心機能低下症例などでは撮影時間も考慮しなければならない．特にハイピッチダブルスパイラルヘリカルなどのprospective gatingによる位相を限定した高速撮影では，短時間で造影剤を高速注入するため，タイミングを捉えるのが難しい．特に撮影時間に見合った造影剤の注入時間や至適撮影タイミングを知るためにはSCCTガイドラインでも推奨されているbolus tracking法やtest injection法を用いて決定する．

　またそれぞれの施設で使用しているCT機器の撮影方法の特性に違いもあるため，その特性を十分理解した上で，その機器にあったタイミングを知ることも重要である．

A | bolus tracking 法

　bolus tracking法（図1）には閾値に到達すると自動的に撮影が開始されるオートトリガー法と目視で閾値到達を確認し撮影を開始するマニュアル法がある．

　オートトリガー法は上行大動脈に関心領域を設定しリアルタイムにモニタリングする．CT値が閾値に到達すると自動的に撮影開始となるため手技が非常に簡便で撮影タイミングの個人差がなくなるメリットがある．しかし何らかの要因により撮影時間が長くなったり，関心領域におけるCT値の上昇が不十分である場合には，これらの要因を考慮してマニュアルで撮影開始のタイミングを図る必要

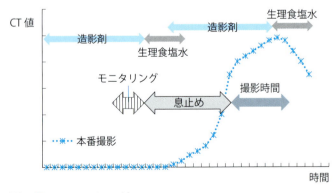

図1 ● bolus tracking 法

JCOPY 498-13646

がある.

　マニュアル法は axial 断面で上行大動脈などに関心領域を設定し, 連続的に撮影し関心領域の CT 値が閾値に到達したら手動で本番撮影を開始する. たとえば心拍の速い場合は到達時間が早まる場合が多く, 逆に心拍数が低いもしくは低心機能など心拍出量 (cardiac output: CO) の低下しているケースや僧帽弁逆流症などにより心拡大をきたしているケースなどは造影剤到達時間が遅くなる場合があるので注意する必要がある. またこのような場合は CT 値が十分に上がらず閾値に到達しない場合もあるため, 右心系の造影剤の抜け方と左心系の造影効果を目視で確認しながら撮影スタートさせる必要がある. そのため当院では, マニュアル法を用いる場合には上行大動脈ではなく四腔像が見える位置に axial 断面を設定し撮影タイミングを決定している. さらに息止め直後にバルサルバ効果による心拍数の低下があるため, 撮影開始の 10 秒前から息止めのアナウンスをかけ, 心拍数が安定した時点で撮影を開始するように心がけている. このように様々な要因を考慮しながら撮影タイミングを判断するため, 技師の経験により造影効果にばらつきが生じやすく造影剤注入時間も長くなる傾向がある.

B test injection (test bolus) 法

　この方法は, あらかじめテスト的に少量の造影剤を投与することで, 本番撮影の開始タイミングを推定しようとする方法である. 上行大動脈が見える位置で axial 断面を設定し, 少量の造影剤を注入し約 10 秒後から test bolus 撮影を行う. あらかじめ上行大動脈に関心領域を置き time enhancement curve (TEC) を作成し, 造影剤の到達時間を確認することで, どの程度の造影効果がえられるのかを判断し本番撮影の至適タイミングと至適造影剤量を推定する.

　図 2 のように, 注入した本番用の造影剤は上行大動脈に到達すると, 図 3 で示すように注入した持続時間分だけ CT 値は上昇し続けることになり (①から④), 後押しの生理食塩水が上行大動脈に到達したのち CT 値は低下する. 冠動脈撮影では CT 値が 300～400 HU の高い CT 値が必要とされており, TEC において CT 値が 300 HU を超える時間帯で撮影開始し終了することが理想的である.

　テスト撮影で CT 値が 70 HU を保っている場合, 上行大動脈到達時間より 3～5 秒後を撮影開始タイミングに設定すると, 本番の CT 値は 300～400 HU を担保すると考えられる. 狭窄病変やステント症例などの内腔評価においては CT 値をしっかり担保する必要があり, 当院では上行大動脈到達時間

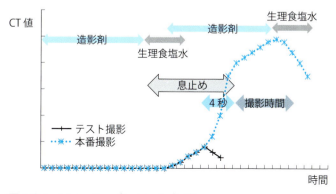

図 2 ● test injection (test bolus) 法

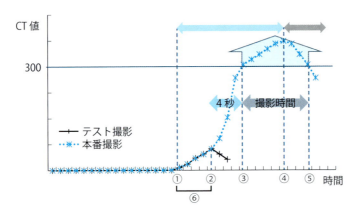

図3 ● test injection 法の撮影論理
本番用の造影剤は上行大動脈に到達すると，注入した持続時間分だけ
CT 値は上昇し続けることになり（①から④），後押しの生理食塩水が
上行大動脈に到達するとその CT 値は低下する．撮影開始時間＝②＋
約4秒，造影剤注入時間（①から④までのの時間）≒⑥＋約4秒＋撮影
時間の半分

から平均4秒の時間を確保し冠動脈末梢まで造影効果が高まるようにしている．また慢性完全閉塞病変の場合，側副血行路を介して造影される場合が多く，冠動脈末梢までの到達時間をさらに要することがあるので，これらを考慮して撮影開始時間を遅らせる必要がある．

造影剤注入速度はあらかじめ決めてあるため，造影剤注入時間を決定すると必然的に注入量が決まる．TEC は対称的なカーブではないが，図3で示すように撮影時間の約半分の位置に CT 値のピークがくると仮定する．このタイミングは冠動脈内の CT 値のピークにもほぼ一致すると考えられ，立ち上がりから撮影時間の半分の時間まで造影剤注入時間を確保すれば，十分な造影効果が得られると考えられる．

したがって，我々は以下の考え方で造影剤注入時間を算出している．

　撮影開始時間＝②＋約4秒

　テストピーク②から立ち上がりまでの時間①を引いたものを⑥とすると

　造影剤注入時間（①から④までのの時間）≒⑥＋約4秒＋撮影時間の半分

test injection 法ではこのように造影剤のタイミングと量が適確に算出できるメリットは大きい．しかし不整脈症例や僧帽弁逆流症など CT 値の上昇が不十分な場合ではきれいな TDC が得難いなど設定に苦慮する場合がある．さらにテスト撮影時と本番撮影時で大幅な心拍数の変動が生じた場合など血行動態の変化などにより予測タイミングがずれてくるおそれがあるなどのデメリットがある．このため，bolus tracking 法や test injection 法を症例に応じて適宜使い分けることが必要である．

■ 文献

1）山口隆義，井田義宏，石風呂実，編．超実践マニュアル心臓 CT．東京：医療科学社；2012.
2）児玉和久，栗林幸夫．In：平山篤志，他編．Q & A でやさしく学ぶ心臓 CT．2版．東京：メディカルビュー社；2009.

〈芝田愛梨　歌野原祐子〉

B. 冠動脈撮影

8 心拍コントロールをどうする？

A	心拍コントロールによるメリット

　CT 装置の進歩により，様々な技術の誕生やガントリ回転速度の高速化が図られ撮影可能となる心拍の幅は広がっているが，それでもなお心拍コントロールによるメリットは大きい．冠動脈 CT 検査を成功させるためには静止された画像，すなわち適正な心時相の選択が重要である．心周期のなかで冠動脈の静止時間が認められる時相は収縮末期と拡張中期に存在する緩速流入期であり，特に緩速流入期は最も長い静止時間が期待できる時相である．緩速流入期の長さは心拍数，P-Q 時間に依存するため心拍数を抑えることは長い静止時間を得るということであり，よい画像への近道ともいえる[1]（図1）．

　また，心拍数を抑えることで静止したきれいな画像が得られるだけでなく ECG mA modulation や prospective ECG gating 法が使用可能となり，被ばく低減に大きく寄与する．さらに prospective ECG gating 法においては，他の撮影法に比べて画像再構成に必要なデータ収集時間が長く時間分解能が悪いため，長い静止時間が求められる．

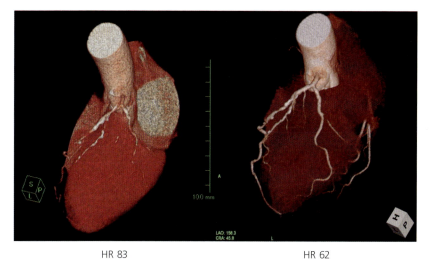

HR 83　　　　　　　　　　　　HR 62

図1●同一患者における心拍数の違いによる冠動脈描出能

それでは，よりよい検査のため，実際に心拍数を抑えるためにはどのようにしたらよいか．そもそも心拍数とは自律神経の働きにより調整され，心や体がリラックスするほど抑えられるものである．したがって CT 検査室内の照明を工夫したり音楽を流したりと，落ち着くような環境をつくることも1つの方法である．しかし，実際に検査を受ける方は検査という非日常のことに対し少なからず不安を抱き，なかなか心拍が落ち着かない方が多いということを経験する．

そこで，薬剤による心拍コントロールという選択肢があげられる．冠動脈 CT 検査においては一般的に β 遮断薬が用いられ施設毎の運用方法により β 遮断薬の種類が選択される（表1）．

この β 遮断薬とは，労作性狭心症患者の狭心症状予防，不整脈治療，心不全患者の心機能改善，高血圧治療などに用いられる薬剤であり，交感神経のアドレナリン受容体のうち，β 受容体のみに遮断作用を示す薬剤のことである．アドレナリン受容体は，臓器・器官の細胞表面にある蛋白質の構造物で，交感神経終末から放出されたノルアドレナリンを受け取る．アドレナリン，ノルアドレナリン，イソプロテレノールなど，各種カテコールアミンに対する反応の違いで α 受容体，β 受容体と分類され，α 受容体はさらに α_1 受容体，α_2 受容体，β 受容体は β_1 受容体，β_2 受容体，β_3 受容体と分類される（表2）．

■ 表1 ■ β 遮断薬の種類

分類	ISA	一般名	代表的商品名	剤形	半減期（時間）	水溶性/脂溶性
β_1 選択性	ISA（−）	atenolol	テノーミン	錠	11	水溶性
		metoprolol tartrate	ロプレソール セロケン	錠	2.8	脂溶性
		bisoprolol fumarate	メインテート	錠	8.6	脂溶性
		betaxolol hydrochloride	ケルロング	錠	13	脂溶性
		landiolol hydrochloride	コアベータ	注	3.5〜3.7 分	水溶性
	ISA（＋）	acebutolol hydrochloride	アセタノール セクトラール	カプセル 錠	3.4	脂溶性
β_1 非選択性	ISA（−）	propranolol hydrochloride	インデラル	錠・注	3.9 2.3	脂溶性
		nadolol	ナディック	錠	20	水溶性
		nipradilol	ハイパジール	錠	3.7	水溶性
	ISA（＋）	carteolol hydrochloride	ミケラン	錠・顆粒 カプセル	5 7〜10	水溶性
		pindolol	カルビスケン	錠	3.7	脂溶性
$\alpha\beta$ 遮断薬	ISA（−）	carvedilol	アーチスト	錠	1.9〜7.7	脂溶性

α	α_1	血管収縮，瞳孔散大，立毛，前立腺収縮などに関与
	α_2	血小板凝集，脂肪分解抑制のほか様々な神経系作用に関与
β	β_1	心臓に主に存在し，心拍数の増加，心収縮力増大などに関与
	β_2	気管支や血管などに存在し，気管支平滑筋の拡張，血管平滑筋の拡張（筋肉と肝臓），子宮の平滑筋など，各種平滑筋の弛緩に関与
	β_3	脂肪細胞，消化管，肝臓や骨格筋に存在し，脂肪分解や消化管弛緩に関与．基礎代謝に影響を与えているともいわれている．

■ 表 3 ■ β 遮断薬の性質

β_1選択性	β_1非選択性のものは，β_1，β_2受容体両方を遮断するため，気管支喘息，低血糖症状の悪化など副作用に特に注意しなければならない．
ISA	β 受容体を刺激する作用をもつもの．交感神経が興奮しているときは β 受容体抑制にはたらき，交感神経が興奮していないときは β 受容体をわずかに刺激する．
α 遮断作用	β 遮断薬でありながら α 遮断作用が強いものであり，心臓の心拍数や強い収縮を抑えながら，血管が縮まるのを防ぐ．
水溶性・脂溶性	脂溶性は，吸収がよくまた脳に入りやすいので中枢での交感神経抑制作用が期待できる．反面，気分不快，抑うつ，悪い夢をみるなどの副作用が出やすいことが欠点．逆に水溶性のものは脳内に入りにくいので中枢性の副作用が少ない．

β 受容体に種類があるように β 遮断薬にもいくつか性質が異なるものが存在し，特に重要なものとしては β_1選択性があげられる．他に内因性交感刺激作用（intrinsic sympathomimetic activity: ISA）や α 遮断作用の有無，脂溶性・水溶性の差などがある（表3）．冠動脈 CT 検査においては β_1のみに作用するものが適しており，β_1選択性でかつ ISA（−）のものが扱いやすい．臨床現場において冠動脈CT 検査では，metoprolol tartrate（ロプレソール®・セロケン®）といった錠剤の β_1選択性で ISA（−）のものが使われており，他には β_1非選択性ではあるが propranolol hydrochloride（インデラル®）が用いられている．この薬剤は静脈ルートから投与することが可能であり即効性があるので検査前に投与可能といった利点がある反面，気管支喘息のリスクがある．近年では両者の利点である β_1選択性・ISA（−）・即効性という点を有し3.5～3.7分と非常に短い半減期のランジオロール塩酸塩（コアベータ®）も使用されている．ランジオロール塩酸塩は唯一 CT 検査用に認可された β 遮断薬であり検査のスループットに対して影響も少なく扱いやすい薬剤である[2]．

どの薬剤を使用するか，もしくは複数の薬剤を使用するか，目標心拍数をどの程度にするかは使用している CT 装置や施設の運用によって決めるべきであるが（図2），β 遮断薬によって必ず心拍数が目標心拍になるとは限らないことも念頭においておかなければならない．臨床において β 遮断薬が効かないということを経験するが，現在のところ，これに対する論著は見当たらない．一方で，「β 遮断薬が効きにくい方は安静時心拍もしくは潜在的な心拍が高く，この心拍よりは下がらない」という説を唱えている人もいる．

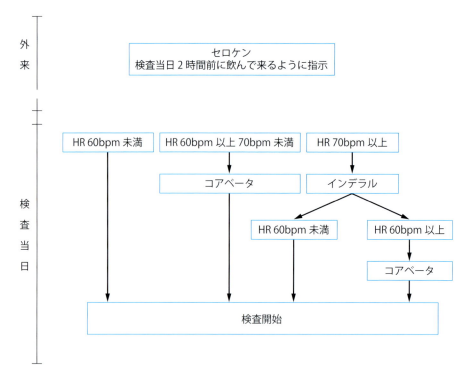

図 2 ● 積極的に β 遮断薬を使用し心拍数 60 未満を目標とした施設の β 遮断薬の運用方法

C β 遮断薬を安全に使用するために

　最後に安全に β 遮断薬を使用するうえで，必要となる対処について少しだけ触れたい．

　そもそも，β 遮断薬を用いることはアナフィラキシーとアナフィラキシー様反応のリスクが増大し治療を困難にすることがある．β 遮断薬を用いて，冠動脈 CT 検査を行いアナフィラキシー様反応が発現した場合，アドレナリン（ボスミン®）に対し抵抗性を示すことがあり，これに対しては「グルカゴン 1 mg（1 アンプル）をボーラス静注してから点滴で最大 1 mg/時まで投与することで心筋収縮力を高めることができる．」と報告している文献がみられる[3,4]．また，β 遮断薬にて徐脈になりすぎてしまった場合，β 遮断薬の添付文書上は「アトロピンを投与し，さらに必要に応じて β_1刺激薬（ドブタミンなど）や輸液などを投与する」と記されている．

　このようなことは検査に携わる人に知っておいていただきたい知識であり，安全に β 遮断薬を使用するためには，心拍数・血圧がすぐに測定できる環境整備，必要な薬の準備が求められる．

　現在のところ，冠動脈 CT 検査に対し心拍コントロールのメリットは大きいと考えるが，デメリットやリスクを把握したうえで施設毎の運用をしっかりと決定する必要がある．

■ 文献

1) Sano T, Kondo T, Matsutani H, et al. Significance of PQ interval in acquisition of coronary multidetector row computed tomography. J Cardiol. 2009; 54: 441-51.

2) 山口裕之, 井田義宏, 山口隆義, 他. 前処置と撮影前の注意点. In: 山口隆義, 他編. 超実践マニュアル心臓 CT. 東京: 医療科学社; 2012. p. 85-97.

3) 高久史麿, 和田 攻, 監修. ワシントン・マニュアル. 8 版. 東京: メディカル・サイエンス・インターナショナル; 1999. p. 280.

4) David M, Michael B, Paul F, et al. Increased risk for anaphylactoid reaction from contrast media in patients on β-adrenergic blockers or with asthma. Ann Intern Med. 1991; 115: 270-6.

〈鯨井隆介〉

心拍時間分解能曲線を理解してさらに高時間分解能撮影を

　心臓 CT の時間分解能は，よくカメラのシャッタースピードに例えられる．動いている車に対して，シャッタースピードが遅ければ，ピンボケした写真ができあがる．動いているものに対しては，シャッタースピードが速くなければ，きれいな写真は撮れない．心臓 CT を始めるにあたり，きれいな画像を撮影するには，心拍時間分解能曲線を理解することが，撮影や解析においても必要不可欠である．

A アキシャルスキャン—低被ばくで冠動脈 CT を単一時相のみで撮影する方法—

　アキシャルスキャンのスキャンは，体軸に対して垂直に軌道を描く．スライス数が多ければ多いほど，撮影でカバーできるところが広くなり撮影時間が短くなる．1 回転で撮影することから，得られる画像の時間分解能は，回転速度の半分となる．このことを，ハーフスキャンという．例えば，1 回転が 0.42 秒の場合は，その半分の 0.21 秒，すなわち，210 ms となる．他のモダリティで考えてみると，MRI は 50 ms 以下，SPECT は 20 ms 以下，冠動脈造影検査（CAG）はフレーム換算で 33 ms 以下となり，CT は，β 遮断薬などを使用して，低心拍での撮影が必要であることがわかる．

B ヘリカルスキャン—不整脈患者と心機能のため多時相を撮影する方法—

　分割して，180° 分のデータを埋めていくことを分割再構成法，マルチセクタ再構成法という．このセクタを満たすデータは心電図同期で取得する．例えば，スライス N ならば 2 心拍の 75% の位置からデータを取得して，スライス N+1 ならば 3 心拍の 75% の位置からデータ取得して，180° 分のデータを埋めていくことで画像が作成される．実際の時間分解能を求めてみると，例えば，心拍数 80 の場合（図 1），回転速度 0.6 秒の CT でヘリカル撮影すると，心電図の 1 心拍分は 60 秒を心拍数 80 で除し，0.75 秒である心時相から次の同じ心時相が出現する．この 0.75 秒を回転速度 0.6 秒で除することで 1.25 すなわち CT が，1 回転と 1/4 で同じ時相が出現する．この時の回転数の整数 1 を除く 1/4 のデータで 180° 分の 1/4 のデータすなわち 90° 分を作成する．そこから同様に 1 回転と 1/4 で残りの 90° 分を満たして 180° 分のデータが作成されて 1 枚分の画像が作成される．90° 分のデータなので，時間分解能は回転速度の 1/4 で，0.6 秒×1/4 で 0.15 秒すなわち 150 ms となる．少し回転速度を上げて 0.5 秒の CT で，同様の心拍で撮影すると，心電図の 1 心拍は 60 秒を心拍数 80 で除し，0.75 秒である心時相から，次の同じ心時相が出現する．この 0.75 秒を，回転速度 0.5 秒で割り算をすることで，1.5 すなわち，CT が，1 回転と 1/2 で同じ時相が出現する．このときの回転数の整数の 1 を除く 1/2 のデータで 180° 分の 1/2 のデータすなわち 180° 分をうめる．この結果 1 枚分の画像が作成される．そこから，同様に，1 回転と 1/2 で，180° 分を満たして 180° 分のデータが作成されて，さらに 1 枚分の画像が作成される．180° 分のデータなので，時間分解能は回転速度の 1/2 で，0.5 秒×1/2 で，0.25 秒すなわち 250 ms となる．このようにして計算されたグラフを心拍時間分解能曲線（図 2）といい，回転速度ごとに曲線が異なる．心拍数 80 ならば，0.5 秒回転で 250 ms，0.6 秒回転なら 150 ms であることがわかり，計算と一致して

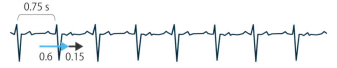

RR intervals ＝ 60（s）/HR　　　　*スキャン中に心拍変動がないものとする

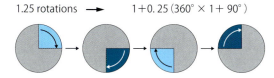

cardiac cycle ＝ RR intervals / gantry rotation ＝（60（s）/ HR）/ 0.6　　　　1.25 rotations
（same cardiac phase）

1.25 rotations　──→　　　1＋0. 25（360°×1＋ 90°）

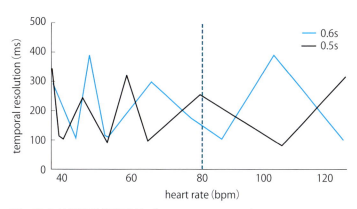

temporal window（sector）＝ 0.25×gantry rotation＝0.15（s）150ms

図1 ● 時間分解能（temporal resolution）

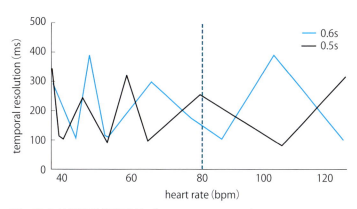

図2 ● 心拍時間分解能曲線（temporal window）
　　　*実際にはセクタ数が決まっており，各社で，心拍特性セクタ数に合わ
　　　せてセクタの大きさが調整されており最大のセクタ数により，心拍数
　　　特性曲線が計算式と異なる．

いることがわかる．このような心拍時間分解能曲線（図2）は，各メーカーの機種の回転速度ごとにグラフがあり，撮影時には心拍数をみながら設定することが大切である．心拍時間分解能曲線は，縦軸に時間分解能（temporal resolution），横軸に心拍数（heart rate）であり，縦軸が低ければ低いほど良好な画質が得られる．

C　心拍時間分解能曲線を考慮する─心拍数に対応した撮影のための2つのポイント─

a．回転速度の変更

　心拍数に応じて回転速度を変更することによって高時間分解能を得ることができる．

　ただし，回転速度を変更した撮影において注意すべきことは，心拍の変動である．変動により時間分

解能が悪いところに移行しないか心拍時間分解能曲線を考慮し撮影する必要がある.

b. 薬剤による心拍コントロール

時間分解能が悪い高心拍数の場合は, β 遮断薬を使用して時間分解能がよい心拍を目標に心拍下げると, 同時に心拍数を安定させる効果も期待できる.

また心拍時間分解能曲線よく観察してみると, 心拍を下げるばかりではなく, 硫酸アトロピンを使用して心拍を上げ高心拍になることによって高時間分解能画像を得ることができる.

まとめ

患者が CT の寝台に寝てからの心拍数, 息止めによる心拍の変動, 単純撮影(石灰化スコア)の心拍の変動, どのような心拍数を示しているかを把握し, 心拍時間分解能曲線を十分理解することで, よりよい画像を得ることが可能である.

〈西澤圭亮〉

高心拍コントロールでよい画像!?

心臓CT検査では，心拍数が高いほど，良好な画像が得られにくいことから，一般的にはβ遮断薬を用いて低心拍コントロールを行う．しかし，分割再構成法で心拍時間分解能曲線を利用して，高時間分解能の心拍で撮影する際，高心拍にコントロールすることでよい画像が得られる．

A 低心拍の1度房室ブロック（図1）

1度房室ブロック（atrioventricular block: AV block）とは，心房の興奮から心室の興奮まで伝わる時間（心電図上はP波の始まりからQRS波の始まりまでの時間）を房室伝導時間といい，その伝導が伝わりにくくなった状態，つまり房室伝導時間が延長した状態のことを，房室ブロックという．1度房室ブロックは，房室伝導時間は延長しているが，必ず心房から心室へ伝導が伝わるものをいい，心電図上でPR時間の延長（正常値は0.12〜0.20）のみで，P波には必ずQRS波がつき従った波形である．1度房室ブロックに対して，β遮断薬を使用することによって完全房室ブロックを生じる副作用がある．

正常同調律の低心拍では，拡張中期で静止相が得られる．しかし1度房室ブロックはPR時間の延長

HR：50, R-R間隔：1,200 msec

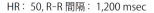

P-R間隔0.20秒以上の延長

P波の影響で緩速流入期は
短縮し拡張中期では時間分解能不足

低心拍ではハーフ再構成時間分に
相当するため，収縮期の画像は時間分解能が悪い

硫酸アトロピンを使用

HR：80, R-R間隔：750 msec

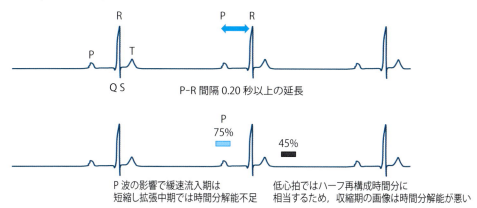

高心拍にコントロールし，分割再構成を用いた撮影で時間分解能が向上する

図1 ● 低心拍の1度房室ブロック

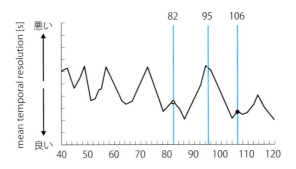

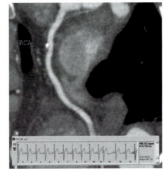
β遮断薬で心拍を 80 にコントロールした場合

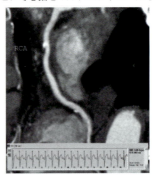
アトロピンで心拍を 106 にコントロールした場合

図2 ● 心拍時間分解能曲線を使った薬剤による心拍コントロール

に伴う心房収縮（P波）の影響で，緩速流入期は短縮し拡張中期では時間分解能不足のため，画像はブレてしまう．また低心拍での撮影は，ハーフ再構成時間分に相当するため，収縮期の画像は時間分解能が悪く，静止相を得るのが難しい．そこで，低心拍の1度房室ブロックに対して，高心拍にコントロールすることで，分割再構成を用いて撮影を行うことで時間分解能が向上する．

B 硫酸アトロピン

分割再構成法を使う時，心拍時間分解能曲線から高時間分解能の心拍にコントロールした方がよい場合，少量のアトロピン硫酸塩注射液を使用する（図2）（ワンポイントアドバイス 10．心拍時間分解能曲線を理解してさらに高時間分解能撮影を参照）．禁忌患者としては，緑内障の患者，前立腺肥大，麻痺性イレウスの患者，慎重投与として，うっ血性心不全，心筋梗塞に併発する徐脈，房室伝導障害などがあげられるが，添付文書を参照して少量の使用でタイミングよく撮影するとβ遮断薬で難渋する高心拍症例患者でも，驚くほど高時間分解能の画像が得られる．

C 薬剤の具体的な使用方法

単純画像を撮影し，適切な静止相を得られないことが確認できた場合，患者の既往や問診で禁忌の確認を行う．心拍時間分解能曲線から目標心拍数を決定し，アトロピン硫酸塩注射液 0.5 mg 2 A を生食 20 mL に溶解し，専門医が 10 mL 静注し，心拍数の上昇を観察する．目標心拍数になれば撮影を行うが，達していない場合は，さらに 10 mL 静注する．目標心拍に達成次第撮影を行う．撮影終了後は，入室時の心拍に落ち着くまで観察を行う． 〈西澤圭亮〉

JCOPY 498-13646

不整脈はどうする？

　不整脈とは，正常洞調律以外の徐脈や頻脈，あるいはなんらかのリズム異常がみられ連続する心拍が不規則になった状態であり，結果，心臓 CT への影響としては，位置ずれアーチファクト（misalignment artifact）が発生し至適な静止時相がえられず解析困難となりうることがある．これらを回避するには，心電図モニタ情報を注意深く観察し，それぞれの不整脈に対応した撮影法がポイントとなる．

A 心電図モニタ電極の正しい貼り付け

　心電図モニタは，心臓を心尖部から見る誘導である第Ⅱ誘導が標準的に用いられ，多くの人で波形が最も明瞭に大きく描かれる誘導となる．電極位置は，12 誘導心電図のような厳密な位置を要求されないが，正しい心電図の記録が重要であり，体動や筋電図の影響をできるだけ避け，大きく明瞭に観察できる位置を選んで装着することが必須である．電極の配置は，筋電図と装着後のズレを避けるため両腕を挙上した状態で，両鎖骨上中央，左季肋部の骨の上に電極を貼り付ける（図 1a）．また，皮膚は導電性が低いので，良好な心電図信号を得るためには電極と皮膚との接触を良好にすることが重要である．例えば，筋電図が混入した場合，被検者に検査内容をよく説明し，検査に対する恐怖を除き，心身の緊張を緩和するなどの対策が有効となる（図 2）．さらに，別の誘導法を選択することが有効な場合があり，胸骨柄と剣状突起に貼る NASA 誘導は，両方の電極とも筋肉のない部位であることから筋電図や基線の揺れを防ぎ，第Ⅱ誘導に比較的近い波形で P 波の判定が明瞭となる（図 1b）．また，胸骨柄と第 5 肋間左前腋窩線上に貼る CM5 誘導も筋電図などが混入しにくい特徴がある（図 1c）．

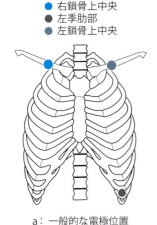

● 右鎖骨上中央
● 左季肋部
● 左鎖骨上中央

a：一般的な電極位置

＊両腕を挙上した状態で
電極を装着

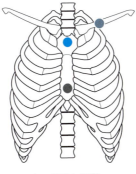

● 胸骨柄
● 剣状突起
● 左鎖骨上中央

b：NASA 誘導

P 波が捉えやすく，筋電図が
少なく基線がぶれにくい

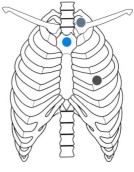

● 胸骨柄
● 第 5 肋間左前腋窩線上
● 左鎖骨上中央

c：CM5 誘導

V5 誘導に類似し，筋電図が
少なく基線がぶれにくい

図 1 ● 心電図モニタの電極位置

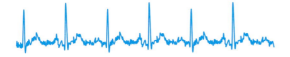

筋肉の緊張で不規則なギザギザした雑音が連続して入る

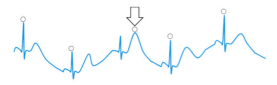

呼吸や発汗などによる基線の流動

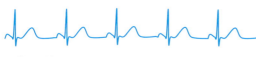

正常洞調律

図2 ● 筋電図の混入・基線の揺れへの対策と問題点

＜筋電図の混入＞
対策： 被検者の緊張を緩和
　　　両腕挙上に伴う痛みがある場合は痛みを緩和
　　　筋電図の影響が少ない誘導法に貼り変える
問題点： P波が見えないため心房細動や房室ブロックなどの判定が困難

＜基線の揺れ＞
対策： 十分に息止め練習し力んだ呼吸停止を避ける
　　　呼吸による影響が少ない肋骨や鎖骨上を選ぶ
　　　電極装着時に皮膚の前処理をする
問題点： R波以外をトリガーした場合心位相がずれることがある

（矢印： T波をトリガー）

B　不整脈症例の撮影法

　ここでは，日常臨床でよくみられる不整脈を中心に，その撮影法について述べる．

　まずは，正常洞調律か否かを判断することが重要である．不整脈は大きく分けて3つの種類があり，脈の遅くなる「徐脈」，速くなる「頻脈」，さらに，脈が飛ぶ「期外収縮」に分類される．

　「徐脈」は，1分間の心拍数が60未満になるものである．一般的に心臓CTは，高心拍に比べると低心拍で良好な静止画像がえられ，SCCT（society of cardiovascular CT）のガイドラインで，目標心拍数は60 bpm以下とし，必要に応じてβ遮断薬を処方することが推奨されている．ただし，低心拍であっても，緩速流入期が短縮する，房室ブロックや期外収縮の発生が予想される場合は，撮影前の対応が至適な静止時相をとらえる鍵となる．

　「房室ブロック」は，PR時間の延長に伴う心房収縮（P波）の影響で，緩速流入期は短縮し拡張中期では時間分解能が不足する可能性があり，心拍数コントロール薬剤での調節が必要となる．また，被ばく低減目的で使用される，prospective triggering法（前向きトリガー法）は，R-R間隔の変化を自動で検知し不整脈波形を自動で回避させる機能を有するが，やはり，房室ブロックにみられるPR間隔の変化を検知することは不可能であり，事前の心電図観察が重要となる．

　「頻脈」は，1分間の心拍数が100以上になるものである．高心拍ではデータ欠損が発生しないかわりに，拡張中期の短縮により，相対的時間分解能が不足し，収縮期での再構成が一般的となる．すなわち，管球回転速度の進歩や2管球システムによる撮影，分割式ハーフ再構成を用いた高い時間分解能が優位性をもたらす．一方，不整脈に対するペースメーカ留置後の撮影では，自己心拍とペーシングが混在することが問題となるため，ペースメーカ機能をoffとした自己心拍での撮影，もしくは静止時間が十分に担保されたペーシング設定での撮影が成功には不可欠な対処法となる（4章B11.造影直前・撮影中・造影直後に気をつける撮影に関わるポイントを参照）．

おわりに

　不整脈症例に対しては，心電図モニタの電極を正しく貼り付け，心臓の興奮，伝導過程の電気的変化を正しく判読し撮影に臨むことが，心臓 CT を成功させるポイントとなる．

〈徳永洋二〉

アロマ活用の鎮静，心拍コントロール

　心臓 CT の画像解析には撮影時の条件が最も重要である．検査時に心拍数が高くなることで画質低下が生じることがあることから，検査中心拍数をコントロールする必要があり，ときに β 遮断薬などの内服を要することがある．心拍数は自律神経すなわち交感神経と副交感神経により制御される．交感神経が刺激されると心拍数は増加し副交感神経が刺激されると心拍数は低下する．

　アロマセラピーは，エッセンシャルオイル（精油）を用いた代替療法で，古代からの経験則に基づき膨大な知見の集積があり，副作用が少ないといわれている．近年，科学的手法で作用機序の解析が進んでいる．自律神経を介した鎮静効果などが報告されており，CT 検査時に心拍数のコントロールを含めた患者サポートにも有用であることが期待される．

　アロマセラピーで使用されるエッセンシャルオイルとは，自然原料から直接蒸留法または水蒸気蒸留法で抽出されたもの，柑橘類の外果皮を機械で圧搾したもの，乾留法で抽出したものを物理的な手段で水相から分離されたものをいう．それは，植物が害虫や真菌から身を守る物質であり，ハチなどの受粉を助ける虫を引き寄せるよい香りであり，多くの場合，ヒトに重要な生理作用を及ぼすと考えられてきた．現代の薬理学的では，エッセンシャルオイルは複数の化学物質を含んでいる植物性生薬という位置づけである．

　わが国では，エッセンシャルオイルは主に以下のような方法で用いられている[1]．
①吸入法または芳香浴（直接吸入，アロマポット・ディフューザー使用，蒸気吸入）
②経皮吸収法（マッサージ，入浴，部分浴，湿布など）
　上記のうち CT 検査で使用する場合には，簡便さから吸入法が最も行いやすいと思われる．

【直接吸入法】

　エッセンシャルオイルの原液を 2 滴程度，ティッシュかハンカチに落とし，鼻に近づけ鼻腔から蒸気を吸い込む方法である．

【アロマポット・ディフューザー使用】

　市販の電気式アロマポットやディフューザーを使用する方法である．直接吸入法よりも広い範囲にエッセンシャルオイルの微細な粒子が拡散され，鼻腔のみならず肺からも吸収される．各個人に合わせたエッセンシャルオイルの選択には不向きであるが部屋全体にある一定の香りを拡げるには有効である．

　吸入されたエッセンシャルオイルの分子は鼻腔を通りその奥にある嗅細胞から出た腺毛の細胞膜上に現れる嗅覚受容体で受け止められる．そこで得たにおいの情報は嗅神経を介して嗅球へと伝えられ海馬や扁桃体といった部位を含む大脳辺縁系に伝わり視床下部へ信号となって伝達される．自律神経には交感神経と副交感神経があり，環境や感情の変化に合わせて血液循環や呼吸，体温調節，ホルモン分泌などもコントロールしている．自律神経は視床下部によって統合されているので，エッセンシャルオイルの薬理作用が自律神経に影響を与えうると考えられる[2]．マウスやラットを用いた実験でラベンダーや

ネロリなどによる鎮静効果や交感神経の抑制，副交感神経促進効果が報告されている．健康な成人を対象にした実験でも同様にラベンダーにより交感神経が抑制され副交感神経が促進されることが確認された．また，ラベンダーにより冠動脈血流予備能は有意に上昇し血中 cortisol は有意に低下した[3]．脳 SPECT を用いた脳血流量測定にて痛み刺激で両側視床などで増加した局所脳血流量がローズやラベンダーにて抑制された[4]．臨床試験では，認知症にアロマセラピーが有効であったとする報告[2]や心臓手術後のストレスの改善に有効であったという報告がみられる[1]．一方で，同じ心臓手術後の患者の疼痛や不安感には有効性が認められなかったとする報告[5]や，CT colonography でも心拍数や血圧を安定させる効果が認められなかったとする報告がみられる[6]．この原因として，アロマセラピーの臨床試験では，以下のような多くの因子が結果に影響するためであると考えられる．

①使用するエッセンシャルオイルの種類
②適用方法
③使用量

といったエッセンシャルオイルの因子，すなわち薬理作用と

④適用したときの状況
⑤使用者の属性（年齢，性別，性格）
⑥使用者の気分
⑦使用者のもつその香りにまつわる記憶

などの患者側の因子，すなわち心理的作用がある．

これらの薬理作用と心理的作用のバランスにより効果の違いが現れる．たとえば，角砂糖を食べると甘みを感じ心地よい気分になるだけでなく，摂取した砂糖の分子がインスリン反応の連鎖を引き起こすといった現象に似ている．特に自律神経は，快・不快の感情に大きく左右されるので，純粋に薬理作用だけではエッセンシャルオイルの自律神経に対する効果は予測できない[1]．その場の音楽，照明，椅子の座り心地，温度，湿度などと同様にエッセンシャルオイルの香りにより呼び戻される記憶にも強く影響され，その記憶が negative なものであれば，その反応は薬理作用を上回る negative なものとなる可能性が高い．このため臨床試験では，エッセンシャルオイルの効果に関しての有効性に一定の見解が得られにくい傾向にあるといえよう．このような要因があるとはいえ，今後，さらなる研究を進め，エビデンスを重ねていくことで，広く医療の現場に受け入れられていくことを期待したい．

心臓 CT 検査時のアロマセラピーの報告はまだみられない．当院でもまだ実施しておらず，院内倫理委員会での承認を得た上での施行を検討している．現在想定している方法であるが，CT 検査前に，アロマセラピーの説明を行った上で，希望する患者にアロマセラピーを試みる．動悸に対する有効性が期待されるエッセンシャルオイルとして，イランイラン，ネロリ，メイチャン，メリッサ，ラベンダー，ローズオットーなどがあげられるので，検査前に患者にこれらのエッセンシャルオイルを直接吸入法などで時間をかけて一通り吸入してもらう．そして，最も安らぐものを１つまたは複数選択してもらう．そして検査前〜検査中に直接吸入法を行ってもらう．検査前に選択しつつ吸入してもらうことで，検査前の緊張を緩和し，さらに検査中に最も心地よいと感じた香りを吸入することで，薬理的および心理的な鎮静効果が期待される．また，部屋の壁の色彩や照明，音楽なども工夫し，ディフューザーを併用して一定の微かな香りを検査室全体に拡散させるなどによりホリスティックな相乗効果が期待される．

なお，実際の使用に当たっては，精油の特性や施術される患者の健康状態などによりアロマセラピーができない場合があり，事前にアロマセラピストに相談の上使用することが望ましい．以下に，注意し

たいエッセンシャルオイルをあげておく[2]（以下文献2より転載）.

＜症状によって注意したい精油＞

①高血圧: ペパーミント, ユーカリ, グロブルス, ローズマリー, カンファー

②てんかん: シダーウッド, セージ, ペパーミント, ユーカリ, ディベス, ローズマリー（カンファー, ベルベノン）

③腎臓障害: ジュニパー, フェンネル, ブラックペッパー

＜使用するときに注意したい精油＞

①高濃度での使用: イランイラン, クローブ, サイプレス, ジャスミン, ペパーミント, ユーカリ, レモングラス, ローズマリー（カンファー, シオネール, ベルベノン）

②光毒性: オレンジ, グレープフルーツ, ベルガモット, マンダリン, ユズ, レモン

■ 文献

1) サルバート・バタリア著, 溝口恭子訳. アロマセラピー完全ガイド（上巻・下巻）. 京都: パーフェクトポーションジャパン; 2013.

2) 浦上克哉. アロマの香りが認知症を予防・改善する. 東京: 宝島社; 2014.

3) Shiina Y, Funabashi N, Lee K, et al. Relaxation effects of lavender aromatherapy improve coronary flow velocity reserve in healthy men evaluated by transthoracic Doppler echocardiography. Int J Cardiol. 2008 26; 129: 193-7.

4) 日本アロマセラピー学会学会誌編集委員会. 日本アロマセラピー学会エビデンス集―過去10年間（2002～2011年）の歩み・論文集. 大阪: メディカルレビュー社; 2013.

5) Bikmoradi A, Seifi Z, Poorolajal J, et al. Effect of inhalation aromatherapy with lavender essential oil on stress and vital signs in patients undergoing coronary artery bypass surgery: A single-blinded randomized clinical trial. Complement Ther Med. 2015; 23: 331-8.

6) Nagata K, Iida N, Kanazawa H, et al. Effect of listening to music and essential oil inhalation on patients undergoing screening CT colonography: a randomized controlled trial. Eur J Radiol. 2014; 83: 2172-6.

〈吉龍正雄〉

息止めは最重要

MDCT は，技術の進歩に伴い，多列化および，ガントリーローテーションの高速化により，従来と比較し撮影時間は短縮され，撮影での患者負担もずいぶんと改善されてきた．しかし，呼吸停止せず，呼吸同期による心臓 CT 装置は一般的になく，息止めの不良に関連した CTA 撮影時の診断精度に影響を与える患者因子の 1 つであるため，正確な冠動脈評価を行うためには，数秒の厳密な息止めは必要となる．

A 造影剤を接続する前のポイント

動脈硬化のイメージングマーカーである非造影の石灰化スコアの撮影は，CTA を成功させるために，あらかじめ情報を得るための非常に重要なチェックポイントがある．

通常は CT 撮影室に入室し，心電図を貼り，静脈ルートに造影剤を接続し，患者に検査説明と息止め練習を行っているが，我々の施設は，入室前に静脈ルートを確保している．その際に患者の意思疎通を確認するようにしており，そのときの情報で意思疎通が十分でない場合は，息止めが十分にできない可能性があるため，石灰化スコア画像を確認し気管支や横隔膜の連続性を観察し，ここで息止めがされているかの確認を行う．その後，造影剤を接続するようにしている．

B 息止め練習のポイント

心臓撮影前には必ず息止めの練習を行う．その際，実際の造影検査の息止め時間より少し長めに練習を行う．また，息止め時の呼吸漏れを確認するため，患者の腹部に両手を当て，息止めの間，腹部がまったく動かないことを確認する．特に高度石灰化病変やメタルアーチファクトの原因となるステントを有する症例は，少しの息止め不良によるモーションアーチファクトで，冠動脈狭窄判定が困難になることがあり，厳密な息止めができない場合は，造影検査を中止することも大切な判断である．

C その他のポイント

また心臓 CT 検査では，上肢がストリークアーチファクトの原因となるため，挙上して撮影を行う．五十肩など上肢挙上困難な患者の場合，挙上で疲労による息止め不良や体動，心拍上昇するケースを経験する．その場合，挙上用アームや，必要に応じクッションなどを利用して疲労を軽減する．また，心拍コントロールで β 遮断薬を使用しても，すみやかに目標心拍に到達しない場合は，緊張している

ことも考えられるため，リラックスさせる目的で十分なコミュニケーションをとり，上肢挙上が苦痛であれば，いったん挙上を解き撮影直前まで休ませることにより，造影検査時の心拍の上昇や変動が少なくなることも多い．患者の状態を見極め，これらの工夫をすることで得られる心臓CT画像のクオリティは格段によくなる．

〈堀江 誠〉

JCOPY 498-13646

**造影直前・直後に気をつける
患者観察のポイントと管理方法**

　患者が撮影室に入室する際，患者間違いを防ぐため名前の確認を行った後，寝台に臥床してもらい造影検査に臨む．本稿では，安全かつ迅速に進むよう造影前後にどのようなポイントを踏まえて看護すべきかを示す．

A 造影開始前の看護

a．モニター波形の確認
　患者が入室後，モニター，血圧計を装着する．その後，完全房室ブロックや多発する期外収縮を認めていないかの確認を行う．これらの不整脈が認められた場合は，抗不整脈薬を使用するか検査の続行が可能か，など医師に判断を仰ぐ．

b．ルートの接続と確認
　バイタルサインやモニター波形に問題がなければ，確保されている末梢静脈ルートと造影剤に繋がっているルートを接続する（接続後の確認については，4章 A-3．ルート確保と患者観察のポイント参照）．

c．意思疎通が図れるかの確認
　よりよい検査結果を得るためには，スキャン中の息止めが非常に重要である．そのため，患者に話しかけながら，その応答内容によって意思疎通が図れるかの確認を行う．

d．リラックスできる環境作り
　心臓 CT では，脈拍のコントロールが最重要ポイントとなる．しかしながら，検査室へ入室するだけで緊張状態に陥り，交感神経が強く働くことによって心拍が上昇する患者もいる．このような患者に対し，薬剤による脈拍コントロールが行われるが，それだけに頼るのではなく患者が少しでもリラックスできる環境に整えることが看護師として大切である．

　まず，寒さへの対策を行う．撮影室は機械に熱がこもらないように冷房が効いており，寒さを訴える患者が少なくない．そのため，入室後バスタオルやタオルケットをかけ保温を行う．

　上肢を挙上し撮影体位を整える際には，無理な体勢ではないかや痛みがないかの確認を行う．苦痛が生じているようであれば，タオルやクッションをはさむなど苦痛がないよう工夫したうえで安全のためベルト固定を行う．

　また，不安をかき立てるような発言を行ったり，大きな物音を立てたりすることによって余計な緊張を患者に与えないよう配慮する．

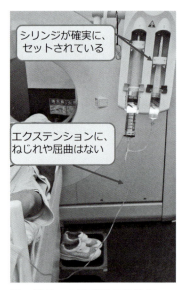
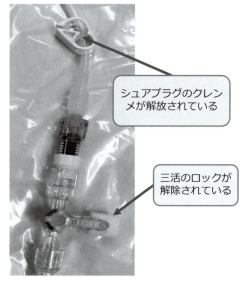

シリンジが確実に、セットされている

エクステンションに、ねじれや屈曲はない

シュアプラグのクレンメが解放されている

三活のロックが解除されている

図1 ● ルート確認時の観察点

B 造影開始直前の看護

　末梢ルート穿刺部に異常はないか，撮影体位は適した状態であるかを確認し，異常はないか患者に声かけを行う．そして，インジェクターの造影剤や生理食塩水のセッティングが確実に行われているか，CT用延長チューブにねじれや屈曲はないか，三方活栓のロックが解放されているか，シュアプラグのロックが解放されているか（図1）を指さし確認する．そして，患者に造影剤の注入を開始することと，注入後は体が熱くなることを説明し終えたら，造影剤注入開始可能であることを放射線技師に合図する．注入開始後は看護師の手指を穿刺部位から血管の走行に沿って当て，造影剤注入漏れや，患者に異常がないかを確認した後，スキャン開始までに速やかに退室する．

C スキャン中の看護

　スキャン中は被ばくを避けるため，撮影室の患者を看護師は操作室から観察している状態にある．注入直後はアナフィラキシーショックや造影剤の末梢血管外漏出を起こすリスクが考えられる．まず，アナフィラキシーショックの早期発見のためには患者の脈拍の変化や不自然な手足の動き，「息苦しい」といったような患者の発言の有無に注意しながら観察する必要がある（ワンポイントアドバイス8．造影剤投与前後の患者観察のポイント参照）．

　造影剤の血管外漏出があれば患者は疼痛のため声を上げたり，手足を動かすなど，何らかの言動があることが多い．しかし，痛みがなく，造影剤注入直後に上腕が著しく腫脹して気付く，または画像上十分な造影効果が得られていないことを確認した放射線技師が気付くことがある．そのため，患者の観察とともに放射線技師との情報共有も大切である．

　漏出が認められたときは，漏出部位，漏出量を確認した後，速やかに医師に報告し診察してもらう．

そして，漏出部位を挙上し浮腫の軽減や，冷罨法（直接皮膚に当てないように留意する）を行い，炎症の軽減を図る．腫脹，疼痛がある場合は，鎮痛薬や抗炎症薬，ステロイド薬などの処方が可能か医師に相談する．また，症状が強い場合はコンパートメント症候群（筋膜に囲まれた限られたスペースのなかに造影剤が漏出し筋膜内の内圧が急激に上昇した場合に，機械的圧迫により神経，血管，組織に影響を及ぼし，虚血性の変化，組織の壊死，機能障害をきたす症候群）を起こしていないか観察する．

D 造影直後の看護

スキャン終了後は速やかに患者のもとへ行き，気分不良，呼吸困難感，掻痒感がないか患者に確認する．そして，皮膚症状，呼吸状態の変化がないか視診を行うと同時に血圧測定を開始し，バイタルサインの評価を行う（詳細はワンポイントアドバイス8．造影剤投与前後の患者観察のポイント参照）．

おわりに

造影検査を安全かつ迅速に進めるためには，脈拍のコントロールに配慮したリラックスできる環境の提供，造影剤の血管外漏出やアレルギー症状の有無を観察し，症状出現時に迅速な対応を行うことが重要である．

■ 文献

1）早川克己，林　宏光，鳴海義文，他．造影剤の適正使用推進ガイドFAQ第10回．副作用発生時の対応素案．臨床画像．2008; 24: 1058-65.

〈松橋佳枝　徳永里絵〉

造影直前・撮影中・造影直後に気をつける撮影に関わるポイント

A	造影直前に気をつけるポイント

　造影検査前に石灰化スコアを撮影し，撮影条件設定を行うが，ここでチェックするポイントがある．正常同調律で心拍数 70 bpm 以下の条件で，心時相の左室拡張中期 75%，心拍数 70 bpm 以上の場合は，左室収縮末期 45% で撮影する．また心房細動や期外収縮例は，左室収縮末期 45% で撮影する．石灰化スコアを撮影中は，息止め時の心拍推移と息止め中の心拍変動の大きさを確認しておく必要がある．石灰化スコア撮影後，静止画像が得られているか確認する．冠動脈静止時間は，個々の症例で異なり，当然であるが同じ心拍であっても同様に静止画像が得られるとは限らない．石灰化スコアで冠動脈の静止画像が得られていない場合は，心拍数および心拍変動を下げるため β 遮断薬を用いる．近年は心臓 CT 用 β 遮断薬のランジオロール塩酸塩が多く用いられ，半減期 3.5〜3.7 分と短く，従来のプロプラノロール塩酸塩と比較し，安全に検査が行えるようになった．しかし投与する際は，左室機能および血圧など十分配慮し投与しなければならない．また正常同調律で心拍数 70 bpm 以下の低心拍撮影で，心時相の拡張中期で，静止画像が得られない原因の 1 つとして，P–Q 間隔（時間）が延長している 1 度房室ブロック症例は，心時相の左室拡張中期付近に P 波が入ると，冠動脈静止画像が得られる通常の時相で心房収縮が入るため，冠動脈静止画像が得られない場合がある．このような場合，硫酸アトロピンなどを使用して心拍数を上げ左室収縮末期の画像再構成行い，冠動脈静止画像を得る（図 1）．2〜3 度の高度房室ブロック症例の場合は，R–R 間隔の P 波の心時相が一定ではなく，静止画像が得られない可能性が高い．このような患者は，ペースメーカーの植込みを行う可能性が高く，医師と相談しペースメーカー植込み後，造影検査を行うようにすることも大切な選択である．

　一方，ペースメーカーの装着された患者を撮影することがある．ペースメーカーには様々な種類があるが，上記と同様，心房ペーシング（A 波）または P 波が，左室拡張中期付近に位置する場合では，まったく静止画像が得られないことがある．このような場合は，ペースメーカーテレメトリを行い，心房ペーシングや，心室ペーシング（V 波）の設定を変更する．設定のパターンは，①A–V delay 時間を短縮し，P 波または A 波が心時相の左室拡張後期になるように設定し，左室拡張中期の心時相で再構成を行う．②シングルリード心房ペーシングの AAI ペースメーカーでは，A–Q 間隔が長い場合は，心房ペーシングを時間分解能がよい高心拍に設定し，収縮末期心位相で再構成を行う．③レートレスポンス機能が on の場合は off にする（図 2）．

　上記いずれかの設定を行い，造影画像で静止画像が得られると推測される心時相で石灰化スコアを撮影し，冠動脈にモーションアーチファクトが出ないことを確認し，造影検査の撮影設定を行う．

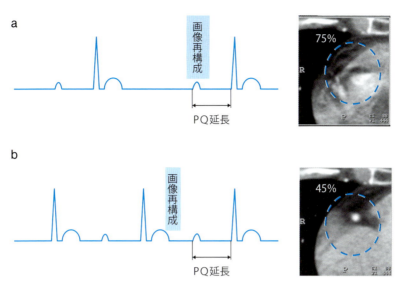

図1●心臓 CT 検査時の1度房室ブロックの撮影

a： 心拍数 70 以下で PQ 時間が延長している場合，石灰化スコアを拡張中期 75%
で撮影を行うと，心房収縮の影響によって静止画像が得られない．

b： 硫酸アトロピンなどで心拍数 80 以上にすることにより，分割再構成を用い
時間分解能が改善され，収縮末期で静止画像が得られる．

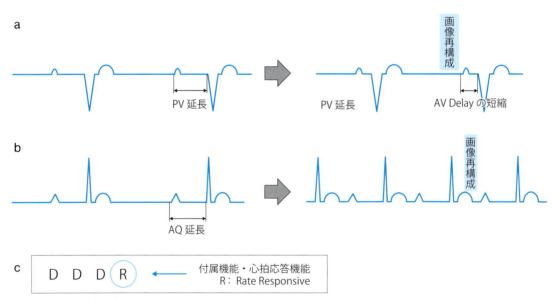

図2●心臓 CT 検査時のペースメーカーテレメトリ

a： PV 時間が延長している場合，AV delay を 150 ms に設定変更し，拡張中期心時相で画像再構成を行うことで，心
房収縮の影響受けない静止画像が得られる．

b： AAI ペースメーカーで，AQ 時間が延長している場合，ペースメーカーの設定心拍数を CT スキャナの時間分解
能のよい高心拍に設定変更し，収縮末期心時相で画像再構成を行う．

c： rate responsive 機能（付属機能・心拍応答機能）が設定されている場合，造影検査時に誤作動し，高心拍ペーシ
ングになることがあるため off にしておく．

B 撮影中に気をつけるポイントと造影直後に気をつけるポイント

　前に述べたように造影剤の注入スタートボタンを押すまでに成功させるためのほとんどのポイントがある．撮影中に気をつけるポイントについては，造影剤注入直前に，患者に造影検査を行うことを伝えるが，ほとんどの場合声かけ直後は心拍数は上昇するので，声かけ後10秒ほど心電図の推移を観察し，心拍変動が安定したのを確認し，造影スタートする．造影剤注入時，静脈穿刺部に手を当て血管外漏出がないか確認し，退室後撮影となる．撮影直後は，まず患者に熱感による吐き気や状態の変化がないか確認し，遅延撮影を必要とする場合は，ただちに遅延像を撮影し，患者のバイタルと撮影画像でしっかり息止めされていることを確認し，検査終了となる．

〈堀江　誠〉

撮影終了後の確認とリカバーのポイント

検査時には患者の状態に合わせ，硝酸薬や β 遮断薬，抗不整脈薬，抗コリン薬などの薬剤を使用する．そのため，検査終了後から抜針するまで造影剤や使用した薬剤の副作用がないか，といった視点で患者を観察する必要がある．本稿では検査終了後から退室までの観察ポイントを使用する薬剤の特徴を踏まえ示す．

A 検査直後の観察と注意点

造影検査終了後，速やかに患者のもとへ行き，寝台をスライドさせ，ガントリから患者を出す．このとき，患者の皮膚・粘膜，循環，呼吸状態の観察を行い，紅斑や著しい狭窄音の出現などアナフィラキシーショックの症状の出現や造影剤による副作用が出現していないか確認する（ワンポイントアドバイス 8．造影剤投与前後の患者観察のポイント参照）．その際，再度撮影することがあることを考慮し，寝台の高さを変えず，造影剤ルートも接続を外した後も先端を不潔にしない．

緊急を要する状態の変化があった場合は，救命処置が行えるよう寝台の調整や人員，必要物品の確保などを行い，環境を整える．

B 薬剤の副作用と観察ポイント

a．硝酸薬

冠動脈 CT では冠動脈をより鮮明に画像に残すため，造影撮影前に硝酸薬投与を行う（ただし，血圧の低い患者，低心機能の患者，重度の大動脈弁狭窄症の患者には使用しない場合もある）．スプレータイプであれば，1 分後から効き始め 60 分程度効果は持続する．

投与後，心筋に血液を供給する冠血管をはじめ，動脈，静脈系の血管を弛緩させ，静脈血管系の拡張による心臓への静脈還流量減少をきたす．この作用に伴い，頭痛，頭重感，めまい，血圧低下，反射性頻脈を起こすため，モニター観察を行い，これらの症状の有無を確認する．検査終了後にアレルギー症状や脱力感を伴わない血圧低下を認めた場合は硝酸薬が原因である可能性が高いため，投与から 30 分後を目途に再度血圧測定を行い，リカバーしているか確認する．

b．β遮断薬

より良好な造影結果を得るためには，心拍数を 60 回/分以下にコントロールすることが望ましい．そのため，β_1 選択性のランジオロール塩酸塩（コアベータ®）と β_1 非選択性の塩酸プロプラノロール（インデラル®）を使用する．これらに共通する副作用としては，徐脈，末梢性虚血，房室ブロック，低血

圧，喘息症状誘発，めまい，頭痛などがあるため，使用後の症状の有無を確認する．なおインデラル®に関しては気管支収縮作用を引き起こす可能性があるため，喘息患者には禁忌とされている．

コアベータ®の半減期は3.5〜3.7分である．したがって検査終了時には薬剤性のアナフィラキシーショック以外の副作用はほとんど出現しないといえる．終了時にバイタルサインが安定し，アレルギー症状が出現していなければ抜針可能である．対してインデラル®の半減期は2〜3時間であり，検査終了後も経過観察が必要である．そのため，終了時のバイタルサインと薬剤の副作用の出現の有無を確認し，問題がなければ30分程度経過観察を行ったうえで再度バイタルサインを評価後，抜針とする．

c．抗不整脈薬，抗コリン薬

心室性・上室性の期外収縮時には，医師の指示により抗不整脈薬，抗コリン薬を使用する．抗コリン薬使用前には，緑内障，前立腺肥大の既往の有無を確認する．また，心拍数を増加させることで心負荷となり得るため心機能評価を必ず行う．

使用後は，PQ延長，QRS幅の増大など刺激伝導系の抑制や徐脈，血圧低下，視調節障害，口渇，悪心，頭痛，動悸など副作用の確認と抜針までの経過観察を要する．

C 抜針時，抜針後の注意点

バイタルサインが安定し，アレルギー症状の出現がなければ，抜針を行う．このとき，造影剤腎症の予防のため水分摂取の説明（ワンポイントアドバイス7．造影剤腎症への対策を考える参照）や，遅発性アレルギーや症状出現時の対処方法の説明（ワンポイントアドバイス8．造影剤投与前後の患者観察のポイント参照）を行う．なお，太いサイズの静脈留置針を用いているため抜針後に出血しないよう止血をしっかり行う．

D 記録

薬剤の副作用かどうかを考えるためには，薬剤使用前のバイタルサイン，呼吸状態，皮膚の状態と明確な薬剤使用時間が必要となる．表1に観察項目の一覧を示す．どの看護師が対応しても観察が的

■ 表1 ■ CT時の記録内容

検査前・入室前	検査中・入室後	検査後・退室後
● 身長・体重 ● Cr値 ● バイタルサイン ● 前投薬を使用した場合は理由と，薬品名，投与時間，投与量 ● 事前に補液指示があれば補液薬剤名，投与開始時間，投与量 ● 難聴，盲目，シャント，乳房切除後など検査に必要な申し送り事項	● 入室時のモニター波形 ● 使用薬剤の薬品名，投与時間，投与量 ● 造影剤投与開始直後のモニター波形 ● 造影剤名，量 ● 造影剤投与後のバイタルサイン，モニター波形 ● 皮膚・粘膜症状の有無，呼吸症状の有無，消化器症状の有無，その他頭痛など症状の有無	● 皮膚・粘膜症状の有無，呼吸症状の有無，消化器症状の有無，その他頭痛など症状の有無 ● 副作用出現により対応した内容（バイタルサイン，指示された使用薬剤名，時間，量）

確に行えるよう，記録用紙を作成するなど工夫を行うとよい．その他にも適宜症状や特記があれば詳細を記録する．これにより症状出現時に速やかに医師へ報告でき，経過が明確にわかるようになる．また，次回撮影時にも役立てることができる．

おわりに

心臓CT造影検査終了直後は使用した薬剤の副作用を踏まえた観察，対応を行う必要がある．また，症状が出現している場合は速やかに医師に報告し，指示を仰ぐことも重要となる．

■ 文献

1）山口裕之．β遮断薬の選択─経口 vs 静注─．In：小山靖史，他編．循環器臨床を変えるMDCT そのポテンシャルを活かす！ 東京：文光堂；2015．p. 295-8.
2）藤原由起子，町田治彦，田中 功，他．β遮断薬経口投与下64列MDCT心臓検査における経時的心拍数低減効果と検査前後での血圧変動を考慮したワークフローの検討．心臓．2010；42：1166-72.
3）Osawa K, Miyoshi T, Sato S, et al. Safety and efficacy of a bolus injection of landiolol hydrochloride as a premedication for multidetector-row computed tomography coronary angiography. Circ J. 2013；77：146-52.

〈松橋佳枝　徳永里絵〉

13 至適心時相の確認と再構成および フィルタリングについて

　心臓 CT では，心電図と同期して撮影を行い，撮影終了後に至適心時相検索を行わなくてはならない．至適心時相とは冠動脈がもっとも静止している心時相のことをいう．冠動脈は心臓周囲にあり，心臓の拍動に伴って動いている．心臓の動きは，心拍数や刺激電動系によっても変化する．至適心時相検索は，撮影を行った際に得られた心電図情報をもとに行われる．また，画像再構成を行う際には，診断するのに適したフィルター（再構成関数）を用いて行わなくてはならない．

A 至適心時相の確認

　画像再構築を行うためには，最も冠動脈が静止した状態で観察することができる至適心時相を決定する必要がある．至適心時相を検索するためには，心臓の動きについても理解する必要がある．心臓 CT は，心電図同期で撮影を行っているので，撮影時の心臓の動きは心電図の情報を活用することになる．心電図同期撮影では，R 波が大きく検出される第 II 誘導を用いている．心電図同期画像再構成は，R-R 間隔においてどの時相で画像再構成を行うのかを決めてから，画像再構成を行う．

　心臓は，電気興奮が伝わることで，収縮と拡張を繰り返している．この 1 つの動きが 1 心周期になる．1 心周期における心臓の動きは常に一定の動きをしていない．心室が収縮するまでは速く動き，収縮しきったら一瞬だけ静止し，その後拡張しはじめる動きをしている．拡張する時のスピードは速く，このときに左房から左室に血液が一気に流入する．その後，左室への血液の流入は少なくなり，

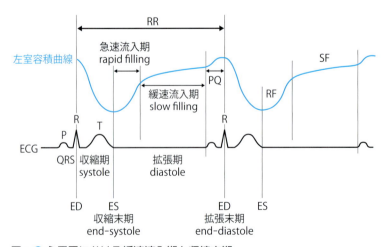

図 1 ● 心電図における緩速流入期と収縮末期

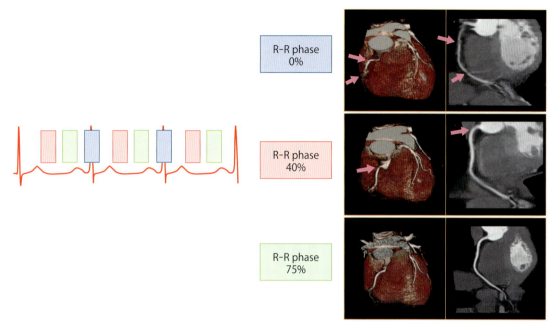

図2 ● 至適心時相検索

心臓の動きもゆっくりとなる．この最も心臓の動きが少ない時相は，緩速流入期（slow filing phase）であり，拡張中期に認める．心拍数 60 bpm では，緩速流入期は約 250 ms 程度あるが，心拍数が 70 bpm になると約 145 ms 程度となる．このように，緩速流入期は心拍数が低い場合にはある程度の時間を有しているが，心拍数が高くなると短くなってしまうため高心拍の場合には，至適心時相とはなりにくい．次に動きの少ない時相は，収縮しきった時相となる収縮末期（end systolic phase）である（図1）．収縮末期は，緩速流入期と比べると動きの少ない時間が短いため，分割再構成などを用いて画像再構成を行う必要がある．また，冠動脈ごとに冠動脈の動きは違っているので，すべての冠動脈が同じ至適心時相になるとは限らない．右冠動脈（平均 69.5 mm/s）は，左前下行枝（22.4 mm/s）や左回旋枝（48.4 mm/s）よりも動きが速いとの報告がある．つまり，必要に応じてそれぞれの冠動脈に対しての至適心時相検索を行う必要がある．画像再構成を行って得られた画像が至適心時相でない場合には，冠動脈にモーションアーチファクトを認める（図2）．

　心拍数によって，緩速流入期もしくは収縮末期のどちらかに至適心時相が存在していることが多い（図3）．過去に 64 列 MDCT を用いて心臓 CT を行った際に，至適心時相はどの時相であったのかを示した図3からもこのことがいえる．至適心時相を検索する場合には，ある程度どちらの時相に至適心時相が存在しているのかを予想してから行うと検索が行いやすくなる（図4）．至適心時相を検索する際には，いくつかの心時相に対して画像再構成を行っていることが多いため，これらの画像を比較表示して決定するとよい．また，左右の冠動脈が確認できる1断面に対して，撮影を行ったすべての心時相で画像再構成を行い，至適心時相を検索する方法も有効である．撮影方法によっては，画像再構成が可能な心時相の範囲が限られてしまうため，撮影時にはある程度，至適心時相がどの位置になるかを予想して撮影することも必要となる．特に不整脈がある場合には，刺激伝導系の状態が異なるため，一般的にいわれている心時相と異なった心時相が至適心時相になることもある．

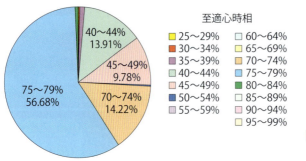
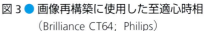

図3 ● 画像再構築に使用した至適心時相
（Brilliance CT64；Philips）

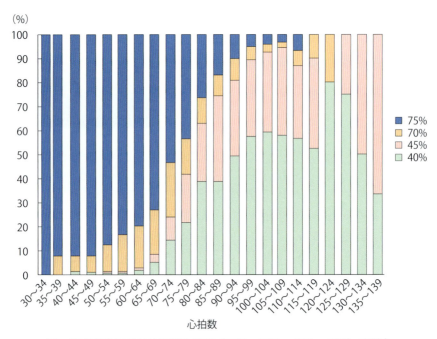

図4 ● 心拍数における至適心時相（75%，70%，45%，40%）の割合
（Brilliance CT64；Philips）

　至適心時相は，心電図同期撮影によって撮影したものから画像再構成を行い決定する．そのため，CT 装置の X 線回転速度によって，時間分解能は異なる．また，helical scan の場合には helical pitch によっても時間分解能は変化する．至適心時相検索では，時間分解能も重要な要素であり，使用している CT 装置がどのような時間分解能であるのかを確認しておく必要がある．場合によっては，完全に冠動脈が静止した状態で画像を観察することが難しい場合もある．この場合には，最も静止した状態で観察できるものを至適心時相とする．しかしながら，至適心時相を決定した画像を用いて画像再構築が行われ診断がされるので，最も冠動脈が静止した状態を検索することは重要なことである．

B 画像再構成関数とは

　CT の画像は，被写体を透過した X 線が検出器により信号に変換されたのちに，画像再構成される．

画像再構成関数は，画像再構成される際に関与する．画像再構成関数は，様々な種類がメーカーごとに用意されており，適宜観察する部位や診断する目的によって変更を行う必要がある．例えば，エッジ効果の強い再構成関数を用いると空間分解能が向上するが画像ノイズは増加する．逆にエッジ効果が弱い再構成関数を用いると空間分解能は劣化するが，画像ノイズは低下する．

　心臓 CT では，画像再構築した画像を用いて診断が行われるために場合によって，それぞれ適した画像再構成関数を用いなくてはならない．volume rendering（VR）では，画像ノイズが作成した画像に影響を与えるために，あまりエッジの強い画像再構成関数を用いて画像作成することはない．これは，エッジ効果の強い再構成関数を用いた場合には，画像ノイズによる影響で本来ある形状を VR にて表現することが難しくなるためである．撮影時に通常よりも画像ノイズが多い場合には，通常用いている再構成関数よりもよりエッジ効果の弱い再構成関数を用いるとよい．

　curved multi planar reconstruction（CPR）では，目的に応じて画像再構成関数は使い分ける必要がある．例えば，冠動脈ステントが挿入されている場合には，冠動脈ステントの内腔を観察するために，エッジ効果の強い画像再構成関数を用いて作成される．エッジ効果の弱い画像再構成関数を用いて画像作成を行った場合には，冠動脈ステントの内腔評価を行うことは難しくなる（図 5）．冠動脈の石灰化においても同様のことがいえる．冠動脈ステントの内腔評価を目的とした心臓 CT の場合には，VR と CPR の画像再構築を行うための画像は違った画像を用いることになる．

　近年では，逐次近似応用画像再構成や逐次近似画像再構成が CT においても使用できるようになってきた．特に逐次近似応用画像再構成では従来用いられていた画像再構成関数との併用が可能であ

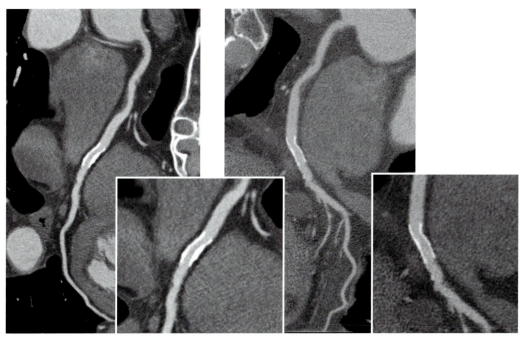

通常用いている関数　　　　　　　　　　　　ステント用関数

図 5 ● 再構成関数によるステント内腔評価画像の違い
（鈴木諭貴．冠動脈ステントの開存評価．In: 山口隆義，他編．超実践マニュアル心臓 CT．東京：医療科学社；2012. p. 70）

る．逐次近似応用画像再構成と画像再構成関数の組み合わせ方によっては，エッジ効果がよい関数を用いた場合においても画像ノイズを低減することが可能となる場合もある．

■ 文献

1）Mahesh M, 著．陣崎雅弘, 監訳．MDCT の基本　パワーテキスト．東京: メディカル・サイエンス・インターナショナル; 2010.　p. 77-91.
2）山口隆義, 井田義宏, 石風呂実, 編．超実践マニュアル心臓 CT．東京: 医療科学社; 2012.　p. 131-43.
3）辻岡勝美, 花井構造, 編．CT 撮影技術学．東京: オーム社; 2005.　p. 26-34.

〈鈴木諭貴〉

撮影終了時に確認するポイント

心臓 CT 撮影の造影検査が終了した後，患者が検査室を退室するまでに行う確認のポイントと造影検査の記録について述べる．

a．患者の状態の確認

造影検査終了直後，気分不良，バイタル，皮膚の状態，呼吸の変化など造影剤による副作用の早期発見に努める．

b．撮影画像の確認

息止めが確実にされているかを，画像再構成された axial 画像を肺野条件にし，肺陰影の確認を行う．その際，左肺野は，左室壁運動によるモーションアーチファクトでブレやすく，右肺野中心に連続性を観察し確認する．

c．不整脈など撮影時に出た場合の対処

スキャン中に不整脈が出現した場合，不整脈を除去し画像再構成を行い，冠動脈評価が可能な静止画像が得られているかを判断する．ごくまれに，不整脈を除去した際にデータ欠損により，静止画像が得られないことがあり，その場合は，医師と相談し再度撮影も考える．

d．心臓内造影欠損の確認

心臓 CT 検査では，動脈相の撮影であるため，しばしば造影欠損を生じることがある．よく経験する症例として，左心耳の血流がうっ滞し，造影欠損を生じることがある．これらは心房細動患者の撮影で多くみられ，正常同調律の場合でも，左房容積が拡大している症例など，造影欠損を認めることがある．また陳旧性心筋梗塞既往の患者で，心尖部に高度壁運動低下や心尖部瘤形成している症例などは，同様に血流うっ滞による心尖部に造影欠損を生じる場合がある．このような造影欠損を生じる場合は，動脈相のみでは，血栓の否定ができないため，ただちに低管電圧撮影による遅延撮影を造影剤の追加をせずに追加撮影し，欠損部の血栓の有無を確認する．

e．冠動脈病変の確認

造影検査後に患者の状態の変化がなく，冠動脈静止画像が得られていることを確認し，撮影終了となるのだが，その際に明らかな狭窄病変がないかもチェックし，狭窄病変を認めた場合は，患者に臨床症状を紹介状やカルテを再確認し，胸痛症状が不安定狭心症を疑うようであれば，ただちに解析およびレポーティングを行うとともに医師と相談し，救急外来や紹介病院に連絡し受診させる．

f．撮影条件と造影記録

心臓 CT は，ステントフォローアップなど同一患者を期間をおいて再度撮影することもあり，フォローアップ時，よい撮影条件でかつ安全に造影検査を行うため，撮影条件，造影剤条件や検査時の状況を記録しておく必要がある．撮影条件は，DICOM 画像データのヘッダー部分で確認が可能である．

造影剤に関しては，使用造影剤，使用量，副作用の有無はもちろんのこと，電子カルテやデータベースに記録しフォローアップ時は，使用造影剤使用記録が容易かつ洩れなく閲覧できるようにシステムを整備しておく必要がある．

〈堀江 誠〉

15　心電図エディターの活用

MDCT 導入の当初は，撮影装置に用いられている技術から不整脈症例に対しては診断に耐えうる良好な画像を得ることが困難と考えられていた．その後，幅の広い検出器や管球回転速度の高速化，2 管球システムなどの技術進歩により，不整脈症例に対しても比較的安定した静止画像が得られるようになった．本稿では，retrospective gating 法における不整脈発生時の心電図エディターの活用法について述べる．

A　不整脈症例の注意すべきポイント

1．撮影法

心電図同期法には，prospective triggering 法（前向きトリガー法）と retrospective gating 法（後ろ向きトリガー法）の 2 種類の方法がある．不整脈症例は，撮影後に心電図エディターで画像修正を行うため，すべての心時相データを有する retrospective gating 法が有利である．しかし，単一時相のみの曝射を行う prospective triggering 法と比べて被ばく線量が増加するため注意を必要とする．

不整脈症例を撮影する際のポイントは，撮影前の心電図情報およびカルテに不整脈関連の指摘がなされていないかを確認し，各装置メーカーの特性を理解した撮影条件の設定が，至適静止位相の取得やデータが担保された状態での心電図エディターでの画像修正につながる．

2．時間分解能

通常 CT では 360° 分のデータから再構成するフルスキャン再構成が用いられるが，冠動脈 CT では，対象部位が速い動きであるため時間分解能を向上させ，180° ＋ファン角分のデータで再構成を行う，ハーフスキャン再構成が用いられる．ただし，高心拍症例では，さらなる高時間分解能が必須となるため，複数の心周期から同一心時相のデータを抽出し，ハーフスキャン再構成分のデータへ重ね合わせる，分割式再構成法が用いられる．分割式再構成法では，心周期が一定であると仮定し画像化する手法であるため，正常洞調律であっても心拍変動がみられた症例では，心臓全体を 1 心拍で撮影できる装置や心拍変動に対応した心時相再構成技術を有する装置を除き，位置ずれアーチファクト（misalignment artifact）が発生する．

3．ピッチの最適化

不整脈症例では，データを除去する際にデータ欠損を生じる恐れがあり，ピッチの最適化が必須と

なる．除去する R-R 間隔の寝台移動距離が検出器幅を超えた時点でデータ欠損が発生する．つまり，非分割式ハーフ再構成法の場合，除去する R-R 間隔の時間×寝台移動距離＜検出器幅で算出される．

また，寝台移動距離＝検出器幅×ビームピッチ/管球回転速度，R-R（sec）＝60/HR と定義されるため，ビームピッチ・管球回転速度・心拍数の関係式に置換することでビームピッチの最適化が計られる（ビームピッチ＜管球回転速度×心拍数/60）．一方，分割式ハーフ再構成法の場合は，前述の計算式に各セグメント数を割ることにより算出され，例えば，3 分割であれば，ビームピッチ＜管球回転速度×心拍数/60×3 となる．

すなわち，低心拍の不整脈症例では心電図エディターの際，データ欠損を生じる恐れがあり，ピッチを小さく設定し撮影する必要がある．ただし，ピッチを小さく設定するにつれ，息止め時間が延長し造影剤量が増加するため，これらを考慮した撮影条件の設定が重要となる．また，テーブル移動距離を考慮した mAs/slice（effective mAs）での設定装置を除き，ピッチを小さく設定することで被ばく線量の増加につながり注意を必要とする．

4．心電図エディター

ここでは，期外収縮，心房細動，房室ブロックといった日常臨床で遭遇する不整脈症例を中心に，位置ずれアーチファクトの原因となる撮影中に発生した不整脈データの除外方法について述べる．

a．期外収縮（図 1）

期外収縮は，心房から発生する上室性（心房）期外収縮と心室から発生する心室性期外収縮に分類される．上室性期外収縮は，心電図で QRS 幅が狭く，通常の正常伝導の波形と比較しほぼ同形である．これは，洞結節からの興奮より早期に心房内で興奮が開始し心室内では通常の伝導となるためである．一般に，不整脈をはさむ 2 つの心拍の R-R 間隔は，ほかの洞調律の R-R 間隔の 2 倍以下となる．一

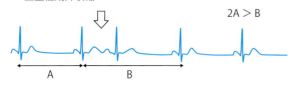

上室性期外収縮

2A ＞ B

A　　B

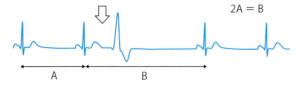

代償性心室性期外収縮

2A ＝ B

A　　B

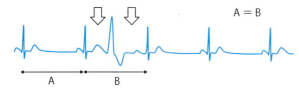

間入性心室性期外収縮

A ＝ B

A　　B

図 1 ● 期外収縮の種類と編集方法
低心拍症例では矢印のデータを除外．
高心拍症例では矢印のデータを調整，時間分解能が不足しているようであればデータを除外．
編集データ位置 ⇩

方，心室性期外収縮は，心電図でP波が先行しない幅広いQRS波となる．これは，洞結節からの興奮より早期に心室から刺激が発生し，心室の興奮が起こるためである．また，心室性期外収縮には，代償性と間入性心室性期外収縮があり，日常臨床でよく遭遇する心室性期外収縮は，代償性期外収縮である．代償性は不整脈のあと長い休止期が示される．一般に洞調律のP波は心室性期外収縮とは無関係に一定のリズムで出ているため，心室性期外収縮をはさむ2つの心拍のR-R間隔は，ほかの洞調律のR-R間隔の2倍となる．一方，正常の脈の間に割り込むようにして起こる間入性期外収縮もある．

1）期外収縮における不整脈データの編集方法および撮影条件の設定

期外収縮症例は，低心拍の場合，拡張中期で再構成し不整脈が発生した前のR-R間隔が短いデータ，すなわち，緩速流入期が存在しないデータを除外する．一方，間入性期外収縮症例は，不整脈が発生した前後のR-R間隔のデータを除外する．また，徐脈（60回未満）症例は，代償性期外収縮や心房性期外収縮では，あらかじめ設定されているピッチの設定ではデータ欠損を発生する恐れがあり，それぞれの期外収縮の特徴および各装置メーカーの特性を理解したピッチの設定が重要となる．

続いて，高心拍症例は，収縮末期で再構成し冠動脈にブレを認めた場合は，不整脈が発生した前後のR-R間隔の心拍データの再構成位相を調整，もしくは，時間分解能が不足しているようであればデータを除外する．

b．心房細動（図2）

心房細動は，心房の拍動が1分間で400～600回もの不規則な電気信号を発生し，心房全体が小刻みに震える．心電図上ではP波が欠如し，代わりにf波とよばれる不規則な細かい基線の揺れがあり，QRS波の出現は不規則であるがその形は洞調律時と変わりがない．

1）心房細動における不整脈データの除去方法

心房細動症例は，心房全体が小刻みに震えているため，緩速流入期が長くなりQRS波の手前である拡張末期でも静止時相を得ることが可能となる．

低心拍症例は，不規則に出現するR-R間隔の心拍データの中で心拍数が速いデータ，すなわち，緩

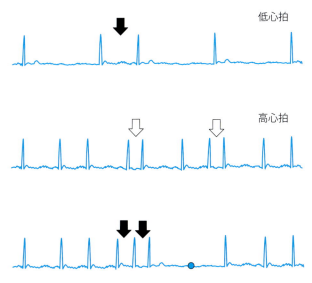

図2 ● 心房細動の編集方法
低心拍症例では緩速流入期が存在しない矢印のデータを除外．
高心拍症例では矢印のデータを調整，時間分解能が不足しているようであればデータを除外．
長い休止期が示されれば，1心拍中に2カ所トリガーすることで，データ欠損を回避できる可能性がある．
編集データ位置⇩，除外データ位置⬇，
トリガー位置●

速流入期が存在しないデータを除外することにより、拡張中期もしくは拡張末期での再構成で良好な静止画像をえられる。

　高心拍症例は、収縮末期時相および拡張末期時相のデータで再構成を行い、冠動脈にブレを認めた際は、収縮末期時相の場合 R-R 間隔が短いデータ、すなわち、平均心拍数より速い R-R 間隔データの再構成時相を調整、もしくは、時間分解能が不足しているようであればデータを除外する。続いて、拡張末期時相の場合 R-R 間隔が短い緩速流入期が存在しないデータを除外し再構成を行う。また、心電図エディターでデータ欠損に伴うブレを認めた際、前後に長い休止期が示されれば、1 心拍中に 2 カ所トリガーすることで、データ欠損を回避できる可能性があり、このような症例ではデータ収集が担保されたピッチの最適化が必須となる。

　心電図エディターのポイントは、心電図のみ、単一時相のみの観察にとどまらず、ワークステーションによる心電図と複数時相を同期、スクロールさせた観察が効率的に良好な静止時相を捉えるポイントとなる。

c．房室ブロック（図 3）

　房室ブロックは、心房と心室の電気興奮の伝導が障害され徐脈となる。

　PR 時間が 0.21 秒以上に延長しているもの（成人では PR 時間は 0.12〜0.20 秒までが正常範囲）が 1 度房室ブロック、心房から心室への伝導が時々断たれるもので、PR 時間が徐々に延長し QRS 波が脱落するものが Mobitz Ⅰ 型（Wenckebach 型）、PR 時間の変動なしに突然 QRS 波が脱落するものが

a：1 度房室ブロック

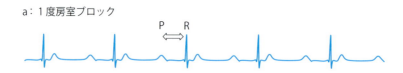

b：Mobitz Ⅰ 型（Wenckebach 型）ブロック

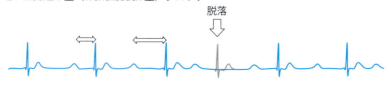

c：Mobitz Ⅱ 型ブロック

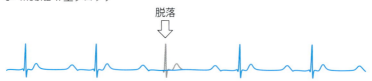

Mobitz Ⅱ 型（Wenckebach 型）ブロック

図 3 ● 房室ブロックの種類と撮影方法

a： PR 時間の延長 ⟺ に伴う心房収縮（P 波）の影響で、緩速流入期は短縮し拡張中期では時間分解能不足を発生。

b： PR 時間の変動なしに突然 QRS 波が脱落、ピッチの最適化が必須。

c： PR 時間が徐々に延長 ⟺ し脱落、拡張中期位相では静止位相がえられず、高心拍に変化させた高時間分解能での撮影が必要。

Mobitz II型，心房から心室への伝導がまったく途絶えるものが3度ないし完全房室ブロックと分類される．

房室ブロック症例は，徐脈性不整脈であり心拍数だけで考えれば，拡張中期での再構成となるが，PR時間の延長に伴う心房収縮（P波）の影響で，緩速流入期は短縮し拡張中期では時間分解能不足を発生する場合がある．すなわち，心拍数のみで設定するのではなく，PR時間を考慮した設定が必須となる．

撮影条件の設定は，各装置メーカーの特徴を理解し，心拍数コントロール薬剤で低心拍とし，拡張末期時相での再構成，もしくは，高心拍とし，収縮末期時相での再構成を行う．ただし，Mobitz I型（Wenckebach型）では，PR時間が次第に延長するため，心房収縮（P波）の影響で低心拍では静止時相がえられず，高心拍での撮影で比較的良好に静止時相を捉えることができる．

おわりに

不整脈の発生機序および各装置メーカーの特徴を理解することで，心臓CT検査においても比較的安定した画像がえられる現状がある．ただし，高心拍や心拍変動症例では，アーチファクトの発生につながり，時間分解能の向上や心拍変動に対応した技術など，さらなる技術革新が望まれる．

〈徳永洋二〉

C. 特殊な造影心臓 CT 撮影

1 バイパス術前・術後の撮影について

冠動脈バイパス術（coronary artery bypass grafting: CABG）は，冠動脈の3枝や左主幹部に有意狭窄を有する患者の心筋血流を回復するために行われる．CABG患者の冠動脈疾患（coronary artery disease: CAD）診断は，侵襲的な選択的冠動脈造影（invasive coronary angiography: ICA）が，ゴールドスタンダードである．しかし，一般的にグラフト造影は，通常の冠動脈造影に比べて放射線被ばく低減，検査時間短縮，コントラスト減量および合併症の防止という観点からより高度な技術を要する．一方，冠動脈CT造影（CT angiography: CTA）は，CABG後のバイパス評価ならびにCAD診断を，ICAと比較して短時間で包括的に診断でき，カテーテル操作による合併症を回避できる非侵襲的検査法である．CTAの術後のグラフト開存性評価に関する報告が多く，感度90〜100％，特異度94〜100％，陽性的中率90〜94％，陰性的中率98〜100％とほぼICAに匹敵する診断ができる[1-4]．本稿では術前・術後の撮影について述べる．

A 術後撮影のポイント

現在では，retrospective撮影やstep and shoot撮影などに代表される撮影法の改良により，CTAの被ばく量は，ICAと同等もしくは低いと報告されている．また，検出器多列化に伴い5 mSv以下での撮影も可能である[5]．最新の装置では，低管電圧撮影，逐次近時法による被ばく線量低減とともに造影剤量使用量も減少している．しかしながら，グラフト撮影は，撮影範囲が広いため一般的な冠動脈CTAの撮影に比べ，被ばく量は多い．

MDCTは，ICAのようにグラフト血流を確認することができないため，造影剤がグラフトからネイティブ血管全域に到達するタイミングで撮影する必要がある．内胸動脈（internal mammary artery: IMA）や胃大網動脈（gastroepiploic artery: GEA）および内径の大きな静脈グラフトでは，造影剤の到達が遅れることがあり，適切な撮影タイミングをテストボーラス法やオートボーラストラッキング法の情報を利用して設定する必要がある．一般的な原則はCTA撮影より遅らせる．さらに，造影剤到達時間の遅れの原因となる徐脈，低左心機能，心房細動やβ遮断薬使用時の低心拍も考慮し時間を設定する．

グラフト撮影は範囲が広いため息止め時間が延長し，CTAより呼吸性モーションアーチファクトが出現しやすくなり，ネイティブ血管評価に影響を及ぼす．撮影時に十分息止め練習を行い，患者の協力は不可欠である．特に高齢患者で問題となる．また，撮影方向については，例えば，IMAグラフトでは，IMAの起始部から心尖部までの撮影は通常のCTAよりはるかに長くなる．頭尾方向に走査すると，患者がスキャン終了直前に最も息止めが難しくなる．また，吻合部から遠位血管は横隔膜の近

くにあるため，ネイティブ血管はアーチファクトの影響を受けやすい．このため息止めが不十分な患者の場合は，逆の尾頭方向の撮影を行う．IMA グラフトの起始部は胸郭内にあるため，横隔膜と比較してアーチファクトの影響を受けにくい．また，高ピッチヘリカル撮影でも撮影時間の短縮が可能で，高齢患者や息止めが不十分な患者も CTA による CABG 術後評価が容易である．しかし，スキャン速度が速くなることで IMA グラフトなどで適切な造影効果が得られない状態で撮影を終える可能性があり，造影剤のタイミングには十分に注意しなければならない．

B 術前撮影のポイント

術前撮影は，CABG 術前プランニングに必要な情報を十分理解して撮影に臨むことが重要である．以下にポイントとその意義を列挙する．

a．吻合部位の冠動脈石灰化（図1）

冠動脈石灰化は，吻合不能やバイパス閉塞に関与する重要な因子であり，石灰化部位での吻合を避ける必要がある．MDCT は石灰化は容易に検出可能で，術前に正確に冠動脈石灰化の分布を把握する．

b．狭窄部位遠位冠動脈の描出

ICA において造影遅延のある 99％狭窄や慢性完全閉塞病変（CTO）では，末梢側の造影が薄くグラフト可能なネイティブ血管のサイズや，グラフト予定部の末梢狭窄の有無がわからないことがある．このような場合，MDCT は，濃度分解能が優れているため良好に描出され，吻合の可否および至適部位の判断に有用である．

c．埋没冠動脈（図2）

ICA では収縮期のスクイージングとして捉えられる冠動脈の心筋内走行（myocardial bridging）や厚い脂肪組織内走行は，術中の冠動脈露出を困難にし，手術時間の延長や出血量の増加につながる．ICA で決定した吻合予定箇所の，心筋または脂肪内に埋没の状態を MDCT で把握し，必要があれば，吻合部位を再プランニングする．

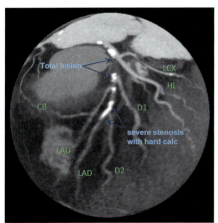
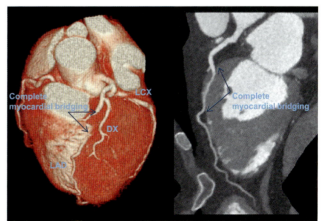

図1 ● 冠動脈の石灰化分布および狭窄の把握　図2 ● 埋没冠動脈（myocardial bridging）

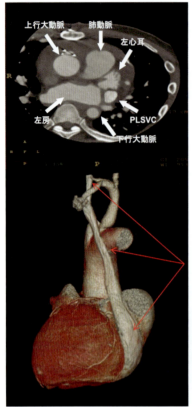

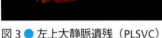

上行大動脈　肺動脈　左心耳

左房　PLSVC

下行大動脈

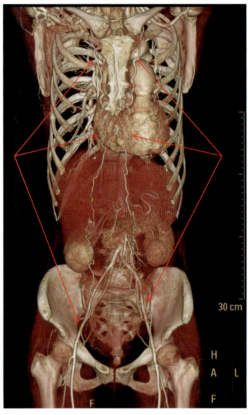

30 cm

図3 ● 左上大静脈遺残（PLSVC）　　図4 ● 側副血行路として機能している内胸動脈

d．左上大静脈遺残（persistent left superior vena cava：PLSVC）（図3）

心筋保護液を冠静脈洞より注入する場合に，冠静脈洞へと還流する左上大静脈遺残（PLSVC）があると，保護液が上肢側に逆行し，心臓に十分回らない危険性があるため，on-pump CABG 時には確認が必要である．

e．内胸動脈（internal mammary artery：IMA）（図4）

腹部大動脈から腸骨動脈領域の閉塞性動脈硬化症（arteriosclerosis obliterans：ASO）で内胸動脈が側副血行路として機能していないか把握する必要がある．

f．MIDCAB の術前計画

低侵襲冠動脈バイパス手術（minimally invasive direct coronary artery bypass：MIDCAB）は左肋骨小開胸によって左内胸動脈（LITA）を左前下行枝（LAD）にバイパスする方法であり，開胸部位，LITA，LAD の立体的な位置関係を術前に知ることは術視野の確保のため重要である．MDCT の VR（volume rendering）画像は，胸骨や肋骨を削除した画像構成も可能であり，LITA，LAD の3次元的位置関係を明確に描出できる．

■ 文献

1) Ropers D, Pohle FK, Kuettner A, et al. Diagnostic accuracy of nonivasive coronary angiography in patients after bypass surgery using 64-slice spiral computed tomography with 330-ms gantry rotation. Circulation. 2006; 114: 2334-41.

2) Dikkers R, Willems TP, Tio RA, et al. The benefit of 64-MDCT prior to invasive coronary angiography in symptomatic post-CABG patients. Int J Cardiovasc Imaging. 2007; 23: 369-77.

3) Sahiner L, Canpolat U, Aytemir K, et al. Diagnostic accuracy of 16-varsus 64-slice multidetector computed tomography angiography in the evaluation of coronary artery bypass grafts: a comparative study. Interact Cardiovasc Thorac Surg. 2012; 15: 847-53.

4) Yuceler Z, Kantarci M, Yuce I, et al. Follow-up of coronary artery bypass graft patency: diagnostic efficiency of high-pitch dual-source 256-slice MDCT findings. J Comput Assist Tomogr. 2014; 38: 61-6.

5) de Graaf FR, Schuijf JD, van Velzen JE, et al. Diagnositic accuracy of 320-row multidetector computed tomography coronary angiography in the non-invasive evaluation of significant coronary artery disease. Eur Heart J. 2010; 31: 1908-15.

〈西澤圭亮〉

② 不整脈疾患の撮影: 左房・肺静脈

　心房細動に対するカテーテルアブレーションでは，MDCT から得られる心臓の立体構造を正確に把握することがアブレーションに伴う合併症を避けるとともに術前後の評価に有用となる．また最新鋭の 3 次元マッピング装置に CT の 3 次元画像を統合することで，安全で確実に治療が実施され，かつ透視時間や手技時間の短縮が期待される．本稿では，不整脈治療において，必要な画像と撮影方法について述べる．

A　心房細動カテーテルアブレーションに必要な解剖学的情報

　心房細動カテーテルアブレーションは，静脈血管内に挿入されたカテーテルをブロッケンブロー法で左心房へアプローチし，電気生理学的検査を行った後に肺静脈隔離術が開始される．合併症としは，心タンポナーデ，血栓塞栓症，肺静脈狭窄・閉塞，食道・内臓迷走神経・横隔膜神経などの周辺心外組織障害などであり[1]，合併症の発生を未然に防ぐために，MDCT から得られる心臓および周辺の立体構造を把握することが重要となる．我々の施設では，左房と肺静脈の解剖を 3 次元画像で多方向から観察し，次いで左房と食道の位置関係を把握，そして仮想内視鏡像で，肺静脈開口部，左房天井，左側分界綾などの様相を観察する．またまれに左房内に異常な索状構造物を認めることがあり注意深い観察が必要となる（図 1）．

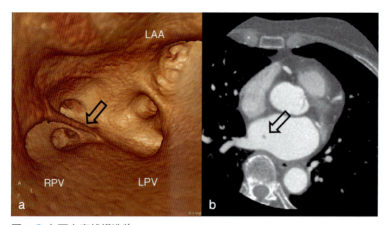

図 1 ● 左房内索状構造物
　a： 仮想内視鏡像．右肺静脈の開口部付近に索状構造物を認める（矢印）．
　b： 横断面像．索状構造物の短軸像が造影欠損として認められる（矢印）．
　LAA： 左心耳，LPV： 左肺静脈，RPV： 右肺静脈

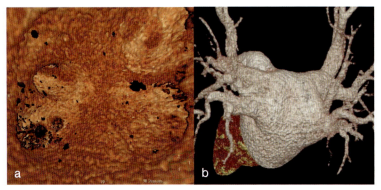

図2 ● シグナル・ノイズ比の減少（肥満・不適切な撮影条件）および緩徐
に造影剤注入した撮影
a：仮想内視鏡画像，b：3 次元画像
ノイズが増加し表面形態の平滑化が損失

B 心房細動カテーテルアブレーションにおける撮影方法

　3 次元 CT 画像作成時，肺動静脈の CT 値差が低い造影法では肺静脈の分離が困難となるため，肺動脈の造影剤を生理食塩水で排除し，肺静脈の描出能を高める方法が用いられる．我々の施設では，同時に冠動脈の形態・性状評価および心室・心房の機能評価を行うため，撮影プロトコルは心臓 CT 検査に準じ生理食塩水の後押しは混合注入とする．その際，生理食塩水は注入速度を造影剤と同速度とし肺静脈の描出能の向上に努めている．また，シグナル/ノイズ比の減少（肥満・不適切な撮影条件）および緩徐に造影剤注入した撮影では，3 次元画像の表面形態の平滑化が失われ，仮想内視鏡像ではノイズが出現し描出能の低下につながるため（図2），撮影プロトコルの最適化が必須となる．

　撮影法は，retrospective gating 法で撮像し，再構成時相は心房拡張期にあわせる．ただし，心拍変動が大きい心房細動症例では，各装置の技術から心電図非同期で撮影することで位置ずれアーチファクトを軽減できることがあり，装置の特徴を理解した撮影が重要となる．

　撮影は，アブレーション治療の 1 週間前に行い，左房容積の変化を最小限に抑える．さらに，3 次元マッピング装置での統合のズレを考慮し呼吸条件は自然停止で行っている．また心房細動症例では左心房内，特に左心耳内血栓の評価が重要である（4 章 C-3．心臓腫瘍，壁在血栓，左房内血栓を撮影するポイントを参照）．

C 計測ポイント

　我々の施設では，肺静脈径の計測結果を参考に肺静脈内に留置するリング状カテーテルサイズの選定やクライオアブレーションの適応判断を検討し，さらに，治療前後の評価として，肺静脈の狭窄度判定や左房容積・機能評価からリバースリモデリングの評価などを行っている．

おわりに

　MDCT の進歩により不整脈症例であっても再現性の高い 3 次元画像の構築が可能となり，あらか じめ左房・肺静脈および周辺組織の全体像を把握することで合併症の回避が期待される．また 3 次元 マッピング装置との統合で，従来の 2 次元透視像での治療とは比較にならない解剖学的情報が得られ ようになっており，CT 検査における画像診断の重要性はますます高まってくると考えられる．

■ **文献**

　1）Iesaka Y. Complications of catheter ablation of atrial fibrillation : Cause, prevention and management. J Cardiovasc Electrophysiol. 2006 ; 17 : S1-S6.

〈徳永洋二〉

JCOPY 498-13646

3 心臓腫瘍，壁在血栓，左房内血栓を撮影するポイント

心腔内の血栓や心臓腫瘍は，心エコー図検査で指摘されることが多いが，超音波検査のみの診断では視野が狭く，腫瘍の部位や広がりなど必ずしも確実ではない．一方，CT 検査では，検者に左右されず死角なく観察ができるため，心エコー図検査と CT，MRI を組み合わせることで診断精度が向上する．

A 心臓腫瘍

心臓腫瘍はまれな腫瘍であるが，成人の原発性心臓腫瘍のなかで最も頻度が高い腫瘍が心臓粘液腫である．原発性心臓腫瘍の発生頻度は，全剖検例の 0.02％であり，そのうち約 75％が良性腫瘍で，良性腫瘍の約 50％が心臓粘液腫である[1]．本稿では，遭遇する頻度が比較的高い心臓粘液腫について述べる．

心臓粘液腫は左房に好発し，そのほとんどが心房中隔の卵円窩付近から発生する（図1）．診断する際には，腫瘍の大きさ，形状，部位，可動性の有無が必要となる．次いで，粘液腫は心腔内血栓との鑑別があげられ，血流がうっ滞する条件が重なれば血栓が疑われ鑑別点となる．左心房内血栓の好発部位は左心耳であり，左心房容積が拡大した症例では左心房後壁に付着する血栓を認めることがある（図1）．また，腫瘍であれば血管の乏しいタイプであっても遅れて染まってくるため，後期相で鑑別が可能となる．

撮影法は，心臓粘液腫のように可動性がある腫瘍では心電図同期撮影を行い，腫瘍の可動性，開放期の僧帽弁口への陥入などの観察が必要となる．撮影タイミングは，われわれの施設では，早期撮影で retrospective gating 法により冠動脈形態，心機能評価を行い，後期相は造影 2〜3 分以降に prospective triggering 法で低電圧を用い造影感度を高め，さらに逐次近似法によりノイズと被ばく低減し撮影を行う．

B 心腔内血栓

心腔内血栓が生じる最も大きな要因は血流のうっ滞であり，頻度が高いものは，心房細動に伴う左心房内，特に左心耳内血栓である．また，心室内血栓は，ほとんどが左心室壁運動低下によって生じる．特に，広範な心筋梗塞や拡張型心筋症のような心機能低下例，左室の無収縮領域や瘤形成部分を有する病態では左室心尖部に好発する．また左室緻密化障害では心筋が緻密な状態に育たないため間隙が多く，そこで血栓が発生する．

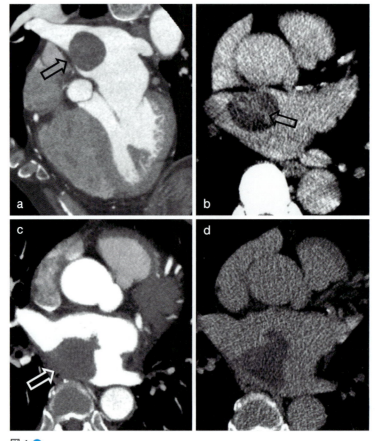

図1 ●

上段：左房粘液腫

a： 早期相．左心房中隔に 27×26 mm 大の球状の造影欠損を認める．
可動性は乏しく僧帽弁口への陥入は認めない（矢印）.

b： 後期相．腫瘤内部はわずかに造影効果（矢印）を認める.

下段：左心房内血栓

c： 早期相．左心房後壁に辺縁不整な造影欠損を認める（矢印）.

d： 後期相．陰影欠損は染影されず血栓と診断.

1．心腔内血栓症例の撮影方法

a．左心耳内血栓

心房細動など左心房内の血流がうっ滞すると，造影剤と血液の比重の関係から左心耳内が充満されないことがある．早期相で造影欠損を認めた場合は，後期相（造影 2〜3 分以降）での追加撮影が左心耳内血栓の同定に極めて重要である．後期相撮影の際には，prospective triggering 法により被ばくを低減し，さらに低電圧撮影と逐次近似再構成法による造影効果の改善とノイズ低減を図ることが望ましい．再構成心時相は，心房拡張期（心室収縮期）に合わせる．後期相でも持続する造影欠損を認めた場合には血栓もしくは重度の血流うっ滞が疑われる．色調の異なる心耳入口部と先端で CT 値（HU）を比較し，造影欠損部の CT 値の減衰が大きければ血栓が強く疑われる．後期相での造影欠損

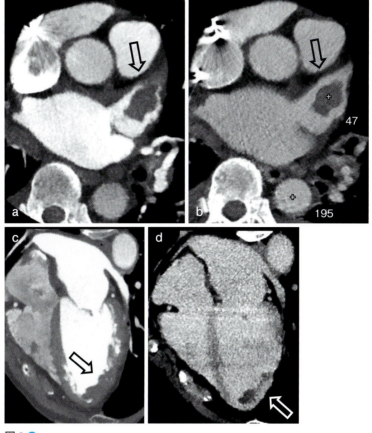

図2●

上段: 左心耳内血栓

a： 早期相. 左心耳内に造影欠損を認める（矢印）.

b： 後期相. 左心耳内に造影欠損部が残存しており CT 値は大幅に減衰
（HU 比: 47/195＝0.24）していた（矢印）.

下段: 左心室内血栓

c： 早期相. 左心室内に造影欠損を認める（矢印）.

d： 後期相. 左室心筋が染影されることで壁在血栓の形態が明瞭となる
（矢印）.

と大動脈との CT 値の HU 比が 0.5 未満であれば血栓であるという報告もある[2]（図2b）.

　左心室内血栓は, CT 検査では左心室壁運動低下症例で偶然発見されることが多く, 既往歴や単純CT で心尖部を中心とした広範な脂肪浸潤が認められた場合など注意を必要とする. また造影早期相のみでは, 造影ムラや左室心筋の染影不良により正確な診断が困難となるため, 後期相を撮影し左室心筋が染影された状態での血栓全体像の観察が必須となる（図2d）.

おわりに

　心エコー図検査と比較し, CT 検査では被ばくと造影剤の問題があるが, ディテクタの進歩や逐次近似法の登場により, これらの問題も低減されつつある. また, 異なる2つのエネルギー値の X 線で

撮影することにより，物質を識別あるいは抽出し定量することが可能とするデュアルエナジー方式の登場で心臓腫瘍や心腔内血栓のさらなる診断能向上が期待される．

■ 文献

1）Reynen K. Frequency of primary tumors of the heart. Am J Cardiol. 1996; 77: 107.
2）Kim SC, Chun EJ, Choi SI, et al. Differentiation between spontaneous echocardiographic contrast and left atrial appendage thrombus in patients with suspected embolic stroke using two-phase multidetector computed tomography. Am J Cardiol. 2010; 106: 1174-81.

〈德永洋二〉

４　心臓 CT と合わせて同時撮影は
どこまで可能か？

今日の心臓 CT 検査では同時に他部位の造影検査も求められる機会があり，多くの施設，多機種装置において心臓と他部位の同時検査を行っている現状がある（図 1）．

しかし，同時に他部位の造影検査をすることは決して容易ではない．やはり被検者に対する侵襲の増加が無視できないからであるが，求められる他部位との同時検査について考えておく必要がある．

今回，心臓 CT と同時に求められる検査の中で，大動脈や下肢動脈，頭頸部動脈を想定して考える．

同時検査をするうえで一番の問題は CT 装置による違いである．wide coverage の装置とそうでない装置，1 管球の装置と 2 管球の装置ではまったく異なるので，それぞれにおいて考える必要がある．装置間や撮影法間差における最適な心臓撮影法に関しては省略させていただく．

A　心臓と大動脈

大動脈を同時撮影する際，広範囲な体幹部撮影が必要となるため，被ばく線量と造影剤使用量の増

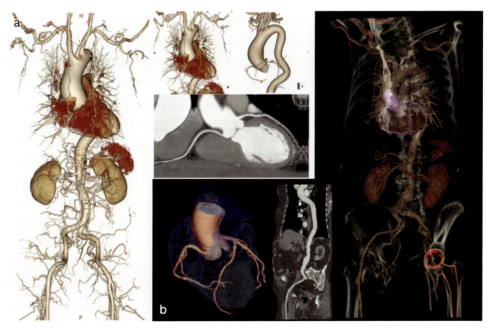

図 1 ● 心臓 CT と他部位の同時検査を行っている現状
　　a：可変ピッチにて撮影した冠動脈/大動脈（画像提供: 札幌医科大学附属病院）
　　b：複数のスキャンを連続して撮影した冠動脈/大動脈（画像提供: GE ヘルスケア）

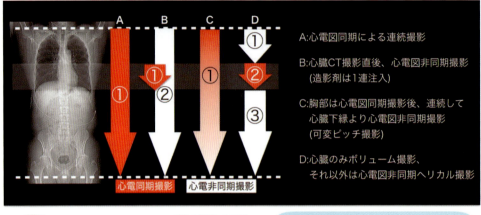

A:心電図同期による連続撮影

B:心臓CT撮影直後、心電図非同期撮影
　（造影剤は1連注入）

C:胸部は心電図同期撮影後、連続して
　心臓下縁より心電図非同期撮影
　（可変ピッチ撮影）

D:心臓のみボリューム撮影、
　それ以外は心電図非同期ヘリカル撮影

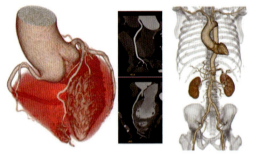

168cm/70kg, Male
Heart Rate: 68-73bpm
iohexol(オムニパーク) 350: 85mL

心臓
CTDIvol: 67.84mGy / DLP: 1289.1mGy·cm

大動脈
CTDIvol: 16.2mGy / DLP: 1205.8mGy·cm

図2 ● 心臓 CT と大動脈 CT の撮影法（上）/症例（下）

加が問題となる.

　いくつかの撮影法（図2上）と症例（図2下）を紹介する.

　まず，端的な考えでいえば心電図同期下での全範囲撮影する方法（図2上のA）があるが，被ばく線量が大幅に増えるため症例は選ぶべきである．しかし心電図同期撮影における利点として，心電図同期と心電図非同期で上行大動脈におけるモーションアーチファクトに大きな差がある（図3a）．よって上行大動脈の壁在血栓の有無や大動脈解離の診断時に，モーションアーチファクトとの区別を判断するには有用である．また装置による特殊な使用方法で心電図同期撮影したデータを同期から外し，全データを画像化できるものもある．これにより大幅なノイズ低減につながり，Adamkiewicz動脈同定の際にみる hairpin turn のノイズに埋もれている血管の視認性も高まる（図3b）．

　シーメンス社製の2管球装置では2重らせんスキャンにより pitch factor 3.2 という高速撮影が可能である．よって心電図同期でも 43 cm/s の撮影スピードを可能とし，従来の心電図同期撮影よりも低被ばく撮影が可能である．

　次の撮影法であるが，心電図同期撮影にて心臓を撮影した直後，心電図非同期にて大動脈を撮影する方法（図2上のB）である．この撮影で気をつけなければいけないのは，心電図同期から心電図非同期に切り替わる際の，装置上のタイムラグである．ベッドの移動時間と rotation time の変更にかかる時間，息止めの時間などがこれにあたるが，装置によっては 10 秒以上かかることもあるため，撮影法や造影法において，低管電圧による造影効果の向上などの工夫や希釈造影剤の使用などが必要である．

　次に，東芝社製 CT であればアプリケーションである可変ピッチを利用することで心臓を含めた胸

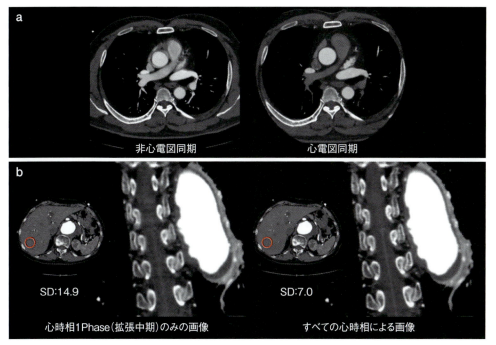

図3 ● 心電図同期による大動脈 CT の撮影の利点

a： 同一被験者における上行大動脈のモーションアーチファクトの違い

b： 同一 raw date における前脊髄動脈と hairpin turn の視認性の違い

部大動脈を心電図同期で撮影し，心臓下縁より腹部大動脈には心電図非同期に切り替えるとともに，pitch factor も変更し撮影する方法（図2上のC）がある．この方法は撮影時間の延長もないため造影剤の使用量もそれほど増やすことなく撮影が可能となる．

　wide coverage CT においては心臓を1スキャンで撮影が可能であることから，心臓のみ心電図同期のボリューム撮影と，それ以外は心電図非同期に撮影する方法（図2上のD）がある．

　図2下に示す症例は心臓を撮影した直後に心電図非同期にて大動脈撮影を行った．造影法としては心臓時の造影剤ボーラス−生食フラッシュをし，タイムラグ分の時間を空けた後，希釈造影剤を注入する方法で，85 mL の造影剤で両部位の撮影を終了している．

B　心臓と下肢動脈

　下肢動脈はさらに長い範囲の撮影が必要であるうえ，部位や症例，病変によって血流速度も様々であり被検者によって大きく左右されるため，造影効果を担保することが難しい．一定の造影効果を担保するためには，造影剤使用量の増加が問題となってくる．

　いくつかの撮影法（図4上）と症例（図4下）を紹介する．

　まず，心臓と下肢動脈を分けて撮影する方法であるが，心電図同期下で一連の造影注入法による心臓撮影を行い，続けて心電図非同期にて下肢動脈を撮影する方法（図4上のA）と造影注入法と撮影をそれぞれ分ける方法（図4上のB）である．一連の造影注入法で行うと心臓用の造影剤の効果もあ

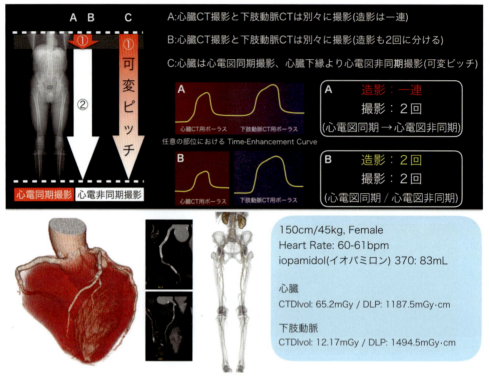

図4● 心臓 CT と下肢動脈 CT の撮影法（上）/症例（下）

るため比較的造影剤を増やさずに済むが，撮影自体が一連であるために下肢動脈の撮影タイミングを計れないことが欠点であり，血流障害がある場合などは造影が失敗することも否定できない．それに比べ，撮影と造影注入とを分けて撮影する場合はそれぞれのタイミングを計って撮影するので，失敗するリスクは少ない．しかし，それぞれで撮影するため造影剤の量は多くなってしまう欠点がある．

次に東芝社製 CT のアプリケーションである可変ピッチによりそのまま一連で撮影する方法（図4上の C）であるが，これも一連の造影注入法で行うため，造影剤の増量は少なくすむが，心臓と同じrotation time のまま下肢動脈を撮影するため下肢動脈の血流を追い越してしまう可能性がある．

図4下に示す症例は一連の造影注入法でそれぞれの撮影を分けて撮影を行った．一連の造影注入法によって，造影剤の使用量は 83 mL で両部位の撮影を終了している．

C 心臓と頭頸部動脈

心臓と頭頸部動脈を同時に検査するには撮影法や造影法よりも図5上に示すようにそれぞれの撮影において両上肢の挙上・下垂といったポジショニングが異なる．もちろん心臓・頭頸部動脈どちらにおいても同じポジショニングで撮影することは可能であるが，アーチファクトなど画質に影響することを考慮すると，それぞれで撮影することが望ましい．

このことから，それぞれの撮影における被ばく線量と造影剤使用量に関しては装置による差が大きく，ボリュームスキャンできる装置が被ばく線量と造影剤使用量低減の可能性が高いと考えられる．

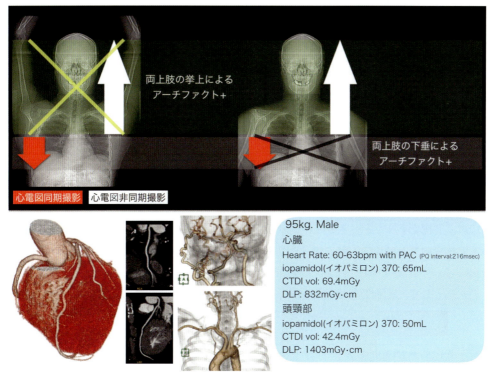

図5 ● 心臓 CT と頭頸部動脈 CT の撮影法（上）/症例（下）

さらに頭頸部動脈と同時検査する際は心臓と頭頸部動脈のどちらも静脈の影響が無視できない検査であり，主となる検査を考慮して先に撮影することが望ましい．

図5下に示す症例は心臓と頭頸部動脈をそれぞれ分けて撮影を行った．そのため造影剤量は115 mL を使用している．

以上，心臓と大動脈・下肢動脈・頭頸部動脈に関する同時検査の紹介をしたが，被ばく線量や造影剤使用量の増加が少なからずあるため，必ずしも同時撮影を行うのではなく，可能であれば別日に検査するなど，状況に応じて行うように各施設で調整するべきである．

〈佐々木康二〉

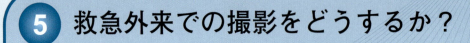

C. 特殊な造影心臓 CT 撮影

5 救急外来での撮影をどうするか？

救急領域では，マルチスライス CT の普及によって様々な疾患を対象に CT 検査が施行されるようになり，今や CT は欠かすことのできない存在となっている．循環器領域でも，急性大動脈解離の初期診断には CT 検査を施行すべきとされており，その有用性は揺るがないものとなっている．さらに，冠動脈 CT 検査の普及に伴い，低〜中等度リスク群で非 ST 上昇型の急性冠症候群（acute coronary syndrome: ACS）を疑う場合，救急で冠動脈 CT 検査が施行される場面も増加している．また，胸痛患者への対応として，緊急性の高い疾患の rule out および rule in に関しても CT 検査が用いられる場合がある．

A　救急の冠動脈 CT

救急時においても，通常の冠動脈 CT と同様の条件にて撮影されることが望ましい．しかしながら，夜間などでは CT 専任のスタッフが対応できない場合もあり，撮影条件の設定や心拍数コントロールに苦慮する事態が考えられる．よって，撮影条件に関しては，心拍数別の条件設定や不整脈時の対応などをマニュアル化し，CT 装置に各種の撮影条件をプリセットしておくとよい．また，前処置に関しても，β 遮断薬の投与方法や投与時の記録方法をマニュアル化することで，不慣れなスタッフの場合でも，スムースな対応が可能となる．

緊急時には，診断および治療へのプロセスを迅速に行う必要があるため，1 度の検査から多くの情報を収集することが求められる．緊急時における冠動脈 CT の役割は，高度狭窄や閉塞病変の有無の評価であり，それらが検出されれば，カテーテル治療へ移行する有力な情報となる．しかしながら，高度石灰化やステント内に病変が存在している場合には，冠動脈の評価が十分に行えないことも多く，さらにモーションアーチファクトなどの影響も加わると病変の検出が不能となってしまう．これらへの対策として，左心室の壁運動を同時に評価する方法がある．急性心筋梗塞による心筋の収縮能低下に加えて，高度の虚血によって心筋の収縮能が低下している場合や（hibernating myocardium），短時間の血行途絶によって収縮能が低下し，再灌流後も収縮能低下が持続している場合（stunned myocardium）などの状態を捉えることによって，冠動脈の解剖学的な情報を参考に，責任冠動脈を推定できる．これは，多枝病変を認める場合でも同様で，責任病変を同定し治療対象を明確にする有力な情報となる（図 1）．ただし，陳旧性の心筋梗塞を有する場合にも壁運動の低下を認めるため，壁の菲薄化や脂肪変性の有無などの心筋性状評価も行う．一方，遅延相を撮影し，心筋濃染の有無から急性の虚血領域を評価できる場合もある．撮影タイミングとしては心筋遅延造影を評価する時相とすることで，心筋梗塞領域やその程度も評価できる（図 2）．また，緊急カテーテル治療の対象となる場合には，

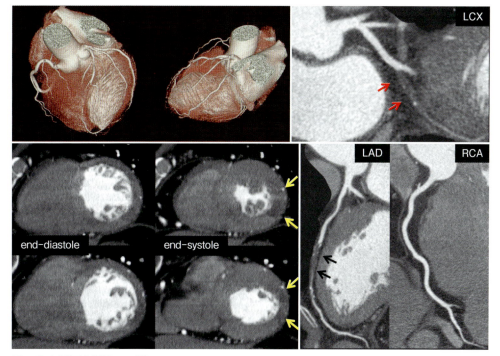

図1●急性冠症候群の1例

　冠動脈CTにてLADおよびLCXに閉塞病変を認めるも，責任病変の判別は困難である．しかし，左室壁運動の評価では，側壁にのみasynergyを認め，LCXが責任冠動脈であることが推察された．

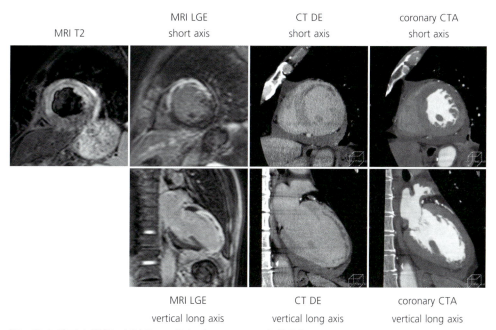

図2●急性冠症候群におけるCTおよびMRIによる心筋評価

　MRIでは前壁中隔に浮腫および遅延造影効果を認め，急性心筋梗塞と診断される．一方，先に行われた冠動脈CT検査でも，遅延相の画像において，MRIと同様に内膜側に造影欠損を有する遅延造影効果を認める．

アクセスルートの評価を目的とした胸腹部大動脈から大腿動脈の撮影も同時に行うことも考慮する.

　これらの撮影を行う場合には，被ばく線量にも十分な配慮が必要である．特に，64列相当のCT装置で心臓を撮影する際には，低ピッチのヘリカル撮影が選択される場合も多く，この条件での複数回撮影は，容認されない程度の被ばく線量となりうる可能性がある．よって，この場合には，冠動脈の評価と同時に撮影時の全心周期のデータを利用した壁運動の評価を行うこととし，一方，低心拍数で不整脈を認めない場合には，前向きな心電図同期撮影法を用いて，冠動脈相と遅延相の撮影を行うことで，被ばく線量に配慮しながら総合的な評価が可能となる.

B triple rule out とは

　triple rule out（TRO）とは，急性胸痛の3大疾患である急性心筋梗塞，急性大動脈解離および急性肺動脈血栓塞栓症を1度の検査で診断する概念である．これらの疾患は，過去には様々なモダリティを組み合わせて診断されてきたが，マルチスライスCTと心電図同期撮影（再構成）法の普及によって，CT検査のみで，すべての疾患を評価できる可能性が出てきた．特に64列相当のCT装置では，胸部全体を心電図同期にて撮影することができるようになり，その期待度も高いが，エビデンスの蓄積が少なく推奨されるまでには至っていない．しかしながら，実際には胸痛症候群において上記3大疾患の除外目的でCT検査が行われる場合もあり，その際の撮影方法の選択に苦慮しているのが現状である.

C TRO の撮影

　一般的に，TROの撮影は，胸部全体を1回で撮影し心電図同期画像を得る方法と理解されている．よって，心電図同期による撮影が基本となるため，心拍数コントロールなどの冠動脈CTと同様の前処置が必要となる．また，撮影方法の選択も心拍数や不整脈の有無に依存することになる．64列相当のCT装置では，心電図同期としては広範囲の撮影となるため，ヘリカル撮影が選択される．そして重要となるのは，1回の撮影で冠動脈と大動脈に加えて肺動脈も造影されている造影方法の選択とタイミングの取得方法である．長い造影持続時間が必要となるため，30秒程度の造影剤持続注入が行える方法を選択する．この際，time enhancement curve（TEC）の形状を考慮し，1段階注入ではなく2段階以上の注入方法を用いることで，左心系と右心系がバランスよく造影される（図3）．この撮影方法で問題となるのは，被ばく線量と造影剤使用量の増加である．被ばくに関しては，一部の装置ではあるが可変ヘリカルピッチ撮影やヘリカル撮影での前向き心電図同期撮影方法を選択することによって低減が図れる（図4a，b）．しかしながら，体格によっては，画像ノイズの増加に加えて使用できる造影剤量の影響で造影効果も不十分となる可能性もある.

　2管球型や面検出器型のCT装置では，ガントリ回転速度の向上もあり，TRO撮影が容易に行えるようになってきた．ともに広範囲を短時間で撮影できるため，被ばく線量の低減に加えて診断精度の向上も図れる．胸部全体を1回の撮影で評価するだけではなく，各部位での最適な造影のポイントに絞った複数回の高速撮影で，よりよい画質の検査を達成するという撮影も行える．これによって，最も疑われる疾患の優先度に応じて順次撮影を行う検査方法も確立できる．面検出器型CTでは，心臓

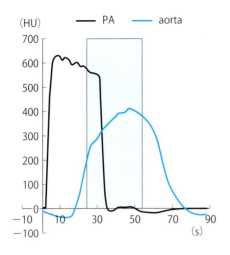 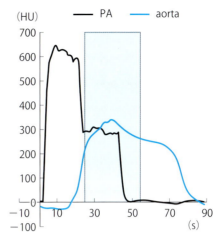

1段階注入：3.0mL/s×90mL　　　　2段階注入：3.0mL/s×60mL→1.5mL/s×30mL

図3 ● 小循環を模擬したファントムによる time enhancement curve
1段階注入に比べ2段階注入では肺動脈（pulmonary artery：PA）と大動脈（aorta）が同時に
造影されるタイミングで撮影が可能である.

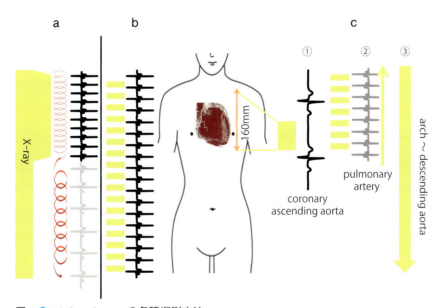

図4 ● triple rule out の各種撮影方法
a は可変ヘリカルピッチ撮影, b は前向きな心電図同期撮影で, ともに1回の撮影ですべてを
撮影する方法である. c は面検出器型 CT による優先度に応じて順次撮影を行う方法である.

全体と上行大動脈を可能な範囲で撮影領域に含むことで, 最も優先的に介入治療が必要となる ACS
と Stanford A 型を1回の撮影で診断可能となる. このときの, 位置決め単純 CT を偽腔閉塞型大動
脈解離の診断に用いることもできる. これらが否定されれば, さらに肺動脈と下行大動脈の撮影を追
加で施行することで, 一連の rule out を精度よく行える（図4c, 図5）.

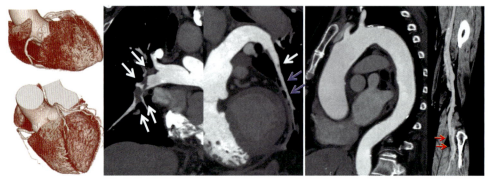

図5 ● 図4のcの方法で撮影された triple rule out 症例

冠動脈には有意狭窄を認めず, 次いで施行された肺動脈 CT にて両側肺動脈内に血栓を認めた (白矢印). 心電図同期での撮影によって, 心臓周囲の肺動脈末梢も, 拍動の影響がなく明瞭に描出されている (青矢印). 大動脈には解離などはなかったが, 下肢静脈内に血栓の残存を認めた (赤矢印).

おわりに

救急領域での CT 検査は重要な役割を担っており, 救急診療の特徴を十分に理解した検査方法の構築が最も大切である.

■ 文献

1) Raff GL, Chinnaiyan KM, Cury RC, et al. SCCT guidelines on the use of coronary computed tomographic angiography for patients presenting with acute chest pain to the emergency department: A Report of the Society of Cardiovascular Computed Tomography Guidelines Committee. J Cardiovasc Comput Tomogr. 2014; 8: 254-71.

2) Taylor AJ, Cerqueira M, Hodgson JM, et al. 2010 appropriate use criteria for cardiac computed tomography. A Report of the American College of Cardiology Foundation Appropriate Use Criteria Task Force, the Society of Cardiovascular Computed Tomography, the American College of Radiology, the American Heart Association, the American Society of Echocardiography, the American Society of Nuclear Cardiology, the North American Society for Cardiovascular Imaging, the Society for Cardiovascular Angiography and Interventions, and the Society for Cardiovascular Magnetic Resonance. J Am Coll Cardiol. 2010; 56: 1864-94.

3) Halpern EJ. Triple-rule-out CT angiography for evaluation of acute chest pain and possible acute coronary syndrome. Radiology. 2009; 252: 332-45.

〈山口隆義〉

6 透析患者の撮影をどうするか？

　わが国における慢性透析患者数は 30 万人を超えており，その 90％以上が血液透析（hemodialysis：HD）患者で腹膜透析患者は 10％未満の約 1 万人である．透析の原因の筆頭が糖尿病であり，心腎連関によるリスクの増加と相まって，透析患者は心血管イベントのハイリスク患者であり，冠動脈 CT がオーダーされることも多い．そして透析患者といっても排尿のある症例からまったく無尿の症例まで残存する腎機能はさまざまである．すなわち造影後透析で造影剤を除去することのみ考えればよい症例から造影剤からいかにして腎機能保護をすべきか考慮すべき症例までである．造影剤腎症（contrast-indeed nephropathy：CIN）の発症を予防することを目標に「腎障害患者におけるヨード造影剤使用に関するガイドライン」が 2012 年に発行された．本稿では，透析患者に造影剤を使用する際の注意点と対処方法を述べる．

A 造影剤投与後の血液透析療法と CIN 発症リスク

　1 回の透析により使用した造影剤の 60～90％が除去される．そのため，以前から造影検査後に血液透析を施行し造影剤を除去するとよいといわれてきた．しかしこれは高浸透圧造影剤が主流であった時代に心不全を防ぐために行われていたものである．現在主流とされる低浸透圧造影剤では，投与量も減っていることもあり，血液透析・濾過透析・血液濾過による末期腎不全症例における CIN 発症の予防効果は認められていない．

　Vogt らは血清クレアチニン 3.5 mg/dL 前後の患者を対象として，造影剤投与後 HD を行うことで CIN の発症を予防できるか検討したが，HD 施行の有無で CIN 発症頻度に有意差は認められなかった[1]．それに対して，Lee らの血清クレアチニン 4.9 mg/dL 前後の患者を対象とした検討では，造影剤投与後の HD 施行により血清クレアチニンの増加が抑制され，予定外の HD 療法を必要とした患者比率も HD 施行群では有意に少なかったとした[2]．このように造影剤使用後の血液透析療法で CIN 発症リスクが減少したとする報告と，逆に CIN 発症リスクが増加したとする報告があり，CIN 発症予防のエビデンスとしては乏しい．現在では HD による CIN 発症リスクは不変であったとする研究が大半であり，CIN 発症予防のための HD は推奨されていない．しかしながら，実際には透析患者は心不全発症リスクが高いため，この心不全発症予防のために HD が施行される場合がある．

B 透析患者における静脈ルート確保における注意

　透析患者に静脈ルートを確保するときには透析シャントに注意する必要がある．シャント血管を傷

■表1 ■ 造影剤最大投与量（MRCD）

$$造影剤最大投与量（mL）＝\frac{5×体重（kg）}{血清クレアチニン（mg/dL）}$$

つけずに長持ちさせるため，血圧測定をはじめ，採血，点滴などの手技はシャント側を避けて反対側の腕から行うのが基本である．造影 CT でのルート確保においてもその例外ではない．やむを得ずシャント側で造影 CT を行う場合には，血流が通常よりも速いため造影効果や撮影タイミングに注意を要する．検査後には止血に時間を要すること，必要以上に強く圧迫しないことなどに配慮したい．

C 透析患者における造影剤投与量

　腎障害を有する患者に投与する造影剤はなるべく減量したい．その指針として表1に示す最大投与量（maximum radiographic contrast dose：MRCD）の算出法がある[3]．この最大投与量に従った場合には CIN 発症が 2％であったのに対し，最大投与量を超えた場合の CIN 発症は 21％であった．腹膜透析患者への造影剤投与は残存腎機能低下のリスクとなる可能性があるが，尿量が十分保たれていれば，造影剤 100 mL 程度では残存腎機能に影響を与えないという報告もある[4]．

　Takebayashi らは HD 患者を対象に低浸透圧造影剤 100 mL を静脈内投与して CT 検査を行い，その後の経過と重篤な副作用について検討した[5]．そのときに使用した造影剤は 1.5〜2.0 mL/kg であった．検査翌日に HD が予定されている患者で経過を観察したが，それまでの間（6〜45 時間），どの患者も緊急 HD を要するような重篤な事態は生じなかったとしている．また，Muruve らは維持透析患者に大量の造影剤を投与しけいれん重積を発症した症例報告のなかで，慢性腎不全患者に対して造影剤投与量が 200 mL 未満であれば緊急 HD を要さないとし，大量の造影剤を投与したときのみ緊急 HD が必要としている[6]．

おわりに

　透析患者を撮影する際の注意点としてはやはりできるだけ少量の造影剤とし，残存腎機能を温存するように心がけることである．近年では，CT 装置の性能が向上したことや CT の画像再構成技術の進歩により低管電圧撮影がクオリティを増してきており，希釈造影剤を用いることにより造影剤量の減量へ一役を担っている．検査に関わるすべての医療従事者が透析患者と造影検査に関する認識・理解を十分に深めておくことが求められる．

■ 文献

1) Vogt B, Ferrari P, Schonholzer C, et al. Prophylactic hemodialysis after radiocontrast media in patients with renal insufficiency is potentially harmful. Am J Med. 2001; 111: 692-8.
2) Lee PT, Chou KJ, Liu CP, et al. Renal protection for coronary angiography in advanced renal failure patients by prophylactic hemodialysis. A randomized controlled trial. J Am Coll Cardiol. 2007; 50: 1015-20.
3) Cigarroa RG, Lange RA, Williams RH, et al. Dosing of contrast material to prevent contrast nephropathy in patients with renal disease. Am J Med. 1989; 86: 649-52.

4） 日本腎臓学会, 他. 腎障害患者におけるヨード造影剤使用に関するガイドライン 2012. 東京: 東京医学社; 2012. p. 6-22.

5） Takebayashi S, Hidai H, Chiba T. No need for immediate dialysis after administration of low osmolarity contrast medium in patients undergoing hemodialysis. Am J Kidney Dis. 2000; 36: 226.

6） Muruve DA, Steinman TI. Contrast induced encephalopathy and seizure in a patients with chronic renal insufficiency. Clin Nephrol. 1996; 45: 406-9.

〈森光祐介〉

C. 特殊な造影心臓 CT 撮影

7 成人先天性心疾患患者をどうするか？

　先天性心疾患に対する外科的・内科的治療の進歩により，今日では多くの患者が成人期を迎えられるようになった．現在，本邦においてはすでに 40 万人を超える成人先天性心疾患（adult congenital heart disease: ACHD）患者が存在し，年間約 9,000 人のペースで増加している[1]．今後日常臨床でACHD 患者を診療する機会は確実に増加するものと考えられ，その診療における MDCT の役割はますます大きなものになると考えられる．

A　ACHD 患者の評価における心臓 CT の役割

　ACHD 患者においては MRI による形態評価，機能評価の有用性が確立されている[2]．MRI は被ばくがなく，非造影で心形態や収縮機能を測定可能であり，ACHD 患者の評価に頻用される．心臓 CTが MRI よりも優れている点としては，空間分解能が高く，撮影後に任意の断面で 3D 再構成することで，より精細な心臓形態，狭窄，欠損部位の把握が可能なことである．撮影時間が短く，比較的簡便に施行可能である点も MRI よりも優れた点である[3]．また，MRI は精神遅滞などで長時間の安静の保てない患者や，金属製クリップなどが残存している患者では施行できないことがある．

　Fontan 術後，Rastelli 術後，Fallot 四徴症根治術後など修復術後の患者が多いのも特徴である．成人期になると遠隔期に遺残病変や続発症によるさまざまな問題により，再手術が行われることがある．事前に心臓 CT を撮影しておくことで，手術の計画をより具体的に行うことができる．また心臓形態や血管の走行異常，冠動脈起始異常の有無を事前に把握しておけば，術前のカテーテル検査もよりスムーズに実施できる（図 1，2）．

　カテーテル治療の積極的適応となる成人期の心房中隔欠損症（arterial septal defect: ASD）や動脈管開存症（patent ductus arteriosus: PDA）においては，術前のサイズ評価，形態評価が使用デバイスの決定に際して必要であり，任意断面で精細な画像が得られる心臓 CT による評価が有用である（図3，4）．

B　心臓 CT 撮影の注意点

1. 検査オーダーの注意点

　ACHD では右房・右室・肺動脈の情報や側副血行路，シャントの有無の情報が必要になることが多く，通常の冠動脈 CT のプロトコルで撮影した情報では不十分である．検査をオーダーする場合には，あらかじめどのような血行動態の先天性心疾患なのか，どのような手術が施行されているかを把

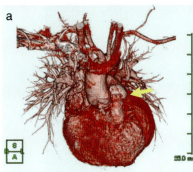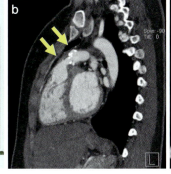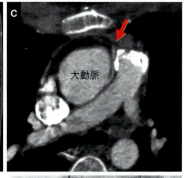
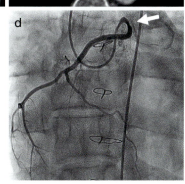

図1 ● Rastelli 術後の Rastelli 管内狭窄（10 代後半　女性）
　　a，b：Rastelli 管の弁に石灰化と狭窄を認める（黄矢印）．カテーテル
　　　　検査で肺動脈と右室の圧較差は 65 mmHg あり，本症例は再手術の
　　　　方針となった．
　　c：冠動脈 CT．右冠動脈（RCA）は左冠尖から起始しており，大動脈と
　　　　Rastelli 管に挟まれる形になっている（赤矢印）．
　　d：カテーテル検査の RCA 造影．RCA 近位部の挟まれた部分に 50%狭
　　　　窄あり（白矢印）．CT の結果をもとに慎重にカテーテル操作を行い，
　　　　安全に検査を施行できた．

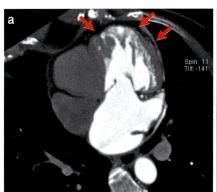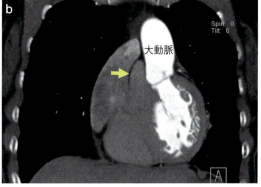

図2 ● 修正大血管転位（50 代後半　女性）
　　a：四腔断面像．体循環側心室は解剖学的右室であり，心室内の肉柱形成が粗造である（赤矢印）．
　　b：冠状断像．大動脈は肺動脈（黄矢印）の左腹側に位置している．

握し，心臓 CT で何を評価したいのかを含めて，放射線科医や放射線技師に情報提供することが必要
である．

2．撮影時の注意点

　ACHD では心臓の他，血管や肺の情報が必要になるため，心電同期法には通常 retrospective gat-
ing が用いられる．心拍の全時相を撮影し，再構成時に任意の心時相のデータを抽出する方法である
が，被ばく量が多くなってしまうという欠点がある．ACHD 患者で CT 撮影を必要とする患者は放射

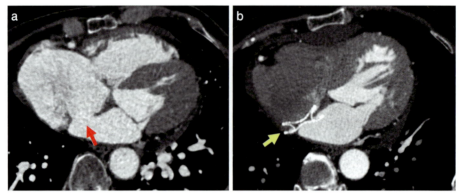

図3 ● 心房中隔欠損症（70代前半 男性）

  a：治療前．ASDからの左右シャントにより動脈相で右房右室が濃染している．欠損孔の径は約
     25 mm（赤矢印）．

  b：カテーテル閉鎖術2年後．留置されたAmplatzer Septal Occluder（黄矢印）．残存シャントは
     なく，容量負荷軽減のため右心系は治療前よりも縮小している．

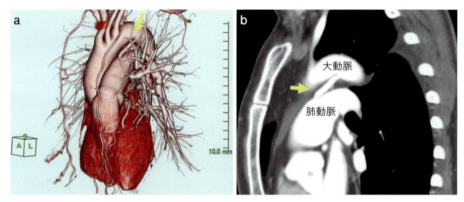

図4 ● 動脈管開存症（40代後半 女性）

  a：volume rendering（VR）画像．開存した動脈管を認める（黄矢印）．

  b：multi-planar reconstruction（MPR）画像．動脈管の径は大動脈側3 mm，肺動脈側4 mm．
     本症例はカテーテル閉鎖術が施行された．

線感受性の高い若年者であることが多く，将来の肺や乳腺の発がんリスクを考慮する必要がある．心拍数が低く期外収縮もない心拍が安定した若年者では，prospective gatingでの撮影も考慮する必要がある．

　Fontan術後，Glenn術後，左上大静脈遺残など，通常とは異なる循環動態が多く，個々に応じた造影剤の投与法を検討することが必要である．造影タイミングの差によって造影が不均一となる場合には，平衡相での撮影を追加することで解剖学的評価が可能になる（図5）．

　当院ではACHD患者の心形態評価のCT撮影の際には中濃度の造影剤（300 mgI/mL程度）を使用し，600 mgI/kgの投与量で撮影している．つまり，体重50 kgの患者での造影剤使用量は600 mgI/kg×50 kg÷300 mgI/mL＝100 mLとなり，撮影時間を勘案し25〜30秒かけて投与している．ボーラストラッキング法で下行大動脈のCT値が上昇したタイミングで撮影を開始している．またASD患

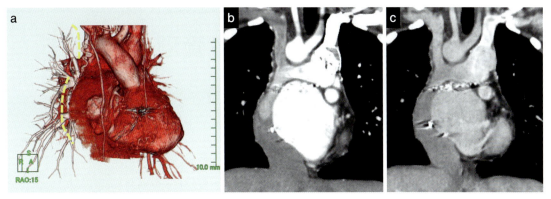

図5 ● Fontan 術後（20 代後半 女性）

a： Fontan（Lateral 法）術後．上大静脈・下大静脈は直接肺動脈に流入している（黄点線）.
b： 冠状断の動脈相．左上肢からの造影剤投与で造影効果が不均一である.
c： 平衡相．均一な造影効果が得られている.

者の場合には，シャントにより造影剤が薄くなっても十分な造影効果が得られるように，造影剤量を
750 mgI/kg に増やして撮影している.

　ACHD の心臓 CT 撮影には 100 mL 程度の造影剤を使用する．特にチアノーゼ性先天性心疾患は腎
予備能が低く，明らかな eGFR の低下がなくても造影剤腎症のハイリスク群として検査前後に補液を
行うなどの対応が必要である[4].

■ 文献

1） Shiina Y, Toyoda T, Kawasoe Y, et al. Prevalence of adult patients with congenital heart disease in
　　Japan. Int J Cardiol. 2011；146： 13-6.
2） Fratz S, Hess J, Schuhbaeck A, et al. Routine clinical cardiovascular magnetic resonance in paediatric
　　and adult congenital heart disease： patients, protocols, questions asked and contributions made. J
　　Cardiovasc Magn Reson. 2008；10： 46.
3） Wiant A, Nyberg E, Gilkeson RC. CT evaluation of congenital heart disease in adults. AJR Am J
　　Roentgenol. 2009；193： 388-96.
4） 日本循環器学会，日本胸部外科学会，日本産科婦人科学会，日本小児循環器学会，日本心臓病学会合
　　同研究班，編．循環器病の診断と治療に関するガイドライン．成人先天性心疾患診療ガイドライン
　　（2011 年改訂版）．2011．p. 21-2.

〈三木崇史　伊藤 浩〉

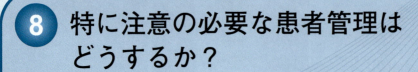

C． 特殊な造影心臓 CT 撮影

8 特に注意の必要な患者管理は どうするか？

　心臓 CT の多くは，胸部症状がある患者の撮影を行うが，当然ながら冠動脈が原因の狭心症だけではなく，それ以外の要因で胸部症状が出現し，心臓 CT を撮影することがある．そのなかでもただちに入院や治療を要する症例がある．冠動脈が原因の症例は不安定狭心症，冠動脈以外が原因の症例は，解離性大動脈瘤や肺血栓塞栓症が代表的なものである．そのようなただちに治療や入院を要する症例を見逃さないように，撮影法とどのように対処しているか紹介する．

A　不安定狭心症の対処

　造影検査後に高度狭窄病変を認めた場合，急性冠症候群の可能性のある不安定狭心症をどう見極めるかが必要となる．急性冠症候群に関わる非石灰化プラークの特徴として，①プラーク量，②低いCT 値，③ナプキンリングサイン，④ポジティブリモデリング，⑤小石灰化である．しかしこのような画像所見と冠動脈狭窄判定を造影検査終了後，患者が帰るまでのわずかな時間ですべてを解析し，判定を行うことは実際のところ難しい．そこでわれわれの施設では，心臓 CT 検査を受ける患者は，検査前の待ち時間の間に，胸部症状と冠動脈リスクファクターについての問診を行っている（図1）．問診内容の項目は，①胸痛の有無，②胸痛の出現した時期，③胸痛の出る時間帯，④労作時と安静時である．冠動脈リスクファクターについては，高血圧，高脂血症，糖尿病の有無と喫煙歴について問診を行い，また内服薬では特に抗血小板薬の服用の有無確認と次回の診察日を確認している．このような問診をとることで，狭窄病変を認めた場合，胸痛症状などを参考に不安定狭心症が疑われる場合は，CT 担当医師と相談し，救急外来での対応や，紹介病院からの患者の場合は，心臓 CT 検査日から再診まで期間が長い場合は，検査後ただちに解析およびレポート作成を行い，解析結果を紹介病院にFAX で送信したり，患者に渡しただちに受診し，紹介医師へ迅速な対応をお願いする．

B　解離性大動脈瘤の対処

　まれではあるが，解離性大動脈瘤の既往歴がなく，心臓 CT で初めてみつかる場合がある．心臓撮影範囲内で上行および，下行大動脈に大動脈解離所見を認めた場合，胸腹部の撮影を追加し，大動脈解離の評価をする．その際は，直後に低電圧撮影を用いる．近年 CT 装置に各メーカーともに逐次近似法によるノイズ低減技術の進歩によって，撮影直後であれば，低管電圧撮影を用いて造影剤の追加なく，十分な造影効果が得られ大動脈解離の評価が可能である．

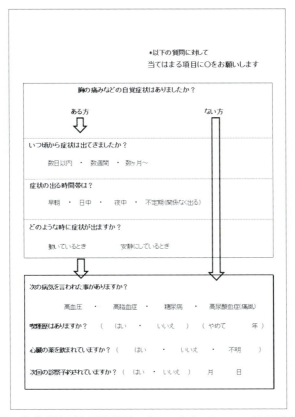

図 1 ● 胸部症状と冠動脈リスクファクターについての問診表

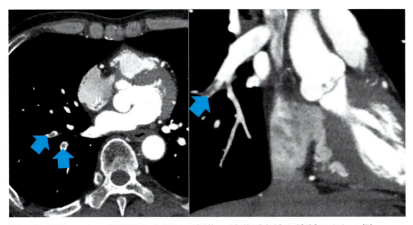

図 2 ● 心臓 CT を 2 段階注入を用いて撮像し肺動脈血栓を診断できた 1 例

C．特殊な造影心臓 CT 撮影

　心臓 CT 撮影は，動脈相の撮影であるため，肺血栓塞栓症も同時に評価を行うためには，肺動脈の造影が必要となる．造影剤の注入時間を延長すれば，冠動脈および肺動脈の評価も可能ではあるが，造影剤の使用量が明らかに増加し現実的ではない．その対応として，造影剤 2 段階注入を用い，造影剤注入後に生理食塩水と造影剤を混合注入している．これにより動脈相で肺動脈および右心系も造影される．混合注入のため，造影効果は低くなるが，心臓 CT 全症例で肺動脈血栓は評価できる（図 2）．また右心系の造影は，右心系の評価と同時に左室中隔が描出され，心機能評価と左室壁運動の評価も可能となる．心機能評価は SCCT ガイドラインでも推奨されており，造影剤の 2 段階混合注入により，造影剤使用量は増加するが，5 mL 程度の少量で情報量も格段に増え有意義と考える．

〈堀江 誠〉

5章

心臓CT解析について

1 臨床応用の第一歩: スムーズな解析法

　心臓CT検査において，撮影された画像の解析は専用の解析用ソフトウェアを用いて行われる．つまり解析を担当するスタッフは，専用ソフトウェアの習熟が必要とされる．しかし，ソフトウェアの使用方法の習得のみでは，多忙な状況下で煩雑な心臓CTの解析は不可能である．本稿では，当院における日々の心臓CT検査での経験をもとに，スムーズな解析に必要な3つのポイントを述べる．

　1つ目は，CT装置や解析用ソフトウェア（ワークステーション）の特性を十分に理解することである．前述の通り多列CTの登場によって精度の高い撮影が可能となった．しかし依然，高度石灰化，冠動脈に特有なモーションアーチファクトの存在，ステント内腔の評価などの課題は残っている．それらに対応できるような多管球CTや高分解能CT，さらに不整脈対応や低被ばく・高分解能を実現する装置も随時開発が進んでいる．また，装置の進化とともに解析用ソフトウェアの進歩も著しく，自動で冠動脈の追跡を行う（auto tracking）機能の精度も上昇してきている．スムーズな解析を行うために，日々進化する心臓CT領域の十分な知識や技術の習得が重要である．

　2つ目は解析のための作業環境を整えることである．当院では，CT操作卓に隣接したスペースに設置された5台のモニタの前で1〜2名の循環器科内科医が解析にあたっている（図1）．5台のモニタの内訳は，異なる解析用ソフトウェアごとの作業用に3台，レポート作成ファイル用に1台，電子カルテの1台である．煩雑な作業がゆえに，作業効率の観点から妥当な台数といえる．また，すぐ隣

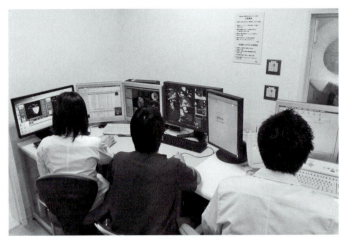

図 1 ● 当院の CT 室における心臓 CT 解析作業風景
CT 操作卓に隣接したスペースに設置された複数台のモニタの前で循環器科内科医が解析にあたっている．

JCOPY 498-13646

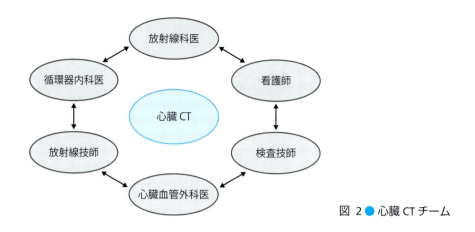

図 2 ● 心臓 CT チーム

患者背景	撮影条件
• 検査理由 • 検査日 • 名前 • 生年月日 • ID • 年齢 • 性別 • 身長・体重・BMI • 冠動脈リスク因子 • 血行再建術（PCI/CABG）の既往 • デバイス埋め込みの既往 • 他の検査所見（心電図・血液検査・X 線・心臓超音波検査・核医学検査） • 原則禁忌事項と対策	撮影プロトコール • 撮影装置 • 管電圧 • 管電流 • 線量（被ばく低減プロトコール使用の有無） • 造影剤量 • 被ばく量 • 心時相 • 画像評価 撮影の状態 • 心拍数 • 使用薬剤 　（亜硝酸薬・β 遮断薬） • 鼻栓使用や酸素吸入の有無 • 不整脈 • 合併症

図 3 ● 解析前に確認しておくべき患者背景と撮影条件

に撮影に携わる放射線技師と常に情報交換を行いながら撮影と解析を流れ作業として行っている．CT 室に通じていえることであるが，作業効率の点からもデスク周辺の整理整頓を常に心がけることが重要である．特に飲食物の持ち込みはマナーの点からも厳禁である．

　最後に，職種を超えたチーム医療の実践がスムーズな解析を実現させる．循環器内科医，放射線科医，放射線技師および看護師などがチームとして心臓 CT 検査に関わっている（図 2）．図 3 に示した検査前の患者情報や撮影条件の情報の共有により，検査目的を意識した撮影，解析およびレポート作成が可能となる．当院では，原則，放射線技師により解析用ソフトウェアに転送された画像データをすぐに循環器内科医が心臓領域の解析を行うようにしている．また複数の患者を順次検査していくにあたり，撮影と解析を並行して行っている．多忙にはなるが，撮影された現場ですぐに解析を行うことは，解析に適した画像の選択（心時相や撮影条件），解析方法や結果のディスカッションおよび各専門知識の補完がその場でできるメリットがある（図 4）．さらに，解析結果で ACS ハイリスク症例と考えられた場合，速やかに担当医に報告する体制をとっている．速やかな解析と現場（外来や心臓カ

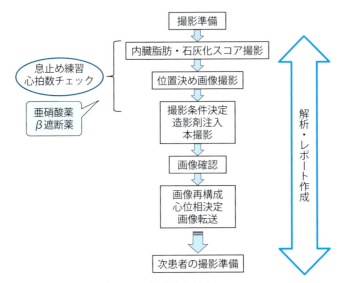

図 4 ● 撮影から解析までの具体的な流れ
撮影と並行して，解析およびレポート作成を行っている.

テーテルチーム）との密な連絡体制により，病態に応じた早期の薬物治療開始（抗血小板薬，硝酸薬，スタチン製剤など）や緊急心臓カテーテル検査を行うことができ ACS 発症の回避につながる．また，忘れてはならないのは撮影範囲全体の評価を行うことである．ともすれば心臓のみの解析に終始してしまいがちだが，偶発的に肺野や乳腺に腫瘍が発見されることがある．当院では心臓以外の部位に関しては放射線科医による速やかな読影が行われている．また，当院では，日進月歩の CT 装置や解析用ソフトウェアの知識や操作技術の習熟，スタッフの入れ替わりなどに伴う撮影・解析レベルの維持目的に勉強会を定期的に開催している．研修や学会参加も積極的に行い常にレベルアップを図っている．何よりも CT チームスタッフ間の良好な関係を構築することが，スムーズな解析にも大きな影響を与えると考えられる.

おわりに

スムーズな解析を実現するためには，ハード面のみならずソフト面も重要な要素となってくる．心臓 CT 検査に従事する全てのスタッフは，安全かつスムーズに検査を実施できるように，一連の検査の流れや互いの役割の仕事内容を十分に把握しておく必要がある.

〈寺田菜穂　原田顕治〉

1 # 心臓 CT 解析でわかること

　心臓 CT が登場して以来，約 10 年の間に多列化が進み，日本全国の医療機関に心臓 CT が広まった．

　心臓 CT は従来，主として冠動脈狭窄やプラークの評価など冠動脈に限局して行う検査であった．しかし，最近では心機能評価，虚血心筋や心筋症などの心筋の評価，弁膜症（特に大動脈弁），心腔内血栓や心臓腫瘍および心膜疾患，先天性心疾患，さらに心デバイスやカテーテル治療を行う際の術前評価と術後評価など様々な心疾患に対して用いられるようになった．

　本稿では，心臓 CT 検査後のワークステーションで解析できる事柄について述べる．

心臓 CT 検査を施行する前に

　まず，撮影された画像が適切なものかどうかをみる．不適切な心拍数，不整脈，息止め不良（図 1），心機能低下，冠動脈の高度な石灰化（図 2）などがあると読影画像に大きな影響を及ぼし解析に適さないクオリティになってしまう場合もある．その場合，強引に解析を試みようとせず，再検査や他のモダリティでの評価を検討するべきである．

a．冠動脈疾患

　心臓 CT の主な検査目的は冠動脈の評価である（図 3a, 図 3b）．心筋シンチグラフィや心臓 MRI と比べ，検査にかかる時間が短く冠動脈病変の診断精度に優れ，陰性的中率が高いという利点がある[1]．さらに日本循環器学会ガイドラインでは，心臓 CT が冠動脈疾患の有用な非侵襲的検査法の 1 つにあ

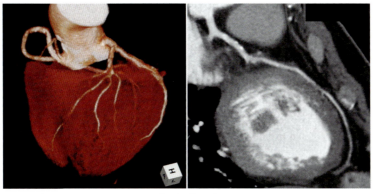

図 1 ● 左: volume rendering（VR）像，右: curved multi planer reconstruction（CPR）像
　　左前下行枝に高度狭窄があるようにみえる．心臓カテーテル検査が後日行われたが，左前下行枝に病変は認めなかった．息止め不良が画像構成に悪影響を与えていた．

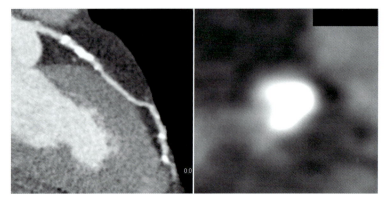

図 2 ● 左: CPR 長軸像，右: CPR 短軸像
　左前下行枝の近位部に全周性の石灰化像を認めた．このような石灰化病変の狭
　窄度評価は困難である．

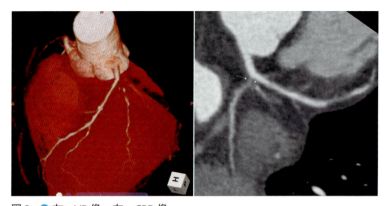

図 3a ● 左: VR 像，右: CPR 像
　左回旋枝の近位部と高位側壁枝の近位部に高度狭窄を認めた．

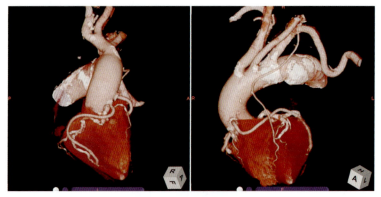

図 3b ● 心臓バイパス手術後の VR 像
　バイパス枝は 3 枝とも良好に開存していた．

げられている．
　冠動脈疾患を目的に心臓 CT を解析する際，冠動脈の形態，Agatston スコアなどの石灰化スコアと
個々の石灰化の分布や程度（図 4），冠動脈の内腔評価（図 5），冠動脈プラークの量的および質的評価

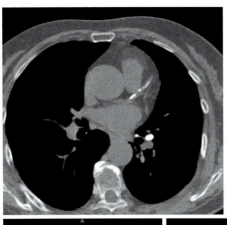

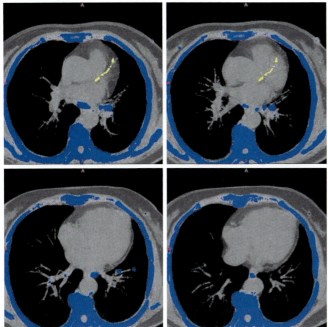

ラベル/ブロック	ボクセル数	ボリューム [mm³]	最小値 [HU]	最大値 [HU]	平均値 [HU]	SD	Agatston
LM	0	0.00	0	0	0.00	0.00	0.00
LAD（6）	409	221.97	130	1077	338.38	212.93	361.68
LCX	0	0.00	0	0	0.00	0.00	0.00
RCA（2）	41	16.45	132	296	199.51	45.88	19.55
Total	450	238.42	130	1077	325.73	207.33	<u>381.23</u>

図 4 ● 上：axial 像，中および下：カルシウムスコア測定用の画像とその結果
　左前下行枝は Agatston score 361.68，右冠動脈は同 19.55 と測定され，合計の Agatston score は 381.23 で，中等度の石灰化病変を有していた．

を踏まえレポートを記載する．特に，石灰化の程度やプラークの性状を経皮的冠動脈インターベンション（PCI）前に評価しておくことは，末梢血管保護デバイスやローターブレータなどの各種デバイスを用いた治療戦略の計画に有用となる．

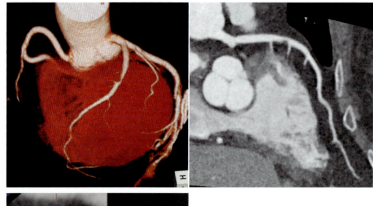

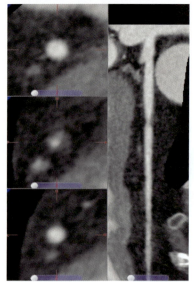

図 5 ● 左上: VR 像, 右上: CPR
像, 下: 左前下行枝の断面
像と stretched CPR 像
左前下行枝の狭窄部に偏心性の非
石灰化プラークを認め, 高度狭窄
と診断された.

　また, バイパスグラフト (図 3b) や冠動脈ステント (図 6, 図 7) といった冠動脈疾患治療後の評価
にも用いられている. しかし, 現行では心臓 CT での評価に限界がありさらなるエビデンスの蓄積が
望まれる.

　さらに, 最近では心臓 CT と心筋 SPECT のフュージョン画像[2] (図 8), ATP などによる薬剤負荷
perfusion CT, さらには fractional-flow reserve CT (FFR-CT) など, 心臓 CT が形態的評価だけでな
く機能的評価の分野へ応用されつつある.

b．心機能評価

　冠動脈撮影用に取得したデータを用いて, 各ワークステーションで解析処理することで左心機能や
右心機能が評価できるようになった.

　例えば, 左室機能を解析する際, R-R 間隔を 20 分割して拡張期から収縮期の axial 画像をマニュア
ルで作成, さらに左室短軸像と左室長軸画像を再構成する.

　拡張末期画像や収縮末期画像から基本的な左室機能の指標となる左室拡張末期容積, 収縮末期容積,
1 回拍出量, 駆出率, 心拍出量といった心臓超音波で測定される各項目を測定でき, さらに左室壁運動
の動画の作成やその壁厚の変化を評価できる. これらを測定し評価することで, 心筋バイアビリティ

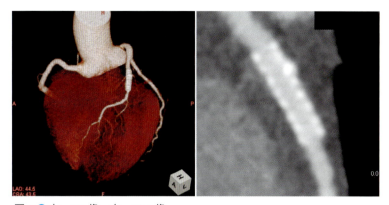

図6 ● 左: VR像, 右: CPR像
左前下行枝近位部に直径 3.5 mm 規格の金属ステントが留置されている. その
ステント内部に造影欠損は認めず, ステント内は良好に開存していた.

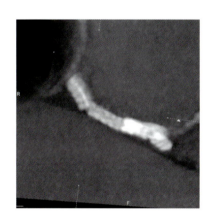

図7 ● slab MIP像
右冠動脈中間部に留置した 30 mm
超のステントにおいて, 近位部で
stent fracture の所見を認めた.

の有無の推測や PCI での治療に生かすことができる. ただし, 心機能解析については, 心臓 CT は心臓 MRI と比較してやや過大評価されてしまう問題点があり[3], 信頼性が担保される精度には到達していない.

c. 虚血心筋や梗塞心筋の評価

心臓 CT で心筋に低吸収域, 菲薄化や石灰化の所見に遭遇することがある. 病変を有する冠動脈の支配領域部と脂肪変性部が一致する場合, 虚血や梗塞によるものと診断することができる. 最近では心臓 CT と心筋 SPECT のフュージョン画像, ATP などによる薬剤負荷 perfusion CT も行われ, 虚血や梗塞に対してより正確な情報が得られる.

d. 心筋症

日本循環器学会ガイドラインには「CT は, MRI の遅延造影に比べて正常心筋と異常心筋とのコントラストが著しく劣ることから心筋症の診断における CT の役割は低いとされている.」という記載がある. しかし, 心臓ペースメーカー植込み後などで MRI 検査が施行できない場合, CT が心筋症診断の一助となりうる (図9).

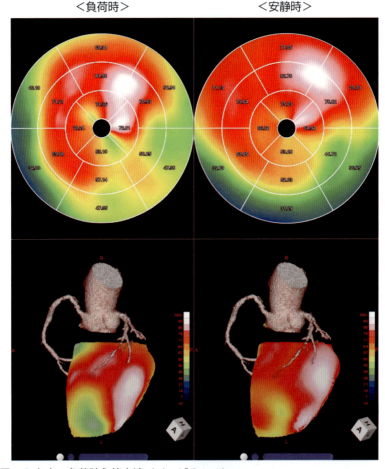

＜負荷時＞　　　　　　＜安静時＞

図8● 左上： 負荷時心筋血流イメージの bull's eye map,
　　　　 左下： 心臓 CT の VR 像と負荷時心筋血流イメージのフュージョン画像,
　　　　 右上： 安静時心筋血流イメージの bull's eye map,
　　　　 右下： 心臓 CT の VR 像と安静時心筋血流イメージのフュージョン画像
　　　左前下行枝の高度石灰化のため心臓 CT での評価が困難な症例．負荷時の画像で心尖
　　　部に中等度血流低下を認めた．本症例は，同領域の心筋バイアビリティが残存して
　　　いた．

e．弁膜症

　大動脈弁狭窄症をはじめとする弁膜症の診断には，心エコー検査による評価法が確立されている．
しかし，CT でも心臓弁の形態，石灰化の程度，Valsalva 洞や上行大動脈の径の測定など手術に有用な
情報を得ることができる[4]．同時に冠動脈疾患の検索を行えることも利点となる．近年では心臓 CT
が経カテーテル大動脈弁植込み術における術前評価のゴールドスタンダードである．

f．心臓腫瘍，心腔内血栓

　原発性の心臓腫瘍はまれであるが，診断の際に腫瘍のサイズと部位，形態や性状，腫瘍の広がり，
転移の有無などが評価される．CT はその特性上，心筋への浸潤の程度の評価に向いている．また，
心腔内血栓の診断や治療効果判定にも有用である（図 10）．

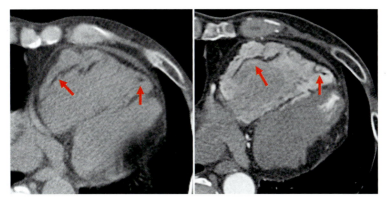

図 9 ● 左: 単純撮影, 右: 造影早期相
　致死性不整脈の精密検査で心臓 CT を撮影施行. 冠動脈に有意狭窄は認めな
かったが, 単純, 造影早期相の両方で右室心筋内の広範囲に低吸収域 (赤矢印)
を認めた. その後, 遅延造影 MRI や不整脈誘発試験が施行され, 不整脈原性右
室心筋症と臨床診断された.

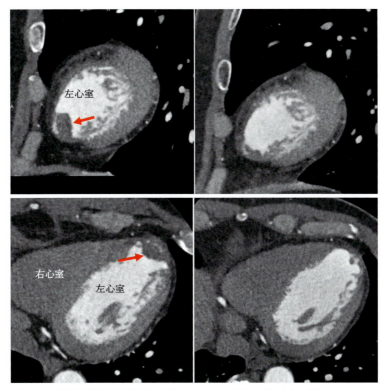

図 10 ● 陳旧性前壁中隔梗塞症例に生じた左室内血栓 (赤矢印)
　左上: 抗凝固療法前の sagittal 像, 右上: 抗凝固療法開始 3 カ月後の sagittal
像, 左下: 抗凝固療法前の axial 像, 右下: 抗凝固療法開始 3 カ月後の axial 像
前壁は広範囲に全層性の脂肪変性を呈しており, さらに心尖部に心筋の CT 値
より明らかに低い defect を認めた. 心尖部血栓が疑われ抗凝固療法を開始し
た. 3 カ月後の再検で同部の defect は縮小していた.

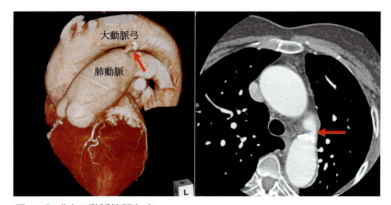

図 11 ● 成人の動脈管開存症
弓部大動脈の腹側と拡張した肺動脈の間に動脈管（赤矢印）が開存している．
また，動脈管周囲に石灰化を認める．

g．先天性心疾患

先天性心疾患に代表される心臓の複雑な解剖学的構造の評価に心臓 CT は威力を発揮する（図 11）．例えば，心臓 CT は川崎病による冠動脈瘤の形態を冠動脈カテーテルより詳細に評価できる．また，心房中隔欠損症などの成人先天性心疾患の増加に伴い，心臓 CT の需要は増していくと思われる．

h．心膜疾患

収縮性心膜炎における特徴的な心膜の石灰化と肥厚の確認，心囊液の量と CT 値の変化によるその性状の推測およびその原因検索，心膜腫瘍の検索などに用いられる．

i．心房細動に対するカテーテルアブレーション治療の術前および術後評価

心房細動のトリガーとして肺静脈起源の期外収縮が重要である．期外収縮を発生する肺静脈隔離を行う術前検査として心臓 CT は重要な役割を担っており[5]，カテーテルアブレーション前に左房と肺静脈の詳細な位置関係を得ることは治療の成功率の向上に結びつけられる．心臓 CT で得られた情報をナビゲーションシステムと連動させることで複雑な立体的構造を把握しながらカテーテル治療を行うことができる．そして，術後は肺静脈狭窄の発生の有無や左房食道瘻といった術後合併症を心臓 CT で評価できる．

おわりに

現在，心臓 CT 解析の様々なワークステーションソフトが開発され冠動脈のみならず多岐にわたる心疾患や心機能が評価できるまでになった．見落としなくスムーズに心臓 CT 解析を行うために，施設内で解析する手順を決めておくとよい．そして，心臓 CT の最大能力を駆使した解析結果を臨床の現場に提供できるよう，各職種が心臓 CT チームとして日々研鑽を積んでほしい．

■ 文献

1) Budoff, MJ, Achenbach S, Blumenthal RS, et al. Assesment of coronary artery disease by cardiac computed tomography: a scientific statement from the American Herat Association Committee on

Cardiovascular Imaging and Intervention, Council on Cardiovascular Radiology and Intervention, and Committee on Cardiac Imaging, Council on Clinical Cardiology. Circulation. 2006; 114: 1761-91.

2） Gaemperil O, Tiziano S, Koepfli P, et al. Accuracy of 64-slice CT angiography for the detection of functionally relevant coronary stenoses as assessed with myocardial perfusion SPECT. Eur J Nucl Med Mol Imaging. 2007; 34: 1162-71.

3） Juergens KU, Seifarth H, Range F, et al. Automated threshold-based 3D segmentation versus short axis planimetry for assessment of global left ventricular function with dual-source MDCT. AJR Am J Roentgenol. 2008; 190: 308-14.

4） Achenbach S, Delgado V, Hausleiter J, et al. SCCT expert consensus document on computed tomography imaging before transcatheter aortic valve implantation（TAVI）/transcatheter aortic valve replacement（TAVR）. J Cardiovasc Comput Tomogr. 2012; 6: 366-80.

5） Inoue K, Murakawa Y, Nogami A, et al. Current status of cathether ablation for atrial fibrillation— updated summary of the Japanese cathether ablation registry of atrial fibrillation（J-CARAF）—. Circ J. 2014; 78: 1112-20.

〈橋本真悟　原田顕治〉

解析手順の基礎知識

　心臓 CT は，画像解析を行うことにより冠動脈の診断を行うことができるようになる．画像解析は，ワークステーションを用いて行われる．現在では，ワークステーションがある程度の処理を自動的に行い，そのデータを用いて画像解析を行っていくことができるようになった．しかしながら，画像解析を行うためには，その処理がどのように行われているのかを認識しておかなくてはならない．ここでは，画像解析手順の基礎知識に関して述べる．

A　ワークステーションの進化

　画像処理を行うワークステーションは，MDCT の進化と同様に進化した．ワークステーションの進化は PC の進化によってもたらされたともいえる．現在のワークステーションは PC の高性能化によって処理速度，処理能力ともに飛躍的に向上した．独立したワークステーションが普及する以前は，CT 装置本体で volume rendering（VR）や multi planar reformat（MPR）などの画像再構築の処理を行う必要があった．CT 検査を行っている場合には，その処理を行うこともできず当然ながら処理を行っていると撮影もすることはできなかった．処理にも 1 つの画像を表示させるまでにかなりの時間を要していた．また，多くの場合においてカラー表示することはできず，白黒の濃淡表示であった．

　MDCT の普及とともに CT 装置から独立した画像再構築専用のワークステーションが普及した．現在では，サーバータイプのワークステーションが普及している．当初は，1 人で 1 台のワークステーションといったスタイルであったが，サーバータイプのワークステーションでは，複数人で稼働させ画像解析することが可能となった．このようなことが可能となった背景には，多数のクライアントから同時に作業を行った場合においても，負荷分散が行えるクラスタリング処理によることが大きい．クラスタリングとは，複数のコンピュータを統合し，1 つのサーバーシステムとして扱うための技術のことをいう．これによって，処理能力の向上や，一部に障害が生じても他に影響を及ぼさないといったリスクの分散をすることが可能となる．画像解析を行うワークステーションでは，処理能力の向上が大きな役割を担っている．処理能力が向上したことにより，MDCT によって発生する多くのイメージデータを，複数人で同時にアクセスしてもストレスなく処理することが可能となった．また，現在ではイメージデータを読み込むと同時に画像を表示させて作業を開始することが可能となっている．クラスタリングによって，多くの施設で普及している医療用画像管理システム（Picture Archiving and Communication System: PACS）を活用して，院内のどこにおいてもワークステーションを起動し画像処理を行うことも可能となっている．フィルムにて画像を観察して診断を行っていた際には，決まった方向でのみしか画像再構築された画像は観察することはできなかった．しかしながら，どこ

においてもワークステーションが使用できるようになったことによって，依頼医が任意の方向や表示方法でも画像を観察することが可能となった．心臓CTでは，例えば血管造影室において，CTによって冠動脈狭窄を認めて冠動脈ステント治療を行う場合に，最も病変部位がみやすい角度を対比して観察しながら治療を進めることが可能となった．冠動脈の慢性完全閉塞病変では，閉塞部位がわかりやすい画像を作成し，提供することで血管造影室においてその画像を確認しながら治療を行っていくための治療支援として活用することも可能である．

B ワークステーションにおける画像処理サポート

　ワークステーションに画像再構築をするためには，画像を読み込んだあとで，目的にあった処理を進めるために処理を行うための項目を選択する．心臓CTでは，冠動脈解析を行う場合には冠動脈解析をするための項目を選択する．この項目を選択することで，ワークステーションによって差異はあるものの冠動脈や大動脈，心筋などと自動的にワークステーションがそれぞれの領域を分類する（図1）．この処理をセグメンテーションとよぶ．セグメンテーションされた分類によって，心臓CTで活用される様々な画像表示方法を簡便に表示させることが可能となる．例えば，血管造影と類似した画像表示方法であるAngio Graphic Viewを用いる場合には，大動脈や冠動脈，心筋を適宜選択し，MIP表示させることによって容易に表示させることができる（図2）．セグメンテーション処理を行うことができなかったときには，大動脈や冠動脈などを画像再構築で表示させるために必要となる領域ごとに抽出する作業が必要であった．つまり，セグメンテーション処理が行われるようになって，画像処理の時間が大幅に短縮できた．しかしながら，セグメンテーション処理は解剖による位置情報も含めて処理が行われているため，冠動脈奇形があった場合にはうまく分類できない場合もある．また，最

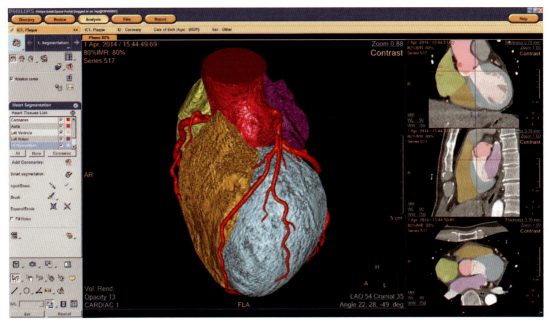

図1● ワークステーションによって各領域においてセグメンテーションされた状態

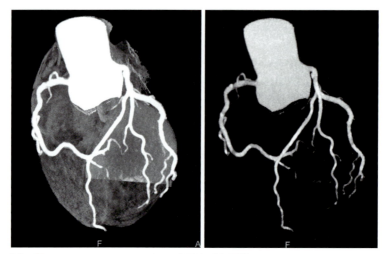

図 2 ● Angio Graphic View にて表示させた画像
左: 大動脈・冠動脈・心筋を選択, 右: 大動脈・冠動脈を選択

適な造影効果が得られていない場合においても, うまく分類できないことがある. 画像処理を開始する前には, しっかりと画像を確認してから処理を開始し, セグメンテーション処理は画像処理の補助機能として活用すべきである. セグメンテーション処理されて分類された各部位に対して, 追加削除することは簡便に行うことが可能である. 良好な画像を得ることは, セグメンテーション処理をうまく活用するための条件と認識し, より良好な画像が得られるように撮影を行っていかなくてはならない.

■ 文献

1) 山口隆義, 井田義宏, 石風呂実. 超実践マニュアル心臓 CT. 東京: 医療科学社; 2012. p.199-222.

〈鈴木諭貴〉

CT 画像の基本

CT 装置は，優れたコントラスト分解能をもち，心臓 CT では心臓や冠動脈の情報を 1 度の撮影で多くの情報を得ることが可能である．しかしながら，CT 画像はどのように成り立っているのかを理解していないと診断に有用な画像提供は行うことができない．ここでは，CT 画像の基本について解説を行う．

A | CT 値

CT では，CT 値という特有の数値が存在し，HU（Hounsfield Unit）という単位で表される．CT 値は，水と空気の吸収値を基準値として定義されている．水の CT 値は 0，空気の CT 値は −1000 である．CT 値は，数式にて算出され，X 線吸収の程度を示している．

$$CT 値 = \frac{\mu_t - \mu_w}{\mu_w} \times 1000$$

μ_t: 目的物質の X 線減弱係数　　μ_w: 水の X 線減弱係数

水の X 線減弱係数は，CT 装置のキャリブレーション時に取得される．この数式でわかるように，水と比べて X 線減弱係数が大きい物質は ＋の CT 値となる．また，CT 装置によって X 線管球が異なっているため，装置によって CT 値は多少異なっている．しかしながら，水と空気の CT 値は固有の値であり，装置の性能維持や品質管理などの目的として，測定し点検することができる．

CT 装置によって表示される CT 値の範囲は異なるが，一般的には −1000〜4000 HU 程度の範囲となる．この範囲は CT 値のビット数によって決定される．画像を表示するためには，診断に用いられる画像を診断しやすい画像となるように，濃淡表示させることが必要になる．CT 画像で濃淡表示される階調は 256 階調（8 ビット）が用いられている．画像を濃淡表示させるために，ウィンドウ機能を用いて表示を行う．この際，目的とする組織の CT 値を含む範囲で濃淡表示させることになる．ウィンドウ設定には，濃淡表示させる範囲における中心の CT 値と表示させる CT 値の範囲を決定しなくてはならない．この濃淡表示させる範囲における中心の CT 値がウィンドウレベル（WL）になり，表示させる CT 値の範囲がウィンドウ幅（WW）となる．ウィンドウレベルは，観察する目的部位の CT 値付近に設定する．また，ウィンドウ幅は，観察する画像に含まれる CT 値を可能な限りすべて含む範囲で設定する．ウィンドウ幅は，グレースケールに範囲を割り当てることで，画像の濃淡表示が決定し，画像を観察することができる．WW: 300 で WL: 50 と設定した場合には，CT 値: 50 を中心として CT 値: −100〜200 までの範囲が濃淡表示されていることになる（図 1）．グレースケールは，モニターでは 256〜4096 段階の階調で表示させることができる．しかしながら，人間の目で識別でき

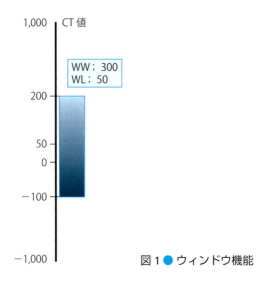

図1 ● ウィンドウ機能

る階調は 16〜20 階調程度しか識別することができない．よって，表示させる画像を目的によって，最適な表示に設定しなくてはならない．例えば，コントラスト差が小さい場合には，ウィンドウ幅（WW）を狭くする必要がある．ウィンドウ幅を狭くするとコントラストが明瞭になるが，表示させる画像のCT 値範囲も狭くなるので，十分に注意が必要である．しかし，ウィンドウ幅を広くするとノイズを低減することができるので，コントラストがあまり問題とならない場合には有効な方法である．

　心臓 CT では，冠動脈ステントが挿入されている場合には冠動脈ステントの CT 値は約 1000 HU 程度あるため，ステントの内腔を観察するためには広いウィンドウ幅に設定する必要がある．しかしながら，単にウィンドウ幅を広げてしまうとコントラストが悪くなってしまうため，ウィンドウの設定は十分に注意して行わなくてはならない．また，心筋を評価する場合には，心筋の CT 値は約 100〜200 程度のため，コントラストを明瞭にするためには，ウィンドウ幅は狭い範囲での設定が必要となる．ウィンドウ設定は，表示させる画像ごとに目的にあった範囲を決定することで，診断に有用な画像提供を行うことが可能となる．

　また，CT 値は撮影時の管電圧が異なると，測定する物質によって変化する．撮影時の管電圧により CT 値が変化する代表的なものとしてヨード造影剤がある．ヨード造影剤は，撮影時の管電圧が 80 kVp と 120 kVp では 80 kVp で撮影を行うと CT 値は上昇する．しかし，低管電圧を撮影に用いるためには，画像ノイズなど様々な要因も考慮して決定する必要がある．また，低管電圧を用いることで造影剤を減量することやコントラストの向上を期待できる，被ばくを低減することができるなどのメリットもある．

B　画素単位について

　CT 装置で画像再構成された横断画像（axial）を構成する 1 つ 1 つの画素単位をピクセル（pixel）といい，これを積み重ねて得られる 3 次元データを構成する単位をボクセル（voxel）とよぶ（図 2）．横断画像は，画像再構成を行う際に設定した FOV（field of view）によってピクセルのサイズは変化する．FOV は実際に画像として観察する範囲を表している．FOV には，DFOV（display field of view）

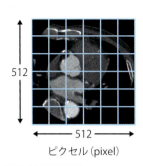 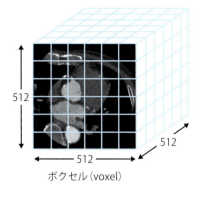

512 512 ピクセル（pixel）

512 512 512 ボクセル（voxel）

図 2 ● 画素単位

と SFOV（scan field of view）がある．DFOV は，実際に画像を表示させる際に設定する FOV である．一般的な CT 装置では DFOV は最大 500 mm である．心臓 CT では，心臓領域に限定し胸部全体を観察する際には，胸部領域に設定することで，観察するのに適切な表示範囲を決定するために設定する．SFOV は，CT 装置のボウタイフィルターの形状など装置によって決定される．つまり，DFOV は SFOV の大きさよりも大きい範囲を設定することはできない．一般的に FOV とは DFOV のことを指す表現として使用されている．

CT 装置では，一般的に 512×512 マトリックスで画像再構成が行われる．例えば，画像再構成を FOV: 250 で再構成を行うとピクセルサイズは約 0.49 mm となる．また，FOV: 500 で行うとピクセルサイズは約 0.98 mm となる．小さな被写体を観察するために，簡易的に画像を拡大して観察することは可能である．しかし，この場合ピクセルサイズは変化せず，ピクセルそのものが拡大されていることになる．対して，再構成 FOV を小さくして画像を拡大して画像再構成を行うと画像内のピクセルサイズも小さくなり，空間分解能も向上するなどの利点がある．逆に，観察したい被写体に対して適切な FOV を用いて画像再構成を行わずに，大きな FOV を用いて再構成を行った場合，ピクセルのサイズは大きくなってしまい本来得られる画質を得ることはできない．CT 値を測定する場合は，測定するために設定した ROI に含まれているピクセルの CT 値が平均化されて表示される．心臓 CT では冠動脈ステントの内腔評価やプラークの CT 値計測なども行われるので，適切な画像再構成 FOV の設定は重要となる．ボクセルサイズは，XY 方向はピクセルと同様であるが Z 方向については画像再構成間隔に依存して決定する．ゆがみがない 3 次元画像を得るためには，等方性ボクセルデータ（isotropic voxel）に近くなるようにするために，最小スライス厚で画像再構成を行うことが必要となる．等方性ボクセルデータは，従来の SDCT では空間分解能が 2 mm 程度であったため，非等方性データとなっていたが，MDCT が登場して高い空間分解能を得ることができるようになったために得ることが可能となった（図 3）．

心臓 CT では，一般的に volume rendering（VR）や curved planner reconstruction（CPR）などの画像再構築された画像を用いて診断が行われる．例えば，冠動脈のような細かい血管を明瞭に観察するためには，血管は直線的には存在していないため，XY のみならず Z 軸方向に対しても分解能は必要となる．等方性ボクセルデータを得ることができるようになったことで，冠動脈のような細い血管も明瞭に観察することが可能となった．心臓 CT が一般的に行われるようになった背景として，0.3～

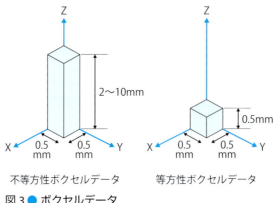

不等方性ボクセルデータ　　　等方性ボクセルデータ

図 3 ● ボクセルデータ

0.4 mm の等方性ボクセルデータが得られるようになったことも理由の 1 つである.

■ 文献

1）山口隆義，井田義宏，石風呂実．超実践マニュアル心臓 CT．東京：医療科学社；2012．p. 199-200.
2）辻岡勝美，花井構造，編．CT 撮影技術学．東京：オーム社；2005．p. 36-7.
3）辻岡勝美，花井構造，編．CT 撮影技術学．東京：オーム社；2005．p. 254-70.
4）小山靖史，伊藤　浩，編．循環器臨床を変える MDCT．東京：文光堂；2015．p. 282-5.

〈鈴木諭貴〉

A．解析の基礎知識

4 非造影 CT と造影 CT の CT 値特性

a．CT 値とは

　CT 画像は，人体組織の X 線透過性の違いをグレースケールのコントラストとして表示される．このとき，画像上の各ピクセルは水の X 線吸収係数を基準とした相対値である CT 値として表され，単位には Hounsfield Unit; HU が用いられる．

$$\text{CT 値} = \frac{\mu_t - \mu_w}{\mu_w} \times 1000$$

　　　μ_t: 組織の X 線吸収係数　　　μ_w: 水の X 線吸収係数

　CT 値は水を 0 HU，空気を −1000 HU とし，その範囲は装置によって異なるが，−1024〜+3071 HU の 4096 階調の値をとる場合が多い．

　CT 画像では，しばしば CT 値の差異で正常組織と病変が判別されるため CT 値の十分な理解は重要である．しかし，CT 値は被写体や撮影条件，撮影管電圧，アーチファクトなどさまざまな要因の影響を受けやすく注意が必要である

b．CT のウィンドウ表示法

　肉眼ではすべての CT 値を識別できないため，観察したい組織の CT 値を中央値とした一定の幅のみをディスプレイに表示させる．このときの中央値をウィンドウレベル（WL），その幅をウィンドウ幅（WW）とよぶ．WW 設定は対象の CT 値の分布に依存し，脳実質では 80 程度，骨では 2000 以上となり部位により大きく異なる．冠動脈評価においては，造影剤，ステント，石灰化プラークなど大きく異なる CT 値が混在するため，目的に応じて適切なウィンドウ設定を行うことが重要である．

　「冠動脈 CT 血管造影の読影および報告のための SCCT ガイドライン」[1]によると，冠動脈解析においては WL300，WW800 を開始点とするといわれている．これは血管内腔と石灰化プラークを区別し，血管壁内の非石灰化プラークと間質を区別するために必要な設定である．上記のように CT 値は様々な要因で変化するため，解析にあたってはこの設定を起点とし，画像を参考に適宜再調整する必要がある．

c．非造影心臓 CT における CT 値

　非造影心臓 CT は主に石灰化スコアの計測に用いられるが，臨床的に有用な情報を多く含むため注意深く観察する必要がある．

　非造影下での心臓周囲組織の CT 値を図 1 に示す．

　非造影下であっても血管や弁の石灰化，心筋内の脂肪変性などは明確な CT 値の違いとして認識される．一方，冠動脈の走行も周囲の脂肪との CT 値の差異により認識可能であるが，その狭窄やプラークの評価は不可能である．

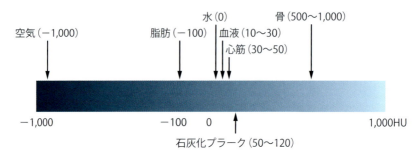

図1 ● 非造影下での心臓周囲組織の CT 値

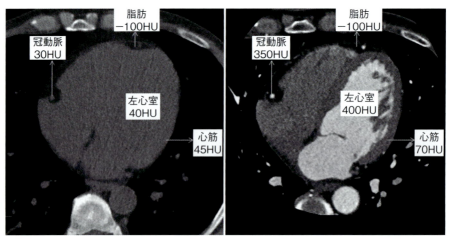

図2 ● 心臓における非造影（左）・造影（右）での CT 値の違い

d．造影心臓 CT における CT 値

　CT の造影では一般的に，非イオン性ヨード造影剤が使用される．経静脈的に投与された造影剤は肺循環を経て体循環に移行する．そして，全身に分布した造影剤はその濃度に応じて CT 値を上昇させる効果をもつ（図2）．造影効果は造影剤注入設定，撮影タイミングなどによって変化する．

e．冠動脈解析における CT 値

　冠動脈解析を目的とした心臓 CT においては造影剤の first pass のタイミングで撮影することが必要とされる．このとき，冠動脈・大動脈・心臓内腔は高い造影効果を示す．また心筋についても，冠動脈ほど高くはないが造影効果が認められる．石灰化プラーク・非石灰化プラーク・脂肪組織などでは造影効果はほとんどない．

　造影心臓 CT において，血管内腔の過度な造影効果は blooming artifact の発生や隣接するプラークの CT 値を上昇させるなど解析に悪影響及ぼしかねない．このため，撮影に際しては造影剤注入設定を厳密にコントロールする必要がある．

　また金属ステントや高度石灰化病変の近傍では，beam hardning の影響により CT 値が大きく低下し，非石灰化プラーク様の画像を呈することがあるため偽陽性の原因となり注意が必要である．

まとめ

心臓 CT における CT 値は病変を理解, 分析するにあたり重要な要因の 1 つである. しかしながら, 前述のように CT 値は種々の要因により影響を受ける. 解析にあたっては, 心臓 CT チーム内で患者背景, 撮影条件, 造影剤注入条件などの情報共有を行い, コミュニケーションを密にすることが重要である.

■ 文献

1) Leipsic J, Abbara S, Achenbach S, et al. SCCT guideline for the interpretation and reporting for coronary CT angiography: a report of the Society of Cardiovascular Computed Tomography Guideline Committee. J Cardiovasc Comuput Tomogr. 2014; 8: 342-58.

〈山岡哲也　川野浩司〉

5 ディスプレイ表示法とデータ保存

CT撮影後，RAWデータからイメージ再構成処理が行われDICOM画像として出力される．この画像の表示法とデータ保存について述べる．

A ディスプレイ表示法

横断面の画像（axial source image）は，デジタル変換されグレースケールでモニター上に表示される．DICOM画像は，各々CT値をもつマトリックスから構成されており，マトリックスのサイズが空間分解能となる．また，CT画像の有効視野のことをFOV（field of view）という．例えば，FOVが16 cm×16 cmの場合，マトリックスが4×4の画像では，1ピクセルは4×4 cmで8×8の画像では，1ピクセルは2×2 cmでより空間分解能が高いこととなる．一般的にCT画像のマトリックスは512×512で構成されており，例えばFOVが25×25 cmならば，1ピクセルは0.49×0.49 mmとなる．また，画像は厚みを考慮するとマトリックスはボクセル単位で構成されている．特に立方体のボクセルをアイソボクセル（iso voxel）いい，目的に応じた再構成法で画像を作成し観察する（図1）．また，

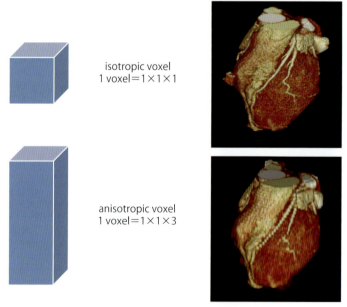

isotropic voxel
1 voxel＝1×1×1

anisotropic voxel
1 voxel＝1×1×3

図1 ● ボリュームデータの基本単位

JCOPY 498-13646

そのボクセルは，理論的には−1024 から 3071 までの Hounsfield 単位の CT 値をもつが，人間の目では識別できないため，ウィンドウ幅を決めその中央をウィンドウレベルとして 0〜255 のグレースケールで表示している．目的とする臓器の観察をする場合このウィンドウレベルとウィンドウ幅を調節することで観察が可能となる．一般的には造影心筋が 100〜200 HU，冠動脈内が 200〜400 HU，脂肪は 0〜−200 HU の範囲である．80 kV などでの低電圧撮影を行うと CT 値は 120 kV に比べ上昇する．

B データ保存

　CT の DICOM 画像データ 1 枚は約 500 kB である．冠動脈 CT の 1 フェーズデータが約 300 枚として 750 MB，機能解析に用いる 3 mm データが 600 枚として約 1.5 GB である．予定人数を算出してサーバーを用意し，必要に応じて，CD や DVD メディアあるいは市販のハードディスクに保存する．また，いわゆる DICOM 画像前の RAW Data は，CT 装置の列数により異なるが，例えば 64 スライス CT では 4 GB，128 スライスならその 2 倍である．

　CT 装置の更新により古い RAW Data からの再構成ができない場合もあるが，必要と思われるデータは保存しておくと後から新しい方法で解析する場合，便利である．最近では，ベンダーニュートラルアーカイブシステムも登場し心電図や超音波検査，選択的冠動脈造影など循環器診療に関わる検査を患者毎に時系列で管理できるようになってきている反面，コストに見合うデータの管理の考え方も重要である．

〈高地達也　小山靖史〉

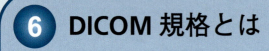

A. 解析の基礎知識

6 DICOM 規格とは

　昨今，装置間で患者情報や画像情報の送受信が行えたり，病院内のどの端末でも同じ画像を共有できるのは DICOM という規格の存在によって成り立っている．この稿では DICOM への理解を深めることを目的として，DICOM 規格の成り立ちと，実際に DICOM がどのように利用されているかについて文献[1,2]を参考に説明する．

　DICOM とは Digital Imaging and Communication in Medicine の略で，CT や MRI などで撮影した医用画像のフォーマットと，それらの画像を取り扱うシステム間のネットワークにおける通信プロトコルを定義した国際標準規格である．1985 年に北米放射線専門医会（ACR）と北米電子機器工業会（NEMA）により最初の規格 ACR-NEMA300-1985 が制定され，その後，1993 年に北米放射線学会（RSNA）において承認された規格が DICOM とよばれ現在に至っている（表 1）．現在では国内で稼動する CT・MRI などの医用画像診断装置や RIS（放射線情報システム），PACS（画像保存通信システム），3 次元画像処理ワークステーションなどの医用画像に関わるシステムのほとんどがこの規格に対応している．また，医用画像だけでなく，文字情報についても取り扱われ DICOM がサポートする範囲は拡大している．

A | DICOM の成り立ち

　1990 年頃までの CT 検査では，1 検査あたり 10 mm スライス厚の画像が 30 枚程度作成され，それらの画像をフィルムに印画することにより読影が行われていた．マルチスライス CT が導入されると，1 mm スライス厚で画像が作成されるようになり，さらに全身を撮影しても 10 秒程度で撮影できることから撮影する範囲も広がってきた．結果として，1 検査あたりの画像枚数も大幅に増えた．それに伴い，大量の画像をもはやフィルム上には表示しきれなくなったこと，また液晶モニターの表示性能やコンピュータの性能が向上したことなどから，読影する環境もフィルムベースからモニター上での読影に移行してきた．

　初期のモニター読影環境は，CT 装置と画像の送受信に標準的な規格がなく，ベンダが独自に定め

■ 表 1 ■ DICOM の歴史

1983 年	ACR と NEMA が合同で医用画像規格委員会を結成
1985 年	ACR-NEMA 規格（Ver1.0）を発表
1988 年	ACR-NEMA 規格（Ver2.0）を発表
1993 年	DICOM Ver3.0（RSNA が DICOM 規格を承認）

た規格が用いられていた．そのため，CT 装置と読影環境を同じベンダで調達するか，もしくは，CT 装置と読影環境でベンダが異なる場合には，画像フォーマット/通信プロトコルを一方にあわせる必要があった．さらに，既存の環境と異なるベンダの装置が加わるたびに画像フォーマット/通信プロトコルの調整が求められた．

このような規格の相違による不便さを解消する目的で提唱されたのが DICOM である．これによりベンダに依存することなく CT 装置と読影環境を構築することが可能となった．

B DICOM に何が書かれているか

DICOM 画像はフィルムのように単なる「画像」ではなく，画像情報とそれに付属する文字情報により構成される．画像情報には，スライス位置，スライス厚，FOV（field of view），縦横マトリックスサイズなどが含まれる．文字情報には，患者情報として患者氏名，患者 ID，生年月日，性別などが，検査情報として検査時間，検査種別，検査施設名などが含まれている．これらの情報は，DICOM タグ（表 2）という番号で管理され，DICOM 対応のモダリティで作成される画像なら同じ番号が割り当てられる．例えば，患者氏名を登録する（0010，0010）のタグをみれば，どの DICOM 画像でも患者氏名が記述されている．このように DICOM タグで管理される情報を装置間で送受信することで，DICOM の様々な機能が利用可能となる．DICOM の機能の 1 つ，MWM（Modality Worklist Management）サービスクラスは，CT 装置と RIS との間で患者情報と検査情報を送受信できる．これに

■ 表 2 ■ DICOM タグ（例）

タグ番号	内容	データ
0010,0010	患者氏名	Kentyu taro
0010,0020	患者 ID	1234567890
0010,0030	生年月日	19450612
0010,0040	性別	M
0010,1030	体重	60
0008,0020	検査日付	20151019
0008,0060	モダリティ	CT
0018,0050	スライス厚	5.00

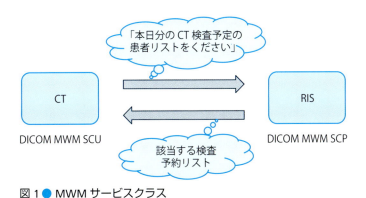

図 1 ● MWM サービスクラス

A．解析の基礎知識　283

より，手動で行われていた患者情報などの入力が自動化され，入力ミスの防止および業務の効率化につながっている（図1）.

まとめ

DICOM が承認されてから 20 年以上経過し，医用画像の標準規格として定着し，業務の中にも浸透している．日常の多忙な業務の中，心臓 CT 検査を効率的に行うために，DICOM 規格を十分理解し有効に利用することが必要不可欠である.

■ 文献

1) 麻生智彦，阿部一之，有坂義一，他. 医用画像情報管理パーフェクトブック. 東京: 日本放射線技師会出版会; 2007. p. 107-35.
2) 日本画像医療システム工業会. 公式ホームページ. http://jira-net.or.jp

〈原 美伸　園 英司〉

7 基本的な表示方法とその特性

心臓CT検査によって得られる元画像は通常0.5〜0.6mmのthin-slice 2次元水平断画像であり，これらをvolume dataとして処理することで種々の画像表示が可能となる．近年，ソフトウェアおよびハードウェアの進歩により多様な画像表示・解析が可能となった．心臓CT解析を実臨床に役立てていくうえで，その各々の特性を理解することは極めて重要である．

「冠動脈CT血管造影の読影および報告のためのSCCTガイドライン」[1]を参考に基本的な表示方法とその特性について述べる．

a．2次元水平断像

2次元水平断像は，CT撮影によって得られる体軸水平断の元画像であり，後処理による歪みの影響を受けていない画像である（図1）．

他の表示法での解析では元画像のアーチファクトの影響を考慮するため常に元の2次元水平断像を参照する必要がある．また，2次元水平断のスライス厚は後処理後の体軸方向の分解能に影響を与えるため，できる限り薄いスライス厚を選択すべきである．

b．多断面変換表示法（multi-planner reconstruction：MPR）

MPRは，volume dataから任意断面を再構成する手法である（図2）．体軸に直交する矢状断，冠状断の他に目的部位に合わせた任意断面を作成することで観察が行われる．

体軸直交断面は解剖学的位置関係が把握しやすいというメリットがあるが，冠動脈の走行に沿った観察には不向きである．

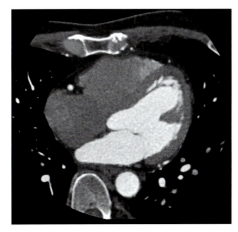

図1● 2次元水平断面

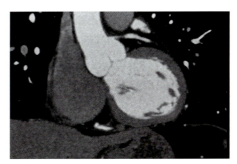

図2● MPR画像

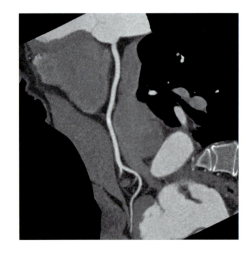

図 3 ● CPR 画像

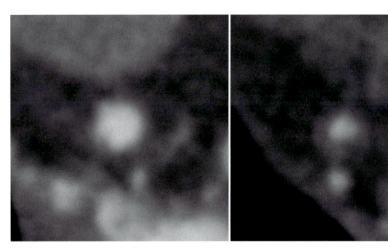

図 4 ● cross sectional 画像

c．曲面変換表示法（curved multi-planner reconstruction：CPR）

　CPR は，volume data から曲線に沿った断面を再構成する手法である（図 3）．心臓 CT では，冠動脈の中心に沿った断面を再構成することにより狭窄やプラークが観察しやすくなる．冠動脈中心線に沿って画像を回転させることで偏心性の狭窄判定も可能となる．一方，解剖学的位置関係が把握しづらいことが欠点となる．また，血管の中心が正確にトレースされていない画像では病変と見誤るアーチファクトが発生するので注意を要する．

d．冠動脈短軸像（cross sectional image）

　冠動脈長軸に対して垂直な断面の再構成画像である（図 4）．正常部と狭窄部の冠動脈内腔径を測定することで狭窄率の評価が可能となる．また，詳細なプラークの性状評価に最適な表示法である．

e．ボリュームレンダリング法（volume rendering：VR）

　VR 像は，volume data の CT 値に応じて色と不透明度を設定する手法である（図 5）．心臓の抽出ならびに心筋，冠動脈，心内腔などの認識はソフトウェア上で自動的に行われ，視覚的に理解しやすくなる工夫がなされている．対象の立体的および解剖学的位置関係が把握しやすくなり，冠動脈起始

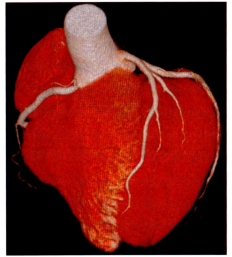

図 5 ● VR 画像

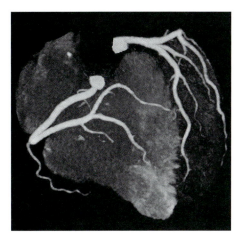

図 6 ● MIP 画像

異常・バイパス血管などの観察に適している．しかし表示設定に依存して画像が変化するため狭窄度の評価には不向きである．

f．最大値投影法（maximum intensity projection：MIP）

　MIP 像は，心臓抽出後の volume data を平面に投影する表示法である（図6）．投影線上の各ボクセルの最大 CT 値が投影データとなる．最大値以外のデータは失われ，物体の前後関係が不明瞭となるため，多方向からの観察を行う必要がある．

　心臓内腔などが重なる投影方向では血管が描出されないため，volume の厚みを 5 mm 程度に制限した slab MIP や大動脈および心内腔を除去した冠動脈のみの投影像である angiographic view がよく用いられる．slab MIP は血管の走行に沿って移動させながらの観察が可能である．また angiographic view は心臓カテーテル検査に準じた投影像を作成することで，病変のイメージが掴みやすくなり PCI 治療時の指標になる．さらに，心臓カテーテル検査では通常観察できない角度からの評価も可能となる．

おわりに

　「冠動脈 CT 血管造影の読影および報告のための SCCT ガイドライン」[1]では，解析の際に推奨される画像処理は 2 次元水平断像，MPR 画像，MIP 画像とされ，CPR 画像は任意，VR 画像は推奨しないこととなっている．しかしながら，VR 画像は冠動脈の空間的位置の把握などにはきわめて有効であるため，それぞれの特性を理解し相補的に活用することが重要である．

　また，冠動脈解析ソフトウェアの多機能化に伴いその操作も複雑化してきているのが現状である．そのため解析者の習熟や心臓 CT チームとしての解析手順の統一および役割分担が重要な要素となる．

■ 文献

1）Leipsic J, Abbara S, Achenbach S, et al. SCCT guideline for the interpretation and reporting for coronary CT angiography: a report of the Society of Cardiovascular Computed Tomography Guideline Committee. J Cardiovasc Comuput Tomogr. 2014; 8: 342-58.

〈山岡哲也　福田邦宏〉

正常冠動脈と心筋と冠動脈の
テリトリーの関係

冠動脈とは心臓の表面を走行しており，心筋に酸素を供給する血管である．冠動脈は大動脈洞から2本分岐し，それぞれを右冠動脈（right coronary artery：RCA），左冠動脈（left coronary artery：LCA）といい，左冠動脈はさらに左前下行枝（left anterior descending artery：LAD）と左回旋枝（left circumflex artery：LCX）の2つに分岐する．

A 正常冠動脈

正常冠動脈の定義は，起始部は左右冠尖より2～4本の冠動脈が，大動脈壁と45～90°の角度で起始する．主幹部は左冠動脈のみである．走行部は，心膜内脂肪組織内を適度に心筋の領域を灌流するように分岐しながら走行する．終末部は毛細血管床である．

1．右冠動脈
右冠動脈は右冠尖（right coronary cusp：RCC）から分岐し，右房室間溝を走行する．途中，洞房結節枝（sinus node branch：SN），円錐枝（conus branch：CB），右室枝（right ventricular branch：RV），鋭縁枝（acute marginal branch：AM）を分岐する（症例によっては，円錐枝が右冠尖から単独で走行するもの，洞房結節枝が左回旋枝から分岐するものがある）．心臓後面において4つの部屋中隔と壁が交わるところを心臓十字といい，ここで房室結節枝（atrio venticular branch：AV）を分岐し，その後，後下行枝（posterior descending branch：PD）となり後方1/3の中隔を養う中隔枝（septal branch：Sep）を分岐しながら後室間溝を走行し，心尖部に至る（図1）．右冠動脈が低形成（hypoplastic）の場合に後下行枝は左回旋枝から分岐する．右冠動脈は主に右心室，左心室の下壁，後乳頭筋，心室中隔後方1/3を灌流し，さらに刺激伝導系の洞房結節，房室結節を栄養している．

2．左冠動脈
左冠動脈は左冠尖（left coronary cusp：LCC）から分岐し，左冠動脈主幹部（left main trunk：LMT）から前室間溝を走行する左前下行枝と左房室間溝を下行する左回旋枝の2本の血管に分岐する（図2）（症例によっては，左冠動脈主幹部が非常に短い場合，左冠尖から左前下行枝と左回旋枝が別々に分岐することもある）．

a．左前下行枝
左前下行枝は前室間溝に沿って走行し心尖部に至る．左前下行枝は途中で大きく分けて2つの分岐する血管をもつ．1つは中隔の前方2/3に向かう中隔枝であり，前室間溝から中隔に沿って分岐する．

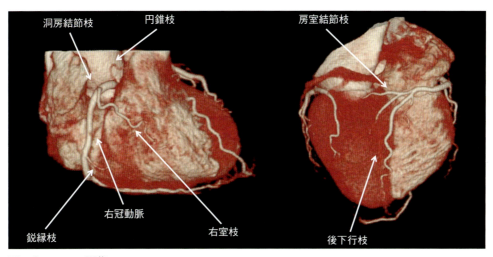

図1 ● RCA VR 画像

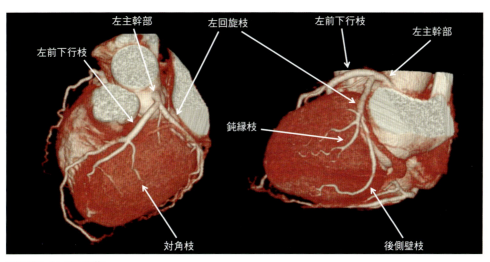

図2 ● LCA VR 画像

　もう1つは左室の前壁から側壁にかけて走行する対角枝（diagonal branch: Dx）である．最初に分岐する対角枝を第1対角枝（first diagonal branch: Dx1），次に分岐する対角枝を第2対角枝（second diagonal branch: Dx2）という．中隔枝，対角枝は左前下行枝から分岐する枝の数，走行などにバリエーションが多い．

b．左回旋枝

　左回旋枝は左房室間溝を走行し，左回旋枝は途中で左室側壁に向かう鈍縁枝（obtuse marginal branch: OM）および後側壁枝（posterolateral branch: PL）を分岐し，心臓の後面に達する．また，洞房結節枝や房室結節枝が左回旋枝から分岐する症例もある．症例によっては左主幹部から直接3本の分岐がみられる．この枝は左前下行枝と左回旋枝の間に位置し，左室の前側壁に向かう．高位側壁枝（high lateral branch: HL）とよばれる．左冠動脈は主に左心室前壁，側壁，後壁，前乳頭筋，心尖部，心室中隔前方2/3を栄養しており，左前下行枝は，左心室前壁，前側壁，心室中隔前方2/3，心尖

部を灌流する．発達した左前下行枝は心尖部を回って後室間溝を通り，左心室下壁の一部も栄養する．左回旋枝は，左心室の側壁，後壁，前乳頭筋を灌流する．症例によっては刺激伝導系の洞房結節，房室結節も栄養することがある．

B 冠動脈の分類法（AHA 分類，SCCT 分類）

1．AHA 分類

　1975 年にアメリカ心臓協会（American Heart Association： AHA）から出された（a Reporting for Coronary Artery Disease）という committee report のなかに示されている冠動脈の分類である．先に示した解剖学的表記よりも，こちらの分類の方が一般的であり，現在でも世界共通に臨床に使用されている．全部で 15 セグメントに区分され，右冠動脈は＃ 1〜4，左冠動脈は＃ 5〜15 の番号で表記されている（図 3）．

2．SCCT 分類

冠動脈の MDCT 解剖〔冠動脈造影（以下 CAG）との比較について〕

　MDCT によって冠動脈の部位を記載する場合には CAG において頻用されている AHA 分類のセグメントに従って記載することが多く，冠動脈の区域分類を統一すると，所見の記載や説明に便利である．AHA 分類による冠動脈区域分類にごくわずかな修正を加えたものが，2009 年に Society of Cardio-vascular Computed Tomography（SCCT）から提案された（SCCT 分類）．水平断を基本とした標

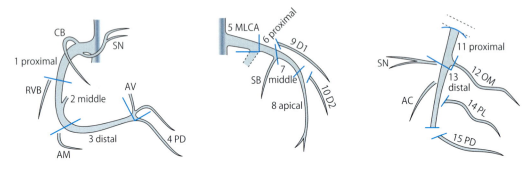

#1	右冠動脈起始部から鋭縁部までを 2 等分した近位部	#8	第 2 対角枝から末梢の血管を指す．
#2	右冠動脈起始部から鋭縁部までを 2 等分した遠位部	#9	第 1 対角枝（Dx1）を指す．
#3	鋭角枝（AM）から後下行枝（PD）起始部までを指す．	#10	第 2 対角枝（Dx2）を指す．
#4	後下行枝（PD）分岐部から末梢血管を指す．房室結節枝（AV）があるものを 4 AV，後下行枝は 4 PD とよぶ．	#11	左回旋枝起始部から鈍縁枝（OM）までを指す．
		#12	鈍縁枝（OM）を指す．
#5	左前下行枝と左回旋枝の分岐手前までの左冠動脈主幹部を指す．	#13	鈍縁枝を分岐部から後房室間溝を走行する部分を指す．
#6	左主幹部から左前下行枝の第 1 中隔枝（first septal branch）までを指す．	#14	#13 から分岐して側壁を走行する後側壁枝（PL）を指す．
#7	第 1 中隔枝から第 2 対角枝（second diagonal branch）までを指す．	#15	左回旋枝から後下行枝が分岐する場合に #15 と分類する．

図 3 ● AHA 分類

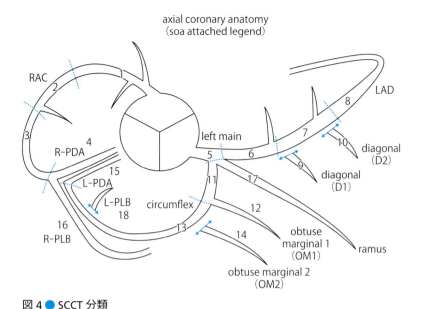

axial coronary anatomy
(soa attached legend)

RAC
LAD
left main
R-PDA
L-PDA
L-PLB
circumflex
R-PLB
diagonal
(D2)
diagonal
(D1)
obtuse
marginal 1
(OM1)
ramus
obtuse marginal 2
(OM2)

図 4 ● SCCT 分類

準モデルが図 4 である．AHA 分類との相違点は，右冠動脈 4AV をセグメント 16，左主幹部が左前下行枝と左回旋枝とその間の分枝が存在する場合，その間の分枝（中間枝 Ramus medianus）をセグメント 17，左後側壁枝（14PL）をセグメント 18 とした区域が追加された点である．

C 冠動脈の心筋テリトリー

　左室の血流異常を指摘する際に，左室のどの部位に異常があるかを示す必要があり，AHA では心筋を 17 セグメントに分類するモデルの使用が推奨されている（図 5）．それらセグメントを冠動脈支配領域と関連づけている．虚血性心疾患の診断には支配領域との関連が重要である．

　これら 3 枝の支配領域には個人差があり，右優位型（right dominant），左優位型（left dominant），

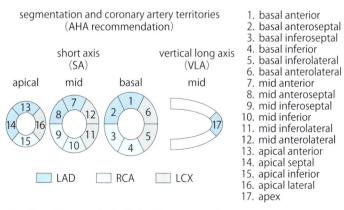

segmentation and coronary artery territories
（AHA recommendation）

short axis
（SA）

vertical long axis
（VLA）

apical　mid　basal　mid

LAD　RCA　LCX

1. basal anterior
2. basal anteroseptal
3. basal inferoseptal
4. basal inferior
5. basal inferolateral
6. basal anterolateral
7. mid anterior
8. mid anteroseptal
9. mid inferoseptal
10. mid inferior
11. mid inferolateral
12. mid anterolateral
13. apical anterior
14. apical septal
15. apical inferior
16. apical lateral
17. apex

図 5 ● 左心室（LV）セグメンテーション（AHA）

灌流支配の型	右冠動脈優位型 (right dominant)	左冠動脈優位型 (left dominant)	左右均等型 (valance)
画像			
割合	60%	30%	10%
特徴	後下行枝が右冠動脈から出ており，後下壁を十分に灌流しているタイプ	左回旋枝からの後側壁枝が発達していて，後下壁を灌流しているタイプ	後下行枝と後側壁枝の両方がバランスを保って，後下壁を灌流しているタイプ

図 6 ● 灌流支配の型

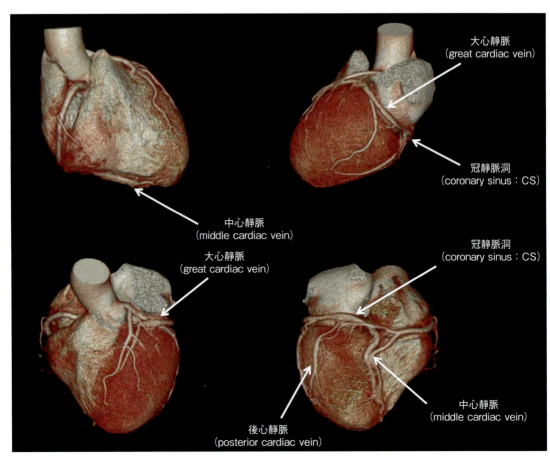

図 7 ● vein VR 画像

JCOPY 498-13646

左右均衡型（valance）の３つのパターンに分けられる．パターンを判断する際（図5），17セグメントの後下壁領域がどの冠動脈に灌流されているかにより決まる（図6）．

D | 冠静脈

　CTでの冠動脈評価に際し，心臓の静脈はおおよそ冠動脈に沿って分布しているため交錯する冠静脈が問題となる場合があり，大まかな冠静脈の解剖を理解しておくことが必要である（図7）．

〈水谷 覚〉

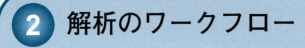

B．効率よく解析を進めるプロセス［基礎編］

② 解析のワークフロー

　CT装置やソフトウェアの進化は目覚ましく，CT画像のデータ量や解析内容も増加している．当院では，撮影された画像データはただちに解析用ソフトウェアに転送され，その場で複数の循環器科医が解析を行う体制をとっている．また複数の患者を順次検査していくにあたり，撮影と解析を並行して行っている．煩雑で多量のデータを扱う解析作業を決められたワークフローに従い体系的に行うことで，解析担当者に関係なく一定水準の統一されたレポートの作成が可能となる．

A　解析のワークフロー

　具体的な解析手順を以下に示す．
　まず，解析を始める準備段階として検査前の患者情報や撮影条件を把握しておくことが重要である．患者情報としては，年齢，性別，身体所見（身長・体重・BMI），検査理由，冠危険因子などがあげられる．特に，検査目的を十分理解することにより，目的に応じた重点的な解析やレポート作成が可能となる．実際の撮影条件（線量，造影剤量，被ばく量，心時相，心拍数，不整脈の有無，使用薬剤，画像評価）の記録は，解析や次回の検査の際の重要な情報源となる．
　実際の解析は，非造影および造影の2つの画像評価に大別される．まず，冠動脈と心筋に焦点を当てた評価を行い，その後それ以外の部位に関して評価を行う．当院で行われている解析のワークフローを以下に示す（表1）．

1．非造影画像

　まず，非造影画像を用いて虚血性心疾患のリスク評価を行う．具体的には石灰化スコア，腹部内臓脂肪および心外膜下脂肪の計測を行う．さらに，冠動脈の支配領域に一致するような心筋の脂肪浸潤や石灰化，各弁の石灰化についても観察する．また，不整脈原性右室心筋症に特徴的な右室や冠動脈支配領域に一致しない脂肪浸潤，心腔内と心筋にコントラストがつく重症貧血，心臓周囲の情報として心嚢液貯留，心膜肥厚，胸水，腫瘍などが認められることがある．

2．造影画像

a．冠動脈評価

　造影画像を用いて，まずは冠動脈および心筋の形態学的な観察を行う．volume rendering像は解剖学的構造を把握しやすいため，起始異常，血管の走行，側副血行路を含め，主として心臓の全体像の観察に用いられる．また，心房および心室の陰影を除去し投影方向の最大値のみを表示したangio-

■ 表1 ■ 解析のワークフロー

1．非造影画像
a．冠動脈危険因子のリスク評価 　　石灰化スコア 　　内臓脂肪，心外膜下脂肪 b．心筋評価 　　脂肪変性，石灰化，重症貧血

2．造影画像
冠動脈および心筋の評価 　a．冠動脈評価 　　　VR 画像を用いた解剖学的評価 　　　主に MPR 画像を用いた冠動脈狭窄やプラークなどの評価 　b．心筋評価 　　　冠動脈支配領域に一致した脂肪変性や石灰化 　　　冠動脈支配領域に一致しない脂肪変性 　　　肥厚，菲薄化，内腔拡大，左室瘤 　c．心機能評価 　　　左室駆出力(EF)，左室収縮末期容量(ESV)/左室拡張末期容量(EDV)， 　　　左室壁厚，左室壁運動，左室重量

3．冠動脈や心筋以外の評価
心外腫瘍の評価（肺，乳腺，消化器系など） 　　心腔（左房・左室）内血栓，肺動静脈血栓 　　弁・大動脈の性状・形態評価 　　先天性心疾患の解剖学剖評価 　　異常構造物の評価（心膜肥厚・石灰化，心囊液，胸水，心内腫瘍） 　　その他（肺野，骨，消化器系など）

graphic view で冠動脈の全体像を把握する．従来の冠動脈造影に類似させた表示法であり，狭窄部位や石灰化の観察を行う．次に，冠動脈内腔の評価のため，中心を通るようにセンターラインを引き，冠動脈に沿った curved planar reconstruction（CPR）や直線状にした stretched CPR 画像を作成する．血管の直交断面，短軸断面を用いて多方向から血管内腔の狭窄度および CT 値を用いたプラークの性状評価，リモデリング像やプラークの破綻像などを確認する．石灰化部位は非造影画像とも比較することが重要である．ステント留置症例では，通常の冠動脈画像とは別に，再構成関数やステント描出用フィルターを用いて，よりコントラストをつけた画像を作成する．主に，ステント内再狭窄（in-stent restenosis；ISR）やステント損傷（fracture）の有無についての評価を行う．冠動脈バイパス術後の症例では，検査前に，手術記録を確認しグラフトの種類や解剖学的特徴を把握しておく．解析は，グラフト血管の起始部および吻合部に特に注目する．短期的・長期的にグラフト血管の閉塞のリスクおよびネイティブ血管の狭窄進行のリスクがあるため，グラフト血管のみでなくネイティブ血管の評価も重要である．

b．心筋評価

　非造影 CT では，通常，心筋と左室内腔のコントラストがつかず識別は不可能である．造影画像を

用いて心筋の形態学的な評価を行う．非造影画像と同部位に冠動脈支配領域に一致した脂肪変性や石灰化があれば時間経過が長い心筋虚血が疑われる．また，bull's eye map 表示し，冠動脈の走行と併せて表示することにより冠動脈支配領域と血流低下部位を同時に観察できる．心筋の性状評価は MRI がゴールドスタンダードとなっているが，CT でも造影早期相と晩期相を組み合わせることで評価が可能となる．ヨード造影剤は造影早期に血管床へ，晩期に間質へ漏出し血管床と間質で徐々に平衡状態に達するという特性がある．線維組織は造影早期には血管床の減少を反映し，低濃度域（早期欠損 early defect：ED），晩期（造影剤注入後 6～15 分後）には細胞成分の減少，間質の異常な拡大を反映し高濃度域（後期造影 late enhancement）を示すとされる．撮影以前に心筋症を疑うような症例で造影早期に低 CT 値を示す場合には，適宜晩期相を追加撮影し画像評価を行っている．

心筋虚血の診断

冠動脈狭窄は，形態学的な狭窄度と機能的狭窄度は必ずしも一致しない．心筋虚血の評価が治療方針決定に重要な役割を担う．近年 SPECT と同様に薬物（ATP）負荷心筋パーフュージョン CT も行われるようになり，冠動脈狭窄と心筋虚血を同時に評価できる新しいモダリティとして注目されている．

c．心機能評価

左室機能は，循環器疾患患者の病状を反映する 1 つの重要な指標であり各モダリティで評価がなされる．現在は，MRI が十分な時間分解能と空間分解能をもち，高い精度と再現性が確立され，ゴールドスタンダードとなっている．しかし MRI では，ペースメーカーや ICD などの植込み型心デバイスが使用されている患者では検査に制限を有する．心臓 CT ではそれらの患者を含め，専用のソフトウェアを用いて心機能評価が可能である．具体的には，retrospective-ECG-gating 法を用いてヘリカル撮影を行ったのち，心周期全体の情報を収集し，5% もしくは 10% 刻みで 10～20 心時相の画像再構成を施行する．左室の短軸断面の心内膜側（左室腔）と心外膜側（心筋）をトレースしセグメンテーションを行い，面積に厚みとスライス数を乗算し加算して容量を算出する．心電図の R-R 間で内腔を観察し拡張末期と収縮末期の心時相を同定し，左室収縮末期容量（ESV）と左室拡張末期容量（EDV）の測定および左室駆出率（EF）の測定を行う．また，同時に左室壁厚や壁肥厚率が自動的に算出される．ここで左室肥大や非対称性の心筋肥大などについても観察し，壁厚などの計測を行う．また，AHA の 17 segment 分類に従った bull's eye map を用いて壁運動の評価を行う．壁運動の低下部位については冠動脈の所見と併せて比較し，心臓超音波検査所見なども参考に評価を行う．左室重量は自動計測される．最近では，左房機能と循環器疾患の予後との関連性が報告されており，左房容量・駆出率の評価も有用である．左房形態評価も併せて，心房細動に対するカテーテルアブレーション治療前の評価に用いられている．

3．冠動脈や心筋以外の評価

一通り冠動脈や心筋の評価をした後，最後にその他の部位について評価を行う．撮影内の肺動静脈血栓や心腔内血栓の有無を確認する．心房細動症例では左房・左心耳内に血栓を認めることがある．造影早期相のみでは，造影ムラにより血栓かどうかの正確な判断が困難なことがあり，2～3 分後に心房拡張期に追加撮影した後期相と併せて評価する．

心臓弁膜症は心臓超音波検査による評価がゴールドスタンダードとなっているが，高度石灰化病変

のため弁の形態学的な観察が困難な症例が存在する．心臓CTの多列化が進み，心臓全体のボリュームデータから大動脈弁や僧帽弁の3D画像を再構成することにより，詳細な解剖学的評価が可能となった．近年，高齢化に伴い大動脈弁狭窄症患者が増加している．MPR像を参考に大動脈弁の正確な短軸像を描出し，2次元平面でのプラニメトリ法で直接解剖学的弁口面積を算出する．大動脈基部長軸像で弁輪径，Valsalva洞径，sinotubular junction（STJ）径の測定を行い，左室流出路の形態や冠動脈入口部との位置関係の把握，上行大動脈から弓部大動脈についても解剖学的評価を行う．明瞭な弁形態の描出により，二尖弁や四尖弁の診断にも有用とされる．一方，僧帽弁疾患では大動脈弁と比較して弁の動きが複雑でありその評価は困難である．しかし，弁の肥厚や石灰化，弁下組織の肥厚石灰化などが描出可能であり，短軸像ではプラニメトリ法で直接解剖学的弁口面積を算出することが可能である．

　心臓CTでは3D画像を用いて心血管構造を詳細に観察できる．特に複雑な先天性心疾患の解剖学的評価に威力を発揮する．具体的には，成人先天性心疾患で頻度の多い心房中隔欠損症では，肺静脈灌流異常の有無や左上大静脈遺残の診断に有用である．また，術後の心外導管の変化（石灰化や狭窄）も検出しやすい．

　また，忘れてはならないのは，撮影範囲全体の評価を行うことである．特に心外臓器における腫瘍の存在（乳がん，肺がん，メラノーマ，リンパ腫など）は見落としてはならない所見である．また，心嚢液貯留が認められた場合，悪性腫瘍の転移や浸潤も考慮され特に注意を要する．当院では心臓以外の読影は放射線科医が担当し，見落としなく撮影範囲全てを網羅している．

おわりに

　心臓CTは評価項目が多岐に渡り，解析作業は煩雑となる．得られた画像データを体系的に解析・評価していくことで見落としなく，スムーズに心臓全体の評価を行うことができる．各施設で，解析のワークフローを決めておくことが重要と考えられる．

〈寺田菜穂　原田顕治〉

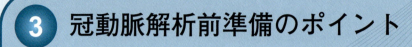

B. 効率よく解析を進めるプロセス［基礎編］

3 冠動脈解析前準備のポイント

A 冠動脈運動の特徴

　一般的に，冠動脈の静止画像を得にくい部位は右冠動脈（RCA）である．RCA は左右方向に回旋する動きをし，かつその速さが平均 69.5 mm/秒と他の冠動脈〔左冠動脈前下行枝（LAD）22.4 mm/秒，左冠動脈回旋枝（LCX）48.4 mm/秒〕より速い．そのため，動きの止まる瞬間が拡張中期に必ずしも一致しない．LCX も RCA と同様に心房と接しているため，心房収縮の影響を受けやすく静止画像を得にくい[1].

B 静止心時相を決定する方法

　収集されたデータから心時相を選択する方法として，相対遅延時間法と絶対遅延時間法，絶対戻し法がある[2]（図1）．相対遅延時間法は心電図の R-R 間隔を 100％とし，先行する R 波から何％の位置で再構成を行うのかを決定する．R-R 間隔の変動が小さい安定した心拍の場合に，異なる心拍間で同一心時相を抽出する方法として有効である．しかし，不整脈などで心拍が大きく変動した際には，同

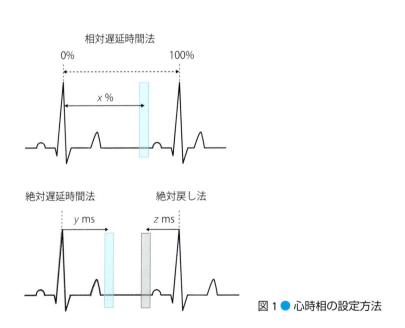

図 1 ● 心時相の設定方法

一心時相が得られなくなる.

　絶対遅延時間法は，先行する心電図の R 波からプラス方向への絶対値（ms）を指定し再構成を行う．絶対戻し法は，1 つ先の R 波からマイナス方向への絶対値（ms）を指定し再構成を行う．この方法は，心拍が変動した場合でも R 波から同じ時間の時相をとらえることが可能である．心拍変動が生じた際，収縮期の時間変動は小さく，拡張期，特に緩速流入期の時間変動が大きい[3]．そのため，絶対遅延時間法は収縮期の分割式再構成に有効である．一方，心房細動のように心房収縮の影響を受けにくい症例では，拡張末期に静止心時相が得られる場合があり，その際は，絶対戻し法を用いた再構成が有効となる.

C　静止心時相を検索する方法

　静止心時相を検索するには，ある 1 断面の多心時相横断像を作成し，冠動脈が静止している時相を検索する方法が有用である．具体的には，まず LAD，LCX，RCA が同時に観察できる 1 断面を選択し，再構成可能な全心時相のリファレンス画像を作成していく．収集されたデータから相対遅延時間法では 1〜2% 間隔，絶対遅延時間法では 10〜20 ms 間隔で画像再構成を行う．得られたリファレンス画像の中から 3 血管が最も静止している時相を選択し再構成を行い，解析画像として用いる．しかし，心臓の形態は様々であり，1 断面で 3 血管が同時に観察できない場合がある．その際は，LAD，LCX，RCA を個別に観察できる断面を選択し，各血管のリファレンス画像を作成し，最も静止している時相を検索して再構成を行う（図 2）．再構成された画像をチェックし，まず LAD，LCX，RCA が末梢まで静止していることを確認し，次に，対角枝，鈍角枝，左後側壁枝（14PL），右後下行枝（4PD）などの側枝が静止していることを順に確認していく[4].

D　複数心時相選択の必要性

　すべての冠動脈が静止した画像が単一心時相で得られないことはしばしば生じる．このような場合，各冠動脈毎，セグメント毎に最適心時相を選択し，複数心時相で冠動脈解析を行う必要がある．当院の心臓 CT 検査で冠動脈解析に複数心時相を必要とした割合を心拍数別に表したグラフを図 3 に提示する．撮影時の心拍数が高くなるに従って，複数心時相を要する割合が増加している．しかしながら，少数ではあるが低心拍時に複数心時相を要する症例も存在する．冠動脈の動きには個人差が大きく，低心拍で撮影された症例だからといって静止心時相を必ずしも単一にしぼりこめるわけではないことを念頭におき，確認できるすべての時相を詳細に検索する姿勢をもつべきである.

　低心拍で撮影したが，冠動脈解析に複数心時相を必要とした自験例を提示する（図 4）．撮影時の心拍数は 57 bpm で，心電図同期 X 線量変調撮影（ECG mA modulation）を用い，拡張中期は通常線量，収縮期は低線量の設定で撮影を行った．そのため，冠動脈解析に収縮期画像は使用できなかった．左冠動脈は 73% 再構成画像で静止画像が得られたが，右冠動脈は収集された心時相中に単一の静止心時相が得られず，セグメント毎に心時相を変えての評価が必要であった．73% 再構成画像で，#1 はモーションアーチファクトの少ない画像が得られたが（白矢頭），#2〜 #3 はモーションアーチファクトの影響で正確な評価が困難であった（青矢頭）．そのため，#3 断面の多心時相横断像から静止心時相を

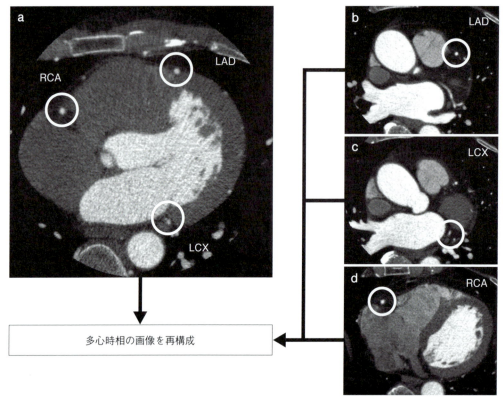

図2 ● 心時相検索の断面

a：LAD：左冠動脈前下行枝，LCX：左冠動脈回旋枝，RCA：右冠動脈が同時に観察できる
　　静止時相検索断面

b：LAD の静止時相検索断面

c：LCX の静止時相検索断面

d：RCA の静止時相検索断面

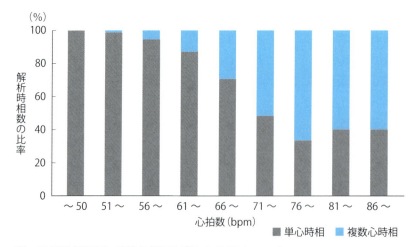

図3 ● 冠動脈解析に複数心時相を要した比率（n＝405）

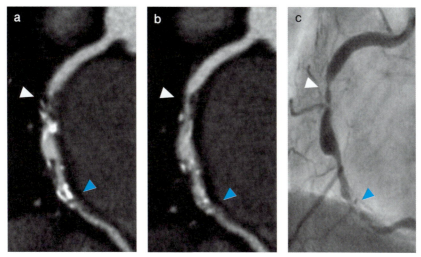

図4 ● 冠動脈解析に複数心時相が必要であった低心拍症例
a：60％再構成画像
b：73％再構成画像
c：カテーテルを用いた冠動脈造影（CAG）

再検索した．その結果，60％再構成画像で #2〜 #3 の静止画像が得られた（青矢頭）．しかし，#1 は逆に同時相ではモーションアーチファクトのため評価が困難になった（白矢頭）．73％再構成画像の所見から #1，60％再構成画像の所見から #2〜 #3 の両病変とも有意狭窄と判断した．カテーテルを用いた冠動脈造影（CAG）でも #1，#2〜 #3 ともに有意狭窄が認められた．

おわりに

　収集した心時相中に，冠動脈が完全に静止した時相が得られない場合がある．その際は，相対的にモーションアーチファクトが少ない時相を抽出する．心臓 CT 検査において解析心時相を的確に選択することは，診断精度に直結する重要な要因であることを念頭におき，時相検索に臨む姿勢が求められる．

■ 文献

1）陣崎雅弘．心電図同期法と reconstruction window の設定．In: 栗林幸夫，他編．心臓血管疾患の MDCT と MRI．東京: 医学書院; 2005. p.14-7.
2）石塚良和，高橋真一，村松禎久，他．心臓 CT の検査技術．医療．2009; 63: 331-7.
3）井田義宏．心臓 CT の基礎．アールティ．2008; 41: 3-14.
4）山口隆義．画像再構成と最適心位相．In: 山口隆義，他編．超実践マニュアル心臓 CT．東京: 医療科学社; 2012. p.131-9.

〈鈴木敏之〉

4 冠動脈のマニュアル解析の 基本知識と実践

心臓 CT の診断で活用される画像解析は，ワークステーションの進化によって自動的にかなりの作業を行うことが可能となった．しかしながら，すべての症例において自動的にすべての工程を行うことができるわけではないことを理解し，その場合にどのようなことを行う必要があるのかをしっかりと理解しなくてはならない．画像解析を行う前には，必ず元画像を用いて，心臓や冠動脈に奇形がないかを確認し，自動で処理が行えた場合にも画像解析された画像を再確認することによって診断に有効な画像提供を行うことができるようになる．非侵襲的に心臓の検査を行うことができる心臓 CT をより有益な検査とするためにも，画像解析の基礎知識を習得することは重要なことである．心臓 CT では，画像再構築として全体像の把握をするために volume rendering（VR）や MIP（maximum intensity projection）などの画像が用いられる．また，冠動脈を診断するためには，curved multi planar reconstruction（CPR）や stretched CPR，cross section view などが用いられる．

A 心臓全体を観察するための画像解析を目的とした マニュアル解析の基礎知識

心臓全体を観察するための表示は，心臓が標準的な構造をしていない場合や肋骨や胸骨に接している場合などでは，心臓のみが描出されないことを多く経験する．また，冠動脈バイパス手術後（CABG）や心臓ペースメーカーなどが施行されている場合にも同様のことが起こる場合がある．また，自動的に描出された場合においても診断に必要な部位が欠損してしまう場合がある．この場合には，マニュアル操作によって不要部分をカットすることや追加描出する必要が生じる．全体像をマニュアルにて作成するためには，カットツールを使用して作成することになる．ワークステーションによって，様々なカットツールが用意されているので，それぞれの特徴を理解し，適宜使い分けをして不要部分をカットして作成することになる．また，全体像の表示方法においても，心臓 CT では VR や angio graphic view などの様々な表示方法が用いられる．現在では，多くのワークステーションにおいて冠動脈や心筋などの各領域をセグメンテーション処理によって分類される．よって，不要部分をカットする際には，領域ごとに不要部位をカットすることが可能なワークステーションもあり，簡便に不要部分の削除をすることができる．全体像を表示したままカットをする場合には，本来表示させたい部位も不要部位と一緒に削除してしまうことがあるため，確認を行いながらカットしていかなくてはならない．基本的にカットする場合には，接線方向に対して削除すると削除しやすい．また，ワークステーションによってカットツールで表示される線よりも広めに削除されるものや線よりも内側に削除されるものなどがあるので，どの程度の領域が削除されるのかを理解しておくとカットを進めやすくなる．ま

JCOPY 498-13646

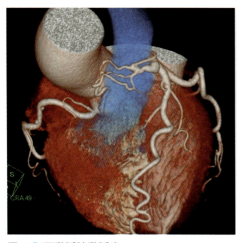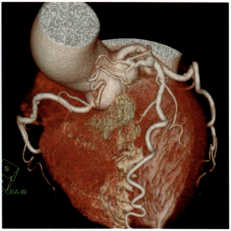

図1 ● 冠動脈肺動脈瘻
左: 肺動脈を青で表示した VR, 右: 通常提供している VR

た, 編集部位を絞り込むことや認識させたい部位を選択することで, その部位のみを編集することができる機能がある場合には, 必要に応じて活用することでカットがよりしやすくなる. また, 冠動脈の走行異常があった場合には必要に応じて普段は不要部位としてカットしている部位についても残した状態で画像作成を行う必要がある (図1). 心臓全体を観察できることも心臓 CT の特徴であり, その特色を活かした画像作成を行わなくてはならない. また, この心臓全体を表示させた画像は被検者にとって一番わかりやすい画像でもある. 画像作成の際には, その点も考慮して画像を作成することが必要である.

B 冠動脈のマニュアル解析

　冠動脈の解析は, ワークステーションを用いるとセグメンテーション処理によって自動的に各冠動脈が中心線をトレースされた状態で認識される. この中心線を中心に任意の曲線によって表示させる方法を curved multi planar reconstruction (CPR) という. CPR は, 冠動脈の診断に活用される. しかしながら, 自動的に中心線がトレースされても, データの確認は必須である. また, 必要に応じて修正を要するときもあるため, マニュアルでの作成方法についても十分に理解しておかなくてはならない. 冠動脈奇形や冠動脈起始部異常のある場合には, マニュアル作成が多くの場合において必要となる. 冠動脈のマニュアル解析は, CPR をマニュアルにて作成することになる.

　マニュアルにて解析を行う場合には, まずは心臓全体の画像を確認し, 血管の位置関係を把握することを行う. これは, マニュアルにて解析する際には, 冠動脈ごとに起始部から末梢部位までを認識させる必要があるために, どのような走行で冠動脈が心臓全体を走行しているのかを認識しておくためである. マニュアル作成する際には, 作成を行う冠動脈ごとに横断像や VR などを用いて, 中心線を引いていくことになる. この際, 中心線をトレースする冠動脈に対して起始部から末梢部位までのいくつかをプロットすることにより, 自動的に追従されてトレースが完了される. 起始部から末梢部位までの中心線が取れ次第, 中心部位をきちんとトレースができているのか確認を行う. 中心部位を

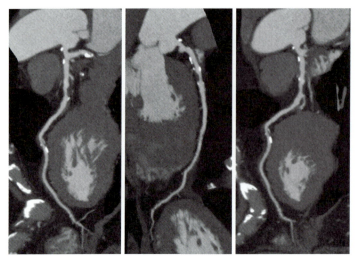

図 2 ● CPR を複数の方向にて観察

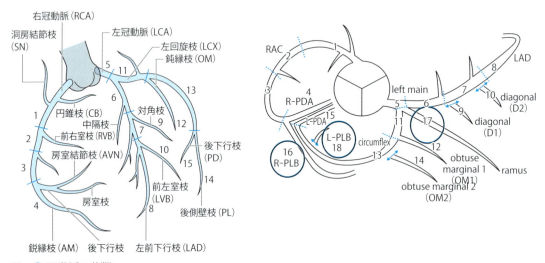

図 3 ● 冠動脈の分類

左：AHA 分類，右：SCCT 分類

【AHA 分類からの追加点】

#16　RCA から後外側枝にかけて

#17（HL：中間枝）　左主幹部から起始する左前下行枝と左回旋枝の間の血管

#18　LCx から PLB（#16）にかけて

通っていない場合には，修正を行わなくてはならない．修正を行う際には，CPR や stretched-CPR，cross section view を用いて修正を行うことも可能であるが，中心点の確認には cross section view を用いて行うとわかりやすい．CPR や stretched-CPR では，中心を確認するためには 1 方向ではなく，様々な方向から確認する必要がある．1 方向では特に狭窄があった場合においては，中心線がきちんと認識されているのかはわかりにくいからである（図2）．また，石灰化やプラークがある場合には血管の中心ではなく造影剤が通っている血管の中心を通るようにしなくてはならない．中心線の修正に

は，中心点をいくつか修正すると前後位置も自動的に追従して修正が行われる．よって，修正を行う場合には，細く修正をするのではなく，ある程度の距離をもって修正を行うとよい．細く修正を行った場合には，修正を行った部位の中心点が密になり，その部位がアーチファクト様に見える場合があるので，注意が必要である．冠動脈の完全慢性閉塞などでは，造影剤が冠動脈にないために中心線を引くためには，マニュアル操作にて行わなくてはならない場合が多い．この場合には，CPR やstretched-CPR の画像を様々な方向から確認して，冠動脈の閉塞部位を確認しながら作成する．

　冠動脈の画像解析を行った際には，冠動脈の名称をつける必要がある．冠動脈の名称は AHA 分類，もしくは SCCT 分類がある（図3）．どちらを用いる場合においても，どちらを使用して画像提供を行うのかを関係部署で確認してから使用しなくてはならない．また，ラベルする冠動脈は画像作成者が決定するため，どの名称をどの冠動脈にラベルしたのかをわかりやすくするために，冠動脈に名称がラベルされた状態で全体像を画像提供の際に一緒に提供を行うことも有用である．

■ 文献

1）山口隆義，井田義宏，石風呂実，編．超実践マニュアル心臓 CT．東京：医療科学社；2012．p. 199-222.

〈鈴木諭貴〉

5 冠動脈の自動解析の基礎知識と実践

　心臓 CT の解析においてワークフローは大切である．そのなかでも冠動脈や左右心室腔，左右の心房，心筋，大動脈などセグメンテーションを短時間で行えると，包括的に疾患を考える時間をさくことができる．本稿では，最近のワークステーションのセグメンテーションの基本的な考え方と 3D プリンターなどにも活用するための出力時に必要な解析について述べる．

A　心臓 CT 画像のセグメンテーション

　画像のなかから，心筋や造影剤で満たされた左心室内腔など，解析の対象を抽出するセグメンテーション法には基本的に輪郭抽出法と領域抽出法の 2 つがある．

B　セグメンテーションの基本

　境界（輪郭）抽出法は，例えば薄い左房壁を抽出して内視鏡モードなどで内腔を観察する際に，濃度勾配の高い左房壁表面と造影剤のある左房内を 3 次元差分と閾値法により抽出，2 値化しサーフェス処理をして左房内面を抽出するような場合に使用される（図 1）．内視鏡モードは，region growing（領域生成）法と併用されて抽出される．また，領域抽出は，CT 画像から CT 値などを用いて同じ特性をもつピクセルを抽出する方法で，単純な方法として CT 値による閾値法があるが，冠動脈の石灰化（図 2 白矢印）を抽出するときなど，胸腔内の他の骨組織（図 2 青矢印）も抽出される．

　region growing（領域生成）法は，最近のワークステーションで採用されており，冠動脈の自動抽出

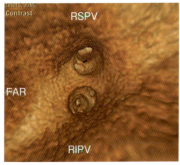

右肺静脈　　　　　　　　　　左房ルーフ　　　　　　　　　　左肺静脈

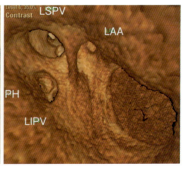

図 1 ● 左房内壁

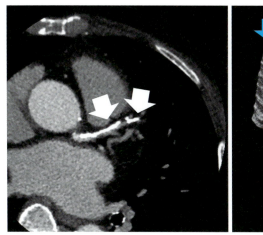

水平横断画像 閾値法（CT 値 500 以上）

図2 ● 閾値法で作成した冠動脈石灰化

心臓セグメンテーション画面 自動解析結果（正常例）

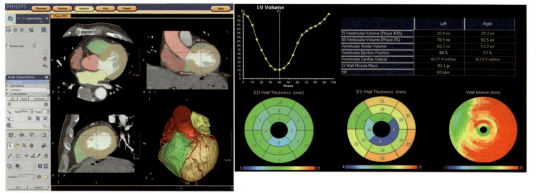

左心房容量カーブ 左心房容量計測値

normal sinus rhythm（NSR） atrial fibrillation（AF） NSR AF

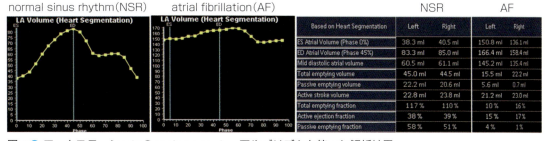

Based on Heart Segmentation	Left	Right	Left	Right
ES Atrial Volume (Phase 0%)	38.3 ml	40.5 ml	150.8 ml	136.1 ml
ED Atrial Volume (Phase 45%)	83.3 ml	85.0 ml	166.4 ml	158.4 ml
Mid diastolic atrial volume	60.5 ml	61.1 ml	145.2 ml	135.4 ml
Total emptying volume	45.0 ml	44.5 ml	15.5 ml	22.2 ml
Passive emptying volume	22.2 ml	20.6 ml	5.6 ml	0.7 ml
Active stroke volume	22.8 ml	23.8 ml	21.2 ml	23.0 ml
Total emptying fraction	117 %	110 %	10 %	16 %
Active ejection fraction	38 %	39 %	15 %	17 %
Passive emptying fraction	58 %	51 %	4 %	1 %

図3 ● ワークステーションの region growing アルゴリズムを使った解析結果

などの際に用いられる，あるシード点から近傍のピクセルを順次調べ，条件に適合するピクセルを反復して統合していく方法である．これらのセグメンテーション法は，CT 画像からの目的とする組織の抽出に用いられ，種々の解析アルゴリズムの組み合わせによりルーチンで行われる解析のほとんどが自動化できるように調整され，1〜2分程度でセグメンテーションが可能である（図3左上）．

また，セグメンテーションを正確に行うことにより組織ボリュームとして，例えば，造影剤容量な

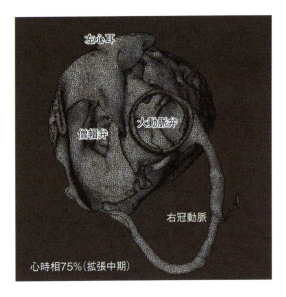

左心耳

大動脈弁

僧帽弁

右冠動脈

心時相75%（拡張中期）

図4 ● 3D プリンター出力用 STL ファイル

どが測定でき左室壁厚や左室機能，両心房機能の計測や壁運動評価も容易である（図3右）.

<table>
<tr><td>**C**</td><td>**region growing（領域生成）法と 3D プリンター出力**</td></tr>
</table>

　3D プリンターに冠動脈や心筋，弁などを出力する際に，領域を特定する region growing（領域生成）法は，通常の閾値法より，シード点や条件を複数設定で作成できることで，必要な部分の抽出に優れており，また，ホールや外れ値（異常値）をフィルタリングするマスク処理を行うことでノイズ低減にも優れ，出力時に必要な3つの頂点の座標と法線ベクトルにより定義される三角形ポリゴンであるファセット（facet）の集合により表現する STL（standard triangulated language：スタンダード・トライアンギュレイテッド・ランゲージ）の作成時に有用である（図4）.

〈小山靖史〉

冠動脈走行異常の基礎知識

　冠動脈奇形は通常，無症候で経過する場合が多く，予後は良好で臨床的な意義は少ないと従来考えられてきた．しかし近年，心筋虚血，不整脈の合併，突然死の例が報告されている．臨床現場での心臓 CT 検査においてもまれではあるが，症例を重ねると必ず遭遇する．ボリュームデータを収集する CT 検査では，診断に苦慮することは少ないが，上記の臨床的意義やカテーテル検査，外科手術における事前情報の有用性を考えると正確な報告は必須であり，本稿では代表的な冠動脈奇形について画像を交えて提示する．

A　冠動脈起始異常

ａ．高位起始（図 1 上）
　通常冠動脈は左右 Valsalva 洞より起始するが，S-T junction より高位で起始し，通常の撮影範囲では入口部がカバーされず，単純撮影時での把握が必須である．臨床的意義は少ないが，近位部が通常の冠動脈より鋭角に走行することが多く，血管が扁平になるため，内腔評価には注意が必要である．カテーテル検査が必要な症例ではより詳細な起始部の位置情報，大動脈との接線角度を提供することによりスムーズな検査が可能になる．また，上行大動脈の外科手術が必要な症例も CT での事前情報は有用である．

ｂ．単冠動脈，他側冠動脈洞起始（図 1 下）
　単冠動脈は左右どちらかのみの開口で分岐により心臓全体を栄養する．他側冠動脈洞起始は他の冠動脈洞より起始する奇形である．いずれも，無症候であることが多く，検査により偶然発見される．ただし走行には注意が必要で，大動脈-肺動脈間を走行する場合，大動脈の拍動などによる物理的圧迫による影響が指摘されている．特に，左冠動脈に相当する分枝の近位部が同部を走行する症例では左室が虚血に陥る可能性があり，突然死の剖検例でより高率であったと報告されている[1]．これらの症例では，通常の薬物負荷 CT での虚血判定は難しく，運動負荷での虚血判定が望ましい．

ｃ．冠動脈肺動脈起始症（Bland-White-Garland 症候群）（図 2）
　冠動脈が肺動脈より起始する奇形であり両冠動脈または単冠動脈が肺動脈より起始する症例は生後間もなく死亡する．

B　走行異常

　基本的に冠動脈走行異常は，retrocardiac（心臓後方），retroaortic（大動脈後方，図 1 下），pre-

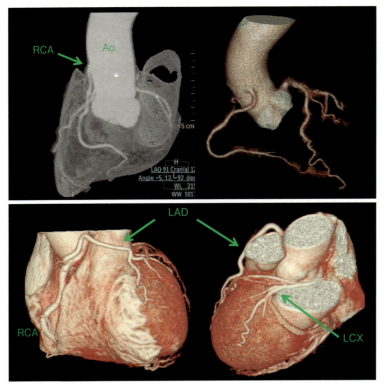

図1 ● 冠動脈起始異常

上段：右冠動脈の高位分岐．上行大動脈より起始しており，カテーテル検査時の入口部の大動脈との分離接線角度は LAO90°，CRA10° であった．

下段：単冠動脈．右冠動脈のみの起始．左前下行枝は肺動脈の前面を走行，左回旋枝は大動脈と左房の間を走行する．

aortic or between the aorta and pulmonary artery（大動脈前方または，大動脈と肺動脈の間），intraseptal（中隔内），prepulmonary（肺動脈前方，図1下）の5つの走行を考える．最も致命的なものが，前述の左冠動脈の他側冠動脈洞起始異常を合併した大動脈と肺動脈間の走行である．また，通常，冠動脈は心筋と心膜の間の脂肪層を走行するが，冠動脈が心筋内を走行し，その遠位部で再び心筋外を走行する状態を心筋架橋（myocardial bridge）（図3上）という．カテーテル検査で収縮期にのみ狭小化することで観察される（squeezing）．血管全体が心筋に覆われる complete bridge と血管の一部が覆われる imcomplete bridge に分類され，左前下行枝に多い．多くは無症候性であるが，心筋虚血，重篤な不整脈との関連も報告されており注意が必要である．CT では血管と周囲構造物との関係が明瞭に観察できるが，収縮期での冠動脈解析を行う際は squeezing による内腔の狭小化の可能性は常に考慮に入れる．また，前下行枝に多く通常1つの血管の支配領域に複数の血管が存在する重複血管などは，臨床的意義は少ないが冠動脈バイパス術での吻合時には有用な情報である．

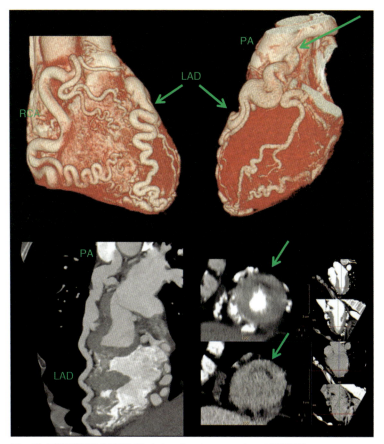

図 2 ● 冠動脈肺動脈起始症（Bland-White-Garland 症候群）
　左冠動脈は肺動脈より起始している．右冠動脈との交通により動脈血の還流を
受けるが肺動脈へ流入しており，血流量を保つため冠動脈は非常に拡張してい
る（最大 18 mm）．
　前壁に心内膜側の脂肪浸潤および壁運動が軽度低下しており，盗血現象による
梗塞所見と考えられる（右下）．

C 冠動脈終止異常

ａ．冠動脈瘻（図 3 下）

　冠動脈が心腔，肺動静脈，冠静脈洞や上大静脈と交通する奇形である．肺動脈や右心系に流入する
ケースが多く，血流量の増加により血管の拡張や瘤形成を伴う．無症状で血行動態に異常がない場合
は通常経過観察されるが，CT では終止異常を有する血管の支配領域に当たる心筋を注意深く観察し，
盗血減少による梗塞所見がないかを注意深く観察することが重要である．

D CT の役割

　冠動脈奇形は従来，心エコー図や選択的冠動脈造影（ICA）により診断されてきた．しかし，心エ

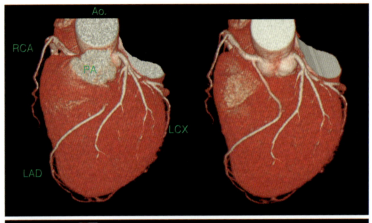

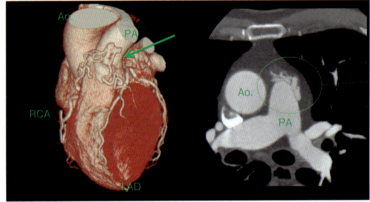

図 3 ● 冠動脈走行，終止異常

上段：心筋架橋（myocardial bridge）．起始異常を伴う少し特殊な症例であるが，左前下行枝は右冠動脈より派生し，大動脈肺動脈間左室心筋内を走行している．虚血判定には運動負荷試験がより望ましい．

下段：冠動脈肺動脈瘻．左右冠動脈より派生する円錐枝が蛇行，拡張，合流し，肺動脈に流入している．

コー図では全体像の把握は容易ではなく一定の技量，経験を必要とする．ICA は侵襲的検査であり，また周囲構造物との関係を含めた走行を理解することは難しいことが多い．CT は放射線被ばく，造影剤の問題を考えると，若年患者の多い本症例に対し経過観察に繰り返しむやみに使用することは控えるべきであり，MRA などの他のモダリティーを組み合わせて考える必要がある．しかし，全体像や周囲構造物との関係を理解するうえで，短時間，低侵襲で高分解能の画像を得られる CT の役割は大きい．さらに撮影後にボリュームレンダリング画像や任意での断面での観察が可能であり，症例を診断する上で有用性は高い．起始部，走行，終止部を整理することで冠動脈奇形をアウトラインできる．

■ 文献

1）Eckart RE, Scoville SL, Campbell CL, et al. Sudden death in young adults: a 25-year review of autopsies in military recruits. Ann Intern Med. 2004; 141: 829-34.

〈伊保純一〉

7 冠動脈狭窄の計測方法の実際

A 冠動脈狭窄度計測の方法

　冠動脈狭窄度の計測は，曲断面変換表示（curved multiplanar reconstruction: CPR）法や直線化血管投影像（straightened vessel view），短軸断面画像（cross section view）を用いて行う．実際の計測の手順は，まず CPR や straightened vessel view を 360° 回転させて冠動脈を観察し狭窄病変の同定を行う．次に同定した病変部を短軸断面画像にて狭窄部内腔径，狭窄部前後の健常部内腔径を計測し狭窄率を算出する（図1）．内腔へのプラークの影響，すなわち狭窄の程度は最大径狭窄率をもとに評価すべきである．最小内腔面積や面積狭窄率など他の指標も算出されるが，あくまで評価の参考所見である．

　参考径（reference diameter）の計測部位は病変部直前直後の健常部を計測し，病変部から離れた健常部径を計測することは避けるべきである．また，病変がびまん性にあり，病変部直前直後で計測できない場合には，直前ないし直後のどちらか一方を参考径として計測する．

　この方法を用いた狭窄率の定量値は侵襲的血管造影法や血管内超音波検査の定量値と全般的には良好な相関を示すが，標準偏差が比較的大きいと報告されている．そのため，現時点では狭窄率の絶対値を記載するのではなく，狭窄の程度に幅をもたせたグレードで評価することが SCCT のガイドラインでも推奨されている[1]（表1）．

B 冠動脈狭窄度計測における注意点

　CPR 作成時，中心線は冠動脈の内腔中心を選択することが基本ではあるが，ワークステーションによる自動処理の段階で一部のみ中心からはずれてしまうことがある．このような状態で計測すると狭窄率を過大評価してしまう（図2）．そのため，ワークステーションの自動処理精度を過信せず，自動選択された内腔中心が適切であることを目視で確認することが重要である．また，扁平な形態の病変では内腔中心を選択したとしても観察角度によって狭窄が認識しづらくなり，狭窄部内腔径も大きく変化するので注意が必要である（図3）．

　volume rendering（VR）像での狭窄度計測は，不透明度（opacity）の程度によって血管径の視覚的印象が変化するので SCCT のガイドラインでは推奨されていない[1]（図4）．しかし，血管内腔の CT 値が限局的に低下しているスリット病変の評価をする際に VR 画像が診断の参考になる場合がある．

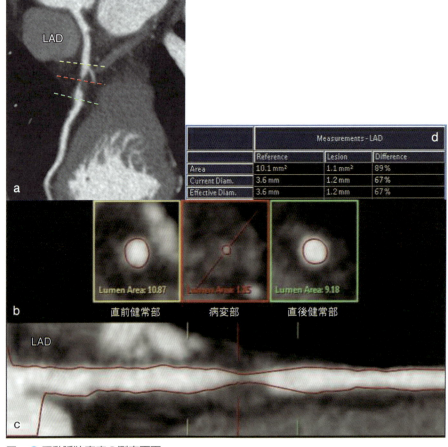

Measurements – LAD

	Reference	Lesion	Difference
Area	10.1 mm²	1.1 mm²	89%
Current Diam.	3.6 mm	1.2 mm	67%
Effective Diam.	3.6 mm	1.2 mm	67%

Lumen Area: 10.87　　Lumen Area: 1.15　　Lumen Area: 9.18

直前健常部　　　　病変部　　　　直後健常部

図 1 ● 冠動脈狭窄率の測定画面

a： CPR

b： 短軸断面像

c： straightened vessel view

d： 測定結果

表 1 推奨されている定量的狭窄率グレード分類

0（正常）	： プラーク，内腔狭窄ともに認めない
1（軽微）	： 25%未満の狭窄を伴うプラーク
2（軽度）	： 25〜49%の狭窄
3（中等度）	： 50〜69%の狭窄
4（重度）	： 70〜99%の狭窄
5（閉塞）	

（Leipsic J, et al. J Cardiovasc Comput Tomogr. 2014; 8: 342-58[1]より改変）

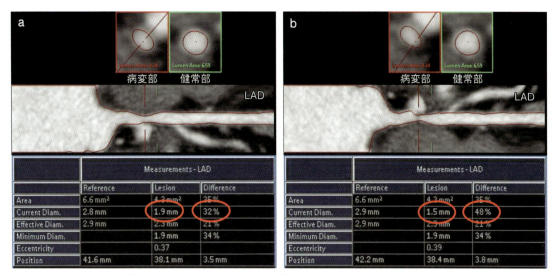

図 2 ● 血管内腔の選択位置の違いによる測定結果の変化

   a：血管内腔の中心が選択された場合.

   b：血管内腔の中心から外れて（辺縁）選択された場合.

  b は狭窄率を過大評価している.

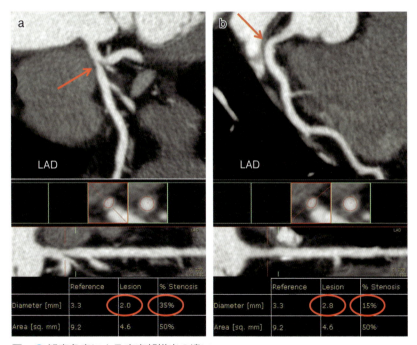

図 3 ● 観察角度による病変部描出の違い

   a：病変部がはっきりと描出されている角度.

   b：病変部が描出されていない角度. 内腔径が最小径を示さない結果, 狭窄率を過小評
      価している.

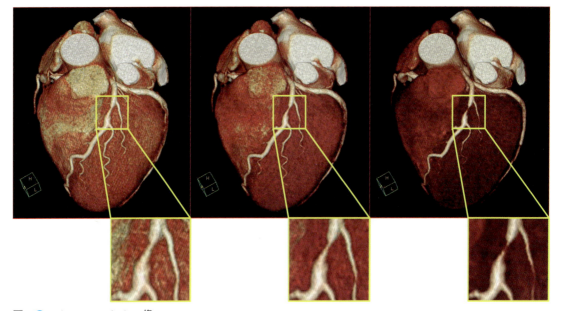

図4 ● volume rendering 像

不透明度（opacity）を変化させることにより，血管径の視覚的印象が変化する．

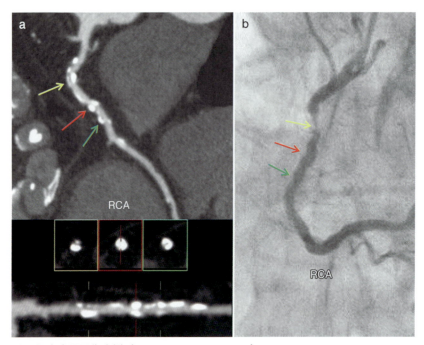

図5 ● 高度石灰化症例（Agatston スコア： 3828）

　a： CPR

　b： 冠動脈造影

CT では，血管内腔を埋める高度石灰化が 3 カ所（矢印）に認められた．

冠動脈造影では，有意狭窄は 1 カ所（黄色矢印）のみであった．

高度石灰化病変における狭窄度計測の問題点

　冠動脈の高度石灰化は blooming artifact などにより血管内腔の評価を困難にし，診断能を低下させ[2]，多くの場合，狭窄度を過大評価する（図5）.

　石灰化病変の解析に際して解析者が心がける点は，不適切な解析による人為的な判断困難症例を作らないことである．そのためには，ウィンドウレベル，ウィンドウ幅を大きくし[3]，血管内腔と石灰化が判別可能な観察条件にしてワークステーションの自動処理で石灰化部分が選択されていないかを丹念に観察し，石灰化部分を避けて血管内腔中心を選択するようにトレースを修正することが重要である.

■ 文献

1）Leipsic J, Abbara S, Achenbach S, et al. SCCT guidelines for the interpretation and reporting of coronary CT angiography: a report of the Society of Cardiovascular Computed Tomography. J Cardiovasc Comput Tomogr. 2014; 8: 342-58.

2）Arbab-Zadeh A, Hoe J. Quantification of coronary arterial stenoses by multidetector CT angiography in comparison with conventional angiography. JACC Cardiovasc Imaging. 2011; 4: 191-202.

3）Hoe JW, Toh KH. A practical guide to reading CT coronary angiograms--how to avoid mistakes when assessing for coronary stenoses. J Cardiovasc Imaging. 2007; 23: 617-33.

〈八重樫 拓　吉原 修〉

CAG の狭窄度評価の実際

　虚血性心疾患の診断や治療方針の決定を行ううえで，冠動脈造影（CAG）は，これまでゴールドスタンダードとして用いられてきた．CAG は，冠動脈に狭窄，閉塞などの病変がみられたとき，その部位とその重症度を AHA 分類による狭窄度の分類を用いて評価する．図1に，狭窄度をパーセント表示する．しかし，このような視覚的な評価は，術者間の差が大きく，特に経皮的冠動脈インターベンション（PCI）の選択を左右する中等度狭窄の評価で問題を生じる．経験豊富な心臓病専門医でも，中等度（40〜70％）狭窄は，±20％の相違があり[1]，中等度から高度病変は，平均して実際の狭窄より 30％程度過大評価されると報告されている[2]．すなわち，50％未満の非有意狭窄病変を過小評価し，50％の中等度狭窄や 75％以上の有意狭窄病変を過大評価する傾向にあり，再現性も問題になることがある．

　しかし，経皮的冠動脈インターベンション（PCI）が進歩するに従い，短期間・長期間の治療効果の正確な定量評価法としてキャリパー（2 点間距離法）計測法を経て開発されたのが定量的冠動脈造影法（QCA）である．これによって冠動脈径，断面積，病変長などを客観的に定量化することが可能になった．

A　QCA の臨床適応

　日常臨床において，QCA は，まず PCI 術前は，狭窄度の評価による PCI 治療や薬物治療の方針の決定ならびに PCI 時の FFR などの追加診断の必要性，術中は，正常冠動脈径の計測からバルーンやステントサイズの選択時に用いられる．また，PCI 術後には再狭窄の判定など慢性期評価に用いられる．

B　QCA のための撮影と計測の注意点

　QCA を用いる場合，大きく CAG 撮影と計測時の 2 つの注意点がある．

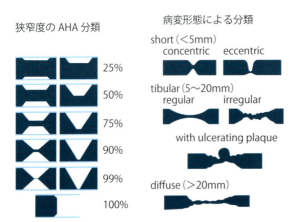

図 1 ● AHA 狭窄度分類，病変形態による分類

セグメント	撮影角度	特徴	撮影・計測の留意点
1	LAO	円錐枝, 洞房結節枝との重なりが少なく計測しやすい.	本幹のカーブの内角が最も大きくなる画像を選択.
2	LAO	収縮期に右室枝が病変部に重なることがある.	病変部が長軸に描出され, 右室枝の重ならない画像を選択.
3	LAO cranial	血管が横隔膜下に入るため画質が低下する. 血管の動きによるボケが起こる場合がある.	エッジエンハンスメントを過度にしない. ピントのあった画像を選択.
5	AP caudal LAO15〜35 cranial	Valsalva 洞への造影剤のバックフローが起始部と重複しやすい.	Valsalva 洞も描出され, かつ左主幹部の起始部が観察できること.
6	RAO cranial AP caudal	病変部に重なる枝が非常に少ない.	近位部に病変がある場合は計測ポイントの始点を左主幹部におく.
7	RAO cranial LAO cranial	対角枝, 鈍縁枝, 後側壁枝が病変と重なることがある.	側枝が病変部に重ならない画像を選択するか, 撮影角度を変える.
8	RAO cranial LAO	カテーテルと病変部が離れている. 病変部に重なる枝は少ない.	カテーテルと病変部の両者を画角内に確実に入るようフレーミングとパンニング技術を駆使する.
13	RAO caudal AP caudal	長軸に観察できるが, 血管径が拡大されることがある.	血管径の拡大は, 左記の撮影角度を対側からみた LAO50〜90 におけるカテーテルと病変部の距離で決まる.
13 遠位	LAO cranial	左回旋枝がよく発達している場合に適する撮影角度である.	後側壁枝との分離もできる. 左前下行枝が重複する場合は, LAO を調整し撮影する.
14	RAO caudal	左回旋枝から分岐した後の後側壁枝は急に細くなる.	分岐部病変では, 計測ポイントの始点を回旋枝におくことになるが, こうするとリファレンス径が過大評価される.

　まず, 撮影については, 亜硫酸薬を冠注し冠動脈を拡張させ撮影を行う. PCI 後の撮影はワイヤーを抜去した状態で行う. PCI 前後, フォローアップ時の撮影は同一角度で行う. カテーテルが同一画像内に入るよう撮影する. 撮影時は息止めを行う. 造影剤で十分内腔を満たすように造影する. 重複や短縮に注意して病変部の分岐部の重複や短縮による誤計測を防ぐように長軸になるよう撮影する. 表1に冠動脈のセグメントごとの撮影の注意点を示す.

　次に, 計測時には, 拡張期の画像を使用する. 計測部位の血管が不鮮明な画像は使用しない. 病変部が長軸になっている画像を用いて, カテーテル, ペースメーカーリード, 側枝などの血管重複のない画像を使用する. キャリブレーションは, カテーテルの Fr サイズに注意しカテーテル径の 3〜4 倍をトレースし, カテーテルの直線部をトレースし, 客観的に計測する. 精度向上のためには 2 方向から解析

する.

C CAG と coronary CT angiography（CCTA）の狭窄度評価の相違点

CCTA と CAG の冠動脈狭窄度評価の違いは，CAG は空間分解能，時間分解能に優れた侵襲的な 2 次元投影画像で，一方 CCTA は 3 次元のボリュームデータで低侵襲で得られる．それぞれの狭窄度評価に関して，CAG は，血管壁の情報が欠如するため狭窄度の計測時，正常血管を造影所見から推定する必要がある．また，投影情報であるため狭窄度の算出には過小評価を防ぐため多方向から観察が大切である．CCTA では血管壁も含めて評価できるためプラークのない正常血管部位をリファレンスとして狭窄率を出すことが可能である．しかし，QCA の計測は半自動でマニュアル修正を必要とする．また，CCTA の撮影条件として，高心拍数（＞65 拍/分）や高度肥満（BMI＞40）患者は，画質低下による診断精度低下をもたらすことがあげられる．理想的な条件下の撮影では，CTA は少なくとも正確に非円形病変の複雑な形状を有する病変に対する利点があり定量化も可能である．

IVUS をゴールドスタンダードとした研究で，CTA は，CAG と比べて内腔評価において高い精度があり，また，血管壁評価でも，CTA はリモデリングとプラークの存在を，全体の動脈で可視化することができ，CAG と比較して優れていると報告されている．

おわりに

QCA は冠動脈評価の基礎であり，現在冠動脈の病変評価法としてゴールドスタンダードになっている．しかし，CAG は不規則な形態変化をみせる内腔の投影画像であり，読み取れる情報には限界があり，その限界は QCA の限界でもある．

■ 文献

1) Detre KM, Wright E, Murphy ML, et al. Observer agreement in evaluating coronary angiograms. Circulation. 1975; 52: 979-86.
2) Fleming RM, Kirkeeide RL, Smalling RW, et al. Patterns in visual interpretation of coronary arteriograms as detected by quantitative coronary arteriography. J Am Coll Cardiol. 1991; 18: 945-51.

〈水谷 覚　西川直輝〉

心臓 CT を冠動脈造影に活かす

　MDCT は心臓 CT から冠動脈の起始部，石灰化の分布，プラークの性状など豊富な情報を得られ，経皮的冠動脈形成術（percutaneous coronary intervention: PCI）の術前情報収集や術中活用に有用である．その活用方法について述べる．

A　slab MIP 法（図 1）

　slab MIP とは，slab という任意の厚みをもった板状の範囲を投影し，最も CT 値の高い情報以外は削除される画像表示法である．slab MIP は撮影装置やワークステーションに依存なく容易に作成可能である．slab の厚みは 5〜10 mm に設定して観察するとよい．

　血管の解剖学的情報，内腔，プラーク，石灰化などすべてが本来の形態のまま観察可能である．ただし，石灰化は明らかに他の組織と比較して高輝度に描出されるため，検出は容易であるが，X 線高吸収体であることから，体積が大きい場合はその周囲にアーチファクトを発生させ，本来の大きさよりも過大評価されるため，注意が必要である．

B　MIP 法（図 2）

　最大値投影法（maximum intensity projection: MIP 法）は冠動脈の全体像を把握，選択的冠動脈造影様に認識することができる．特に閉塞病変に対する PCI 時に MIP 法を使用することにより ICA では認識できない病変部の走行，側枝との関係，石灰化の有無や位置を表示することができる．

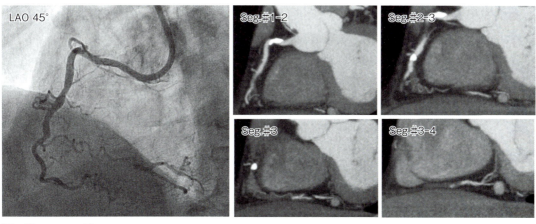

図 1 ● slab MIP 法
1 スライスで血管全体を描出することが不可能であるため，セグメントごとにスライスを変更して全体像を観察する．

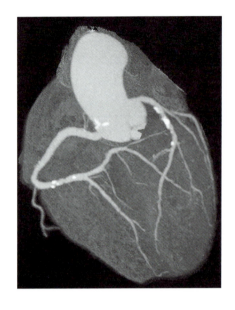

図 2 ● MIP 法
冠動脈の全体像を選択的冠動脈造影様に認識することができる.

C　CT True View（図 3）

　CT True View とは，PHILIPS 社製のワークステーションのソフトウェアで，心臓 CT データから 3 次元の冠動脈モデルを自動抽出するイメージングツールである．3 次元的な冠動脈の位置情報を血管撮影装置アーム角度情報としてリアルタイムにシンクロさせて使用することができ，病変部の最適な観察角度，側枝との分離角度，石灰化，プラークの分布などを造影せずに確認できるため，患者，術者の負担を軽減できる．病変部が最も見やすい角度をカラーマップで表示し，最適なワーキングアングルの選択をサポートする．C アームの回転に冠動脈 3D モデルが連動する follow C-arm 機能により，簡便で迅速な C アーム操作が可能である.

　心臓 CT データを利用し最適なアプローチアングルをシミュレートして，目的のワーキングアングルへのオートポジションを実現する "CT TrueView" が開発された．このアプリケーションソフトウェア上で，術者は選択病変部の最適なアングルを選択することができる．また，Optimal View Map 機能により，臨床角度を装置側が自動計算し提示する.

　慢性完全閉塞性病変では，病変部を X 線透視画像上において，長軸に展開することで，より正確なワイヤリングを行うことができる．また，X 線透視画像は投影画像であるため，手前–奥方向の評価をするために直交対側方向からの観察を要する．その際，True View の Optimal View Map 機能を用いることにより，病変部の長軸展開における直交 2 方向を算出することができる．そして，算出された角度から，術中のワイヤ先端位置の評価を行うための回転撮影軌道も決定することができるため，CTO 手技において，血管走行の把握だけではない，より有用な情報を提供することができる.

a．作成方法

　心臓 CT 検査で得られた最適心時相の thin-slice data を用いて，ワークステーションの Comp Cardiac を立ち上げ，冠動脈のみを segmentation（区分化）を行う．冠動脈解析同様に抽出された冠動脈に対して血管名を付し，中心線の正確なトレースを行う．ターゲット病変部の抽出だけでなく，起始から末梢まで，分枝血管も抽出する．TrueView を立ち上げ保存後，thin-slice date と冠動脈の seg-

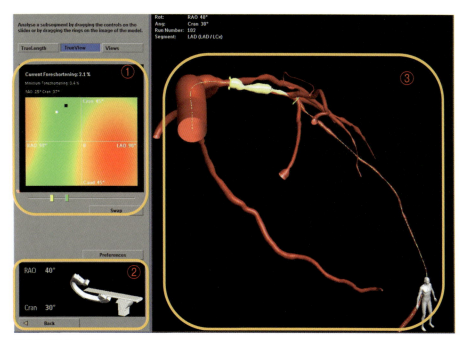

図 3 ● CT True View
　①Area map は，C アームの回転/屈曲値の定義済み範囲内の奥行きの短縮が，色分けされたマップに表示される．緑色の部分は，理想的なプランニング位置を示し，黄色の部分はプランニング可能な位置である．赤色は，PCI プランニング手順には使用できないことを示す．
　Area map 内のカーソルを理想的な位置までドラッグすると，②C アームと，③3D ツリーが自動的に変わり，C アームの回転/屈曲の値が表示される．現在の方向の奥行きの短縮の値と，奥行きの短縮の最小値が表示されるため，奥行きの短縮が最小となるような関心領域の方向をみつけるには最適である．

mentation date と TrueView date を PHILIPS 社製のワークステーション Xtravision に転送する．

b．臨床利用

　慢性完全閉塞性病変（CTO）の治療戦略の際，CTO 病変および側副血行路とドナー血管の情報を得ることが重要である．血管造影は，CTO の長い病変や走行・造影が複雑で正確に病変を描出できない場合がある．しかし，心臓 CT 検査は，得られた血管走行や側枝，側副血行路の情報を合わせて評価を行うことができ，情報を補足することができる．また，冠動脈造影では評価することのできない，石灰化の分布や病変へアプローチするためのワーキングアングルを算出（Optimal View Map）でき，CTO 病変に対する最適な治療戦略を立てることができる．

　また，Xtravision は，True View 機能で血管撮影装置の C アームに連動して血管 VR 画像が動くため，造影することなくワーキングアングルを選択することができる．また，血管 VR 像と同時にその角度における curved MPR 像および cross-section 像が表示され，リアルタイムで選択角度での石灰化などを観察することができる．

　最新のソフトウェアである CTO navigator 機能は，選択されたワーキングアングルにおける血管造影像に血管 VR をオーバーラップさせ，より正確に CTO 病変の走行を把握できる．しかしながら，現状ではオーバーラップの精度が低いのが課題であり，今後の改善による精度向上が期待される．

〈川村克年　西澤圭亮〉

⑧ 非石灰化プラーク解析の解析方法の基礎知識と実践

　近年心臓 CT がこれほどまでに普及した原因として，狭窄のみならず冠動脈プラークの検出が可能であることが大きな要因ともいえる．IVUS ほどの空間分解能はないが，冠動脈全体のプラークを低侵襲に評価できることが心臓 CT の最大の強みである．特に心臓突然死や急性心筋梗塞を引き起こす不安定プラークの検出は，急性冠症候群（acute coronary syndrome: ACS）発症の予測や治療方針決定にきわめて重要な意義をもつ．

A 冠動脈プラーク（粥腫）とは

　冠動脈プラークとは，冠動脈内膜にコレステロールや脂質と血液中のマクロファージなどが沈着し斑状肥厚性病変を形成したものを指す[1]（図 1）．冠動脈硬化の進展は，狭窄が過度に進行しないよう，血管は外方に拡大していく（positive remodeling）．この時期に冠動脈プラークが発現し増加していくことは ACS の病態把握に重要なポイントである．その後硬化が進行し石灰化や狭窄に至るとされ

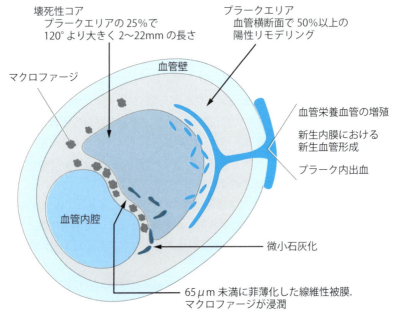

図 1 ● 破裂をきたしやすいプラークの模式図（Narula J, et al. Nat Med. 2007; 13: 532-4[1]より改変）

る[2]. 特に ACS の 70% は不安定プラーク（破裂しやすい性質を有するプラーク）の破綻が原因とされ，有意狭窄部とは必ずしも一致しないとされている[3].

B 心臓 CT による冠動脈プラークの表示法

　冠動脈プラークを評価する際，画像そのもののクオリティを確認しておく必要がある．息止め不良や高心拍例，また造影効果が強すぎる例などでは，アーチファクトによりプラーク解析に不適切な画像となっている可能性があり注意を要する．

　プラーク解析の実際としては，まず volume rendering（VR）像や maximum intensity projection（MIP）像などで冠動脈の全体像を観察し狭窄や血管拡大を評価する．次に maximum intensity projection（MPR）像により狭窄やプラークを実際に観察していく．冠動脈に沿った curved MPR 像によりプラークの分布や程度，狭窄度を評価する．冠動脈を一直線に引き伸ばした stretched MPR 像も併用する．さらに垂直断像である cross-sectional 像（短軸像）によりプラークの量および質的評価を行う．CT 値に基づいたカラー表示により，より視覚的に観察しやすくなる（図 2）．

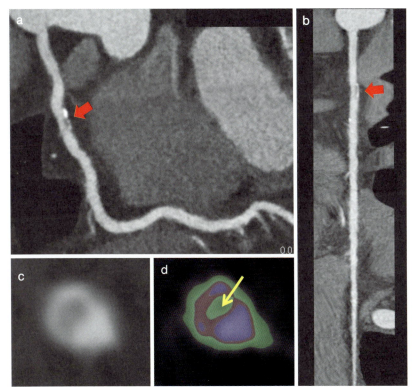

図 2 ● 心臓 CT による冠動脈プラークの表示法
　　a : curved MPR 法
　　b : stretched MPR 法により表示された右冠動脈近位部のプラーク（赤矢印）
　　c : cross-sectional 像により低吸収域の偏在性のプラークを認める．
　　d : CT 値の範囲で色分けされたカラーマップにより，プラーク領域が明瞭になり（茶色），さらに脂質に富んだ低吸収域も示された（黄矢印）．

非造影 CT 画像
石灰化　CT 値＜150 HU

造影 CT 画像
A．造影血管との比較
・石灰化プラーク（calcified plaque）：造影血管内より高い CT 値
・非石灰化プラーク（non-calcified plaque）：造影血管内より低い CT 値
・混合プラーク
B．主体となる成分での分類
・脂質を主体とするプラーク（low density plaque：＜50 HU）
・繊維成分を主体とするプラーク（intermediate density plaque：50〜100 HU）
・石灰化を主体とするプラーク（high density plaque：＞150 HU）

C 冠動脈プラークの分類

　冠動脈プラークの分類は，CT 値や石灰化の有無を参考にしたいくつかの分類があるが，石灰化プラーク，非石灰化プラークおよび部分的非石灰化プラークの鑑別を行うことにより大別される（表1）．「冠動脈 CT 血管造影の読影および報告のための SCCT ガイドライン」[4]では，プラークを「非石灰化」と表現するのは CT 値が低いからといって必ずしも病理解剖学的検査または生化学的検査の結果と相関しないため「軟部組織性」または「脂質に富む」という表現より好ましい，とのコメントもなされている．

D 不安定プラークの診断

　狭窄のみならず，不安定プラークの検出能力の高さは心臓 CT における最大の利点といっても過言ではない．IVUS や心臓 CT などの研究において，不安定プラークの特徴として，血管の positive remodeling，脂質に富んだプラーク（LRP: lipid rich plaque）およびプラーク近傍の微小石灰化（spotty calcification）の存在があるとされている．Motoyama らの心臓 CT を用いた研究によると，ACS と安定狭心症患者の冠動脈の責任病変の特徴として前記の 3 つの特徴が有意に高頻度であったことが報告されている[5]（図3）．

　positive remodeling の診断は，病変部の血管外径/正常部の対照血管外径＞1.1 の基準でなされる．LRP は冠動脈プラーク内の脂質コアに一致すると考えられる部位の存在で，CT 値＜30〜50 HU で判定される．微小石灰化は，非石灰化プラークに囲まれた中に存在する 3 mm 未満の小石灰化である．解析の際，不安定プラークを探し出す 1 つの目印にもなり得る（図4）．また，ACS を引き起こすプラークの特徴に関連して，ナプキンリングサイン（napkin-ring sign）とよばれる現象を呈するものがある．非石灰化プラークのなかに，壊死性コアを示す CT 値の低い中央領域とそれを囲むリング状の比較的高い CT 値の領域からなる所見のことを指す（つまり，空洞・低 CT 値・リング状）．不安定プラークを示す所見の 1 つとして覚えておく必要がある．IVUS による不安定プラークの特徴とされる薄い線維性被膜（thin-cap）は，約 400 μm の心臓 CT の空間分解能では検出困難である．

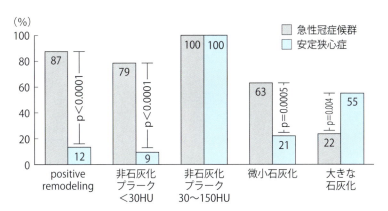

図3 ● 急性冠症候群と安静狭心症の冠動脈責任病変における CT 画像の特徴
（Motoyama S, et al. J Am Coll Cardiol. 2007; 50: 319-26[5]より改変）

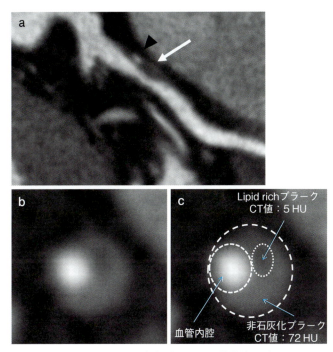

図4 ● 心臓 CT における不安定プラークに特徴的な所見
　a： 左前下行枝近位部に positive remodeling および微小石灰化（黒矢
　　　頭）を有するプラーク（白矢印）を認める（curved MPR 像）.
　b， c： cross-sectional 像での CT 値を用いたプラーク解析.

E　心臓 CT によるプラーク解析の今後の展望および問題点

　心臓 CT 領域における解析用ソフトウェアの開発は日進月歩で，プラーク解析もボリューム計測や成分分析評価までもが可能となってきている（図5）. 心臓 CT により検出された不安定プラークに対して薬物治療を施し，非侵襲的に客観的な治療効果判定を行うためのツールとしても利用されている.

スタチン治療前

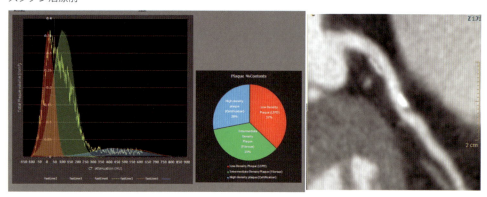

スタチン治療1年後

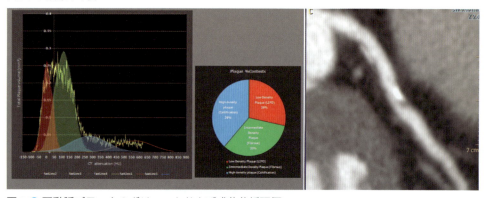

図5 ● 冠動脈プラークのボリュームおよび成分分析評価
スタチン製剤投与前と比較し，1年後の検査ではプラーク量の減少および脂質成分割合の減少を認めた．
赤：low density plaque，緑：intermediate density plaque，青：high density plaque.

しかし，IVUS や OCT と比べると空間分解能や時間分解能に制限を有するのが現状である．CT と他のモダリティとの間の比較による近似的評価の追求が重要となる．その結果，現行の CT による不安定プラークの定義の見直しも必要となるかもしれない．当然，装置やソフトウェアのさらなる技術の向上が望まれる．

■ 文献

1）Narula J, Strauss HW. The popcorn plaques. Nat Med. 2007；13：532-4.
2）Naghavi M, Libby P, Falk E, et al. From vulnerable plaque to vulnerable patient：a call for new definitions and risk assessment strategies：Part Ⅰ. Circulation. 2003；108：1664-72.
3）Falk E, Shah PK, Fuster V. Coronary plaque disruption. Circulation. 1995；92：657-71.
4）Leipsic J, Abbara S, Achenbach S, et al. SCCT guidelines for the interpretation and reporting of coronary CT angiography：a report of the Society of Cardiovascular Computed Tomography Guidelines Committee. J Cardiovasc Comput Tomogr. 2014；8：342-58.
5）Motoyama S, Kondo T, Sarai M, et al. Multislice computed tomographic characteristics of coronary lesions in acute coronary syndromes. J Am Coll Cardiol. 2007；50：319-26.

〈原田顕治　藤永裕之〉

OCT で使われる指標の意義

A OCT とは

　OCT（optical coherence tomography: 光干渉断層法）とは，近赤外線を用いた高解像度のイメージングモダリティであり，その解像度は，血管内超音波（intravascular ultrasound: IVUS）の約 10 倍である 10〜15 μm である．しかし，その深達度が IVUS と比べて低いため，血管全体および周囲の観察には不適であるが，その解像度の高さから，主に血管壁表層を観察するために用いられている．

　また，OCT は血流により光が減衰してしまうため，画像収集時は造影剤や生理食塩水，低分子デキストランなどで血球を除去しなければならない．

B OCT における冠動脈イメージング

　正常冠動脈は 3 層構造（内膜・中膜・外膜）をしている．OCT では，内膜は高輝度領域，中膜は低輝度領域，そして外膜は高輝度領域として観察される．

　そして，OCT において冠動脈プラークは，①輝度，②減衰，③組織の境界の明瞭さ，④輝度の均一性で表現される．主なプラークの表現を下に記す（図 1）．

　線維性プラーク：①高輝度，②減衰少，③組織境界不明瞭，④均質

　脂質性プラーク：①低輝度，②減衰多，③組織境界不明瞭，④均質

　石灰化プラーク：①低輝度，②減衰少，③組織境界明瞭，④不均質

　このようにプラークの描写が IVUS と異なるため，IVUS と CT の比較ではできなかった石灰化の厚

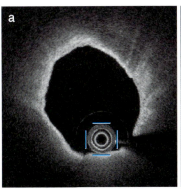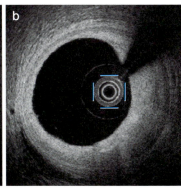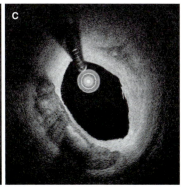

図 1 ● OCT のプラークのみえ方

　a： 脂質性プラーク．低輝度・均質，境界線が不明瞭，減衰が強い．
　b： 線維性プラーク．高輝度・均質，境界線が不明瞭，減衰が弱い．
　c： 石灰化プラーク．低輝度・不均質，境界線が明瞭，減衰が弱い．

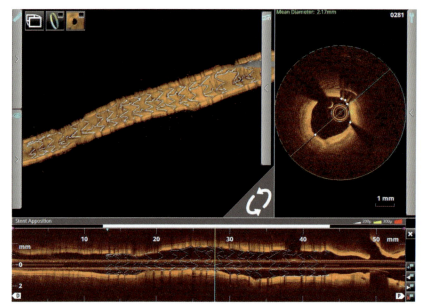

図2 ● OCT 3D-reconstruction

みなどが，OCT と CT で比較できる可能性があると考えられる．

また，血栓は IVUS 同様に内腔に凸の構造物として観察され，一般に赤血球が主体である赤色血栓は減衰が多く，白血球主体の白色血栓は減衰が少ないとされている．

そして，OCT が最も得意としているのが，necrotic core の表層にある線維性被膜（fibrous cap）の計測で，これが 65 μm 以下となり陽性リモデリングを伴うと，プラーク破綻から急性冠症候群（acute coronary syndrome: ACS）を発症する危険の高いプラーク thin capped fibroatheroma とよばれるプラークとなる．しかし，この線維性被膜の計測は，解像度が 100～150 μm の IVUS でも計測することが困難であり，ACS 発症の予測に必要なイメージングモダリティとして OCT は優れた画像診断装置であるといえる．

C OCT における病変計測

前項にも記したが，OCT は高解像度であるが低深達度のイメージングモダリティであるため，血管径やプラーク体積などは計測できず，血管内壁の計測およびステント留置後のステント評価が主となる．

例えば，PCI 前の病変計測においては，IVUS では対照部・病変部の内腔・血管の径および面積を計測し，バルーンサイズやステントサイズが決定されるが，OCT の場合，血管の径・面積は計測できない場合も多いため，内腔径・面積から各デバイスサイズが決定される．

また，近年普及してきた frequency-domain OCT（FD-OCT）は高速に OCT 画像を撮像できるため，病変距離（長）計測の精度も高くなっている．

そして，ステント留置後には，ステントストラットが血管壁にどの程度圧着できているのかを観察するが，IVUS ではステントストラットの超音波反射強度が強いため，画像滲み（blooming）が起こり，壁との圧着の程度の観察は困難であったが，OCT ではステントストラットに blooming は少なく，解像度も高いため，ストラットと血管壁の距離も計測することが可能である．

D 再構成 3D-OCT 画像によるステント評価

FD-OCT の普及により，高速画像収集が可能となり，心拍動によるアーチファクトが軽減したため，断面画像から 3D 再構築を行って，従来断面画像から頭の中で再構築していたステント形状を視覚的に評価することが可能となり，ステント留置後の形状や分岐部病変治療後のステントの形状，さらには，jail された側枝へのガイドワイヤが適切なステントストラットを通過しているかの評価も可能となっている（図 2）．

おわりに

OCT は高解像度のイメージングモダリティであり，より詳細な血管壁評価や治療評価，また 3D-OCT イメージングによる新たな評価が期待できる半面，血流除去などの手技の煩雑さ，深達度の低さなどリミテーションも残る．

PCI に最も活かすためには，CT や血管造影などの術前画像診断結果をふまえた上で，どのイメージングモダリティが症例に対して適切であるかを考慮し使用することが重要であると考える．

〈川村克年　栗本健汰〉

IVUS で使われる指標の意義

A IVUS とは

IVUS（intravascular ultrasound：血管内超音波法）とは，先端に超音波振動子を内蔵したカテーテルを血管内に挿入し，超音波の送受信によって血管の断層像を得るイメージングデバイスである．使用される超音波周波数は 20〜40 MHz で，その画像解像度は 100〜150 μm である．

IVUS では，内腔や血管の径および面積を計測する定量評価やプラークの性状などを評価する定性評価が行われる．また，X 線血管造影では得ることのできない，微小な形態的変化など，経皮的冠動脈インターベンション（PCI）における術中評価やエンドポイントにも用いられている．

B IVUS における定量評価

a．内腔計測

内腔計測は，内腔と内膜の前面の境界をトレースすることによってなされる．高度狭窄病変の場合，内腔が IVUS カテーテルによってウェッジ（wedge）したといわれる状態となると，血流がうっ滞し，境界面が判断しづらいこともあるが，動画再生による血流エコーの観察やヘパリン化生理食塩水を注入し，血球エコーを除去するネガティブコントラスト法を用いることで判断が可能となる．

この内腔計測を行うことによって，内腔断面積（lumen cross-sectional area：lumen CSA）や最大・最小内腔径，内腔偏心度，内腔狭窄度などが算出できる．

また，病変部最小内腔面積（minimal lumen area：MLA）に関しては，Takagi らは，MLA が＜3.0 mm^2 かつ内腔狭窄率＞60％で，感度 83％，特異度 92％で，冠血流予備能比（FFR）の有意狭窄判断基準である 0.75 を診断可能と報告している．また，Abizaid らは，MLA＞4.0 mm^2 であれば，1 年以内の心イベント率が低いと報告しており，MLA は PCI の適応の判断項目の 1 つとして用いられることもある．

b．血管計測

IVUS では，外膜の外側は血管周囲組織との区別がつかないため，血管，つまり外膜を含めた本来の血管径を計測できない．そのため，外膜の最内側に接する外弾性板（external elastic membrane：EEM）を計測することで，便宜上「血管計測」として代用している．EEM は，IVUS 画像上の全周性の黒いラインである中膜の最外側に一致する．この EEM をトレースすることによって，「血管径・面積」を計測することができる（図1）．

しかし，石灰化プラークや減衰プラークなどが認められた場合は，その音響陰影や超音波減衰によりその EEM の観察を行うことができないため，計測をすることが難しくなる．

そして，内腔計測および EEM 計測を行うことによって，様々な計測を行うことができるが，本稿では，c．plaque burden，d．血管リモデリングについて述べる．

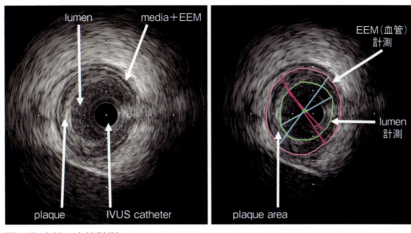

図1 ● 内腔・血管計測

pluque burden（%）＝［(EEM-CSA)－(lumen CSA)］/(EEM-CSA)＊100

c．plaque burden

ある血管断面での血管面積（EEM-CSA）におけるプラーク面積の割合を示す．ステント留置位置は，ステントエッジが必ずしも正常血管部位を選択できるとは限らないため，その場合は，再狭窄の予測因子となる plaque burden が50％以上の部分を避けて留置する．

plaque burden（%）＝［(EEM-CSA)－(lumen CSA)］/(EEM-CSA)＊100

d．血管リモデリング

血管リモデリングとは，動脈硬化によるプラークの増加に対し血管サイズを拡大することにより代償する現象で，陽性リモデリングとよぶ．陽性リモデリングは，不安定狭心症などの急性冠症候群（ACS）におけるプラークの不安定性の指標の1つである．

一方，バルーンやステントによる血管形成術において血管は物理的障害を受け，これに対する修復反応として血管自体がひきつれて血管径は減少し再狭窄を生ずる．これを陰性リモデリングとよぶ．そして，血管リモデリングは，リモデリングインデックス（RI）によって算出され，＞1.05で陽性，＜0.95で陰性と定義される．

RI＝病変部 EEM CSA/〔（近位対照部位 EEM-CSA＋遠位対照部位 EEM-CSA）/2〕

CT解析において，CTは外側の血管壁と内腔のサイズを測定することができるため，CTは過大評価する傾向にあるが，IVUSの測定値とよく相関している．

e．長軸計測

IVUSは，機械的に自動プルバックを行うことができ，その速度は0.5/1.0/2.0 mm/s を選択することができる．この自動プルバックを行うことで，病変長などを計測することができる．しかし，心臓の拍動などの影響により，カテーテル自体が動いてしまい，誤差が生じてしまうことがあるため，PCIにおける病変長計測では，手動による計測を行うこともある（図2）.

また，CTでは血管中心のトレースで病変長計測を行うのに対し，IVUSはカテーテルバイアスに依存してしまうため，血管径や狭窄形態，または血管の蛇行などにより計測値が変わる可能性がある．

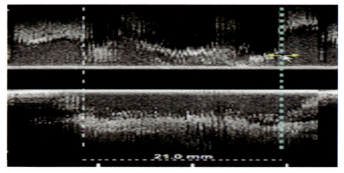

図 2 ● 長軸計測

0.5 mm/s pullback. iLab（BostonScientific 社製）

C 定性評価

IVUS におけるプラークの定性評価は，CT 値のような定められた値ではなく，外膜エコー輝度との比較で表現されるため，CT のプラーク評価と完全には一致しない．そして，IVUS におけるプラークは大きく分けて，脂質性，線維性，石灰化と血栓に分類される．

a．脂質性プラーク

外膜輝度と比して低輝度に描出され，脂質成分に富んだプラークである．そのなかでも線維性被膜が非常に低輝度なプラークを覆うような場合，リピッドプールとよばれ，ACS を生じるとされ，ACS 症例では，線維性被膜が破れた plaque rapture 像がしばしば観察される．

b．線維性プラーク

外膜輝度と比して等輝度から高輝度を示すプラークである．線維成分に富んだプラークで，動脈硬化病変の多くはこのタイプである．

c．石灰化プラーク

超音波の特性上，石灰化への反射強度が強いため，その後方に超音波は深達せず，観察することはできない．このことより，石灰化の厚みを計測することはできない．また，プラーク内における石灰化の分布によって，浅在性，深在性，さらにはその角度による分類がなされる．

d．血栓

血栓には，新鮮なものから器質化したものなど，様々な時系列のものが混在することが多く，IVUS では，動画による判定のみが血栓と推測することができる．その特徴として，血管内腔に突出した可動性および壁在の塊の像である．前述したネガティブコントラスト法を行うことで，明確に描出することができる．

おわりに

IVUS で使用される指標は，記述した以外にもあるため，詳細に関しては，American College of Cardiology Clinical Expert Consensus Document on Standards for Acquisition, Measurement and Reporting of Intravascular Ultrasound Studies（IVUS）を参照されたい．

〈高山雄紀　川村克年〉

ワンポイントアドバイス **18**

IVUS における 3D 解析の特徴

A IVUS による病変評価

　血管内超音波法（intravascular ultrasound: IVUS）における計測には，断面計測（cross-section）における血管面積，内腔面積，プラーク面積などがあげられるが，その他にも体積（volume）計測や組織性状計測などがある．

　volume 計測とは，断面計測が 1 断面に対するものであることに対し，多断面において面積計測を行い，長軸情報と合わせることでその体積（容積）を算出する計測である．これにより，血管体積やプラーク体積などを計測する．

　また，組織性状計測とは，一般的に用いられているグレースケール IVUS（GS-IVUS）が組織から反射した超音波信号の振幅情報のみを画像構築に利用しているのに対し，周波数スペクトラムを解析する方法（virtual histology IVUS: VH-IVUS）や，標的とする構造物に超音波が反射する後方散乱波のエネルギーを求める方法（integrated backscatter IVUS: IB-IVUS）によって，プラークの組織性状を色分けし，断面におけるプラーク性状の分類とその量を計測する（図1）．また，色分けされたプラークを多断面から体積としても算出することができるため，対象病変のプラーク体積内に，どのようなプラークがどの程度存在しているかを算出することができる．これらの計測結果から，経皮的冠動脈インターベンション（percutaneous coronary intervention: PCI）における末梢塞栓予測や脂質低下療法の評価などにも利用されている．

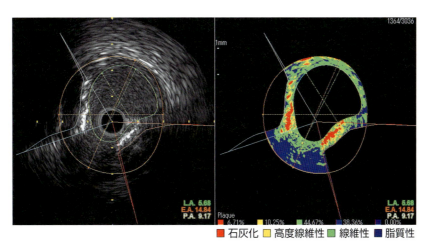

図 1 ● color mapping IVUS（IB-IVUS）

B　末梢塞栓予測

　急性冠症候群やプラークが豊富な病変に対する PCI では，バルーン拡張やステント留置によりそのプラークが末梢に流れて末梢塞栓を引き起こし，冠血流の悪化に伴う血行動態の破綻や，微小循環の悪化に伴う血流遅延を引き起こす．このような病変では，1）多量のプラーク，2）脂質プール像（lipid-pool like image），3）血栓，4）超音波減衰を伴うプラーク（attenuated plaque）などが IVUS で観察される．

　プラーク体積や組織性状においては，Shibuya[1]らは，不安定狭心症患者に対する PCI の末梢保護デバイスを使用したステント留置術における末梢塞栓症と末梢保護フィルター塞栓症の発症に関する検討で，発症した群では発症しなかった群と比べ，プラーク体積と脂質成分の割合において有意に大きかったと報告している（cut off 値：285 mm^3 感度 78%，特異度 84%）．また，Uetani[2]らは，ステント留置後のトロポニン T 値の基準値の 3 倍以上の上昇は，IB-IVUS において脂質成分の体積が大きいほど多かったと報告している．

　これらのことより，末梢塞栓の予測には，前述の IVUS 所見に加え，5）VH-IVUS において necrotic core と示されるプラーク，6）IB-IVUS において lipid と示されるプラークがあげられる．

C　脂質低下療法の評価

　動脈硬化性疾患に関与する高（LDL）コレステロール血症に対する脂質低下療法の冠動脈イベントは，冠動脈プラークの進展を評価しなくてはならず，その方法の 1 つとして IVUS が用いられる．

　ESTABLISH 試験[3]や JAPAN-ACS 試験[4]，COSMOS 試験[5]などにおいて，IVUS を用いてプラーク体積を計測し，脂質低下療法の前後でプラーク体積が退縮されたことが報告されている．また，Hong[6]らは，VH-IVUS を用いた検討において，脂質低下療法前後で necrotic core 成分の低下と fibro-fatty 成分の増加を認め，積極的脂質低下療法によりプラークが安定化することを報告している．

　このように，IVUS の体積計測やプラーク性状解析は，PCI サポートだけでなく，治療効果判定にも使用されている．

おわりに

　IVUS の計測は，断面計測だけなく体積計測，プラーク性状解析などを行うことで，PCI や投薬などの治療方針を決定することができ，また，低侵襲検査である心臓 CTA の解析とも照らし合わせることで，病変プラークに対する情報を増やし，より適切な方針を立てることができると考えられる．

■ 文献

1）Shibuya M, Okamura A, Hao H, et al. Prediction of distal embolization during percutaneous coronary intervention for unstable plaques with grayscale and integrated backscatter intravascular ultrasound. Catheter Cardiovasc Interv. 2013; 81: E165-72.

2）Uetani T, Amano T, Ando H, et al. The correlation between lipid volume in the target lesion, measured by integrated backscatter intravascular ultrasound, and post-procedural myocardial infarction in patients with elective stent implantation. Eur Heart J. 2008; 29: 1714-20.

3）Okazaki S, Yokoyama T, Miyauchi K, et al. Early statin treatment in patients with acute coronary syndrome: demonstration of the beneficial effect on atherosclerotic lesions by serial volumetric intravascular ultrasound analysis during half a year after coronary event: the ESTABLISH Study.

JCOPY 498-13646

Circulation. 2004; 110: 1061-8.

4) Hiro T, Kimura T, Morimoto T, et al. JAPAN-ACS Investigators. Effect of intensive statin therapy on regression of coronary atherosclerosis in patients with acute coronary syndrome: a multicenter randomized trial evaluated by volumetric intravascular ultrasound using pitavastatin versus atorvastatin (JAPAN-ACS [Japan assessment of pitavastatin and atorvastatin in acute coronary syndrome] study). J Am Coll Cardiol. 2009; 54: 293-302.

5) Takayama T, Hiro T, Yamagishi M, et al. COSMOS Investigators. Effect of rosuvastatin on coronary atheroma in stable coronary artery disease: multicenter coronary atherosclerosis study measuring effects of rosuvastatin using intravascular ultrasound in Japanese subjects (COSMOS). Circ J. 2009; 73: 2110-7.

6) Hong MK, Park DW, Lee CW, et al. Effects of statin treatments on coronary plaques assessed by volumetric virtual histology intravascular ultrasound analysis. JACC Cardiovasc Interv. 2009; 2: 679-88.

〈川村克年　下平尚紀〉

3-dimensional quantitative coronary angiography（3D-QCA）について

A これまでの 2D-QCA

定量的冠動脈造影解析（quantitative coronary angiography: QCA）は，様々な臨床試験のエンドポイントや新しいデバイスの効果判定に広く用いられてきた．edge detection 法は，コンピュータにより自動的に血管辺縁を抽出させ，既知の対象物（ガイドカテーテルの先端）を基準として正常部，狭窄部の血管径が得られる．得られた径より管径，狭窄度，正常部，狭窄部を円と仮定すれば正常部，狭窄部の断面積，断面積狭窄度を算出できる．測定領域は検者が指定するが，正常部，狭窄部の同定，中心線の設定，血管辺縁の抽出はすべてコンピュータが行い，densitometry 法の算出も可能である．

2D-QCA ソフトウエアとしては，MEDIS 社の QAngio XA と Pie Medical Imaging 社により開発された Cardiovascular Angiography Analysis System（CAAS）が，X 線アンギオ像において精度と再現性の高い心臓血管定量解析ソフトウェアとして世界中で受け入れいれられてきた．MEDIS 社 QAngio XA は，Reiber 教授らを中心としたオランダのライデン大学イメージ解析研究所と MEDIS 社で共同開発[1]され QCA-CMS で知られていたが，2008 年に名を QAngio XA と変え測定のアルゴリズムが変更された．CAAS は，Serruys 教授らを中心としたオランダのエラスムス大学グループが中心となり，Cardialysis（オランダのコアラボ）で冠動脈の関心部位やセグメントにおいて正確な輪郭抽出処理を提供[2]してきた．なかでもエラスムス大学の Thoraxcenter カテ室ではオンライン QCA の設備が早くから備わっており，近年使用されている生体吸収デバイス（BRS）の植込み方法にオンライン QCA を用いた QCA-Dmax（maximal lumen diameter）を提唱するなど世界をリードしてきた[3]．両ソフトウェアとも高精度の自動輪郭抽出アルゴリズムにより，冠動脈のファントムテストでは常に少ない誤差と高い再現性を保つと同時に，高速解析処理を実現しており，主要なインターベンション研究施設や血管造影コアラボの数多くのスタディで継続して採用されている．

B 分岐部解析（2D-QCA）

主要分岐部に存在する冠動脈病変はインターベンションにおける課題となっており，今でも通常の病変よりも合併症発生リスクは高く，再狭窄率も高い傾向にあり，多くの臨床試験が行われており臨床試験を行う上で正確性の高い解析が求められる．図 1 に示した通り，分岐部（point of bifurcation: POB）の定義は，分岐領域にフィットし，3 つの輪郭すべてに接触している最大円であり，近位の主要血管からセンターラインが遠位の主要血管および側枝に分かれる部分である．合流部のポリゴン（polygon of confluence: POC）は，分岐部病変解析において最も重要な領域であり[4]，この領域は，血管が遠位の本幹と側枝に分かれる領域である．分岐部血管の解析では，単一血管解析を用いると，近位本幹（検出された主要血管の近位部から POB まで）の参照血管径（reference vessel diameter: RVD）や狭窄度（percent diameter stenosis: % DS）が過小評価され，遠位本幹（POC の遠位ボーダーから主要血管

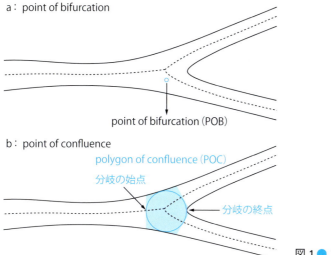

a： point of bifurcation

point of bifurcation（POB）

b： point of confluence

polygon of confluence（POC）

分岐の始点

分岐の終点

図1 ● 2D-QCA 分岐部の定義

の検出された血管部端まで）および側枝（POC の遠位ボーダーから側血管の検出された血管部端まで）
は RVS および％ DS は過大評価されることが知られており，ファントムテストでも実証[5, 6]されている．

C 3D-QCA

　3D-QCA 機能では，少なくとも 2 方向から撮影した X 線画像から，冠動脈の 3 次元再構成画像を生成
する．2D-QCA の見かけ上の長さが短く認識される foreshortening 効果を低減でき，血管の重複部分
（vessel overlap）の解析が問題点であったのが解消でき，病変部の適正な定量解析が可能[7]となる．ま
た，3D-QCA からプラーク体積，血管のベンディングアングル，分岐血管のコア部分の体積を計測する
ことが可能である．3D-QCA ソフトウェアとしては，CardiOp-B（Paieon Medical Ltd. Park Afek,
Israel），CAAS 5（Pie medicallmaging, Maastricht, The Netherlands）と QAngio XA（Medis, Leiden,
The Netherlands）が多くのスタディで継続して採用されている．学術研究用のアプリケーションであ
り，日常の臨床使用のためにデザインされていないのが現状である．

D 3D-QCA 構築のステップ（図2）

　ソフトウェアによる違いはあるが，下記のステップにて 3D 構築[7]を行う．
　1）自動キャリブレーション（CAAS では 2D-QCA と異なり，自動キャリブレーションで行う）を行
　　う．
　2）ローテーション，角度が少なくとも 30°以上異なる 2 つのプロジェクションのなかで，本幹と側
　　枝の選択をする．図 2 に示す白線は，2 つの異なるプロジェクションのなかで異なる X 線のビー
　　ムを確認するための線である．
　3）構築された 2D 血管をインポートされ，撮像形状の復元，対応点マッチング（画像間のマッチン
　　グ）し，3D 血管を構築する．モルフォロジー評価（血管の短縮，重なり，撮像方向，ねじれを含
　　む）を行い，そしてある場合においては普通，真の長さおよび直径情報に関する測定を行う．

a．3D-QCA での分岐領域の定義[8]（図3）

● 分岐部（point of bifurcation：POB）：3D センターラインの血管の歪みのない合流部のポリゴン開

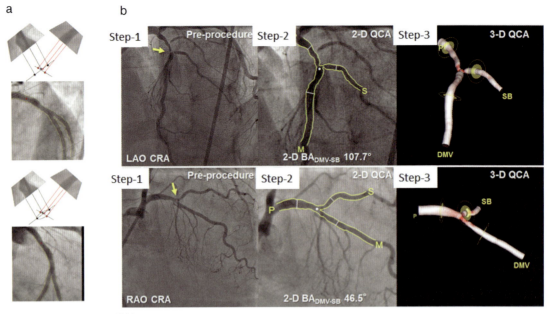

図2 ● 3D-QCA の構築

　a：少なくとも 30°以上は異なるプロジェクションを選ぶ．
　b：構築された 2D 血管をインポートされ，撮像形状の復元，対応点マッチング（画像間のマッチング）し，
　　　3D 血管を構築する．

始点．

● 分岐合流部のポリゴン（polygon of confluence: POC）：いずれの 2D 画像のなかでみられる最も近
位部～3D の中で本幹と側枝が重ねられなくなる部位までとする．

E　3D-QCA の利点

　冠動脈狭窄がある場合，1 つの cross-section において正円形を示さないことが多い．図 4 に示すよ
うに，2 つの血管造影での楕円から，3D を構築することでより正確な正円形による血管径が作られ，こ
れによる 3D-QCA から得られる血管面積と血管内超音波から得られる血管面積の相関性は，2D-QCA
と比較して正確性が顕著に高まったことが報告[9]されている（intra-/interobserver valiability: 0.09±
0.48 mm^2／−0.06±0.50 mm^2）．foreshortening 効果を低減に関しては，ファントムモデルでの検証だ
けでなく，実際の臨床試験での sub 解析（TRYTON Pivotal IDE Coronary Bifurcation Trial）で，術前
および術後とも本幹近位，本幹遠位そして側枝それぞれにおいて 2D-QCA は 3D-QCA よりも短く認識
されることが証明された[10]．

　3D-QCA を構築することで，"optimal projection" を得ることができ，foreshortening 効果を低減
するだけでなく，PCI での造影剤の減少も期待される．さらに "optimal projection" により，図 5 に示
すように分岐角度の正確性も増してきており，左主幹部病変を含む分岐部病変での角度が予後と相関す
るといった報告もなされており，日常臨床における使用も期待される[11]．

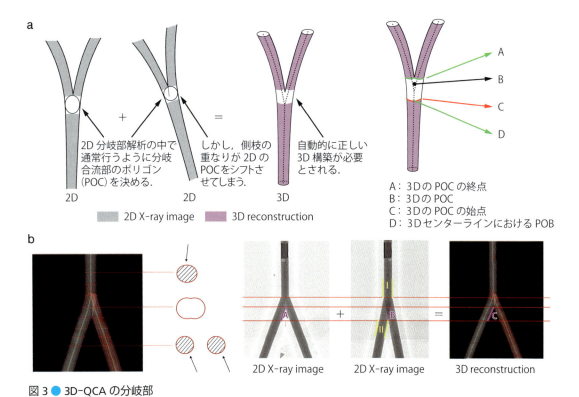

図 3 ● 3D-QCA の分岐部

みえていない B エッジは I と II の領域から多項式のスプライン（与えられたいくつかの点をなめらかに結ぶ曲線. またそれを表わす関数）にて定義される. C エッジは, A と B から計算される.

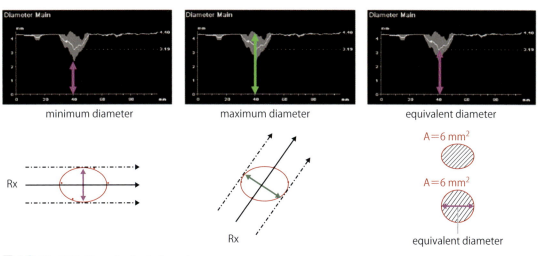

図 4 ● 3D-QCA の equivalent diameter

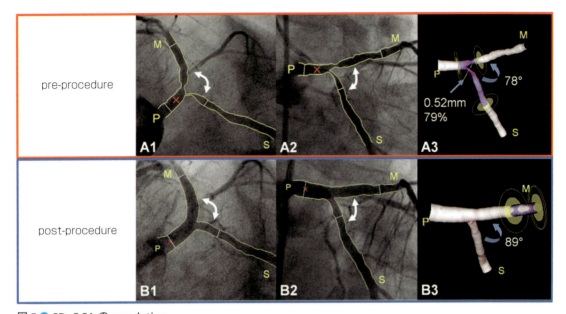

図5 ● 3D-QCA の angulation
Software version：CAAS 5.10 を使用

F 3D-QCA の今後

血管内イメージングである IVUS（intravascular ultrasound）や OCT（optical coherence tomography）が冠動脈内のより詳細な術前のプラークやステント留置後のストラット圧着具合といった情報を得ることができるため，本邦でも PCI に広く使用されている．しかしながら，冠動脈の正確な場所を同定するには，今後 3D-QCA と血管内イメージングの co-registrarion[12)]が有用になってくるかもしれない．また，FFR computation[13)]や flow imaging との 3D-QCA の fusion[14)]が実臨床に役立つ可能性もあり期待される．

■ 文献

1) Reiber JHC, Serruys PW, Kooijman CJ, et al. Assessment of short-, medium-, and long-term variations in arterial dimensions from computer-assisted quantitation of coronary cineangiograms. Circulation. 1985; 71: 280-8.

2) Serruys PW, Luijten HE, Beatt KJ, et al. Incidence of restenosis after successful coronary angioplasty: a time-related phenomenon. A quantitative angiographic study in 342 consecutive patients at 1, 2, 3 and 4 months. Circulation. 1988; 77: 361-71.

3) Ishibashi Y, Nakatani S, Sotomi Y, et al. Relation between bioresorbable scaffold sizing using QCA-Dmax and clinical outcomes at 1 year in 1,232 patients from 3 study cohorts（ABSORB Cohort B, ABSORB EXTEND, and ABSORB II）. JACC Cardiovasc Interv. 2015; 8: 1715-26.

4) Onuma Y, Muller R, Ramcharitar S, et al. Tryton I, first-in-man（fim）study: Six month clinical and angiographic outcome, analysis with new quantitative coronary angiography dedicated for bifurcation lesions. EuroIntervention. 2008; 3: 546-52.

5) Girasis C, Schuurbiers JC, Onuma Y, et al. Two-dimensional quantitative coronary angiographic

JCOPY 498-13646

models for bifurcation segmental analysis: in vitro validation of CAAS against precision manufactured plexiglas phantoms. Catheter Cardiovasc Interv. 2011; 77: 830-9.

6) Ishibashi Y, Grundeken MJ, Nakatani S, et al. In vitro validation and comparison of different software packages or algorithms for coronary bifurcation analysis using calibrated phantoms: implications for clinical practice and research of bifurcation stenting. Catheter Cardiovasc Interv. 2015; 85: 554-63.

7) Ramcharitar S, Daemen J, Patterson M, et al. First direct in vivo comparison of two commercially available three-dimensional quantitative coronary angiography systems. Catheter Cadiovasc Interv. 2009; 71: 44-50.

8) Onuma Y, Girasis C, Aben JP, et al. A novel dedicated 3-dimensional quantitative coronary analysis methodology for bifurcation lesions. EuroIntervention. 2011; 7: 629-35.

9) Schuurbiers JCH, Lopez NG, Ligthart J, et al. In vivo validation of CAAS QCA-3D coronary reconstruction using fusion of angiography and intravascular ultrasound (ANGUS). Catheter Cardiovasc Interv. 2009; 73: 620-6.

10) Muramatsu T, Grundeken MJ, Ishibashi Y, et al. Comparison between two- and three-dimensional quantitative coronary angiography bifurcation analyses for the assessment of bifurcation lesions: A subanalysis of the Tryton Pivotal IDE Coronary Bifurcation Trial. Catheter Cardiovasc Interv. 2015; 86: E140-9.

11) Girasis C, Schuurbiers JCH, Marumatsu T, et al. Advanced three-dimensional quantitative coronary angiographic assessment of bifurcation lesions: methodology and phantom validation. EuroIntervention. 2013; 8: 1451-60.

12) Ligthart J, Witzberg K, Slots T, et al. Assessment of co-registration between 3D angiography and IVUS. an in vivo feasability study. Poster presentation 2103-306 ACC Washington DC (2014).

13) Tu S, Barbato E, Köszegi Z, et al. Fractional flow reserve calculation from 3-dimensional quantitative coronary angiography and TIMI frame count: A fast computer model to quantify the functional significance of moderately obstructed coronary arteries. JACC Cardiovasc Intv. 2014; 7: 768-77.

14) Tu S, Pyxaras SA, Li Y, et al. In vivo flow simulation at coronary bifurcation reconstructed by fusion of 3-dimensional X-ray angiography and optical coherence tomography. Circulation: Cardiovasc Interv. 2013, 6: e15-7.

〈石橋祐記〉

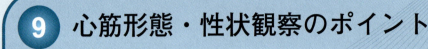

9 心筋形態・性状観察のポイント

　心臓 CT が登場して以来，その目的が主として冠動脈病変の評価であることは現在も変わりない．しかし，心臓 CT は心筋の形態的評価にも威力を発揮し，さらにはその性状評価も可能とする．現行では心筋の評価は MRI がゴールドスタンダードとされているが，比較的簡便かつ短時間で検査可能な心臓 CT でも多くの情報が得られる．本稿では，梗塞心筋や代表的な心筋症の心臓 CT による診断のポイントを述べたい．

A 梗塞心筋

　通常，急性心筋梗塞に心臓 CT を施行することはないが，インターベンション加療後のフォローや残存狭窄のチェック目的の検査は日常的に行われる．その際，冠動脈のみならず梗塞心筋の形態や性状に注目すると多くの情報が得られる．また，冠動脈病変のスクリーニング目的の検査で無症候性心筋梗塞の所見に遭遇することがある．冠動脈病変の有無のみならず心筋の読影も併せて行うことが重要である．

　【CT 診断】　非造影 CT で確認すべきことは，冠動脈支配領域に一致した，心筋脂肪変性と心筋石灰化の所見である．いずれも経過が長い瘢痕組織に至るような心筋障害を意味するが，その範囲，深達度および心筋の菲薄化を確認する．特に心筋の脂肪変性は，非造影 CT で確認することが重要である（造影すると単なる造影欠損としか評価できない）．造影により心筋と左室内腔との境界が明瞭となり心筋の菲薄化が認識しやすくなる（図 1a，b）．さらに梗塞部に一致し壁在血栓に遭遇することもある（図 1c）．CT でも収縮期と拡張期の画像の比較により壁運動異常の検出も可能である．

B 肥大型心筋症（hypertrophic cardiomyopathy: HCM）

　HCM は心筋の不均一性肥厚と心室内腔の狭小化を特徴とする一次性の遺伝性心筋症に分類される疾患である[1]（図 2）．肥厚部位の頻度としては心室中隔の非対称性肥大（asymmetric septal hypertrophy: ASH）を示すことが多い．また左室壁が均等に肥厚するびまん性肥大型，心尖部に心筋肥厚が限局する心尖部肥大型，左室中央部に著明な肥厚をきたす心室中部肥大型などの形態上の病型分類もある．病期の進行とともに，心拡大の進行や心尖部の瘤化を認める場合もある．病理学的には心筋細胞の肥大，心筋線維の錯綜配列や線維化を特徴とする．

　【CT 診断】　非造影 CT では心筋の低吸収域（線維化や脂肪変性）や石灰化を確認する．造影 CTでは左室壁肥厚部位を正確に同定することから始める（図 3）．右室壁の肥厚も合併することがあり，

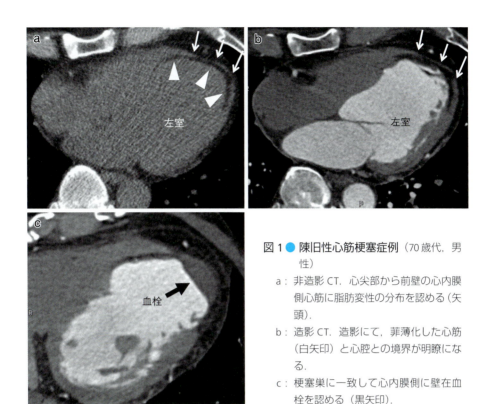

図1 ● 陳旧性心筋梗塞症例（70歳代，男性）

a： 非造影 CT．心尖部から前壁の心内膜側心筋に脂肪変性の分布を認める（矢頭）．

b： 造影 CT．造影にて，菲薄化した心筋（白矢印）と心腔との境界が明瞭になる．

c： 梗塞巣に一致して心内膜側に壁在血栓を認める（黒矢印）．

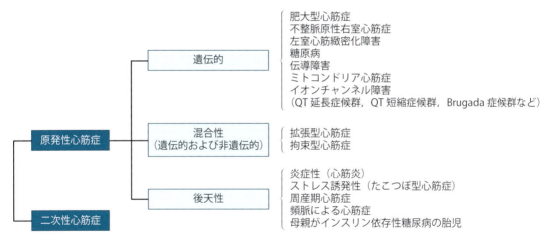

図2 ● 心筋症の分類（2006年 American Heart Association の提唱）（Maron BJ, et al. Circulation. 2006; 113: 1807-16[1]より改変）

心エコーなどで当初から心筋症とわかっている場合は右室も評価できるよう撮影の工夫が必要である．さらに晩期相における遅延造影にて心筋の線維化領域の検出が可能である（詳細は後章に譲る）．また HCM は心房細動を合併しやすいため，左房・左心耳内血栓の存在も念頭におく必要がある．

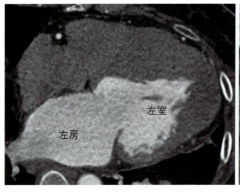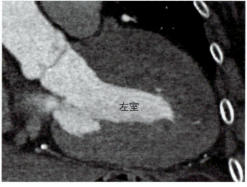

図 3 ● 肥大型心筋症
左：軸位横断像，右：左室長軸断面像（拡張中期）．びまん性に左室壁が肥厚し，左室内腔の狭小化が
目立つ．

C 不整脈原性右室心筋症（arrhythmogenic right ventricular cardiomyopathy: ARVC）

　ARVC は右室優位の著明な心拡大と右室機能低下，右室起源の重症心室性不整脈を特徴とし，病理学的には右室心筋細胞の脂肪変性ならびに線維化を認める心筋症である．Fontaine ら[2]が不整脈原性右室異形成症（arrhythmogenic right ventricular dysplasia: ARVD）として報告し，その後 WHO（1995年）分類では ARVC として右室に限局する特発性心筋症に分類され，2006 年の AHA-ACC 分類では肥大型心筋症とともに一次性の遺伝性心筋症に分類されている[1]（図 2）．臨床的には右室起源の心室頻拍による動悸や失神が初発症状となることが多い．さらに若年者の突然死の原因としても念頭におく必要がある．

　【CT 診断】　右室の形態的異常の検出にて診断がなされる．右室の体部および流出路の著明な拡大および左室壁の瘤状変化（scalloping または bulging）や菲薄化が特徴的である．心筋の脂肪変性の所見は右室側中隔で帯状に認められることが多い．また，脂肪変性を伴う調節帯や肥厚した右室肉柱も特徴的な所見である．右室病変の好発部位は右室流出路，心尖部および横隔面（dysplasia 三角）とされる．さらに左室心尖部や側壁にも病変が認められることも少なくない（図 4）．

D 心サルコイドーシス（cardiac sarcoidosis）

　サルコイドーシスは原因不明の全身性肉芽腫性疾患で，その病理像は類上皮性細胞肉芽腫を特徴とする．なかでも心サルコイドーシスは致死的転帰となる可能性を有しており，その初期における診断は重要である．心サルコイドーシスに特徴的な臨床所見は，心室中隔基部の菲薄化と高度房室ブロックである．心エコーでの形態的評価，遅延造影 MRI による心筋性状評価および FDG PET による炎症病巣の評価が診断に有用とされる．

　【CT 診断】　左室の拡大，左室壁の肥厚および菲薄化を特徴とする．心病変の好発部位として心室

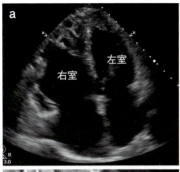

図 4 ● 不整脈原性右室心筋症（ARVC）

　a : 経胸壁心エコー図．右室の拡大，右室壁の菲薄化および右室心尖部
　　　の鈍化，肉柱の発達を認める．
　b : 非造影 CT．右室の拡大を認め，心室中隔や発達した肉柱に脂肪変
　　　性の所見を認める（矢印）．一部左室心筋（心尖部）にも脂肪変性を
　　　認める．
　c，d : 造影 CT．右室自由壁に大小の scalloping（矢頭）を認める．右
　　　室壁は菲薄化し認識できないほどである．

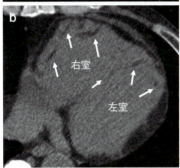 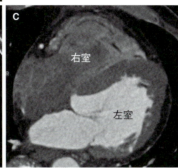 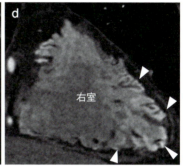

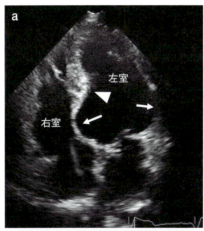 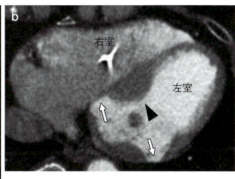

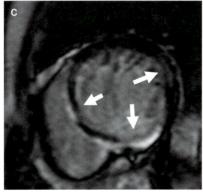

図 5 ● 心サルコイドーシス

　a : 経胸壁心エコー図
　b : 造影 CT．心室中隔基部および左室後壁
　　　基部の菲薄化および瘤状化を認める（白
　　　抜き矢印）．また心室中隔中部の肥厚を
　　　認める（矢頭）．右室にペースメーカー
　　　リードを認める．
　c : 遅延造影 MRI（短軸像）．心室中隔，下壁
　　　および後壁にも遅延造影所見を認める
　　　（白矢印）．

中隔基部がよく知られているが，左室壁のどの部位にも存在しうる．さらに心筋の炎症，瘢痕化が進行する瘤化の所見を呈することもある．また病変部は右室壁にも見られることがあり注意を要する．心筋病変の評価に晩期相における遅延造影が有効とされる．特に心臓ペースメーカーの植込みがなされMRI検査が不可能な症例では有用である（図5）.

おわりに

代表的な心筋疾患について心臓CTでの読影のポイントを述べた．本稿では割愛したが，心臓CTもMRIと同様に，晩期相における遅延造影により心筋のviabilityや線維化などの詳細な心筋性状評価も可能となる．エビデンスの蓄積によりさらなる診断精度の向上に期待したい.

■ 文献

1) Maron BJ, Towbin JA, Thiene G, et al. Contemporary definitions and classification of the cardiomyopathies: an American Heart Association Scientific Statement from the Council on Clinical Cardiology, Heart Failure and Transplantation Committee; Quality of Care and Outcomes Research and Functional Genomics and Translational Biology Interdisciplinary Working Groups; and Council on Epidemiology and Prevention. Circulation. 2006; 113: 1807-16.
2) Fontaine G, Frank R, Gallais-Hamonno F, et al. Electrocardiography of delayed potentials in post-excitation syndrome. Arch Mal Coeur Vaiss. 1978; 71: 854-64.

〈飯間 努　原田顕治〉

心エコー図検査でみえる心筋形態・性状の観察

　心エコー図検査においての超音波診断には，断層法（B モード法），M モード法，ドプラ法などがあるが，通常，形態的診断においては断層法での話となる．心エコー図検査では，経胸壁からの検査で通常よく使用される断面があり，胸骨左縁からのアプローチで得られる傍胸骨左縁長軸像（図1①）と短軸像（②〜③），心臓の先端からのアプローチで得られる心尖部長軸像（④）や二腔像（⑤），四腔像（⑥）がある．どこが心臓の前壁側なのか下後壁側なのかは，どの病院施設でも使用されているので一定の理解は望まれるところである．その傍胸骨左縁長軸像においては左室の心室中隔と左室後壁側および右室一部の心筋形態や性状の観察が可能であり，また傍胸骨左縁短軸像においては，探触子（プローブ）操作により左室の全体と右室の大部分の心筋形態や心筋性状が観察可能となる．また，心尖部像の断面では心尖部を含めて左室の前壁・後壁・下壁・側壁および右室を探触子操作により，それらの観察が可能である．CT とは異なり撮像したデータから，後に様々な部位の観察や切り出しは，通常の心エコー図検査では不可能であるので意図して撮像する必要がある．それらを行ったうえで，左室，右室の心筋壁厚を観察して，肥大があるのか，菲薄化があるのか，あるとしたらどの部位にどの程度あるのか，また均一なのか不均一なのか，局所なのかなどを多断面からの像を使い観察する必要がある．

　心エコー図検査において心筋形態および性状の観察となると，やはり心筋症の診断となろう．心筋症

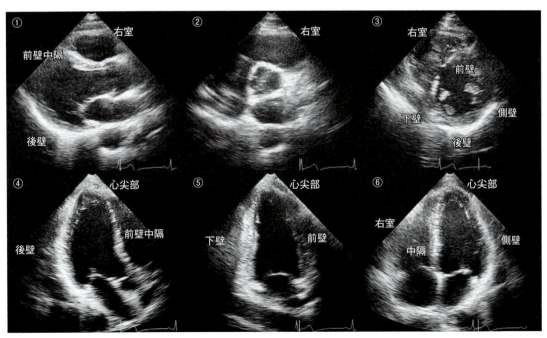

図1 ● 断層心エコー図

には明らかな原因を有さない特発性心筋症と原因また全身疾患との関連性が明らかな特定性心筋症とに大別される．心臓の形態を含む心筋形態および性状の特徴を有する，代表的な心筋症を心エコー図検査でどのように捉えているかを述べる．

a．拡張型心筋症（dilated cardiomyopathy：DCM）

左室壁運動の低下および左室が球状拡大する．心筋壁厚は正常からやや薄いことが形態的な特徴であるが，左室内非同期性運動の存在もみられることがある．類似する多くの二次性心筋疾患を除外することにより診断される．

b．肥大型心筋症（hypertrophic cardiomyopathy：HCM）

高血圧や弁膜症など明らかな原因がなく，左室や右室心筋が肥大をきたすことが特徴的である．肥大は非均等性であることも特徴で，肥大様式の分類としては，Marron 分類が有名である．それらの分類以外にも心尖部肥大型や心室中部肥大型も存在する．心筋の性状は特異的ではないが，肥大した心筋のエコー輝度は肥大のない部分と比較して軽度上昇していることが多く，すりガラス状（ground-glass appearance）とよばれる特徴的な所見を伴うこともある．また，肥大が左室流出路や心室中部および内腔狭窄を呈し，圧較差（30 mmHg 以上）を伴うものは閉塞性肥大型心筋症（hypertrophic obstruction cardiomyopathy：HOCM）とよばれる．

c．虚血性心筋症（ischemic cardiomyopathy：ICM）

冠動脈疾患が原因で左室の拡大とびまん性壁運動低下を特徴とするもので，拡張型心筋症（DCM）と類似する．壁厚も正常ないし減少，菲薄化もみられる．

d．心サルコイドーシス

特徴的な所見としては，左室中隔基部の心筋壁厚が菲薄化を呈するのが典型的な所見であり，壁厚が 4 mm 以下の場合はこれらの疾患を考慮する必要がある．菲薄化はこの部位のみならず，左室の下壁や後壁にも出現し，病期が進めば瘤化を呈することもある．

e．心アミロイドーシス

多くの症例で心筋壁厚は対称性肥厚（≧12 mm）を認めることが多く，かつ最も特徴的なのは心筋性状であり，アミロイドの浸潤により顆粒状エコー（granular sparkling appearance）とよばれる斑状エコー輝度の増強が観察されるのが特徴である．

f．左室緻密化障害（left ventricular non-compaction：LVNC）

左室心筋が緻密化層（compacted layer：C）と非緻密化層（non-compacted layer：NC）の 2 層構造となっており，過剰な肉柱構造と深い間隙を特徴とし，スポンジ様心筋と表現されることもある．収縮末期の左室短軸像において，緻密化障害の厚さと緻密化層の厚さの比が 2 倍以上（NC/C＞2）がよく使用される指標である．緻密化障害は心尖部，および左室中央の側壁，下壁にみられることが多い．

g．不整脈原性右室心筋症（arrhythmogenic right ventricular cardiomyopathy：ARVC）

右室の著明拡大を認め，壁運動は低下する．右室の心尖部は肉柱構造が明瞭で，右室壁の菲薄化や不整化を認めたり，右室流出路付近では瘤状を呈することもあるのが特徴である．

おわりに

心エコー図検査は簡便で低侵襲であるため，多くの施設で実施される画像検査であるが，検者により差が出るのも事実であり，これらの検査の特性も把握しつつ，CT 検査と対比して解析に役立てられれば幸いである．

■ 文献

1）赤阪隆史. 特集: 心エコーでみる心筋性状診断. 心エコー. 2014; 12.
2）坂田泰史. 特集: 心筋症 up-to-date 2015. 心エコー. 2015; 10.
3）伊藤　浩, 丸尾　健. 特集: 徹底比較！心エコーとマルチモダリティ. 心エコー. 2015; 6.

〈上田政一〉

核医学検査でみる心筋形態・性状の観察・計測ポイント

　核医学検査は放射性核種で標識した化合物を体内に投与し，その体内分布や挙動を映像化する検査である．核医学検査の欠点として空間分解能が低いこと，画像表示濃度がカウント相対値であることがあげられる．そのため，形態診断法としては MRI，CT，心エコー図の方が優れている．では，心筋の形

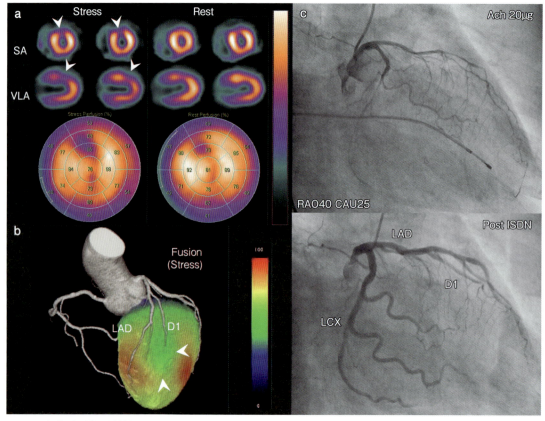

図 1 ● 運動誘発性冠攣縮性狭心症

　a：^{99m}Tc-tetrofosmin 運動負荷心筋血流 SPECT．運動負荷（stress）時に左心室の前壁中部に RI の高度集積低下（矢頭），安静（rest）時に不完全な fill in を認める．SA: 短軸断層像，VLA: 垂直長軸断層像

　b：心臓 CT と運動負荷時^{99m}Tc-tetrofosmin 心筋血流 SPECT の融合画像．^{99m}Tc-tetrofosmin の集積低下部位は，対角枝の支配領域に該当している（矢頭）．

　c：アセチルコリン負荷試験．コントロール造影では冠動脈に有意狭窄は認められなかったが，左冠動脈内にアセチルコリンを 20 μg 投与したところ，左冠動脈前下行枝（LAD），左冠動脈回旋枝（LCX）に 99%狭窄が出現し（上），硝酸イソソルビド冠注後，びまん性狭窄は解除された（下）．Ach: アセチルコリン，ISDN: 硝酸イソソルビド（ニトロール®），D1: 第 1 対角枝

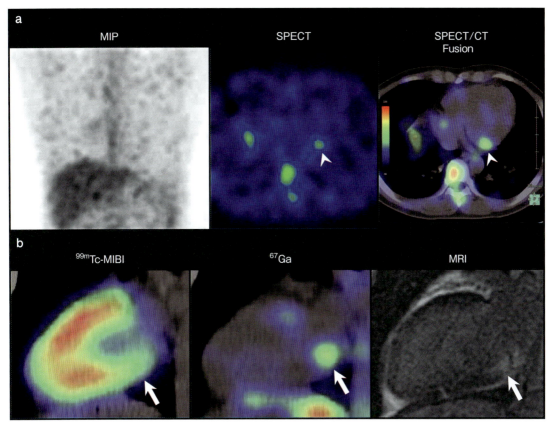

図2 ● SPECT/CT 画像が診断に有用であった心臓サルコイドーシス

　a：^{67}Ga シンチグラフィ．胸部の MIP 画像で心臓への集積は指摘できない（左）．SPECT 画像では，胸腹部の境界領域に孤立性の集積が認められるが，心筋への集積か腹部臓器への集積かの判別が困難である（中，矢頭）．SPECT/CT 画像では左心室後壁への異常集積と判断できる（右，矢頭）．

　b：安静心筋血流シンチグラフィ，^{67}Ga シンチグラフィ，心臓 MRI 所見の対比　垂直長軸断層像．^{99m}Tc-MIBI 安静心筋血流シンチグラフィの SPECT/CT 画像で左心室後壁に灌流低下を認める（左，矢印）．心臓 MRI では左心室後壁に遅延造影を認める（右，矢印）．^{67}Ga シンチグラフィでは左心室後壁に異常集積を認め（中，矢印），活動性の炎症を有する心臓サルコイドーシスと診断した．

態，性状評価において核医学検査が果たす役割は何であろうか．本稿では具体的な症例を提示し考察する．

a．症例 1

　労作時，安静時ともに生じる胸痛の精査で心臓 CT，^{99m}Tc-tetrofosmin 運動負荷心筋血流 SPECT を施行した症例である．心臓 CT では冠動脈に有意狭窄は認められなかったが，SPECT では前壁中部に運動誘発性心筋虚血を認め CT 所見と乖離が認められた（図 1a）．融合画像では，虚血部位は対角枝の支配領域に該当していた（図 1b）．冠動脈造影では，冠動脈に器質的有意狭窄は認められず，アセチルコリン 20 μg 冠注で左冠動脈にびまん性に攣縮が誘発された（図 1c）．左室造影では SPECT の虚血領域に一致し AHA 分類の Segment 2 に壁運動低下が認められた．以上より運動誘発性冠攣縮性狭心症（CSA）と診断し，自然発作では対角枝領域に強い虚血を繰り返していると判断した．運動誘発性冠攣縮を有する CSA は多枝攣縮が多く，診断に運動負荷心筋血流 SPECT が有用と報告されている[1]．CSA

ではATP負荷心筋血流SPECTでも虚血所見を呈する症例が多いと報告されている[2]．CAGやCTで冠動脈に有意狭窄が認められないにもかかわらずSPECTで虚血所見を呈する場合には，原因の1つとしてCSAを念頭に置くべきと考えられる．

b．症例2

　肺サルコイドーシスと確定診断され，心病変精査でSPECT/CT装置を用いて^{67}Gaシンチグラフィを施行した症例である．胸部のMIP画像で異常集積は指摘できなかった．SPECT画像では，胸腹部の境界領域に孤立性の集積を認めたが，心筋への集積であるかの判断が難しかった．しかしSPECT/CT画像で左心室後壁への異常集積と判断が可能であった（図2a）．^{99m}Tc-MIBI安静心筋血流シンチグラフィのSPECT/CT画像で左心室後壁に灌流低下，心臓MRIで左心室後壁に遅延造影を認め，心臓サルコイドーシスと臨床診断した（図2b）．ガンマカメラとマルチスライスCTが一体となったSPECT/CT装置では，両者の画像のずれがほとんどない融合画像を得ることができ，病変部の正確な位置の特定が可能になる．心臓サルコイドーシスの診断に用いられる画像診断の中で^{67}Gaシンチグラフィは特異度が高い反面，感度が低いことが問題とされている[3]．^{67}Gaは胃に限局的な生理集積をし，心筋への異常集積と判別が困難なことがある．SPECT/CTは胸腹部境界領域の^{67}Ga集積に的確な解剖学的な裏付けを与え，^{67}Gaシンチグラフィの特異度を改善させ，心臓サルコイドーシスの正診率を有意に向上させると報告されている[4]．

　核医学検査独自の特徴は，細胞機能を反映し標的臓器の特異的機能を画像化していることである．一般的に心筋血流製剤とよばれる^{99m}Tc-tetrofosmin，^{99m}Tc-MIBIは陽性荷電しており，冠血流により心筋に到達後，心筋細胞膜を受動拡散し強い陰性膜電位をもつミトコンドリアに捕捉され心筋細胞内に停留する．細胞外分画に分布するヨード造影剤やガドリニウム造影剤とは生存心筋内に分布するという点が本質的に異なっている．すなわち心筋血流に加えて，生存心筋細胞の性状や機能異常も加味された画像診断といえる．また，症例2に示した心筋の炎症以外にも心筋脂肪酸代謝など，多岐にわたる診断情報が抽出できる．弱点である低空間分解能もSPECT/CT装置やCTとの融合画像により精密な位置情報や精細な形態情報を得ることが可能になっている[5]．放射性薬剤の特性を理解し，病態に応じた適切な核種を用いて核医学検査を行うことにより細胞機能を反映した心筋性状の評価が可能になる．

■ 文献

1）Aoki M, Koyanagi S, Sakai K, et al. Exercise-induced silent myocardial ischemia in patients with vasospastic angina. Am Heart J. 1990; 119: 551-6.

2）Teragawa H, Ueda K, Okuhara K, et al. Coronary vasospasm produces reversible perfusion defects observed during adenosine triphosphate stress myocardial single-photon emission computed tomography. Clin Cardiol. 2008; 31: 310-6.

3）Kim JS, Judson MA, Donnino R, et al. Cardiac sarcoidosis. Am Heart J. 2009; 157: 9-21.

4）Momose M, Kadoya M, Koshikawa M, et al. Usefulness of ^{67}Ga SPECT and integrated low-dose CT scanning（SPECT/CT）in the diagnosis of cardiac sarcoidosis. Ann Nucl Med. 2007; 21: 545-51.

5）Flotats A, Knuuti J, Gutberlet M, et al. Hybrid cardiac imaging: SPECT/CT and PET/CT. A joint position statement by the European Association of Nuclear Medicine（EANM）, the European Society of Cardiac Radiology（ESCR）and the European Council of Nuclear Cardiology（ECNC）. Eur J Nucl Med Mol Imaging. 2011; 38: 201-12.

〈吉原　修〉

10 左室機能を計測する基礎知識

A 左室は複雑に動いている

　心筋は線維の走行方向に伸び縮みする．左室の心筋線維は心外膜側から順に外斜走筋，輪状筋，内斜走筋の3層構造である（図1a）．中間層の輪状筋は円周方向に走行し，外斜走筋と内斜走筋はまったく異なる方向に直交するように走行する（図1b）．この複雑な配列によって血液が有効に駆出されるために効率のよい左室の変形，ねじれ運動がもたらされる．

B 左室全体の機能評価

　左室容積，左室駆出率といった左室全体の機能は，心疾患の予後を推定する重要な指標である．近年，冠動脈疾患の既往のない患者に心臓CTを施行し，予後を前向きに追跡したCONFIRM研究が施行され，左室駆出率を4群に層別化した解析結果が報告された．平均2.2年の追跡期間中の全死亡率は左室駆出率が低下するほど高く，左室駆出率55%以上群で全死亡率が1.8%であったのに対し35%未満群で12.8%であった．なお，左室駆出率の悪化に伴う全死亡率の上昇は冠動脈に50%以上の有意狭窄を有する群だけでなく，有意狭窄を有さない群でも同様に認められた[1]．

1．マニュアル解析の実際
　心臓MRIと同様にSimpson法（ディスク総和法）を用いて計測することが基本である．心臓MRI，心臓CTともにSimpson法で左室機能解析を行った比較研究では，両者の測定値に良好な相関が認められている[2]．具体的には，拡張末期と収縮末期の左室短軸像を用いて左室心筋の心内膜縁と心外膜縁を心基部から心尖部までトレースする．左室拡張末期容積，左室収縮末期容積，左室駆出率，左室心筋重量，1回拍出量，心拍出量が算出される．マニュアル解析を行う際の注意点を以下に述べる．

a．拡張末期と収縮末期の時相設定
　最大収縮の持続時間は約30 msとされ，現在のCTの時間分解能では真の収縮末期を正確に捉えることが難しい．後述する全自動・半自動のソフトウェアを用いた解析では，時間容積曲線から自動的に拡張末期，収縮末期が決定される．マニュアル解析の際は僧帽弁の閉鎖，開放を参考とし目視で容積が最大，最小となる時相を同定するが，単一断面だけでなく多断面で観察し最適時相を決定することが重要である．特に心機能低下例では心基部と心尖部とで最大収縮の時相にずれがあり注意を要する．CTの時間分解能を考慮すると1心拍10時相の再構成数で十分に最適時相決定が可能と従来は

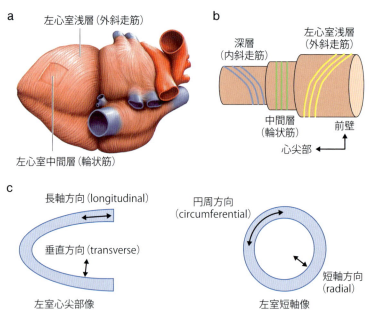

図 1 ● 心筋線維の走行と心筋ストレイン解析

　a：心筋線維の走行のシェーマ．左室の心筋線維は心外膜側から順に外斜走
　　　筋，輪状筋，内斜走筋の 3 層構造である．

　b：左室側壁方向からみた心筋線維走行の模式図．左室中間層の輪状筋は円周
　　　方向に走行し，円周方向の左室壁運動に関与する．左室浅層の外斜走筋と
　　　左室深層の内斜走筋はまったく異なる方向に直交するように走行し，主に
　　　長軸方向への左室壁運動に関与している．

　c：心筋ストレイン解析の計測方向．左室心尖部像（左）：長軸（心基部から心
　　　尖部に向かう）方向（longitudinal），長軸と直交する垂直方向（transverse）.
　　　左室短軸像（右）：円周方向（circumferential），短軸の中心に向かう（求心）
　　　方向（radial）.

考えられていたが，近年の CT 装置の時間分解能向上により 1 心拍 20 時相を使用することを推奨する報告も認められる[2]．

b．心基部レベルの設定

　Simpson 法では最も基部よりの断面が左室容積全体の 10～15％を占め，同部のトレースが測定誤差の大きな要因となる．僧帽弁よりも心尖部よりで，左室心筋が最低でも 50％（180°）以上描出されている断面を最基部とすることが一般的である[2]．左室流出路を左室容積に含めるか否かに関しては，施設内でトレース方法を統一する必要がある．心臓 MRI のガイドラインでは，左室流出路のトレース方法として心基部断面に大動脈弁の cusp が認められる際には，cusp のレベルまで流出路に含めて輪郭を描くことが推奨されている[3]．

c．左室乳頭筋と肉柱

　両者は心筋組織であり理想的には心筋に含むべきであるが，実際の Simpson 法の解析で乳頭筋をマニュアルで内腔から除外した場合，解析者間の大きな誤差を生じるため，左室内腔に含めることが一般的である[2,3]．

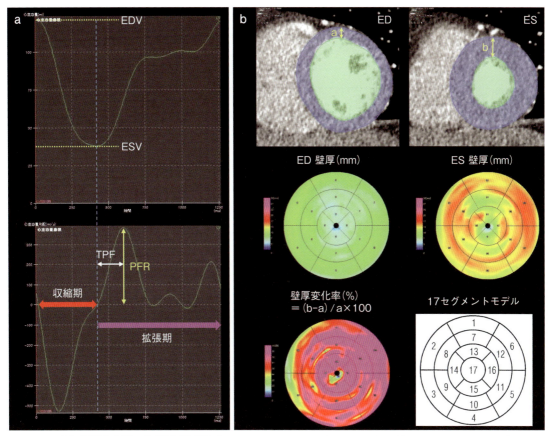

図2 ● 正常左室機能症例の心機能解析例（SYNAPSE VINCENT，富士フィルム社を使用し Simpson 法で解析）

a：左室全体の時間容積曲線（上）と時間速度曲線（下）．EDV: end diastolic volume＝拡張末期容積，ESV: end systolic volume＝収縮末期容積，PFR: peak filling rate＝最大充満速度，TPF: time to peak filling＝最大充満速度到達時間＝収縮末期から最大充満速度までの時間

b：局所左室機能解析結果．
　　上段：拡張末期（end diastole: ED），収縮末期（end systole: ES）の左室短軸像で心内膜縁と心外膜縁をトレース．a＝拡張末期の左室心筋壁厚，b＝収縮末期の左室心筋壁厚．
　　中段：左室局所心筋壁厚の bull's eye 表示
　　下段：壁厚変化率の bull's eye 表示（左），AHA の 17 セグメントモデル（右）

2．全自動・半自動ソフトウェアを用いた解析

　閾値として設定した CT 値と組織の形態から自動的に心臓の区分化を行い，各区分の 3 次元立体に含まれるボクセル数をカウントし組織容積を算出する方法である．最大の利点は手間がかからず短時間で心機能解析ができる点であり，マニュアル解析では多大な労力を要した時間容積曲線も容易に作成できる．時間容積曲線を作成するメリットは拡張機能も含めた，より詳細な左室機能解析ができる点であり，1 心拍の再構成時相数が多いほど正確性が高まる（図 2a）．半自動ソフトウェアを用いて得られた 1 心拍 20 時相の時間容積曲線を一次微分し得られた時間速度曲線から算出された心臓 CT の左室拡張能指標は心エコー図で得られた左室拡張能指標と良好な相関を示したと報告されている[4]．全自動・半自動ソフトウェアの問題点として，①同手法の解析値は Simpson 法の解析値と比較してば

らつきが大きい，②同一患者を異なるソフトウェアで解析した際，測定値に相当な変動がある点があげられている．したがって，全自動・半自動ソフトウェアでも，マニュアル解析であげた注意点を目視で確認する必要がある[2]．

C 局所左室機能評価

　局所左室機能は肉眼視により主観的に定性評価されることが多いが，読影者の力量に左右され，的確な判断は容易ではない．そのため客観的な定量評価を行い診断の参考にする．また，心筋虚血に伴う左室局所壁運動障害では，壁厚変化率が減弱するだけではなく収縮，拡張のタイミングが変化する（delayed contraction，diastolic stunning など）．しかし，壁運動のタイミング異常を視覚的に評価することは難しく，精度よく検出する手段として期待されているのが心筋ストレイン解析である．

1．基本的な解析の実際

　拡張末期・収縮末期の左室短軸像を用いて Simpson 法で心内膜縁と心外膜縁のトレースを心尖部から心基部までの全短軸スライスにわたって行う．拡張末期から収縮末期にかけての左室各部位の壁厚変化率などが定量される（図 2b）．一般に正常の壁厚変化率は 40％以上であり，30％以下であれば hypokinesis，10％以下であれば akinesis と判定する．結果は AHA の 17 セグメントモデルで表記するのが一般的である[3]．しかし，この解析で評価しているのは左室の複雑な動きのうち，短軸方向の局所壁運動のみであることに留意する必要がある．

2．心筋ストレイン解析

　物体に力が加わると変形を生じるが，この変形の程度をストレインという．心筋ストレインは局所心筋の伸び縮みを数値化した指標である．以前より心臓 MRI や心エコー図では左室の長軸方向からみて長軸方向，垂直方向，短軸（求心）方向，円周方向の動き成分に分けた心筋ストレイン解析が行われてきた（図 1c）．近年，心臓 CT で求めた心筋ストレイン値は心エコー図，心臓 MRI の値と良好な相関があったと報告されている[5]．救急外来を受診した急性胸痛患者に冠動脈 CT を行った際に冠動脈評価に加え，局所左室機能評価を行うことで急性冠症候群の診断精度が高まることが ROMI-CAT 研究で報告されている[6]．同検討では，局所左室壁運動異常を視覚的な定性評価で判定しているが，将来的に心臓 CT で心筋ストレイン解析が手軽に行えるようになれば視覚評価で難しい壁運動のタイミング異常を的確に捉え，診断精度がさらに向上する可能性がある．

■ 文献

1) Arsanjani R, Berman DS, Gransar H, et al. Left ventricular function and volume with coronary CT angiography improves risk stratification and identification of patients at risk for incident mortality: results from 7758 patients in the prospective multinational CONFIRM observational cohort study. Radiology. 2014; 273: 70-7.

2) van Ooijen PM, de Jonge GJ, Oudkerk M. Informatics in radiology: postprocessing pitfalls in using CT for automatic and semiautomatic determination of global left ventricular function. Radiographics. 2012; 32: 589-99.

3) Schulz-Menger J, Bluemke DA, Bremerich J, et al. Standardized image interpretation and post processing in cardiovascular magnetic resonance: Society for Cardiovascular Magnetic Resonance (SCMR) board of trustees task force on standardized post processing. J Cardiovasc Magn Reson. 2013; 15: 35.

4) Boogers MJ, van Werkhoven JM, Schuijf JD, et al. Feasibility of diastolic function assessment with cardiac CT: feasibility study in comparison with tissue Doppler imaging. JACC Cardiovasc Imaging. 2011; 4: 246-56.

5) Tavakoli V, Sahba N. Cardiac motion and strain detection using 4D CT images: comparison with tagged MRI, and echocardiography. Int J Cardiovasc Imaging. 2014; 30: 175-84.

6) Seneviratne SK, Truong QA, Bamberg F, et al. Incremental diagnostic value of regional left ventricular function over coronary assessment by cardiac computed tomography for the detection of acute coronary syndrome in patients with acute chest pain: from the ROMICAT trial. Circ Cardiovasc Imaging. 2010; 3: 375-83.

〈吉原 修〉

左室造影検査でみる左室機能指標の基礎知識

A 左室造影とは

　左室造影とは，経動脈的に左心室内にカテーテルを挿入し，造影剤を注入することで，左心室内腔を描出する検査である．この検査により，左室機能・左室とそれに関連した部位の解剖を把握することができる．撮影方向は，基本的に施設で定められた左室が長軸に描出される右前斜位（RAO）と短軸に描出される左前斜位（LAO）の固定（規定）2回撮影される．これは，X線画像の特性上，1方向では奥行き方向の情報を得ることができないため，対側方向からの撮影により，球体である左室に対し，立体的な評価を行うことができる．また，バイプレーン装置の場合は，同時2方向を撮影できるため，1度の撮影で済ませることができ，造影剤の低減をすることができる．

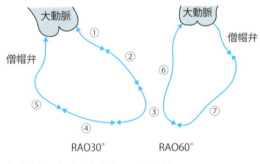

左室造影における左室壁の AHA 分類
　①前壁基部（anterobasal）　　②前側壁（anterolateral）
　③心尖部（apical）　　　　　　④下壁（diaphragmatic）
　⑤後壁基部（posterobasal）　　⑥心室中隔（septal）
　⑦後側壁（posterolateral）

収縮低下（hypokinesis）

無収縮（akinesis）

収縮期膨隆（dyskinesis）

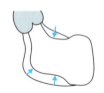
心室瘤（aneurysaml）

AHA 分類による Segment 別の冠動脈支配

①Segment 1	前壁基部（anterobasal）：左前下行枝または左回旋枝の近位部を支配
②Segment 2	前側壁（anterolateral）：左前下行枝中部と対角枝を支配
③Segment 3	心尖部（apical）：左前下行枝の遠位部を支配
④Segment 4	下壁（inferior）：右冠動脈後下行枝を支配（左優位の場合は左回旋枝後下行枝を支配）
⑤Segment 5	後壁基部（posterobasal）：右冠動脈の後側壁枝と左回旋枝の遠位部を支配
⑥Segment 6	心室中隔（septal）：左前下行枝の中隔枝と右冠動脈後下行枝を支配
⑦Segment 7	後側壁（posterolateral）：左回旋枝を支配（左回旋枝が小さく右冠動脈が大きい場合は，右冠動脈側壁枝を支配）

図 1 ● AHA 分類における左室壁運動の視覚的評価法

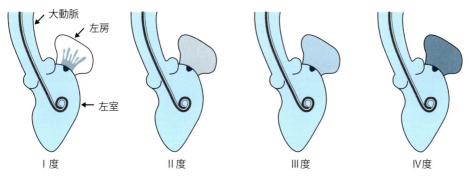

図2 ● Sellers 分類

Ⅰ度: 左房内にわずかなジェット状の逆流が認められるがただちに消退する.
Ⅱ度: 逆流ジェットが認められ, 左房が中等度に造影されるがすみやかに消退する.
Ⅲ度: 左房が左室・大静脈と同程度に造影され徐々に消退するジェットは認めない.
Ⅳ度: 左房が左室・大静脈よりも濃く造影され, 撮影中濃く染まっている.

　そして, 撮影された画像から, 視覚的および定量的に解析を行うことで, 壁運動の局在, 心室内血栓, 僧帽弁閉鎖不全における逆流の程度, 左室駆出率 (EF), 拡張末期および収縮期左室体積 (EDV・ESV), 1回拍出量 (SV), 定量的壁運動などを評価・算出できる.

B　視覚的評価

　左室造影における視覚的評価には, 壁運動異常, 心室内血栓, 僧帽弁閉鎖不全に伴う逆流などがあげられる.
　心室内血栓の視覚的評価は, 画像上における造影剤の透亮像の有無 (可動・非可動) にて判定を行う.
　次に壁運動異常における視覚的評価は, アメリカ心臓協会 (AHA) で定められた冠動脈支配領域を考慮した左室造影像のセグメントを基準に壁運動が評価され (図1), 局所的低下 (reduced, hypokinesis), 無収縮 (akinesis), 収縮期奇異性拡張 (dyskinesis, paradoxical motion), 瘤状突出 (aneurysmal) として分類される.
　そして, 僧帽弁閉鎖不全の重症度評価には, Sellers 分類 (図2) が用いられる. 僧帽弁は, 左房と左室の間の二尖弁であり, 僧帽弁閉鎖不全があると左室からの逆流により左房が濃染される. その濃染の程度によりⅠ～Ⅳ度に分類される. このときの撮影角度は, LAO で行うことが基本であるが, RAO でも観察することができる.

C　定量的評価

　左室造影は視覚的評価だけでなく, 定量的評価も行うことができ, 左室体積や拍出量などを算出する. しかし, X線画像は投影像であるため, 撮影時の装置および被写体の幾何学的条件により, 実際の大きさと画像上の大きさに差が生まれてしまい, 定量的に評価することができない. このことより, 定量評価を行うために, 体積が既知であるキャリブレーションボールを左室の高さ (当院では, 前腋窩線＝体厚の上 1/3) に合わせ, 左室造影後にボールを撮影し, 定量解析の基準とする. そして, 拡張末期および収縮期の左室辺縁をトレースし, Simpson 法 (または Area length 法) を用いて算出された拡張末期体積や収縮期体積から, 1回心拍出量や駆出率などを算出する. それぞれの正常値を表1に示す.

左室拡張末期・左室収縮末期容積については正規化するため体表面積（BSA）で除し，係数（index: LVEDI，LVESI）で表示する

	正常値
左室拡張末期容積係数（left ventricular end-diastolic volume index: LVEDVI）	70 ± 20 mL/m^2
左室収縮末期容積係数（left ventricular end-systolic volume index: LVESVI）	25 ± 10 mL/m^2
1回心拍出量（stroke volume）　SV＝LVEDV－LVESV	60〜130 mL
心拍出量（cardiac output: CO）　CO＝SV×脈拍数	4〜8 L/min
心係数（cardiac index: CI）　CI＝CO/BSA	2.5〜4.0 L/min/m^2
駆出率（ejection fraction: EF）　EF＝SV/LVEDV	67 ± 8%
左室拡張末期圧（left ventricular end-diastolic pressure: LVEDP）	3〜12 mmHg

*駆出率については，一般には35〜40%以下を低左心機能と定義する

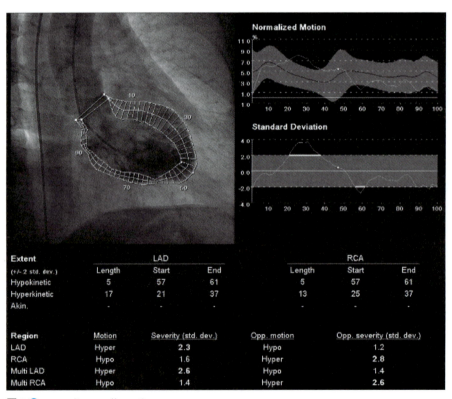

図 3 ● centerline wall motion

　次に，定量的壁運動評価には，従来さまざまな方法が提唱されているが，主に centerline 法が最も使用されている．これは，拡張末期と収縮期の左室の辺縁をトレースし，その中線を引き，それを 100 分割して各分割部位で中線に垂線を引き，それと拡張末期と収縮期のトレースラインとの交点から収縮距離を求め，さらにそれを左室周長で正規化し，さらに健常者と比較して，壁運動を定量的に評価する．

これにより，主観的に評価されていた壁運動を定量化することができる（図3）.

おわりに

　左室造影検査は，左室機能評価のゴールドスタンダードであるが，画像解像度に限界があること，施設で規定された撮影角度では心臓の向きや形によってその評価が異なることなどから，心エコー図検査や心臓CT検査と比較して評価を行うことが必要である.

〈岡田裕介　川村克年〉

心エコー図検査でみる左室機能指標の基礎知識

心機能は大きく収縮能と拡張能に分けられる.

心エコー図検査による左室収縮能の指標には左室駆出率（ejection fraction: EF），左室内径短縮率（fractional shortening: FS），心拍出量，PEP/ET（Weissler index），peak dP/dt などがある.

そのなかで全体的な収縮能を把握するのに最も広く用いられているのが EF であり，M モード法，断層法などにより計測される.

まず M モード法による計測は傍胸骨アプローチにて記録し，モニターの横軸に時間を取り，拡張末期と収縮末期において心室中隔と左室後壁の 2 点から左室内径を計測する. この方法は計測が容易であるが S 字状中隔を呈し斜めの断面しか描出できない場合や局所壁運動異常を有する症例などでは適さないとされる.

一方，断層法では M モード法と同様に傍胸骨アプローチにて左室内径を計測する方法と，心尖部アプ

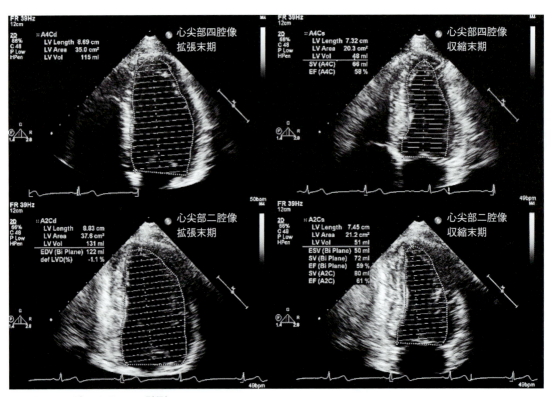

図 1 ● MOD 法による EF の計測
本例は正常例であり EF は 59% であった.

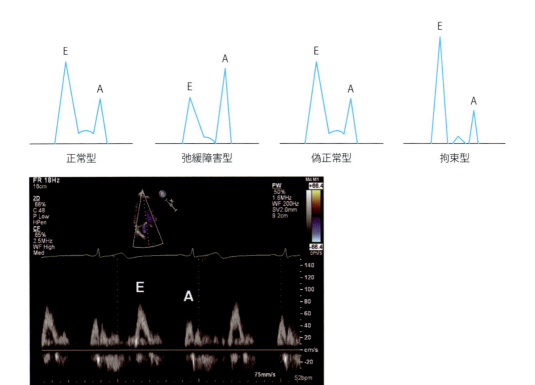

図 2 ● 左室流入血流速度波形の型分類（上段）と正常波形（下段）

ローチで 2 断面をトレースする MOD 法がある．前者は収縮期に心尖部側に移動しながら収縮する同じ部位を計測することができ，現在はよく用いられている．また，S 字状中隔例においても計測可能であるが計測点が心室中隔と左室後壁であるため局所壁運動異常例では注意すべきである．後者は左室を数枚の切片に分割し，その切片の容積の合計から全体の容積を求める方法であり，拡張末期と収縮末期の心内膜面をトレースして求める（図1）．この方法では局所壁運動異常を伴う虚血性心疾患例においても精度が高く，前述の 2 つの計測法と併せて用いられる．注意点としては心尖部断面の 2 断面を使用するため，他 1 断面に壁運動異常を認める場合や左室長径が短く描出されている場合には計測値の信頼性が乏しくなることである．また，本方法によって求められた左室容積は造影法によって得られた数値よりやや小さく計測されるケースが多い．

　EF の正常値は 55% 以上とされており，EF 低下は虚血性心筋症などの冠動脈疾患や拡張型心筋症などの非冠動脈疾患においても認められるが，壁運動異常の判定は程度や範囲，心エコー画像の画質により容易にわかる症例から困難な症例まであり，異なる断面での評価が重要であり，経験が豊富な施設では視覚的に評価された EF も併せて判断することがよいと考えられる．

　左室拡張能の指標には僧帽弁 M モードの B-B'step，パルスドプラ法による左室流入血流速度波形，肺静脈血流速度波形，組織ドプラ法による僧帽弁輪移動速度波形などがあり，そのなかで左室流入血流速度波形の分析はよく用いられている指標である．

　パルスドプラ法による左室流入血流速度波形は心尖部アプローチにて僧帽弁弁尖にサンプルボリウムを置いて記録し，波形は左室-左房圧較差を反映する．洞調律の場合は一般的に，拡張早期波（E 波）と心房収縮波（A 波）の 2 峰性を呈し，拡張能評価には E 波速度，A 波速度，E 波と A 波の速度比（E/A），

E 波の減速時間を計測する．E/A のパターンは正常型（E/A>1），弛緩障害型（E/A<1），偽正常型（E/A>1），拘束型（E/A>2）の 4 つに分類される（図 2）．

拡張能低下の初期段階にみられるのは弛緩障害型であり，拡張能低下が進行すれば拡張早期の流入血流速度が速くなるため E/A>1 となり，一見正常型と似た波形となるために偽正常型と称される．正常型との鑑別には肺静脈血流速度波形や組織ドプラを併用し分類されることが多く，組織ドプラ法を用いた僧帽弁輪移動速度波形において拡張早期速度（E'）の低下が示されれば偽正常型を疑う．さらに拡張能低下が進行し高度化すれば，E 波は尖鋭となり心房収縮による左室流入の減少により A 波は低下し，拘束型となる．この E/A のパターンは予後を推定する上でとても重要である．

これらの測定波形は加齢，前負荷，心拍数，不整脈，僧帽弁疾患の影響を受けることがあり評価の限界も多い．

心エコー検査による左室機能の評価では様々な方法を用いられるが，カテーテル検査や心臓 CT も施行している場合はそれらの数値も確認し，それぞれの特性を知った上で評価に活かしたいと考える．

〈川村純子〉

11 左房機能を計測する基礎知識

左房機能を評価する方法として，心臓超音波法が現在はゴールドスタンダードである．近年 3D の経胸壁・経食道心エコーが普及し，さらに 2D スペックルトラッキング法が開発されその有用性はさらに増している．MDCT というモダリティーのアドバンテージとして，複雑な構造をした左房の解剖を網羅的に把握することがあげられる．左房機能評価における MDCT の有用性と役割について述べる．

A 左房機能とは

心周期のなか，左房は経時的に容積変化を示す[1]（図 1a）．各時相において左房は受動拡張，受動収縮，能動収縮している．左房機能は以下の 3 つと定義される[2]．

①リザーバー機能：左室収縮期に左房の能動的な弛緩と受動的な伸展で肺静脈からの血液を貯留する機能．僧帽弁が閉鎖した状態で血液が充満していく時相にあたる．

②導管機能：左室拡張早期に肺静脈の血液を左房経由で左室へ流入させる機能．僧帽弁が解放し左

a

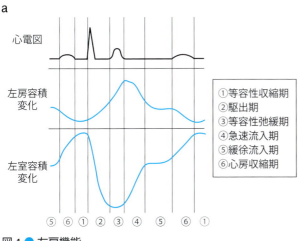

①等容性収縮期
②駆出期
③等容性弛緩期
④急速流入期
⑤緩徐流入期
⑥心房収縮期

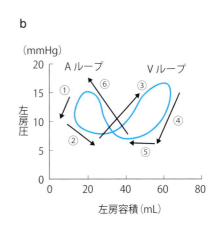

図 1 ● 左房機能

a：心周期における左房・左室の容積変化を示す．左房機能を考える上で心周期の理解は必須である．
b：洞調律時の左房圧・容積曲線を示す．①～⑥の番号は a の心周期の時相と一致させて表記した．A ループは左房の収縮，すなわちブースターポンプ機能を，V ループは肺静脈から左房へ血流が流入してくる，すなわちリザーバー機能を示している．A ループの面積＝左房の仕事量．A ループから V ループにかけての上行脚の傾き（③）＝心房コンプライアンス

房から左室へ血液が流入している時相にあたる.

③ブースター機能：左室拡張後期に左房収縮が生じ貯留されていた血液を能動的に左室へ駆出する機能である．左房が収縮し左室へ血液を押し込む時相（atrial kick）である．

　左房機能を解析する最も厳密な方法は心臓カテーテル検査で，左房の圧-容積曲線をトレースするべきであるが（図1b），侵襲性の問題があり現実的ではないので，主に心臓超音波法の分野で検討されてきた.

■ 表1 ■ 心臓超音波法と MDCT 法の差異

	心臓超音波法	MDCT
時間分解能	○	△
空間分解能	○ 3D エコーで左房全体をトレース可能だが観察できない領域がある	◎ 漏れなくトレース可能
血行動態測定	○ ドプラ法で可能	△ 血流情報は得難い

MDCT のアドバンテージは空間分解能で，左房容積の計測の正確性に関しては心臓超音波法に勝るといえる．メリットを生かすべきであり，左房機能解析を容積情報からアプローチしていきたいところである.

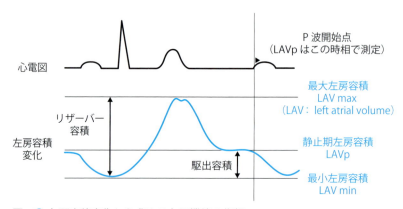

図2● 左房容積変化から求める左房機能の指標

リザーバー機能① LA expansion index＝（LAVmax－LAVmin）/LAVmin×100（％）

リザーバー機能② LA total emptying fraction＝（LAVmax－LAVmin）/LAVmax×100（％）

導管機能 LA passive emptying fraction＝（LAVmax－LAVp）/LAVmax×100（％）

ブースター機能 LA active emptying fraction＝（LAVp－LAVmin）/LAVp×100（％）

容積変化から左房機能を上記の式で表すことができる．これは心臓超音波法にて考案された指標であるが画質に依存するところが大きかった．MDCT の容積測定の正確性は，時間分解能の問題が解決できれば真価を発揮するであろう.

心臓超音波法で左房機能を検討する切り口を大きく３つに分けて簡単に紹介する[2].

①左房容積からのアプローチ：3D心臓超音波を用いて測定した各時相の容積から算出する方法である（表1）.

②パルスドプラ法からのアプローチ：肺静脈血流速波形（S波・D波・A波）から評価する方法.

a
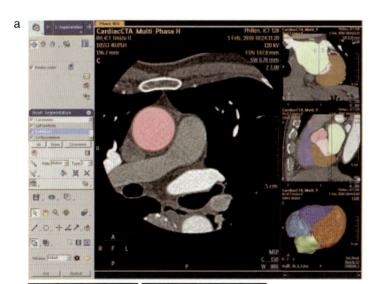

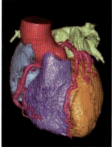 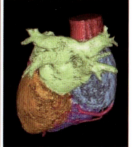

大動脈（赤色）
冠動脈（濃いピンク色）
右房（青色）
右室（紫色）
左室心筋（茶色）
左室内腔（薄いピンク）
左房・肺静脈（緑色）

b
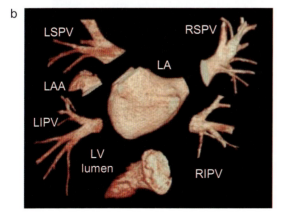

図3 ● 当院における左房容積の測定手順

● 解析装置：IntelliSpace Portal
● 解析ソフト：Comprehensive Cardiac Analysis IntelliSpace Portal V5.0.2.40009（PHILLIPS社製）

slice thickness 3 mm, slice Increment 3 mm.

a： 自動区分化装置による心臓の区分化を示す. 自動で心臓の各パーツを色分け表示することができる. 黄緑で示しているパーツが左房・肺静脈である.

b： さらに細かく区分化を行う. 左房および左房附属物である4本の肺静脈（PV）・左心耳（LAA）・左室内腔（LV lumen）を上記のように区分化しLAを切り出す. 当院では左房から肺静脈・左心耳を切り取った部位の容積を左房容積と定義している.

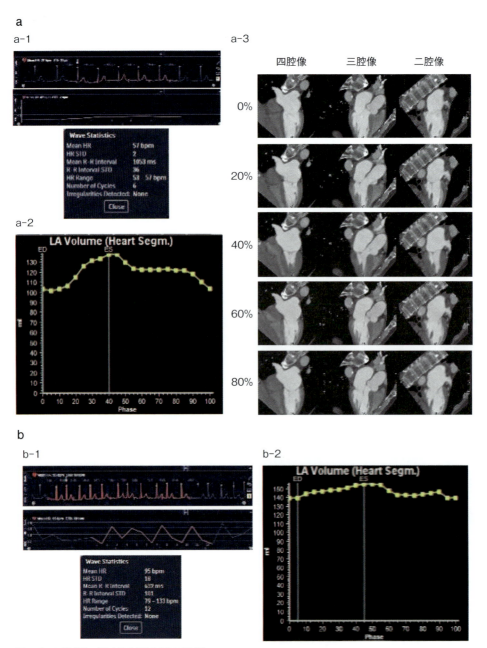

図4● 各時相における左房容積の解析

a：洞調律時の解析を示す．発作性心房細動患者で撮影時は洞調律であった．心電図情報（a-1）は心拍数，RR 間隔の揺らぎについての自動解析の結果である．体表面心電図の QRS 波の立ち上がりの時相を基準（0%）として RR 間隔を 20 等分し，それぞれの時相の左房容積をプロットした曲線（a-2）は図2で示したものに近似している．心臓超音波法でいうところの心尖部四，三，二腔像のイメージ（a-3）も示す．

b：心房細動リズムでの解析を示す．持続性心房細動の症例で心房細動リズムの心電図情報（b-1）と左房容積のプロット（b-2）である．左房容積の最大値と最小値の差が小さく，また洞調律時における心房収縮期（80～100%の時相）における心房収縮が不明瞭である．

PVS$_2$波（肺静脈血流速波形のS波の2峰性ピークのうち後ろの時相のもの）はリザーバー機能，PVD波高は導管機能，PVA波高はブースター機能を示すが，これらは血行動態の影響を受けやすい．

③組織ドプラ・ストレイン法からのアプローチ：組織ドプラ法の拡張後期の僧帽弁輪運動速度（a'）はブースター機能を反映する．また2次元スペックルトラッキング法の収縮期のストレイン（LA-Ss）はリザーバー機能を，拡張後期のストレイン（LA-Sa）はブースター機能を反映している[3]．

C MDCTにおける左房機能評価

MDCTは血流や左房壁自体の伸展性・収縮性を評価することができない一方，3次元的な構造を正確に把握しやすい．両モダリティーの特性を示す[4]（図2）．MDCT法の最大の利点はなんといっても「正確な容積評価」である．左房の解剖は複雑である．盲端の左心耳，開口様式が千差万別な肺静脈が附属しており，さらに周辺解剖の影響で全体の観察が経食道心エコーを用いてもなお難しい場合もある．実際心臓超音波法よりも大きめな数値となるのは測定の漏れがないことが要因と考えられる．当院でのMDCTによる容積測定のプロトコールを示す（図3）．正確な左房容積測定がソフトウェアのアルゴリズムに従って自動算出される．

MDCTは時間分解能の面で心エコー法に劣るが，当院ではRR間隔を20等分し，左房の容積変化の曲線（図2）にかなり近似した曲線を得ており，左房機能を3つの機能別に測定できる可能性がある（図4）．洞調律（図4a）・心房細動（図4b）調律下での結果を示す．このように，MDCTは1回の撮影で，冠動脈・肺静脈・心房・心室などの解剖学的情報に加え，左房機能や左室機能の指標も得ることができる[5]．

■ 文献

1) 山本一博. 心周期における左室，左房の容積の変化. In: 山本一博，著. 心臓の機能と力学. 東京: 文光堂; 2014. p. 42-3.
2) 湯田　聡，村上沙耶香. 左房，右心系の評価. Heart View. 2013; 17（11月増刊号）: 25-30.
3) Vianna-Pinton R, Moreno CA, Baxter CM, et al. Two-dimensional speckle-tracking echocardiography of the left atrium: feasibility and regional contraction and relaxation differences in normal subjects. J Am Soc Echocardiogr. 2009; 22: 299-305.
4) 杜　徳尚，伊藤　浩. 心CTは心房機能の評価に有用か—心エコーとの対比—. In: 小室一成，栗林幸夫，編. 心CT9 心CTは心エコーにどこまで迫れるか. 東京: 文光堂; 2011. p. 43-50.
5) Balli O, et al. Multidetector CT of left atrium. Eur J Radiol. 2010（e-pub）.

〈德永洋二　岡　崇史〉

心エコーからみる左房機能評価

　左心房は僧帽弁閉鎖時には血液が一番貯蓄された状態になり左心室に血液を送る準備段階になる．1つのタンクとして考えるとこの機能が低下すると容積は大きくなる．エコーでは左房径，左房容積が重要視されている．エコーでの左房は傍胸骨左室長軸像および心尖部二腔像，心尖部四腔像の形はいずれも楕円形をしておりこれらを組み合わせた方法で算出する．左房の大きさは一番大きくなった部位で（左心室収縮時）計測を行う．ellipse法，Simpson法，area-length法の3つの方法があり，米国心エコー図学会（ASE）では左房容積を体表面積で割った体表面積係数が臨床的指標として用いられる．また左房評価として異常構造物の有無やカラードプラ法においては僧帽弁閉鎖不全症の観察が可能である．

A　左房計測

a．計測方法

　ellipse法，Simpson法，area-length法などあるがいずれも僧帽弁が開く直前の大きさを計測する（左房が一番大きくなる部位）．

b．計測部位

　ellipse法においては傍胸骨左室長軸像ではValsalva洞〜左房後壁間の前後径（LA1）を計測する．心尖部四腔像では心房中隔〜左房側壁間の短径（LA2）を計測し僧帽弁輪線中点〜左房上壁間の長径（LA3）から算出される．

　計算式　左房容積＝л/6×LA1×LA2×LA3

　またSimpson法やarea-length法での計測は心尖部二腔像と心尖部四腔像の左房をトレースして算出する方法である（図1a）．

　トレース時に左心耳，肺静脈壁を含んでしまうと容積を過大評価してしまうので注意が必要である．3つの算出法は誤差がほとんどないといわれておりどの方法を用いてもよいと考える．ルーチンでの実際としては傍胸骨左室長軸像で拡大の有無を確認してから心尖部四腔像から算出するellipse法を用いている施設が多い．データベースや所見欄に計算式を入れておくとLA1，LA2，LA3の径を所見に入力するだけで簡便に算出され便利である（図1b）．

c．左房値：左房拡大の定義（ASE）[1]

　左房容積を体表面積で割った値

　正常：≦28 mL/m^2

　軽度：29〜33 mL/m^2

　中等度：34〜39 mL/m^2

　高度：≧40 mL/m^2

　傍胸骨左室長軸像で図1の数値からJAMP研究での日本人の左房径として男性40 mm，女性で37

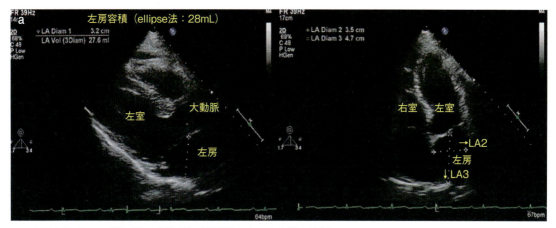

a：左房容積（ellipse 法）（左：傍胸骨左室長軸像，右：心尖部四腔像）

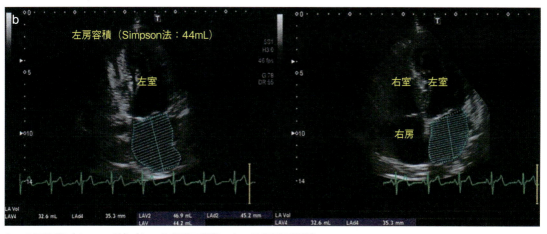

b：左房容積（Simpson 法）（左：心尖部二腔像，右：心尖部四腔像）

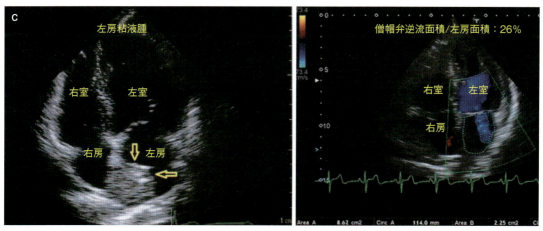

c：左房粘液腫

d：僧帽弁閉鎖不全症

図 1 ● 超音波評価による知っておくべき左房情報

mm 以上なら拡大といえる[2].

B 左房拡大を引き起こす病態

　陳旧性心筋梗塞では左室収縮機能は低下に伴い tethering により左室, 左房の拡大がみられる. 左房容積が大きいほど死亡率は高くなる傾向にあると報告されている. 左室拡張期圧が高いと左房圧も上昇し, 当然肺静脈に逆流するため静脈圧まで上昇し心不全症例で観察され肺うっ血の原因にもなる. 左室収縮能が保たれる肥大型心筋症においても左房拡大を生じるが, 高血圧においても左室にかかる圧が持続すると心肥大を生じ左房拡大がみられる. 心房粗細動症例ではどうであろうか. 心房細動が持続すると心房筋の伝導速度低下しリモデリングを引き起こすと考えられ, 左室拡張期では左室に流入する血液がいき渡っておらず心拍出量の低下にもなり, さらに高血圧が合併している患者には左房容積は重要な指標となる. 弁疾患では左房への圧負荷として僧帽弁狭窄症が考えられ, どの疾患においてもエコーでみる左房容積は重要な指標と考えられる.

C 異常構造物

　心房細動での血栓の多くは左心耳に形成されるが左房では「もやもやエコー」がしばしば観察される. 僧帽弁狭窄症や人工弁に伴う血栓は左房側壁で観察されることがある. 左房粘液腫 (図 1c) のように心尖部四腔像では心房中隔側に観察され腫瘍のなかで多く発見される. 先天性心疾患の中で三心房心では左房内に隔壁を伴った症例もある. いずれの症例においても左房にカラードプラ法を用いながら検査を施行するが, 異常構造物においては経食道エコー法も合わせて評価することが望ましい.

D 僧帽弁閉鎖不全症の簡易評価

　エコーではカラードプラ法にて逆流が観察できる. 左房全体を取り囲むようにロイを合わせ僧帽弁閉鎖不全症として僧帽弁逆流の到達距離や僧帽弁逆流面積/左房面積を利用し定性評価としても用いられる.

a. 計測方法

　心尖部四腔像や傍胸骨左室長軸像においてカラードプラ法を用いて僧帽弁逆流を描出しこの面積をマニュアルでトレースを行う. 左房の面積もトレースし僧帽弁逆流面積/左房面積 (%) を求める方法である (図 1d を参照). 左房を 4 等分してカラードプラ法での僧帽弁逆流の到達度も観察する (到達距離 1/4, 2/4, 3/4, 4/4 と評価).

b. 僧帽弁逆流重症度評価: 僧帽弁逆流面積/左房面積 (%)

　軽度: ＜20% (僧帽弁逆流面積＜4 cm^2)

　中等度: 20～40%

　重度: ＞40% (僧帽弁逆流面積＞10 cm^2)

　本来ならカラードプラ法での逆流弁口幅や定量評価である逆流率や逆流弁口面積評価も行われる. 簡易的に左房容積と僧帽弁逆流面積/左房面積の評価といった定性評価だけでも, 心臓にどれだけ負荷があるのか病態を考える上で指標となる.

まとめ

　心不全において血液検査では BNP 値やクレアチニン値といった指標も重要であるが, エコーでの左

房拡大は左室拡張末期圧の持続的上昇が示唆され「拡張不全の HbA1c」ともいわれている．急性か慢性の判断材料にもなり異常構造物の有無や簡易逆流評価を加えることで総合的に左房機能を評価できる．左房容積を知ることで経過観察評価および診断へつながるアプローチの指標と考えられる．

■ 文献

1) Daimon M, Watanabe H, Abe Y, et al. Normal values of echocardiographic parameters in relation to age in a healthy Japanese population: the JAMP study. Circ J. 2008; 72: 1859-66.
2) Lang RM, Bierig M, Devereux RB, et al. Recommendations for chamber quantification: a report from the American Society of Echocardiography's Guidelines and Standards Committee and the Chamber Quantification Writing Group, developed in conjunction with the European Association of Echocardiography, a branch of the European Society of Cardiology. J Am Soc Echocardiogr. 2005; 18: 1440-63.

〈吉岡和哉〉

B. 効率よく解析を進めるプロセス［基礎編］

12 右室機能を計測する基礎知識

A 右室機能は注目を集めている

　近年，右室機能の正確な評価が求められるようになっている．2010年に改訂された不整脈原性右室心筋症の診断基準では，心臓MRIで求めた右室駆出率が40%以下，右室拡張末期容積係数が男性で110 mL/m²以上，女性で100 mL/m²以上が右室機能障害のmajor criteriaとして具体的に示された．また，肺高血圧症では右心不全が予後を規定するが，右室駆出率は肺血管抵抗よりも鋭敏な死亡の予測因子であると報告された[1]．さらには，右室駆出率の低下は急性心筋梗塞や拡張型心筋症といった左心系疾患においても独立した予後不良因子であると報告されている．右室は障害された左心系の循環を地味に支える重要な存在であり，右室が十分に機能していないと左心系の拍出量が担保されないことが近年，広く認識されている．

B 右室の基礎知識

　右室は正面からみると左室を覆うような三角形の形状で，短軸断面では三日月状を呈する．右室内は室上稜や中隔縁柱からなるリング状筋肉束によって構造的に流入路と流出路の2つの領域に分けられる．臨床的には流入路をさらに2つに区分けし流入路，心尖部，流出路の3部位に分けるのが実用的とされている[2]（図1a）．右室壁は3〜5 mmと左室に比べて薄く，右室心筋重量は左室の約1/6である．右室心筋線維も左室同様に多層からなる複合配列であるが，右室壁が薄いため円周方向，長軸方向への配列が優位である．右室浅層の心筋線維は室間溝を横切り左室浅層の心筋線維（外斜走筋）と連続している（図1b）．両心室間の心筋線維の連続性は，左室と右室が互いに影響を及ぼしあう環境（心室間相互作用）に寄与している．右室心筋の収縮は流入路に始まり心尖部，流出路の順に連続的に伝播し，蠕動運動様の動きで血液を肺動脈へ拍出する．心筋線維配列を反映し，左室と比べて短軸方向よりも長軸方向への収縮が強いのが右室収縮の特徴である．正常の右室容積は左室よりも大きいため，短軸方向に小さい収縮でも，左室と同じ1回拍出量を駆出することが可能になっている[2]．

C Simpson法を用いた右室機能解析

　右室が正常でも複雑な形態であること，負荷がかかるとさらに特異な変形をすること，肉柱が発達していることが機能解析を難しくしている．心臓MRI，心臓CT，3D心エコー図のような右室の全体

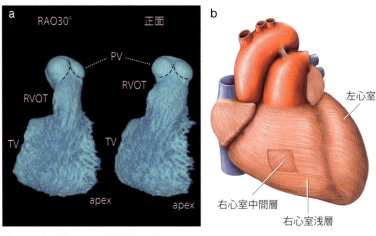

図1 ● 右室の形態と心筋線維走行

a： 右室の心臓 CT，volume rendering 画像．右室内は大きく流入路，心尖部，流
　　出路の3つの部位に分けられる．
　　TV：三尖弁，RVOT：右室流出路，PV：肺動脈弁
b： 心筋線維の走行のシェーマ．右室心筋線維も左室同様に多層からなる複合配
　　列であるが，右室壁が薄いため円周方向，長軸方向への配列が優位である．
　　右室浅層の心筋線維は室間溝を横切り左室浅層の心筋線維（外斜走筋）と連
　　続している．

像を3次元的に描出可能な診断モダリティでの評価が望ましい．現在，心臓 MRI 画像を Simpson 法
（ディスク総和法）で解析することが最も正確な右室機能評価法と考えられている[2]．心臓 CT でも同
手法で解析可能であり，同日に撮影した心臓 CT，心臓 MRI の両画像を Simpson 法を用いて右室機能
解析を行った研究では，測定値にきわめて良好な相関があったと報告されている[3]．むしろ，心臓全
体のボリュームデータが得られ，撮影後に右室機能評価に適した自在な断面で観察，解析できる点で
心臓 CT は有利である．実際，心臓 CT の 2010 Appropriate Use Criteria では，右室機能の定量評価，
不整脈原性右室心筋症が疑われる場合の右室形態評価に心臓 CT を用いることは適切であると判断さ
れている．

　心臓 CT で右室を評価する際には，右室を的確に造影することが重要である．SCCT のガイドライ
ンでは，造影剤の2相注入法（1相目に造影剤のみ，2相目に造影剤と生理食塩水の混和），もしくは
3相注入法（1相目に造影剤のみ，2相目に造影剤と生理食塩水の混和もしくは1相目より低注入速度
で造影剤のみを注入，3相目に生理食塩水を注入）が推奨されている．

　Simpson 法で解析を行う際，心臓 MRI のガイドラインでは，左室短軸像よりも体軸横断像を用いて
解析を行うことを推奨している．具体的な解析手順は，左室機能解析と同様に拡張末期と収縮末期の
画像を用いて右室心筋の心内膜縁をトレースする．右室は壁が薄く，右室心筋重量の計測はルーチン
では行わないため心外膜縁のトレースは通常は施行しない．右室肉柱，乳頭筋は右室内腔に含める[4]．
具体的に算出される指標として，右室拡張末期容積，右室収縮末期容積，右室駆出率，1回拍出量，心
拍出量が得られる．解析において注意すべき点は，左室機能解析と同様に，①拡張末期，収縮末期の
適切な時相設定，②心基部レベルの設定である．拡張末期，収縮末期は目視で容積が最大，最小とな
る時相を同定するが，単一断面だけでなく多断面ですべての時相を観察し，最適時相を決定すること

が重要である．右室流入路，流出路の立体形状から理解できるが（図1a），左室短軸像で三尖弁面を同定することは難しく心基部レベルのトレースが測定値変動の大きな要因となる．そのため，左室短軸像で解析する際には施設内でトレース方法を統一する必要がある．心臓MRIのガイドラインで体軸横断像を用いた解析が推奨されているのは三尖弁面の同定が比較的容易であることが理由である．また，シャント疾患がない場合は左室と右室の1回拍出量はほぼ等しいため，右室機能解析と左室機能解析で得られた1回拍出量を比較し，右室機能解析の妥当性を検証することが推奨されている[4]．

D 右室機能評価法にゴールドスタンダードは存在するのか？

　心臓CTの右室機能解析の精度を検証した過去の研究の多くはSimpson法を用いた心臓MRIの計測値を比較対象としてきた．しかし，そもそも生体での右室機能評価法に完全なるゴールドスタンダードが存在するのか？　という議論がある[5]．右室形態を模擬した体積が既知の静止ファントムを心臓MRIで撮影し，3Dボリューム解析法とSimpson法で容積を解析し真値と比較した興味深い研究

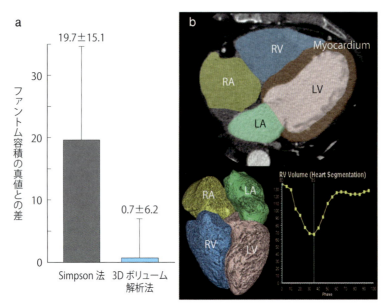

図2 ● 3Dボリューム解析法を用いた右室機能評価

　　a：右室形態を模擬した静止ファントム実験の結果．体積が既知のファントムを心臓MRIで撮影し，3Dボリューム解析法とSimpson法で容積を解析し真値と比較した研究．3Dボリューム解析法の計測値は真値との差が1%未満であったのに対して，Simpson法の計測値は真値よりも約20%容積を過大評価した．（Sugeng L, et al. JACC Cardiovasc Imaging. 2010; 3: 10-8[5]より改変）

　　b：3Dボリューム解析法を用いた右室機能解析例（Extended Brilliance Workspace Ver. 4.0，フィリップス社を使用）．Model based segmentation アルゴリズムにより自動的に心臓の区分化が行われ（上），各区分の3次元画像が構築される（左下）．右室区分に含まれるボクセル数をカウントし算出された右室の時間容積曲線（右下）．

がある．同検討では，3D ボリューム解析法で真値との差が 1% 未満であったのに対して Simpson 法では真値よりも約 20% 容積を過大評価したと報告されている[5]（図 2a）．このファントム実験の結果を生体にそのまま当てはめることはできないが，3D ボリューム解析法が右室のような複雑な形態をした立体の容積評価に適した解析法であることが示唆される．図 2b に model based segmentation アルゴリズムを用いて心臓の自動区分化を行い，3D ボリューム解析法で右室機能評価を行った正常右室機能症例を提示する．区分化された 3 次元立体に含まれるボクセル数をカウントし組織容積を算出する 3D ボリューム解析法の精度は心臓の区分化の正確性に依存している．心拍動に伴う心臓の形態変化，造影効果やイメージノイズの変動に対応できるよう改良が進められ，区分化の精度は向上してきている[6]．現状では，全自動の区分化は目視で確認の上，必要に応じてマニュアルで修正することが必要であるが，今後のさらなる精度向上によって右室機能評価に進歩をもたらす可能性がある解析手法と考えられる．

■ 文献

1) van de Veerdonk MC, Kind T, Marcus JT, et al. Progressive right ventricular dysfunction in patients with pulmonary arterial hypertension responding to therapy. J Am Coll Cardiol. 2011; 58: 2511-9.
2) Haddad F, Hunt SA, Rosenthal DN, et al. Right ventricular function in cardiovascular disease, part Ⅰ: Anatomy, physiology, aging, and functional assessment of the right ventricle. Circulation. 2008; 117: 1436-48.
3) Plumhans C, Muhlenbruch G, Rapaee A, et al. Assessment of global right ventricular function on 64-MDCT compared with MRI. AJR Am J Roentgenol. 2008; 190: 1358-61.
4) Schulz-Menger J, Bluemke DA, Bremerich J, et al. Standardized image interpretation and post processing in cardiovascular magnetic resonance: Society for Cardiovascular Magnetic Resonance (SCMR) board of trustees task force on standardized post processing. J Cardiovasc Magn Reson. 2013; 15: 35.
5) Sugeng L, Mor-Avi V, Weinert L, et al. Multimodality comparison of quantitative volumetric analysis of the right ventricle. JACC Cardiovasc Imaging. 2010; 3: 10-8.
6) Mao SS, Li D, Vembar M, et al. Model-based automatic segmentation algorithm accurately assesses the whole cardiac volumetric parameters in patients with cardiac CT angiography: a validation study for evaluating the accuracy of the workstation software and establishing the reference values. Acad Radiol. 2014; 21: 639-47.

〈吉原 修〉

右室機能指標の基礎知識

A 右心機能評価の意義

心不全の病態の主役は左室であり，右室は脇役である．しかし，同じような左心不全でも肺高血圧を伴っている場合は，予後不良であるし，さらには右室の駆出率が低下するとイベント発症も増加する．実臨床でも，特に標準的心不全治療に対する反応が悪い症例では，右室壁運動が低下していることが時折経験される．このように脇役でありながらも，右室は心臓の代償機転において最後の要として重要な役割を担っていることが認識されつつある．

右室という複雑な解剖，形態を正しく理解し，そのサイズ，壁機能の定量的で再現性のある計測を行い，治療に対する反応性を評価することは臨床的に大変重要である．

しかし，本当に重要なのは，得られたデータからどのように病態を解釈するかである．右室は，右室心筋それ自体の異常の他，周囲の影響を大きく受ける．右室機能の主な外的規定要因は次の5つである．1）後負荷としての肺動脈，肺実質，肺静脈の病変そして左房圧，2）前負荷としての循環血液量，3）心室中隔機能，4）心膜の性質と心膜腔の圧，そして，5）三尖弁逆流である．右室は左室と異なる血行動態上の特徴を有しており，1）2）に示した負荷に対して非常に敏感である．また，右室の半分は左室と心室中隔を共有している．このため，左室機能不全に右室拡大や壁運動低下が合併する頻度は高いものの，左室機能の改善に伴い右室機能も可逆性に改善することが多い．

一方，左室不全をきたす変性疾患などにおいて病変は左室のみならず右室にも及ぶことがまれではない．また，外的要因で右室の拡大が進行すると三尖弁輪拡大と共に機能的三尖弁逆流が生じるが，三尖弁逆流は一見右室駆出率を増加させ右心機能不全を不顕性化し得る．

B カテーテルを用いた心機能検査

右心系検査では，心拍出量（心係数）や右房（RA）圧，右室（RV）圧，肺動脈（PA）圧，肺動脈楔入（PCW）圧，酸素飽和度が測定される．右心系の検査では，サーモダイリュージョンカテーテル（商品名：スワンガンツカテーテル）が用いられている（図1）．

このスワンガンツカテーテルとは，先端にバルーンと温度センサー（サーミスタ）がついており，その手前 30 cm 前後に注入用側孔がついているカテーテルで，測定回路内に生理食塩水を満たしカテーテルを介した圧測定（water-filled 圧測定システム）や，注入用側孔から冷水を注入し，先端のサーミスタで測定した温度変化から心拍出量を算出することができるカテーテルである．

C スワンガンツカテーテルを用いた測定

a．心拍出量

心拍出量の測定方法には，熱希釈法が用いられている．

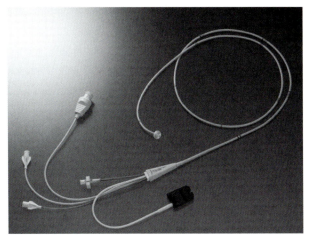

図 1 ● スワンガンツカテーテル
（エドワーズライフサイエンス社　HP より引用）

　スワンガンツカテーテルの先端を肺動脈主幹部に挿入し，注入用側孔（RA 付近に到達）から冷却した生理食塩水または糖液を一気に注入する．そして，サーミスタで温度変化を感知し，熱希釈曲線から心拍出量（CO: cardiac output）が計算される．また，CO は 1 分間拍出血液量のことであり，被験者間の体格の差は考慮されていないため，CO を体表面積で除した心係数（cardiac index: CI）で評価される．

　正常値は，CO で 4〜8 L/min，CI では 3.0±0.51 L/min/m² である．

b．左心不全の評価

　左心不全では，収縮不全や拡張不全に伴い，左室拡張末期圧の上昇→左房圧の上昇が起こる．左心不全症例では，心拍出量（心係数）と左房圧で評価する．しかし，左心系のカテーテル検査では，左房の圧測定が困難であるため，スワンガンツカテーテルを用いて，左房圧を反映し，左室の前負荷の指標となる肺動脈楔入（PCW）圧を測定する．肺動脈楔入圧は，カテーテルを肺動脈楔入部まで進め，バルーンを拡張し，肺動脈末梢側を閉塞させることで，肺に疾患がなければ，その先の左房平均圧とイコールになるため，左房圧評価の際は，肺動脈楔入圧が測定されることが多い．

　肺動脈楔入圧の正常値は，6〜12 mmHg である．

c．右心不全の評価

　右心不全は，左心不全に伴い起こることが多く，右心拍出量が低下し，右室拡張末期圧の上昇→拡張期流入血液量の低下→右房圧の上昇→静脈圧の上昇が起こる．右心不全症例では，スワンガンツカテーテルを用いて，肺動脈，右室，右房の内圧を測定することで評価を行う．その正常値は，右房（RA）圧：平均圧 1〜5 mmHg（溢水で高値），右室（RV）圧：収縮期圧 15〜30 mmHg（肺高血圧，左心不全などで高値）/拡張末期圧 1〜7 mmHg（右心拡張不全などで高値），肺動脈（PA）圧：収縮期圧 15〜30 mmHg（肺高血圧，左心不全などで高値）/拡張末期圧 4〜12 mmHg（右心拡張不全などで高値）/平均圧 9〜19 mmHg（肺血流量増加，肺血管抵抗上昇で高値）である．

D　Forrester 分類

　心不全には，①肺うっ血があるが，末梢循環はできている，②肺うっ血はないが，末梢循環はできて

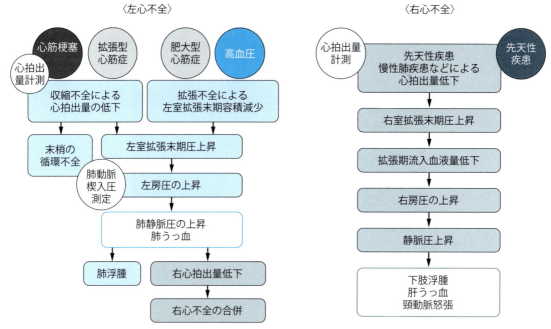

図2 ● 心不全の種類とその病態

〔福田友規先生（康生会武田病院　臨床工学科）のご厚意による〕

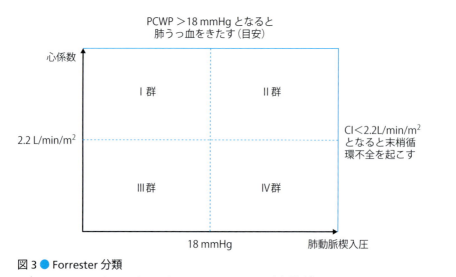

図3 ● Forrester 分類

（Forrester JS, et al. N Engl J Med. 1976; 295: 1404-13 より改変）

いない，③肺うっ血もあり，末梢循環もできていない，この3種類がある．

　Forrester 分類はスワンガンツカテーテルの結果を用いて，心不全の程度を把握し，循環作動薬や補液などを用いて治療方針を決定するために用いられている（図2）．

　Forrester 分類では，図3に示すように，縦軸に心係数，横軸に肺動脈楔入圧をとったグラフを4分割にする．縦軸の境界は，末梢循環不全の指標となる心係数 2.2 L/min/m²，横軸は肺うっ血の指標とな

る肺動脈楔入圧 18 mmHg である．これを I 〜IV群で表すが，前述の①は II 群（治療方針：輸液，強心薬，ペーシング），②は III 群（治療方針：利尿薬，血管拡張薬），③はIV群（治療方針：強心薬，IABP，PCPS）となる．

おわりに

右心カテーテル検査では，右心機能と左心機能を調べることができ，心不全の診断や治療方針の決定，治療効果の測定ができ，また本稿では述べなかったが，心房中隔欠損症などの先天性疾患では，血液中の酸素量を調べることによって病名や重症度を診断することができる心内循環機能検査である．

〈川村克年　永井宏幸〉

心エコー図検査でみる右室機能の基礎知識

　右室は心・血管疾患や肺疾患の診断・予後評価に重要な役割を担っている．心エコー検査では右室の形態的変化，血行動態の異常や右室収縮期圧の推定，右室の収縮機能などを評価することができる．

A 　右室形態的変化

右室サイズ

　右室の壁は左室の壁よりも薄く，後負荷の増大により右室は拡大しやすい．

　右室のサイズ・容量を知ることは右心負荷の程度を知るうえで重要である．しかし，右室の形態は複雑なため，同心円状である左室のように簡易に計測することができない．

　アメリカ心エコー図学会では複数のポイントで右室サイズを計測することを推奨している（図 1）．

B 　右室圧評価

a．右室・左室形態による右室圧評価

　右室圧の上昇に伴い心室中隔は左室側に偏移し，その結果左室の扁平化・狭小化が起こる（図 2a）．右室容量負荷では拡張期のみ扁平化するが，圧負荷の場合には，収縮期にもみられることが特徴である．扁平度が最も強くなる時相は，両室の圧較差がもっとも大きくなる拡張早期である．

b．三尖弁逆流速度から右室圧推定

　三尖弁逆流に対して連続波ドプラ法で最大速度 V_{TR}（m/s）を求め，簡易 Bernoulli 式〔圧較差 $\Delta P ≒ 4$

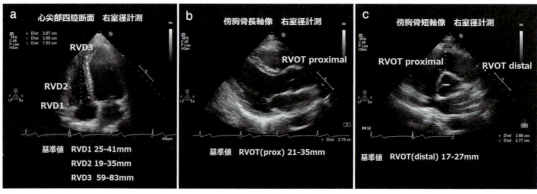

図 1 ● 右室計測方法
右室にフォーカスした心尖部四腔像を描出し，拡張期で右室径（流入路 RVD1，RVD2，RVD3）を計測する（a）．
傍胸骨長軸像での右室前壁から心室中隔と大動脈弁の接合部までの距離（流出路近位部）を計測（b）．
または，傍胸骨短軸像で右室前壁から大動脈弁までの距離（流出路近位部）と傍胸骨短軸像での右室流出路遠位部を計測（c）．

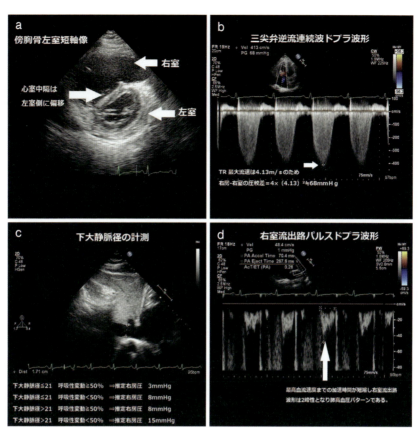

図2 ● 肺血栓塞栓症における右室評価
傍胸骨短軸像において左室は扁平化している．下大静脈の呼吸性変動は低下していたが拡大はなく，右房圧を8 mmHg とすると V_{TR} より右房-右室圧較差は 68 mmHg であるので推定右室収縮期圧は 68＋8＝76 mmHg となり重症肺高血圧を示唆できる．また，右室流出路パルスドプラ波形パターンも2峰性であり肺高血圧所見に合致する．

×V（最高流速）^{2} により得られる圧較差に右房圧を加えることで収縮期右室圧を推定できる（図 2b）．これは，右室流出路や肺動脈弁に狭窄がなければ肺動脈収縮期圧と等しい．また，右房圧は下大静脈径と呼吸性変動により推定される（図 2c）[2]．

c．右室流出路パルスドプラ血流速波形による肺動脈圧の推定

肺高血圧患者では，最高血流速度までの加速時間（AcT）が短縮する．AcT を右室駆出時間（RVET）で除した AcT/RVET は，平均肺動脈と良好な負の相関を示すとされており，AcT/RVET＜0.3 であれば平均肺動脈圧は＞30 mmHg であることが報告されている[3]．また，肺高血圧患者では収縮中期血流に減速を認め2峰性波形を呈することもある（図 2d）．

C　右室収縮能評価

a．三尖弁輪収縮期移動距離（tricuspid annular plane systolic excursion：TAPSE）

右心室に焦点をあてた心尖部四腔断面から右室側壁の弁輪部に向けて M モード記録し，右室弁輪の移動距離を測定する方法である（図 3a）．TAPSE＜17 mm であれば右室収縮能低下と判断される[1]．簡

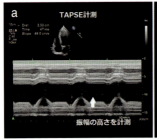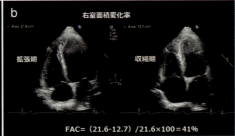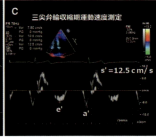

図3 ● 右心機能評価

便な方法であるが角度依存性や容量依存性を伴う．

b．右室面積変化率（right ventricular fractional area change：RVFAC）

心尖部四腔像から右心室の拡張末期面積と収縮期面積をトレースし，面積変化率から右室の収縮能をみる方法である（図3b）．FAC＜35％が右室収縮能低下とされる[1]．

c．三尖弁輪収縮期運動速度（S'）

心尖部四腔断面の右室自由壁側三尖弁輪部の組織ドプラ波形を記録し，収縮期の長軸方向の運動速度を計測する（図3c）．S'＜9.5 cm/s で右室収縮能低下とされる[1]．

おわりに

近年，エコーでの右室機能評価は注目されており，ここに紹介した評価以外にも拡張能の評価や，3Dエコーを用いた容積・形態評価，またストレインを用いた方法なども登場してきている．右室機能評価方法は数多く存在し，それは裏を返せばそれだけ右室機能評価の難しさを表しているように思われる．それぞれの評価のピットフォールを熟知し，総合的な右室機能の評価が望まれる．

■ 文献

1) Recommendations for Cardiac Chamber Quantification by Echocardiography in Adults: An Update from the American Society of Echocardiography and the European Association of Cardiovascular Imaging. J Am Soc Echocardiogr. 2015; 28: 1-39.
2) Guidelines for the Echocardiographic Assessment of the Right Heart in Adults: A Report from the American Society of Echocardiography. J Am Soc Echocardiogr. 2010; 23: 685-713.
3) Kitabatake A, Inoue M, Asao M, et al. Noninvasive evaluation of pulmonary hypertension by a pulsed Doppler technique. Circulation. 1983; 68: 302-9.

〈橋口 遼〉

1 PCI 後の患者をどう解析する

A PCI 後のステント再狭窄評価

　現在わが国では年間約 25 万件の経皮的インターベンション（PCI）が施行されておりそのほとんどにおいてステントが留置されるが，ステント再狭窄（ISR）発生率の観点から約 90％の症例で薬剤溶出ステント（DES）が選択されている．ベアメタルステント（BMS）に比べ，DES により ISR の発生率は 1/2～1/3 になったものの，より複雑な病変にステントが留置されるようになったため，現在でも DES の ISR は 3～20％で生じているとの報告もある[1]．

　また，ISR は心筋虚血の再発や心筋梗塞発症など長期予後に影響を及ぼすため，ステント留置後半年から 1 年の期間に冠動脈造影（CAG）にて ISR の有無を評価している施設が多い．ただ CAG は侵襲的検査であり少ないながらもリスクを伴う[2]ことから，より低侵襲な方法での診断・評価が望まれる．

　これまで 64 列 MDCT を用いた ISR 評価の有用性が報告されているが[3]，いずれも 3 mm を超えるステントの評価であり，それ以下の径のステントについては有用性が明らかではない．

　近年 CT 装置のさらなる多列化や 2 管球化，ガントリー回転スピードの高速化により時間・空間分解能が改善し，小径ステントの ISR 評価が可能になることが期待される．

　本稿では ISR に対する冠動脈 CT 検査のガイドラインやエビデンスを紹介しつつ，自施設でどのように PCI 後の評価を行っているか述べる．

B 第 3 世代 DSCT による現在使用可能なステントの実験的評価

　我々の施設では第 3 世代 dual-source CT（DSCT）である SOMATOM Force（Siemens 社）を使用している．この装置は 2 管球に加えガントリー回転速度が 0.25 s のため時間分解能が 63 ms まで上がっており，ディテクタも改良され空間分解能の改善も期待されることから，現在使用可能な各社 DES（Nobori，Promus Premier，Xience Alpine，Resolute Integrity）と次世代 DES（Ultimaster）のプラットフォームである Kaname（図 1）について，体外における CT での描出能を検討した．

　希釈造影剤（350 HU）で満たしたポリオレフィンチューブにそれぞれのステントを入れたファントムを作成し，植物油と脂溶性造影剤で −70 HU に調整した液体の中に作成したファントムを固定して撮影を行った．ステントイメージは有効視野（FOV）＝ 180 mm に設定し，これまでステントの描出に用いていた再構成関数 Bv49 と，新たに使用可能となった Bv59 を用いて再構成画像を作成した．

	第2世代				第3世代
製品名	Nobori	Promus Premier	Xience Alpine	Resolute Integrity	Ulitimaster
メーカー名	テルモ	ボストン・サイエンティフィック ジャパン	アボット バスキュラー ジャパン	日本メドトロニック	テルモ
・材質 ・厚み	316Lステンレス 0.0047 in.	プラチナ合金 0.0032 in.	L605コバルト合金 0.0032 in.	MP35Nコバルト合金 0.0036 in.	L605コバルト合金 0.0031 in.
・薬剤 ・薬剤作用 ・溶出期間	Biolimus A9 細胞増殖抑制 180日間程度	Everolimus 細胞増殖抑制 120日間（100%）	Everolimus 細胞増殖抑制 120日間（100%）	Zotarolimus 細胞増殖抑制 180日間（100%）	Sirolimus 細胞増殖抑制 90日間（100%）
・ポリマー ・厚み	PLA/Parylene 20.0μm	PVDF-HFP 7.8μm	PVDF-HFP 7.8μm	C19/C10/PVP 5.6μm	PDLLA-PCL 13μm

図1 ● 現在使用可能な薬剤溶出ステントの特徴

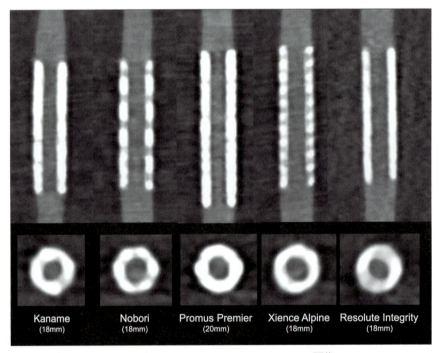

図2 ● 各社 3.0 mm ステントの multi-planar reconstruction 画像
FOV: 180 mm，再構成関数: Bv59, WL: 400, WW: 1500

multi-planar reconstruction 画像（図2）から，それぞれのステントのプロファイルカーブを作成し，そのカーブから計測した半値幅をステント内腔描出の客観的指標とした（図3）.

　図4に示すように再構成関数 Bv59 を用いることで，ISR の評価に必要なステントの内腔側辺縁の見え方が改善した.

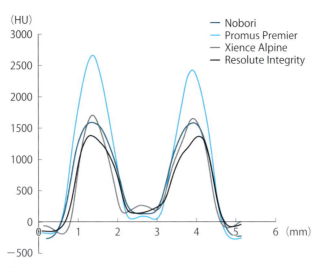

図3 ● 各社 2.5 mm stent　プロファイルカーブ
Premier はプラチナを含んでおり CT 値が高い.

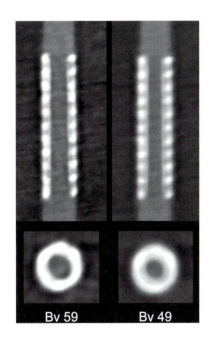

図4 ● Xience Alpine 3.0 mm（WL：400, WW：1500）
再構成関数による違い：Bv59 の方がステント内腔側辺縁がシャープ

　3.0 mm 径のステントでは再構成関数 Bv59 を用いることで, すべてのステントで半値幅がステント径の 50%（1.5 mm）を超えており, ISR の定義を内腔の 50% 以上の狭窄とした場合, ISR 評価が可能と思われた（図5）[4].

　2.5 mm 径ステントでは Xience と Resolute で半値幅がステント径の 50%（1.25 mm）を超えていたが, 3.0 mm ステントに比べその程度が小さく, 体内に留置されたステントの場合は様々な要因（心拍数, 体型など）により ISR 評価が困難になると予想される（図6）.

　また同じ 3.0 mm 径でもステント間で見え方の違いは大きく, 特に PCI 時に視認性が良好な Promus は, CCTA による ISR 評価が他のステントに比べ難しいと思われた（図2）.

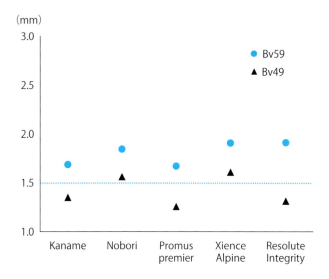

図5 ● 各社 3.0 mm ステント

異なる再構成関数（Bv49 と Bv59）による半値幅の違い．ステント径の 50%（1.5 mm）半値幅があれば ISR を評価できるとされる．

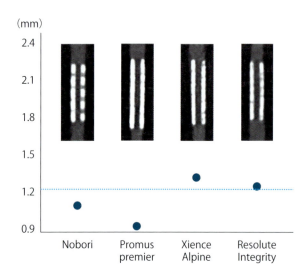

図6 ● 各社 2.5 mm ステント

半値幅（FOV： 180 mm，再構成関数： Bv59，WL： 400，WW： 1500）．Xience と Resolute が半値幅が 50%を越えている

　今後使用可能になる Ultimaster（Kaname）は材質・ステント厚とも Xience とほぼ同じであるが，今回の検討では Xience に比べ内腔評価が困難だった（図2）．

　最新 CT 装置を用いて体外でのステント描出能を検討したが，2.5 mm 以下のステントの場合，ISR 評価を CCTA にて日常臨床で行うのは難しいと思われた．

C ステント再狭窄評価の実際

　今回の検討を含め，最新 CT 装置を用いたとしても ISR の診断をすべて CCTA で行うことは難しいと思われる[5]．

　そこで我々は，1）これまでルーチンで行ってきた左主幹部（LMT）に留置したステントの 3 カ月後評価，2）石灰化が少ない病変に留置した 2.5 mm 以上の Xience，または 3.0 mm 以上の各社ステン

トで患者が希望した際には，ISR 評価を CCTA で行っている．

ISR 評価目的の撮影は，心拍数 75 bpm 以下の場合で洞調律であれば helical artifact を避けるため prospective ECG triggered conventional scan，静注用 β 遮断薬を使用しても心拍数が 75 bpm を超える時や不整脈がある場合は retrospective ECG triggered helical scan で行っている．また画像再構成時には通常の冠動脈評価目的の再構成画像に加え，FOV＝150 mm，再構成関数 Bv59 による画像を別途作成することでシャープな画像を作成し評価している．

ISR の評価は volume rendering（VR）画像，curved-multiplanar reconstruction（CPR）画像，cross-section（CS）画像で行う．VR 像により冠動脈の走行や 3 次元的構造，病変の位置関係を把握する．新生内膜の評価は CPR 像と CS 像により，内腔とステント間の low-CT 領域をそれと判断する．ただし low-CT 領域の評価はストラットや石灰化の影響もあるため，ある程度 "慣れ" が必要である．また ISR の要因とされるステントとステントの間のギャップや損傷（fracture）の評価も CPR 像で行う．

実際の症例を提示する．

図 7 は 58 歳女性，不安定狭心症で来院した．CAG で前下行枝入口部に 90％狭窄を認め LMT からプラークが連続していたため LMT 入口部からのステント留置を行った（Nobori 3.5×18 mm LMT 内は 4.0 mm で後拡張）．図 7 の a，b は留置 3 カ月後の CCTA 像で，LMT 入口部からステント留置されており再狭窄がないことが確認できる．c は留置 9 カ月後の CAG で ISR を認めなかった．

図 8 は 79 歳男性，狭心症で PCI を行った．以前に留置されている Nobori の手前に新規病変が出現しており Xience Alpine 2.5×12 mm を留置した．CAG での評価は希望されず 11 カ月後に CCTA を施行した．両ステントとも明らかな ISR は認めなかった．

D 冠動脈 CT によるステント評価の限界

2009 年に日本循環器学会から公表されている「冠動脈病変の非侵襲的診断法に関するガイドライン」[6]によれば，"3 mm 以上のステントについては内腔評価に相当な成績が得られているが，日常的に臨床で使用するのは尚早であり，一層の CT の技術進歩が期待されるところである"，と記載がある．その後の第 3 世代 DSCT や 320 列 CT などのハイスペック装置の登場，および CCTA 施行施設の技術レベル向上により，最近は 3 mm 径以上の ISR 評価は日常的に臨床で可能になったと思われる[7]．

イメージクオリティーはステントの構造，厚さ，金属組成，CT 装置の時間・空間分解能の他に，患者側の因子として高度心機能低下，石灰化，体格，体動，不整脈などの影響を受ける．ステントが金属でできている以上 blooming artifact は避けて通れず，多列化や 2 管球化，ガントリー回転速度上昇により時間分解能は向上したが，検出器幅が 0.5〜0.625 mm の空間分解能では金属内面の 0.1〜1 mm 単位の構造を評価するには限界がある．このため 3 mm 未満のステントや石灰化病変部に留置したステントの ISR 評価はいまだ不十分であり，今後小径ステントの ISR を評価可能にするためには，検出器幅の狭小化による空間分解能の改善，ステントや石灰化などの高輝度構造物除去技術（画像上での "引き算" や dual energy 技術など）の向上などに期待がかかる．また近いうちに保険認可される BVS（生体吸収性薬剤溶出スキャフォールド）は金属ではないため blooming artifact が生じない．これが普及すれば PCI 後の再狭窄評価は CCTA で十分になる可能性がある．

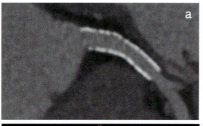

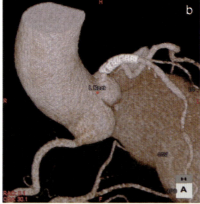
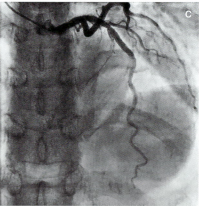

図 7 ● 左主幹部に留置した Nobori 3.5×18 mm ステント

　a: 留置 3 カ月後の CPR 像, b: 留置 3 カ月後の VR 像,
　c: 留置 9 カ月後の冠動脈造影

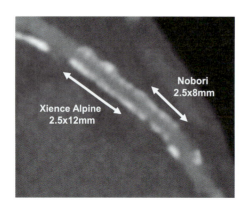

図 8 ● 前下行枝近位部に留置し
た Xience Alpine 2.5×12
mm（近位）, Nobori 2.5
×8 mm（遠位）

■ 文献

1) Dangas GD, Claessen BE, Caixeta A, et al. In-stent restenosis in the drug-eluting stent era. J Am Coll Cardiol. 2010; 56: 1897-907.

2) Peberdy MA, Donnino MW, Callaway CW, et al. Impact of percutaneous coronary intervention performance reporting on cardiac resuscitation centers. Circulation. 2013; 128: 762-73.

3) Sun Z, Almutairi AM. Diagnostic accuracy of 64 multislice CT angiography in the assessment of coronary in-stent restenosis: A meta-analysis. Eur J Radiol. 2010; 73: 266-73.

4) Maintz D, Burg MC, Seifarth H, et al. Update on multidetector coronary CT angiography of coronary stents: in vitro evaluation of 29 different stent types with dual-source CT. Eur Radiol. 2009; 19: 42-9.

JCOPY 498-13646

5) André F, Müller D, Korosoglou G, et al. In-vitro assessment of coronary artery stents in 256-multislice computed tomography angiography. BMC Res Notes. 2014; 7: 38-48.

6) 山科　章, 他. 冠動脈病変の非侵襲的診断法に関するガイドライン. 循環器病の診断と治療に関するガイドライン（2007-2008 年度合同研究班報告）. Circ J. 2009; 73（Suppl Ⅲ）: 1019-89.

7) Gassenmaier T, Petri N, Allmendinger T. Next generation coronary CT angiography: in vitro evaluation of 27 coronary stents. Eur Radiol. 2014; 24: 2953-61.

〈上野博志　橋本将彦〉

BVS の基礎知識と可能性

A 完全生体吸収型デバイス（BRS）の概念

　冠動脈インターベンション領域での進化は，1977 年に Gruentzig によって施行された balloon angioplasty が第 1 の進化に，1990 年代の bare metal stent（BMS）の普及が第 2 の進化に，そして 2000 年代の drug-eluting stent（DES）の普及が第 3 の進化に定義することができる.

　第 1 の進化である balloon angioplasty 後に生じる再狭窄の要因は，新生内膜の過形成（neointimal hyperplasia）と血管の陰性改造（negative remodeling）であった. 第 2 の進化である BMS による治療は，negative remodeling に対してデバイスによる血管内腔の保持を行ったことで再狭窄率を低減したといえる. また，第 3 の進化である DES による治療は，neointimal hyperplasia に対してデバイスから溶出される薬剤による抑制を行ったことで驚異的に低い再狭窄率を達成したといえる.

　しかし，再狭窄のリスクは永久的なものではなく，時期的なものである. 先行研究で，再狭窄は PCI 術後 6 カ月以内と早期に生じることが報告されている[1,2]. つまり，薬剤による新生内膜の過形成抑制とデバイスによる血管内腔の保持の必要性は留置後 6 カ月であり，その後は不必要となる. むしろ，恒久的にデバイスが残遺することで継続的に留置部位の血管収縮/拡張機能を障害し，血管壁への血管内腔の物理的ストレス伝播を遮断し続けるため，留置部位の血管治癒を阻害している懸念がある.

　そこで，役割を果たした後に生体吸収され異物を残遺させないことで留置部位は血管本来の機能を回復し得るというのが，完全生体吸収型デバイス（bio-resorbable scaffold: BRS）を用いた血管内修復療法の概念であり，第 4 の進化として期待されている[3].

B BRS の基礎
a．BRS の種類

　素材を元に 4 種類に分類することができる. ポリマー素材では，1）poly-L-lactic acid（PLLA）と，2）tyrosine polycarbonate が，金属素材では，3）マグネシウムと，4）鉄があげられる.

　代表的なスキャフォールドは，PLLA では，Absorb BVS（Abbott Vascular），DESolve（Elixir Medical），ART（Terumo），MeRes（Meril Life Science），FORTITUDE（Amaranth Medical），Igaki-Tamai（Kyoto Medical）が，Polycarbonate では，Fantom（REVA Medical）が，マグネシウムでは DREAMS（Biotronik）が，鉄では Lifetech Iron Stent（LifeTech）がある.

b．Absorb BVS

　Absorb BVS は Abbott Vascular 社が開発する BRS である. 主な素材は PLLA であり，薬剤にはエベロリムスが使用されている. スキャフォールドデザインはマルチリンクデザインが採用され，両端に視認性（留置直後および超慢性期）のためにプラチナムマーカーが埋め込まれている. ストラットの厚みは 156 μm で，幅はヒンジ部位で 883 μm リンク部位で 176 μm であり，Xience（厚み 81 μm，ヒンジ

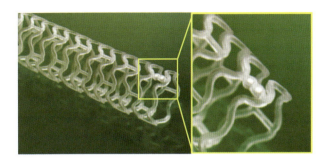

図 1 ● Absorb BVS

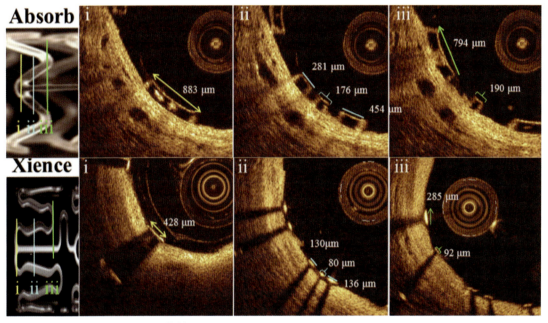

図 2 ● Absorb BVS と Xience の比較

幅 428 μm, リンク幅 80 μm) と比して大柄である. サイズバリエーションは 2.5〜3.5 mm, 8〜28 mm である (図 1, 図 2).

　エベロリムスは留置後 2 カ月で 80%以上が溶出される. PLLA は, 留置された直後より乳酸への加水分解が始まり, 継時的に分子量が低下していくが, 質量に関しては, 約 1 年間は維持され, その後に減少していく. 留置後約 3 年で, 微量 (低質量) になったポリマーは周辺細胞に滲出し, 最終的には二酸化炭素と水に分解される. radial support の消失は, この質量の減少開始時期 (留置後 1 年) に合致する. また, ポリマーが滲出し終わった瘢痕部は provisional matrix (主にプロテオグリカン) に置換され, デバイスとしての形状維持能力を消失する. そして, provisional matrix を貪食する形で周辺の細胞 (主に平滑筋細胞) が瘢痕部に侵食を始め, 約 4〜5 年の経過で完全に細胞に置換される[4] (図 3).

　つまり, 生体吸収過程に伴って 6〜12 カ月で radial support が消失し, 24〜36 カ月で形状維持能力が消失し, そして 48〜60 カ月で留置部位が細胞置換される. 他の表現を用いると, ポリマーがもともとあった部位から消失するのは 36 カ月で, 跡形もなくなるのは 60 カ月であるといえる.

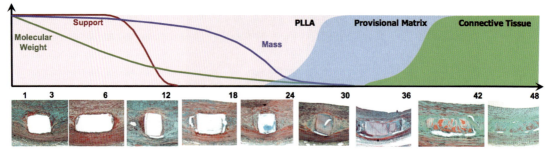

図3 ● PLLA ストラットの経時的変化（動物モデル）

C Absorb BVS の臨床データ

ABSORB Cohort A trial は，2006 年より患者登録が開始された Absorb BVS の first-in-man trial である．使用されたスキャフォールドは BVS1. 0 で，4 施設から合計 30 症例が登録された．5 年経過の報告がなされており，6 カ月までで TLR（target lesion revascularization）が 1 例認められたが，その後 5 年まで MACE（major adverse cardiac event）は認めなかった．また，慢性期の血管内イメージング（IVUS-grayscale, OCT）および冠動脈 CT から，プラークの退縮を伴う超遅発性の内腔拡大が示された．一方，6 カ月での LLL（late lumen loss）/% DS（diameter stenosis）が 0. 44 mm/27%と，急性期のリコイルが大きいことが指摘された[5]．

ABSORB Cohort B trial は，2009 年より患者登録が開始された．使用されたスキャフォールドは BVS1. 1 で，12 施設から合計 101 症例が登録された．6 カ月での LLL/% DS は 0. 16 mm/13%と，BVS1. 0 と比して明らかに改善された．これは，生体吸収スピードが遅くなったことに起因するとされている．5 年経過の報告がなされており，MACE が 1 年までで 6. 9%，2 年までで 9. 0%，3 年までで 10. 0%，3 年および 4 年では新たな発生は認めず，5 年までで 11. 0%であった．また様々な血管内イメージングによる検討が行われ，Cohort A trial 同様に超慢性期の血管内修復の可能性が示唆される結果が得られた[6]．

ABSORB II study は，2011 年より患者登録が開始された Absorb BVS vs Xience の初の randomized controlled trial である．2 対 1 の割合で無作為化され，46 施設から合計 501 例の症例が登録された．MACE は，1 年の時点（5. 0% vs 3. 0%，p＝0. 28）および 2 年の時点（7. 6% vs 4. 3%，p＝0. 16）で，両群は同等であった．2 年までの発生が確認または疑われたデバイス血栓症は，Absorb BVS 群 5 例（急性 1 例，亜急性 1 例，遅発 1 例，超遅発 2 例），Xience 群では認められなかった[7]．

ABSORB III study は，2013 年より患者登録が開始された Absorb BVS vs Xience の過去最大規模の randomized controlled trial である．2 対 1 の割合で無作為化され，193 施設から合計 2008 例の症例が登録された．主要エンドポイントである TLF（target-lesion failure）は，1 年の時点で（7. 8% vs 6. 1%，p＝0. 16）で，BVS の EES に対する非劣性が証明された．デバイス血栓症にも有意差はなかったが，BVS 群で高い傾向（1. 5% vs 0. 7%）にあった[8]．

限られた紙面で全ての臨床データを網羅することは困難であり，他にもある臨床データ（ABSORB Extend, ABSORB Japan, ABSORB China, BVS STEMI first, Prague 19 study など）は，割愛させていただく．

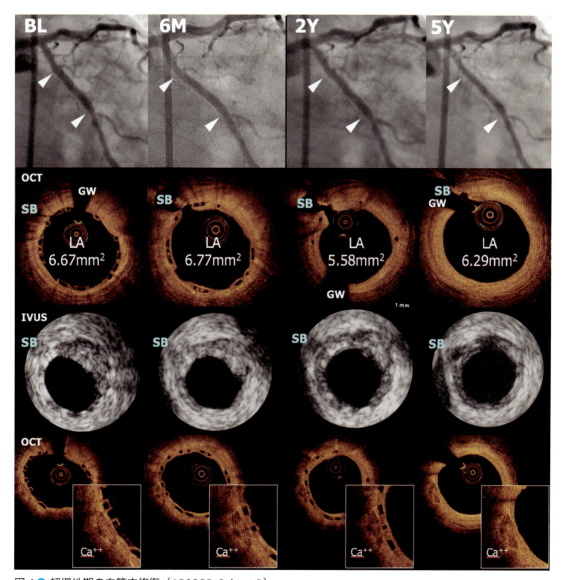

図4 ● 超慢性期の血管内修復（ABSORB Cohort B）

D 完全生体吸収型デバイスへの期待と課題

　完全生体吸収型デバイスに期待される利点として，1) vasomotion の回復，2) プラークの退縮，3) 超慢性期イベントの減少があげられる．ABSORB Cohort A および Cohort B study の超慢性期の OCT による観察で，スキャフォールド留置部位が安定性が高い高輝度な新生内膜により一様に被覆され（golden tube），元血管に存在したプラークと血管内腔がその新生内膜により隔てられたことで（plaque sealing），プラークの性状が安定化および量的に退縮（plaque regression）を認めた症例が報告されている．そして，この異物の存在しない炎症反応が沈静化した新たな内膜の形成が，アセチルコリン負荷試験において vasomotion の回帰を示し，新規動脈硬化の進展を消失させ，結果として超慢性

期イベントの減少につながると期待されている（図4）．ただ，これらの結果は少数例での試験結果であり，一般的に認められるかを検証する必要がある．

　一方で，完全に生体吸収される物質を使用して，適切な吸収期間を調節し，適切な期間の血管保持能力を維持できるデバイスの現時点での課題として，デバイスの厚みと幅があげられる．デバイスのストラット幅は，先述のように金属ステントのほぼ倍であり，血管壁に埋まることが容易ではない．言葉を変えると，幅広のストラットを血管壁に埋めるためには，留置前の病変部に対して積極的な準備を行い，留置後も適した後拡張を施行する必要がある．一方，金属ステントのほぼ倍であるストラット厚が，血管内腔への突出することで血液のうっ滞をきたし，血栓症に直結することは容易に想像できる．つまり，現行の BRS デバイスは，埋まりにくくかつ突出度が大きいため，留置状態次第で血栓症を起こしやすい状況を容易に生み出すといわざるを得ない．実際 RCT（randomized control trial）である AB-SORB Ⅲにて，Absorb BVS のデバイス血栓症の発生頻度が高いことが示され，特に小血管（＜2. 25 mm）への留置症例で多い傾向があることが報告されている．手技の面から現行 BRS の課題を克服する1つの方法として，血管内イメージングを利用した安全かつ積極的な病変部位の準備ならびに安全かつ積極的なデバイス拡張を徹底することが提案されている．また，BRS の概念自体が DAPT 療法を短縮させることにないことは先述したとおりである．現行 BRS は DAPT 療法が非常に大切であり，むしろ少し長い（1年以上）方が望ましい可能性もあるといえる．

　日本は欧州さらには他のアジア圏に比べ BRS デバイスの導入が遅れたといえる．しかし，その遅れたことにより BRS が抱える問題点が露呈した状態で導入されることになり，導入慎重な日本の姿勢が功を奏したといえる．BRS による治療が，超慢性期の血管内修復療法という恩恵が得られることは確かであり，そのためにも急性期をイベントフリーで乗り切る工夫に関しては，議論を重ねる必要があるといえる．

■ 文献

1) Nobuyoshi M, Kimura T, Nosaka H, et al. Restenosis after successful percutaneous transluminal coronary angioplasty: serial angiographic follow-up of 229 patients. J Am Coll Cardiol. 1988; 12: 616-23.

2) Serruys PW, Luijten HE, Beatt KJ, et al. Incidence of restenosis after successful coronary angioplasty: a time-related phenomenon. A quantitative angiographic study in 342 consecutive patients at 1, 2, 3, and 4 months. Circulation. 1988; 77: 361-71.

3) Serruys PW, Garcia-Garcia HM, Onuma Y. From metallic cages to transient bioresorbable scaffolds: change in paradigm of coronary revascularization in the upcoming decade? Eur Heart J. 2012; 33: 16-25b.

4) Onuma Y, Serruys PW, Perkins LE, et al. Intracoronary optical coherence tomography and histology at 1 month and 2, 3, and 4 years after implantation of everolimus-eluting bioresorbable vascular scaffolds in a porcine coronary artery model: an attempt to decipher the human optical coherence tomography images in the ABSORB trial. Circulation. 2010; 122: 2288-300.

5) Serruys PW, Ormiston JA, Onuma Y, et al. A bioabsorbable everolimus-eluting coronary stent system（ABSORB）: 2-year outcomes and results from multiple imaging methods. Lancet. 2009; 373: 897-910.

6) Serruys PW, Ormiston JA, van Geuns RJ, et al. A polylactide bioresorbable scaffold eluting everolimus for treatment of coronary stenosis, five-year follow-up. J Am Coll Cardiol. 2016; 67: 766-76.

7) Serruys PW, Chevalier B, Dudek D, et al. A bioresorbable everolimus-eluting scaffold versus a metallic everolimus-eluting stent for ischaemic heart disease caused by de-novo native coronary artery lesions（ABSORB Ⅱ）: an interim 1-year analysis of clinical and procedural secondary outcomes from a randomised controlled trial. Lancet. 2015; 385: 43-54.

8) Ellis SG, Kereiakes DJ, Metzger DC, et al. Everolimus-eluting bioresorbable scaffolds for coronary artery disease. N Engl J Med. 2015; 373: 1905-15.

〈中谷晋平〉

BVS の心臓 CT に及ぼす影響

A　心臓 CT によるステント評価の現在

　経皮的冠動脈インターベンション（PCI）は，薬物溶出ステント（drug eluting stent: DES）の登場によってステント内再狭窄（in-stent restenosis: ISR）という最大のアキレス腱を克服したといっても過言ではない．ベアメタルステント（bare metal stent: BMS）時代の ISR は 16～32％であったが，SIRIUS 試験では 8 カ月後の再狭窄率は 8.9％，j-Cypher 試験では 1 年後の標的病変再血行再建率（TLR）は 5.7％（BMS は 14.2％）と素晴らしい成績が報告されている．

　心臓 CT は非侵襲的に冠動脈病変を評価できる検査方法として臨床に広く普及しているが，ステントの評価は金属アーチファクトやモーションアーチファクトにより評価困難な場合が多く，ハードルの高い評価項目とされてきた．ガントリ回転の高速化や検出幅の拡大など MDCT の基本性能の向上だけでなく，スライス厚の精細化，再構成 kernel の適正化，逐次近似再構成法，dual-energy CT を用いたサブトラクション法など様々な工夫が試みられているが，十分な評価ができているとはいい難い．Sun らのメタ解析では，89％のステントが評価可能であり，評価可能なステントでの ISR（＞50％）検出の感度・特異度はともに約 90％であり，すべて含めると，感度・特異度は約 80％と報告されている[1]．しかし，実臨床では評価不能なステントが約 40％存在し，径 2.5 mm のステントはすべて評価できなかったという報告もあり，日本循環器学会のガイドラインでは，心臓 CT のステント評価はクラス Ⅱb（レベル C）と位置づけられ，（1）熟達した専門施設において，（2）近位部に留置された，（3）3 mm 以上のステントについて評価することが望ましいと限定的なものであった[2]．

B　BVS のインパクト

　生体吸収性スキャフォールド（bioresorbable vascular scaffold: BVS）とは，金属ステントと同様の構造を生体に吸収される素材を用いて作られた冠動脈デバイスの総称であり，狭窄した冠動脈を拡張し保持することにより，冠血流を維持することが可能である[3]．BVS の基本知識や可能性，臨床的データについては前稿「エキスパートアドバイス 3．BVS の基礎知識と可能性」に説明があるので割愛するが，BVS の最大の特徴は経時的に体内で完全に分解消失する点である．

　現在，臨床応用されている BVS の 1 つ，Absorb-BVS（アボット社）は，ポリラクチド（ポリ乳酸: PLLA）で構成され，細胞増殖抑制薬のエベロリムスがコーティングされている．留置直後より PLLA は加水分解が始まり（～2 年），ポリマーからプロテオグリカンに置換され消失し（～3 年），BVS の両端にある不透過マーカーのみが残ることになる．つまり，BVS の心臓 CT における最大の利点は，ステント評価で最も問題となっていた金属アーチファクトが起きない点にある．これまで金属ステントが留置された症例は，ステントの材質や大きさ，心拍数などによって症例を選択しなければならなかったが，BVS に置き換わっていくことでこの制限がなくなっていくことが期待される．Absorb-BVS の臨床知

径＼長さ	8 mm	12 mm	18 mm	23 mm	28 mm
2.5 mm	2.5×8 mm	2.5×12 mm	2.5×18 mm	2.5×23 mm	2.5×28 mm
3.0 mm	3.0×8 mm	3.0×12 mm	3.0×18 mm	3.0×23 mm	3.0×28 mm
3.5 mm	—	3.5×12 mm	3.5×18 mm	3.5×23 mm	3.5×28 mm

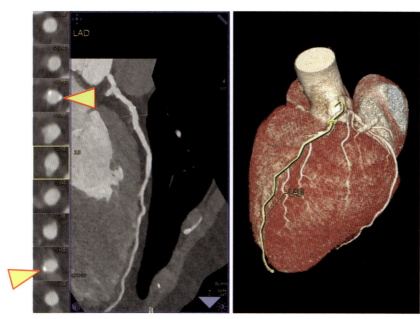

図1 ● 50 歳代，男性．安定狭心症例
左前下行枝 Seg 6 に ABSORB 生体吸収性スキャフォールド（BVS）3.5×12 mm を留置し，
11 カ月後に心臓 CT 検査を施行されている．180° 位置に配置された 2 つの不透過マー
カー（黄矢印）が BVS 留置部位であり，良好な開存が確認された（近位側のほかの高吸収
域は石灰化）．

見も続々と報告されており，単純病変に対する BVS 留置を行う ABSORB 試験から，ABSORB-Ⅱ/Ⅲ/
EXTEND 試験，そして EVERBIO Ⅱ試験とより実臨床に近い条件で従来の BMS や DES と同等の成績
が報告されている[4-8]．先ごろ，日本での第Ⅲ相試験，ABSORB Japan 試験[9]では，1 年後の BVS のセグ
メント内再狭窄率は 1.9%（DES は 3.9%，p＝0.31），虚血による TLR の頻度は 1.1%（DES は 1.5%，
p＝1.0）と報告されており，金属ステントによる評価困難例がなくなるのであれば，再狭窄の低さを考
慮しても PCI 後のフォローアップは心臓 CT で置き換わる日がくるかもしれない．

C BVS の実際

BVS による PCI 治療はすでにヨーロッパでは始まっており，心臓 CT を用いた研究も報告されてい
る[9]．筆者が留学していた，オランダ・ロッテルダムのエラスムス大学胸部疾患センターでは先の臨床
試験に参加しており，またコアラボ（Cardialysis）での ABSORB cohort A 研究の手伝いをしていた機

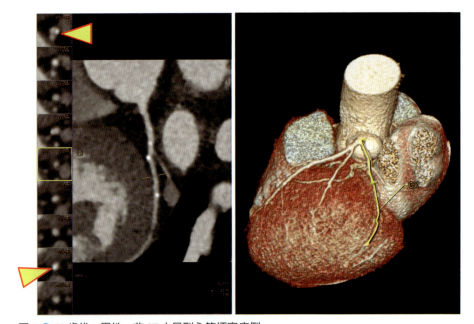

図 2 ● 60 歳代，男性．非 ST 上昇型心筋梗塞症例
左回旋枝 Seg 13 に Absorb 生体吸収性スキャフォールド（BVS）2.5×18 mm を留置し血行再建術
を行い，10 カ月後の心臓 CT 検査でフォローアップされている．小径の BVS であるが，CT では
留置部位の良好な開存が確認された（黄矢印は両端の不透過マーカー）．

会があったので，その実際を紹介する．

現在の Absorb-BVS の使用可能な種類を表 1 に示す．留置後 18 カ月前後での心臓 CT 検査が行われ
ていたが，Absorb-BVS は両端に不透過マーカーが 180° の位置に配置しているのみで，CT ではスキャ
フォールドのストラットは視認できない．留置された BVS のプロファイル（長さ×径）を知らないと，
両端の不透過マーカーのみではその存在を知ることは難しいことが多い．留置部位付近に冠動脈の石灰
化を伴う場合は難しくなる（図 1）ことがあるので，PCI 治療時の血管造影像を確認しながら評価するこ
とをお勧めする．不透過マーカーも若干の金属アーチファクトがあるが，その部分の血管径を予測する
ことはさほど難しくなく，小径 BVS の評価にも利点があるのかもしれない（図 2）．冠動脈 CT アンギ
オグラフィとして画質が十分であれば，computational flow dynamics を利用した CTA-FFR（FFR$_{CT}$）
の評価も可能となる．BVS で治療された部位は，最終的には治療を必要としない血管のように屈曲・拍
動することが可能である．ステント損傷（fracture）によって冠動脈を傷害させるリスクは低いことが
予想され，BVS 留置後のステント内遠隔期損失径もこれまでの DES と非劣性であることが報告されて
いるので，晩期のステント（デバイス）血栓症の検索など心臓 CT で非侵襲的に評価できる可能性が期
待される．

謝辞：本稿の作成にあたり，BVS の解析方法のご教授と症例の借用にご協力いただきました，オラン
ダ・ロッテルダムのエラスムス大学放射線科心臓 CT 部門の Koen Nieman 先生に心より感謝いたしま
す．

■ 文献

1) Sun Z, Almutairi AM. Diagnostic accuracy of 64 multislice CT angiography in the assessment of coronary in-stent restenosis: a meta-analysis. Eur J Radiol. 2010; 73: 266-73.

2) 山科　章，上嶋健治，木村一雄，他．冠動脈病変の非侵襲的診断法に関するガイドライン．循環器病の診断と治療に関するガイドライン（2007-2008 年度合同研究班報告）．Circ J. 2009; 73（Suppl. Ⅲ）: 1019-89.

3) Garcia-Garcia HM, Serruys PW, Campos CM, et al. Assessing bioresorbable coronary devices: methods and parameters. JACC Cardiovasc Imaging. 2014; 7: 1130-48.

4) Serruys PW, Ormiston JA, Onuma Y, et al. A bioabsorbable everolimus-eluting coronary stent system（ABSORB）: 2-year outcomes and results from multiple imaging methods. Lancet. 2009; 373: 897.

5) Serruys PW, Chevalier B, Dudek D, et al. A bioresorbable everolimus-eluting scaffold versus a metallic everolimus-eluting stent for ischaemic heart disease caused by de-novo native coronary artery lesions（ABSORB Ⅱ）: an interim 1-year analysis of clinical and procedural secondary outcomes from a randomised controlled trial. Lancet. 2015; 385: 43-54.

6) Ellis SG, Kereiakes DJ, Metzger DC, et al. Everolimus-eluting bioresorbable scaffolds for coronary artery disease. N Engl J Med. 2015; 373: 1905-15.

7) Abizaid A, Ribamar Costa J Jr, Bartorelli AL, et al. The ABSORB EXTEND study: preliminary report of the twelve-month clinical outcomes in the first 512 patients enrolled. EuroIntervention. 2015; 10: 1396-401.

8) Puricel S, Arroyo D, Corpataux N, et al. Comparison of everolimus- and biolimus-eluting coronary stents with everolimus-eluting bioresorbable vascular scaffolds. J Am Coll Cardiol. 2015; 65: 791-801.

9) Kimura T, Kozuma K, Tanabe K, et al. A randomized trial evaluating everolimus-eluting Absorb bioresorbable scaffolds vs. everolimus-eluting metallic stents in patients with coronary artery disease: ABSORB Japan. Eur Heart J. 2015 Sep 1. pii: ehv435.

10) Onuma Y, Dudek D, Thuesen L, et al. Five-year clinical and functional multislice computed tomography angiographic results after coronary implantation of the fully resorbable polymeric everolimus-eluting scaffold in patients with de novo coronary artery disease: the ABSORB cohort A trial. JACC Cardiovasc Interv. 2013; 6: 999-1009.

〈倉田 聖〉

心臓外科手術に役立つ心臓 CT とは

　冠動脈の画像診断法としては，従来では選択的カテーテル挿入による冠動脈造影（coronary angiography: CAG）が形態情報に関する唯一の最終診断法であったが，近年，multi-detector row computed tomography（MDCT）の機器および再構成の進歩に伴い，非侵襲的に CAG に近似する形態情報が得られるようになった．本稿では，最近の報告を交え，心臓外科手術における心臓 CT の有用性について紹介する．

A　冠動脈バイパス術の術前・術後評価

　冠動脈バイパス術（coronary artery bypass grafting: CABG）は，3 枝病変や左主幹部病変有意狭窄を有する患者の心筋血流を改善させる目的で施行される．近年の経皮的冠動脈形成術（PCI）の発展・進歩により CABG の適応となる冠動脈硬化症病変は年々重症化・複雑化している．冠動脈硬化症に対する手術のストラテジーを構築する上で，MDCT が有用と考えられる点を下記に示す．

a．末梢吻合部（ターゲット）の決定

　適切な末梢吻合部を選択することは，安全かつ確実な吻合をするために必要不可欠である．末梢吻合部の決定のために正確な有意狭窄の診断と冠動脈疾患の重症度の把握が重要であることはいうまでもない．MDCT によるネイティブ冠動脈の病変（50％以上狭窄）の検出精度は，グラフト開存性の評価に劣るものの，ほぼ 80～90％前後の感度，特異度をもって同定可能とされている[1]．しかし，バイパス適応となる 75％以上の有意狭窄の判断は最終的に CAG に委ねられることとなる．

　MDCT の特徴として，慢性閉塞性病変（CTO）における閉塞部より遠位の血管性状や病変の有無や，石灰化病変の位置，あるいは心筋，脂肪組織に埋没している冠動脈の範囲，などの情報が得られやすいことがあげられる．高度狭窄病変（99％）・閉塞病変（CTO）症例では，CAG による病変より末梢の動脈は薄く造影されることがあり，全体的な把握が困難なこともある．このような場合であっても，MDCT はその優れた濃度分解能のため，病変および側副血行路を立体的に描出することが可能となることが多く，バイパス術前のターゲット予測に役立つ（図 1a～c）．また，MDCT は石灰化病変の描出，ならびに冠動脈が心筋内に埋没して走行する心筋ブリッジを同定することが可能であり，適切な吻合予定位置を予測する助けとなる（図 1d）．これらの MDCT から得られる情報は，適切なグラフト距離を把握することにもつながり，動脈壁石灰化が顕著な長期透析・糖尿病患者などで特に有用であると考えられる．

b．バイパスグラフトの選択

　左前下行枝（LAD）への左内胸動脈（LITA）を用いた血行再建は，静脈グラフトと比較して短期・長期開存を保ち，生存率・心事故回避率においても優れた成績をもたらす[2]．したがって，LITA-LAD バイパスは冠動脈バイパス術におけるゴールドスタンダードといえる．MDCT は，LITA，胃大網動脈の走行異常，血管性状を非侵襲的に把握するのに有用とされており，術前にグラフトデザインを計画する一

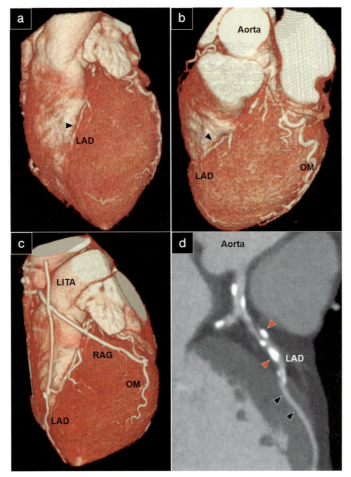

図1 ● 左前下行枝の閉塞例の MDCT 画像

　a，b： MDCT 撮影により，左前下行枝の閉塞病変末梢に吻合可能な
　　　血管内腔があることが明瞭に示された（a，b 矢頭）.
　c： 術後グラフト開存性評価. LITA-LAD，RAG（橈骨動脈グラフト）-
　　　HL-OM を施行. 術後 MDCT にてグラフト開存が確認された.
　d： 石灰化病変を合併した埋没冠動脈の MDCT 所見. MDCT では，左
　　　前下行枝中枢側に石灰化病変（赤矢頭），mid に心筋内走行部位（黒
　　　矢頭）が明瞭に描出されている.

LAD： left anterior descending artery，OM： obtuse marginal artery，
LITA： left internal thoracic artery，RAG： radial artery graft

助となる. グラフトとして ITA の使用が不適切となりうる病態は，左鎖骨下動脈（椎骨動脈分岐より近位部）または腕頭動脈の高度狭窄があげられる（図 2a〜d）. 橈骨動脈の触知が良好であっても，鎖骨下動脈や腕頭動脈狭窄が存在していることがあり，この場合 LITA あるいは右内胸動脈（RITA）の血流は期待できない. 鎖骨下動脈狭窄を呈する症例に対して，LITA を使用した CABG を施行した場合，術後に鎖骨下動脈への steal 現象が生じて心筋虚血をきたす冠状動脈−鎖骨下動脈盗血症候群の報告もみられるため，注意が必要である. 術前に LITA 造影をルーチンで行う施設もあると思われるが，CAG 前に MDCT を撮影しておくことで，カテーテル操作に伴う脳循環への塞栓症リスクを回避しうるというメ

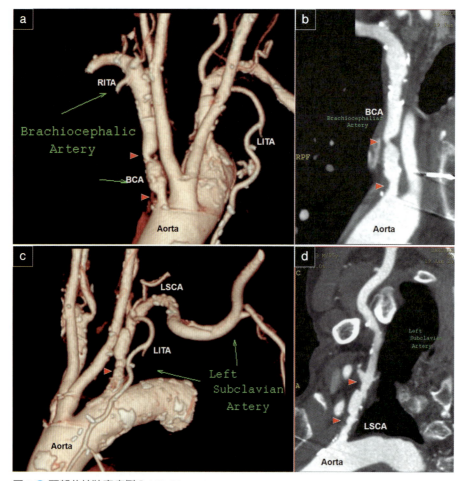

図2 ● 頸部分枝狭窄症例の MDCT

　a，b：腕頭動脈起始部に2カ所の狭窄病変を認める（赤矢頭）．
　c，d：左鎖骨下動脈起始部において虫食い状の狭窄病変を認める（赤矢頭）．
RITA: right internal thoracic artery,　LITA: left internal thoracic artery,
BCA: brachiocephalic artery,　LSCA: left subclavian artery

リットがあると考えられる．

　LITA 使用がためらわれる別の病態として，大動脈縮窄症や Leriche 症候群などの下肢虚血を呈する病態があげられる．いずれも，下肢の血流を補うために内胸動脈から下腹壁動脈を介して豊富な側副血行路が形成される（図3a〜d）．これらの疾患において内胸動脈を CABG のグラフトとして使用する場合，側副血行路が失われ，術後下肢虚血の悪化が危惧される．MDCT 撮影により発達した内胸動脈，および側副血行路が明瞭に描出され，グラフトデザインを術前に計画する一助となる．最終的には，術中 LITA を一部剥離後遮断し，大腿動脈圧の変化をみることで下肢血流への影響を把握することが可能である．症例によっては，グラフトとしての LITA 使用を回避する，あるいは LITA を使用すると同時に下肢動脈に対する血行再建術を施行する必要がある．

ｃ．バイパスグラフトの術後評価

　術後5年以降で静脈グラフトの開存率が低下する一方，LITA は 90%以上の開存率を保ち，生存率・心

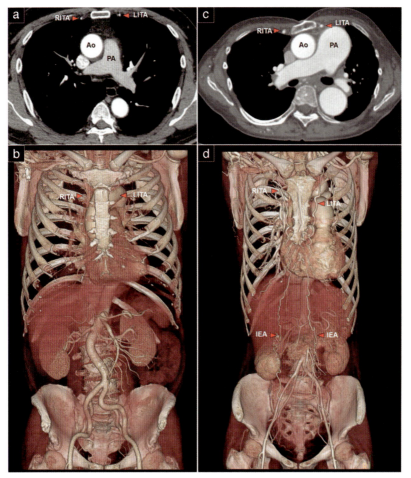

図3 ● MDCT による内胸動脈の評価

   a，b： 正常例における内胸動脈（赤矢頭）.

   c，d： 大動脈縮窄症例における内胸動脈（赤矢頭）. 内胸動脈は顕著に発達して
      おり，下腹壁動脈を介して豊富な側副血行路が下肢に向けて形成される（赤矢
      頭）.

 RITA： right internal thoracic artery，LITA： left internal thoracic artery，

 IEA： inferior epigastric artery

事故回避率も 10 年から 20 年にわたって静脈グラフトより明らかに優れることが報告されている[3]. いずれのグラフトも遠隔期評価が必要と考えられるが，MDCT によるグラフト閉塞診断成績は，感度 99〜100％，特異度 93〜100％であり，開存グラフトの狭窄診断成績は，感度 58〜100％，特異度は 85〜100％であり，良好な成績であった[4]. MDCT にてグラフトが開存し，有意狭窄がなければ，少なくとも再血行再建が必要になるような閉塞や高度狭窄が存在する可能性は低い.

B 冠動脈走行異常

   冠動脈走行異常症例では，選択的 CAG を行うことが困難なことも多い. 冠動脈バイパス術にかぎらず，開心術術前に得ておくべき冠動脈の情報として，冠動脈起始異常や終止異常があげられる.

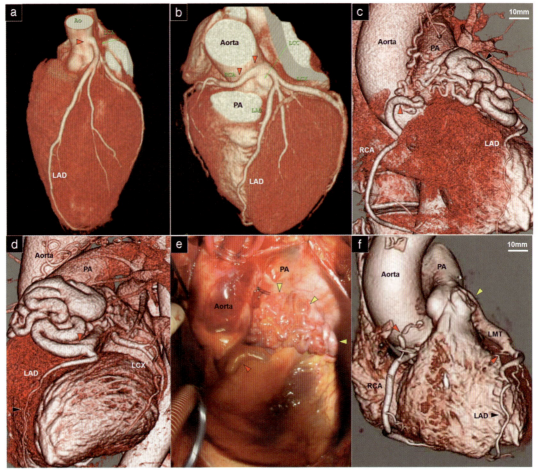

図4 ● MDCT による冠動脈走行異常の描出

a： 左冠動脈が，sino-tubular junction よりも高位で起始するタイプの high takeoff（赤矢頭）

b： RCA が左冠洞から起始する interarterial type．近位部は急峻に屈曲した後に，大動脈と肺動脈の間を走行している．

c： conus branch から異常血管が起始（赤矢頭）し，屈曲蛇行した異常血管が肺動脈前面から側面を取り囲んでいる（黒矢頭）．

d： LAD から異常血管が起始し（赤矢頭），異常血管が分岐した末梢の LAD 径は縮小している像が認められ（黒矢頭），盗血現象と考えられた．

e： 術中写真（体外循環確立後）．術前 CT 通り，屈曲蛇行した異常血管が肺動脈前面から側面を取り囲んでいる．手術は体外循環確立後，流出血管を結紮切離し，さらに心停止下に肺動脈を縦切開し，流入血管を肺動脈内腔より閉鎖した．また LAD，conus branch からの流出血管はできるだけ中枢で結紮切離した．

f： 術後 MDCT．肺動脈 Valsalva 洞直上で流出路は閉鎖されている（黄矢頭）．conus branch，LAD から起始した異常血管を結紮した像が認められる（赤矢頭）．異常血管は消失し，術前狭小化していた LAD 末梢の拡張が認められた（黒矢頭）．

LAD： left anterior descending artery，RCA： right coronary artery，PA： pulmonary artery，LCX： left circumflex artery，LMT： left main trunk

a．high takeoff

high takeoff（高位起始）は，右冠動脈（right coronary artery：RCA）あるいは左冠動脈（left coronary artery：LCA）が，sino-tubular junction よりも高位で起始する病態である（図 4a）．臨床的に問題になる可能性は低いが，上行大動脈に操作が加わる体外循環使用症例や，上行大動脈に中枢側吻合を行う症例では，プランニングに影響する可能性があるので，注意が必要である．

b．対側冠洞起始症

LCA が右冠洞，RCA が左冠洞から起始する奇形である．図 4b は，RCA が左冠洞から起始する interarterial type であり，最も頻度が高い（図 4b）．近位部は急峻に屈曲した後に，大動脈と肺動脈の間を走行している．この type は大動脈拍動の影響で冠動脈起始部に狭窄が生じ，突然死のリスクになると考えられている．

c．冠動脈瘻

冠動脈瘻は，冠動脈が心房あるいは心室，冠静脈洞，肺動脈などと交通する病態である．本疾患の多くが，血流量の増加により血管径が拡張し，屈曲蛇行した異常血管を呈する．異常血管の流入先として，右心室が最も多く 40〜45％，次いで右心房 25％，肺動脈 5〜15％と続く．起こりうる症状としては，盗血現象による心筋虚血や，シャントによる肺高血圧，冠動脈瘤，感染性心内膜炎，などがあげられる．無症状の場合は経過観察されることが多いが，有症状や無症状であっても左右シャント率が 30％以上の場合は，血管内治療や外科的治療が考慮される．

冠動脈瘻に対する外科治療において MDCT は術前・術後評価において貴重な役割を果たす．術前評価としては，流入している血管と屈曲蛇行した異常血管との解剖学的位置関係の把握に有用である．自験例では，LAD，conus branch から異常血管が起始し，屈曲蛇行した異常血管が肺動脈前面から側面を取り囲んでいる様子が明瞭に描出されている（図 4c, d）．また異常血管が分岐した末梢の LAD 径は縮小している像が認められ，盗血現象と考えられた．手術は体外循環確立後，流出血管を結紮切離し，さらに心停止下に肺動脈を縦切開し，流入血管を肺動脈内腔より閉鎖した（図 4e）．また LAD，conus branch からの流出血管はできるだけ中枢で結紮切離した．術後 MDCT では，異常血管の消失，術前狭小化していた LAD 末梢の拡張が認められ，手術の効果が画像的に示された（図 4f）[5]．

C　今後の展望

冠動脈疾患に対する外科治療において，MDCT の最大のメリットは，横断像や MPR（multiplanar reconstruction：多断面再構成）画像により冠動脈のプラークの存在や性状を含めた壁の状態のみならずその周囲にある心筋，脂肪などを同時に観察することが可能となる点である．MDCT のさらなる多列化，dual-source などの新世代 MDCT の登場により，CAG を凌駕する情報を非侵襲的に提供できるモダリティーとして今後の発展が期待される．

■ 文献

1) Ropers D, Pohle FK, Kuettner A, et al. Diagnostic accuracy of noninvasive coronary angiography in patients after bypass surgery using 64-slice spiral computed tomography with 330-ms gantry rotation. Circulation. 2006；114：2334-41.
2) Dabel RJ, Goss JR, Maynard C, et al. The effect of left internal mammary artery utilization on short-term outcomes after coronary revascularization. Ann Thorac Surg. 2003；76：464-70.

3) Lytle BW, Loop FD, Cosgrove DM, el al. Long-term（5 to 12 years）serial studies of internal mammary artery and saphenous vein coronary bypass grafts. J Thorac Cardiovasc Surg. 1985；89：248-58.

4) Schlosser T, Konorza T, Hunold P, et al. Non-invasive visualization of coronary artery bypass grafting grafts. J Am Coll Cardiol. 2004；44：628-37.

5) Kainuma S, Funatsu T, Sawa Y, et al. Surgical intervention for bilateral coronary artery fistulas to the pulmonary artery. Eur J Cardiothorac Surg. 2016；49：1527-9.

〈甲斐沼 尚〉

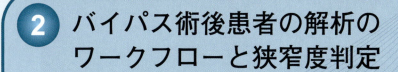

2 バイパス術後患者の解析のワークフローと狭窄度判定

　現在，冠動脈バイパス術（coronary artery bypass grafting：CABG）の術後評価は侵襲的な選択的冠動脈造影（invasive coronary angiography：ICA）がゴールドスタンダードである．しかしICAはCTA（CT angiography）と比較すると患者負担も大きく，通常のカテーテル検査同様に血管合併症のリスクは高い．またグラフト造影は通常の冠動脈検査と比較して高度な技術を要し，吻合の方向によっては適切な分離角度を得ることが難しく，多くの撮影を必要とすることがありその分造影剤，被ばく量が増大する．閉塞を伴うネイティブ血管を含む複雑な読影にも注意が必要である．一方，CTは合併症を回避できる非侵襲的検査法であり，短時間の患者拘束時間で包括的な診断ができる．冠動脈のみのCTAと比較すると撮影範囲が広いため被ばく量，造影剤量は増えるが，一度の撮影で得られるボリュームデータでの解析を行うため，吻合の数による影響はない．ただし，後述するアーチファクトなどによる問題もあり，個々の症例により最適な検査法を選択することが重要である．

A　使用されるグラフトの種類と特徴（図1）

a．内胸動脈（internal thoracic artery：ITA）

　弾性線維に富む弾性動脈であり，筋性動脈と比較し，動脈硬化の頻度が低く，スパスムも起こりにくいとされる．また，従来より使用されていた静脈グラフトと比較して長期開存率も高く，走行など，解剖学的個人差も少なく現在は前壁の血管へのグラフトとして多く使用されている．ただし，内径が2mm前後と細く，サージカルクリップからの金属アーチファクトの影響が問題となることがある．

b．橈骨動脈（radial artery：RA）

　SVG（大伏在静脈：saphenous vein graft）と比較すると開存率も高く，LAD以外の冠状動脈に使用した場合の開存率はITAなど，他の動脈グラフトと同等である．RAは遊離グラフトとして使用され，内径が3mm前後と比較的太く，グラフト長も20cm前後採取でき，多数の血管への吻合を行うシーケンシャルグラフトとして使用される．そのため分枝処理に使用されるメタルクリップも多く，こちらも金属アーチファクトの影響が問題となることがある．

c．右胃大網動脈（gastropiploic artery：GEA）

　内胸動脈同様にin situグラフトとして右冠動脈へのバイパスに使用さる．RCAに対するグラフトとして他の動脈グラフトと同等の成績であるが，動脈硬化の頻度が高く，スパスムも生じやすい．また，走行も個人差が大きく，血行再建の中心としては使用されない．肝臓の前面より横隔膜を経由し吻合され，しばし屈曲を伴うため評価に注意が必要である．

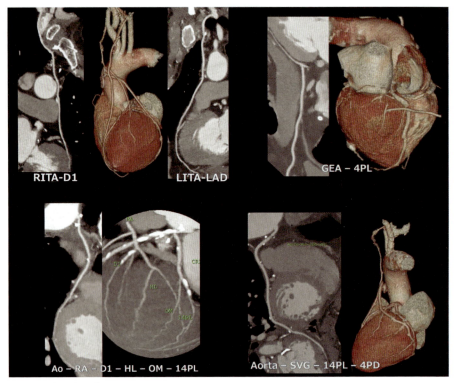

図1 ● バイパスグラフト
　左上：内胸動脈，右上：右胃大網動脈，左下：橈骨動脈，右下：大伏在静脈

d．大伏在静脈（saphenous vein graft：SVG）

　内径が大きく高流量が得られるが長期の開存率が低く，現在では第1選択ではないが，採取が容易で，緊急時や，第2選択として使用される．また，最も初期より使用されてきたグラフトであり，CTAでの評価対象になることは多い．内径が大きく，動脈グラフトと比べるとメタルクリップからの影響は受けにくいが，上行大動脈の吻合部のマーカーリングからの金属アーチファクトが問題となることが多い．

B　CTAによる術後評価と注意点・アーチファクト

　CABG術後患者は動脈硬化が高度に進行していることが多く，カテーテル所見，手術記録の確認を注意深く行い，ネイティブの進行の有無も含め，注意深く解析，読影しなければならない．術後短期間で約10％のグラフトが閉塞し，さらに10年後，静脈グラフトの58％，動脈グラフトの27％が閉塞する．また，術後6年では狭心症は50％の患者に起き，症状はグラフト不全だけではなく，ほとんどの患者はネイティブ血管の病変の進行によると報告されている[1]．したがってCABG後のCTA評価でもグラフトの評価同様にネイティブ血管の評価も重要である．ネイティブ血管の評価については他稿に譲るが，屈曲した小血管，ステント，高度な石灰化により困難なことがあると報告されている[2]．実際，64列MDCTで50人の患者の138のグラフト評価を行い，診断能はグラフト血管（96％）と比

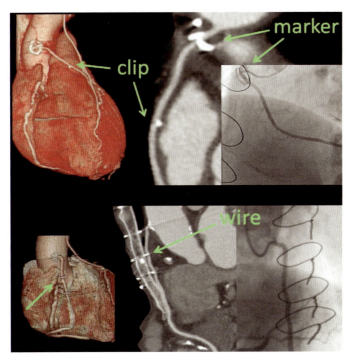

図 2 ● 金属アーチファクト
上: マーカー, クリップ, 下: 胸骨ワイヤー

較して, ネイティブ血管は 73％とかなり低いと報告されている[3].

　また, 最も問題となるのが呼吸性のモーションアーチファクトであり, CABG 後の CTA 撮影では ITA を含めると 20～30 cm 程度の撮影範囲となり心臓のみの撮影時間と比べるとはるかに長くなる. 撮影に患者の協力は不可欠で特に高齢患者では注意が必要であり, 撮影前に十分な息止め練習を行い, できない場合は ICA も考慮に入れる. また, 造影剤の流入方向を考えると, 頭尾方向の撮影が理想であるが, 撮影終了直前の最も息止めの難しい位置にある吻合部やネイティブ血管はアーチファクトの影響を受けやすい. このため, 症例によっては逆の尾頭方向の撮影も提唱されているが, 例えば, IMA バイパス患者の場合, 撮影時間終了までの鎖骨下動脈の造影効果が求められ, バイパス血管からネイティブ血管の造影剤の充満時間の延長を必要とし, 結果, 造影剤量の増加につながってしまう. 金属アーチファクトも CTA の大きな問題点の 1 つである. サージカルグリップやマーカーリング, 胸骨ワイヤーからのアーチファクトにより読影不能な部位が生じることがある (図 2). これに対し, 当院では機能解析を行う場合や, 単一の心位相では評価できない患者には全心位相のデータ収集を行っており, そのデータを注意深く確認することにより, 冠動脈の静止フェーズ以外でもアーチファクトの方向の異なる, その部分だけでも開存を確認できるフェーズをみつけることで診断能は大きく向上する (図 3).

　もう 1 つの問題として, CTA は造影剤の静脈投与で ICA の陽圧インジェクションと異なり, バイパス−ネイティブ血管吻合部で, 閉塞していないネイティブのフローが強い場合は, バイパス血管への逆流により ICA でみられる, いわゆる"to and flow"様の状態であったり, バイパス内への造影剤の到達が遅れた状態で撮影されると重症狭窄や, 閉塞と診断し過大評価につながる (図 4).

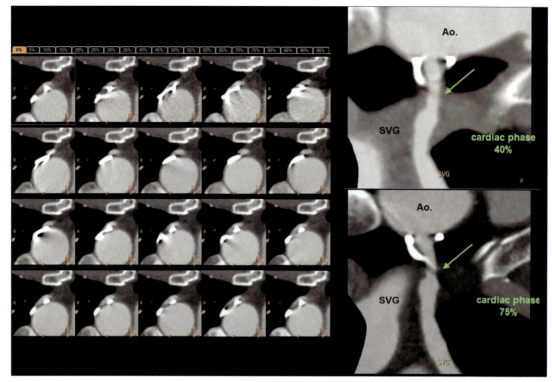

図 3 ● 全心時相データによるマルチフェーズ解析

左： 全心時相のデータ．冠動脈の静止フェーズ以外の問題となるアーチファクトの方向の違う心時相を全心時相の中から検索する．

右： マルチフェーズ解析．複数のフェーズを使用することによりアーチファクトの問題を解決する．この症例では，冠動脈の静止する拡張中期のデータではすべてでアーチファクトの影響を排除できず，収縮期に当たる 40％にて開存を確認できた．

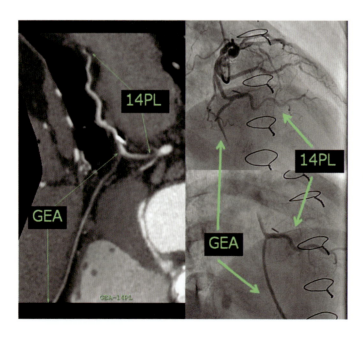

図 4 ● 血流競合による過大評価

CT 検査にて GEA の狭窄疑いにて ICA を施行した症例．比較的ネイティブ血管のフローが保たれており，"to and flow"を呈した．CT での造影効果の低下はカテーテルによる陽圧インジェクションではないため，血流競合による造影効果の低いタイミングでの撮影によるものと考えられた．

おわりに

　CT 装置の進歩により装置の高容量化，ノイズ低減技術の登場により低電圧撮影も可能となり造影剤の低減も進んできている．今後，さらなる高速化や，整形領域で使用されだしている金属アーチファクト低減技術の心臓領域への応用にも期待したい．

■ 文献

1) Alderman EL, Kip KE, Whitlow PL, et al. Native coronary disease progression exceeds failed revascularization as cause of angina after five years in the Bypass Angioplasty Revascularization Investigation（BARI）. J Am Coll Cardiol. 2004; 44: 766-74.
2) Goetti R, Leschka S, Baumüller S, et al. Low dose high pitch spiral acquisition 128-slice dual source computed tomography for the evaluation of coronary artery bypass graft patency. Invest Radiol. 2010; 45: 324-30.
3) Ropers D, Pohle FK, Kuettner A, et al. Diagnostic accuracy of noninvasive coronary angiography in patients after bypass surgery using 64-slice spiral computed tomography with 330-ms gantry rotation. Circulation. 2006; 114: 2334-41.

〈伊保純一　高山雄紀〉

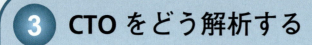

C．効率よく解析を進めるプロセス［応用編］

③ CTO をどう解析する

chronic total occlusion（CTO）病変に対する血行再建は，左室機能の改善や長期生存率の改善が期待でき，現在では広く行われるようになってきた[1,2]．しかし，CTO 病変は percutaneous coronary intervention（PCI）において最も困難な治療対象の 1 つであり，様々なデバイスやテクニックが開発されている．CTO-PCI の成功率向上には，閉塞血管の走行や閉塞部の病変性状，側副血行路などを事前に評価し，それを PCI に活かすことができるかがカギとなる．またこれらの情報は手技時間の短縮，被ばく線量や造影剤量の低減にもつながると期待される．

A　CTO 病変における CT の解析

CTO-PCI にとって重要な閉塞血管の走行や閉塞部の病変性状の情報は，選択的冠動脈造影検査（coronary angiography: CAG）から得ることは難しい．一方で CT ではこれらの情報を得ることができ，たとえ側副血行路が十分発達していない症例でも閉塞部より遠位側の血管を描出することが可能である．

CT の解析を行う際，まず volume rendering image（VR 像）や angiographic view（AV）で冠動脈の走行や閉塞部位を理解し，CAG や PCI 時の至適撮影方向を確認する．続いて curved planar reconstruction image（CPR 像）や直交断面像（cross-section image: CS 像）で閉塞部の形態（屈曲の程度，shrinkage の有無，閉塞長，断端の形態，microchannel の有無，側枝の有無など）や病変性状（プラーク性状，石灰化の量・分布など）を観察する（図 1）．以下，その詳細について述べる．

B　閉塞部の形態

a．屈曲（図 2-1，2-2）

VR 像，AV，CPR 像で閉塞部またはその近位側における血管の屈曲の有無を理解し計測する．我々の施設では 135°以下の場合を屈曲ありと定義している．

b．shrinkage（図 3）

CPR 像にて閉塞部で急激な狭小化や先細りを認めるか否かを評価し，CS 像で血管径を計測する．血管径が 1 mm 以下の場合を shrinkage ありと我々の施設では定義している．

shrinkage はおそらく CTO 病変の閉塞期間を反映するとされており，また shrinkage を認める症例ではしばしばガイドワイヤーが血管外に進み冠動脈穿孔を引き起こし得る．

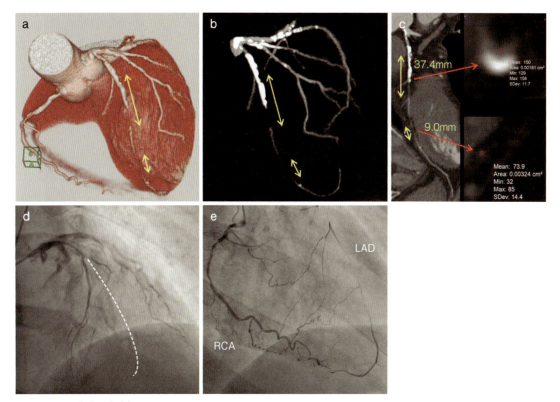

図1 ● CTO 病変の解析

a，b：volume rendering image（VR像）と angiographic view（AV）で左前下行枝（left anterior descending artery；LAD）に2カ所の閉塞を認める.

c：curved planar reconstruction image（CPR像）では LAD に有意な屈曲は認めないが，shrinkage と石灰化を認める. 2カ所の閉塞長はそれぞれ 37.4 mm と 9.0 mm であった. cross-section image（CS像）では，近位側の閉塞部には石灰化を認めた. 閉塞部ではプラークの CT 値は 32～85 HU であった.

d，e：選択的冠動脈造影（coronary angiography：CAG）では LAD 中部で閉塞を認め，閉塞部より遠位側では順行性血流は認めなかったが，右冠動脈（right coronary artery：RCA）から側副血行路を介した逆行性の血流を認めた.

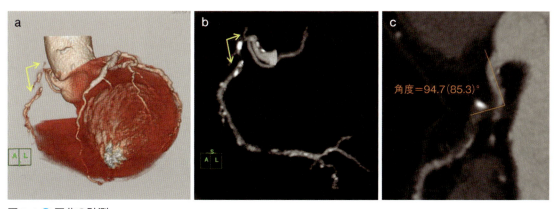

図2-1 ● 屈曲の計測

a，b：VR像と AV で RCA 近位部に閉塞を認める.

c：CPR像で屈曲を計測すると 94.7° であった.

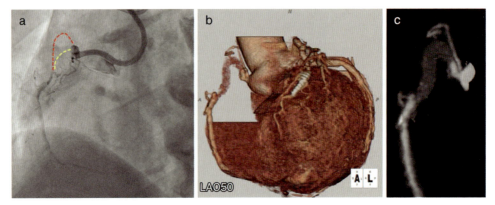

図 2-2 ● 屈曲

　　a： CAG にて RCA 近位部に閉塞を認める．術者は閉塞部の血管走行を黄色の破線と想定し percuta-
　　　　neous coronary intervention（PCI）に臨んだが，ガイドワイヤーが通過せず PCI は不成功に終わっ
　　　　た．CT で血管走行を確認すると，実際は赤色の破線のように走行する shepherd's crook の形状を
　　　　呈していた．

　　b，c： VR 像と AV にて閉塞部の血管は shepherd's crook の形状を呈することがわかる．

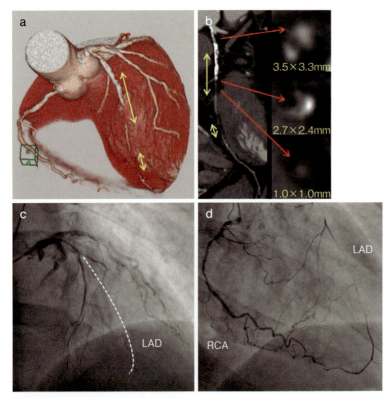

図 3 ● shrinkage

　　a： VR 像で LAD に 2 カ所の閉塞を認める．

　　b： CPR 像で閉塞部に狭小化を認め，CS 像で血管径は 1.0×1.0 mm であった．

　　c，d： CAG では LAD 中部で閉塞を認め，RCA から側副血行を認める．

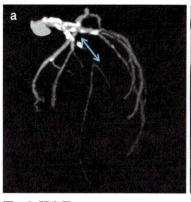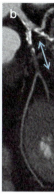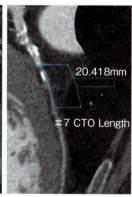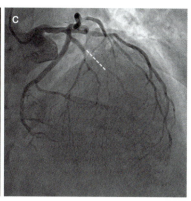

図 4 ● 閉塞長

a，c： AV と CAG で LAD 近位部に閉塞を認める．
b： CPR 像で閉塞長は 20.4 mm であった．

c．閉塞長（図 4）

　CPR 像では側副血行路が十分発達していない症例でも閉塞部より遠位側の血管を描出することができ，病変長の計測が可能である．Mollet らは閉塞長が 15 mm 以上であることは CTO-PCI 不成功の独立した予測因子であると報告している[3]．

d．断端の形態（図 5）

　CPR 像や CS 像にて閉塞部の断端が tapered type であるか，abrupt type であるかを評価する．Mollet らは tapered type ではエントリーポイントを有するため，CTO-PCI の成功率は有意に高いと報告している[3]．一方で abrupt type は fibrous cap（線維性被膜）で覆われていることが多く，その硬さに応じた先端荷重を有するワイヤーが必要となる．

e．microchannel（図 6）

　CPR 像や CS 像にて評価する．病理学的には約 40％で閉塞部に microchannel が存在するとの報告もあり，血管径は 0.1〜0.5 mm 程度とされている[4]．解像度の限界により，CT では評価困難な場合も多いが，microchannel を有する症例では CTO-PCI の成功率は高く，ポリマースリーブや親水性コーティングを施されたガイドワイヤーが推奨される．

f．側枝（図 7）

　閉塞部の近位側断端に側枝を有する場合，ワイヤーが側枝に誘導されてしまうため，一般的にワイヤーを通過させることが難しいとされている．逆に，ある程度の血管径を有する側枝が認められる症例では，側枝に血管内超音波（intravascular ultrasound: IVUS）を進め，IVUS ガイドで断端を確認しながらワイヤーを進めることができる．

C　病変性状

a．プラーク性状（図 8）

　CS 像にて閉塞部のプラーク内に low density area を認める場合，同部位にワイヤーを進める loose tissue tracking が可能となることがある．

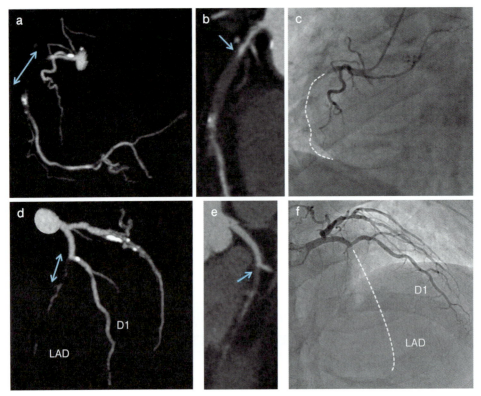

図 5 ● 断端の形態

a，b，c：AV と CAG で RCA 近位部に閉塞を認める．CPR 像で断端は tapered type であった．

d，e，f：別の症例では，AV と CAG で LAD 近位部に閉塞を認める．CPR 像では閉塞部断端は abrupt type を呈していた．

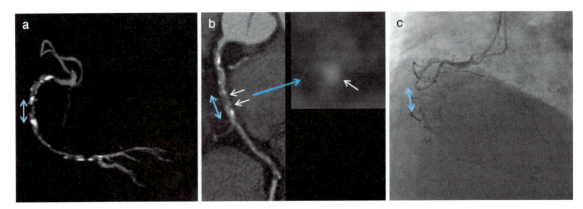

図 6 ● microchannel

a，c：AV と CAG で RCA 中部に閉塞を認める．

b：CPR 像，CS 像では閉塞部に microchannel を認める．

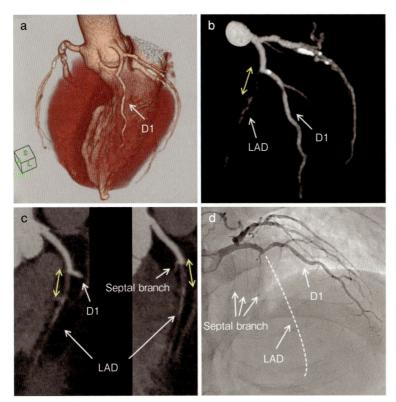

図7 ● 側枝

a，b：VR 像と AV で LAD 近位部に閉塞を認める．

c，d：CPR 像と CAG では閉塞部の近位側断端から分岐する対角枝と中隔枝を確認できる．

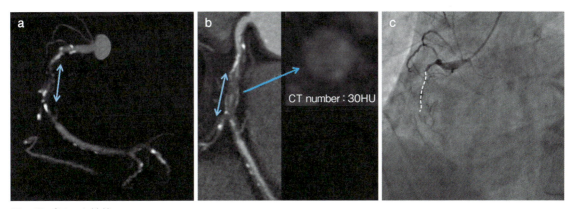

図8 ● プラーク性状

a，c：AV と CAG で RCA 中部に閉塞を認める．

b：CS 像では閉塞部のプラーク内に low density area を認め，CT 値は 30 HU であった．

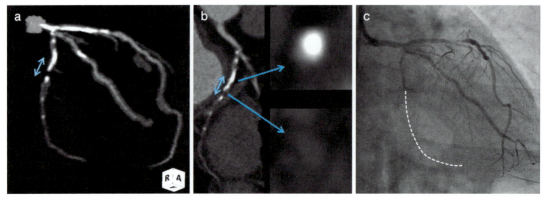

図9 ● 石灰化
　a，c：AV と CAG で LCX 中部に閉塞を認める.
　b：CPR 像と CS 像で閉塞部の近位側断端に血管内を占拠するような石灰化を認める.

b．石灰化 （図9）

　CPR 像，CS 像にて石灰化の量や分布を評価する．石灰化プラークの定義は様々な報告があるが，我々の施設では CT 値が 130 HU 以上のプラークが全周性か，もしくはそれに近い分布を示すものを高度石灰化と定義している．Soon らは，血管内の高度石灰化は CTO-PCI 不成功の独立した危険因子であると報告している[5]．一般的に，閉塞部の石灰化が 90° 以下の場合は比較的容易にワイヤーを通過させることができるとされている．また，石灰化が表在性に分布している場合，ワイヤーは subintima に進みやすく注意が必要である．また血管内を占拠するような石灰化を認める場合，石灰化のなかに内腔を認めなければワイヤーの通過や各種デバイスの通過に難渋することが予想される．さらに controlled antegrade and retrograde tracking（CART）technique や reverse CART technique で subintimal tracking を行う場所は，高度石灰化や屈曲を認めない部位が選択され，その決定にも事前の CT 画像の情報が役立つ．

おわりに

　我々の施設では，CTO-PCI 成否の予測因子について検討を行っている[6]．屈曲，shrinkage，石灰化，tapered stump，閉塞部の近位側断端の側枝の存在，ステント内閉塞，閉塞長の 7 項目について検討を行った結果，CTO-PCI の不成功の予測因子には高度屈曲，shrinkage，高度石灰化があげられた．

　CT 画像から閉塞部の血管走行や病変性状を把握することは，PCI のストラテジーの決定やガイドワイヤーの選択に大いに貢献し，またガイドワイヤーを通過させるルートの指標ともなり大変重要である．

■ 文献

1) Werner GS, Emig U, Bahrmann P, et al. Recovery of impaired microvascular function in collateral dependent myocardium after recanalisation of a chronic total coronary occlusion. Heart. 2004; 90: 1303-9.
2) Suero JA, Marso SP, Jones PG, et al. Procedural outcomes and long-term survival among patients

undergoing percutaneous coronary intervention of a chronic total occlusion in native coronary arteries: a 20-year experience. J Am Coll Cardiol. 2001; 38: 409-14.

3) Mollet NR, Hoye A, Lemos PA, et al. Value of preprocedure multislice computed tomographic coronary angiography to predict the outcome of percutaneous recanalization of chronic total occlusions. Am J Cardiol. 2005; 95: 240-3.

4) Strauss BH, SeqevA, Wriqht GA, et al. Microvessels in chronic total occlusions: pathways for successful guidewire crossing? J Interv Cardiol. 2005; 18: 425-36.

5) Soon KH, Cox N, Wong A, et al. CT coronary angiography predicts the outcome of percutaneous coronary intervention of chronic total occlusion. J Interv Cardiol. 2007; 20: 359-66.

6) Ehara M, Terashima M, Kawai M, et al. Impact of multislice computed tomography to estimate difficulty in wire crossing in percutaneous coronary intervention for chronic total occlusion. J Invasive Cardiol. 2009; 21: 575-82.

〈児玉淳子〉

CTO 治療に活かす

　現在の慢性閉塞性病変（CTO）病変に対するストラテジーの一般的な流れは，①順行性アプローチ，②逆行性アプローチのチャンネル選択の可能性があれば，逆行性アプローチ，③順行性のワイヤーが偽腔に迷入した場合は，順行性に偽腔に血管内超音波（IVUS）を挿入する IVUS ガイドの経皮的冠動脈形

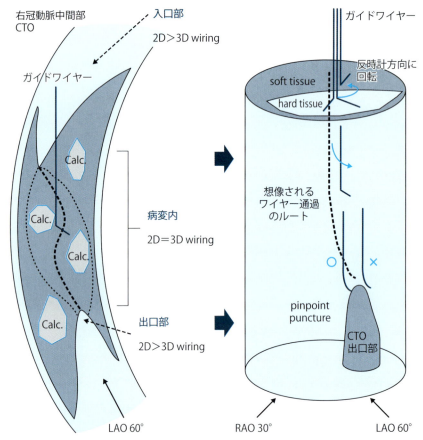

図 1 ● 病変部位と状況による CTO-specific stiff ワイヤーでの 2D と 3D wiring の使い分け
＜入口部＞
血液に満たされた内腔内では，ワイヤーのブレが大きく，3D wiring は困難.
＜病変内＞
3D wiring: ランドマークがあり，ワイヤーの操作性が保たれている場合.
2D wiring: ランドマークを認めないか，ワイヤーの操作性が維持できていない場合.
IVUS guidance/retrograde: 偽腔迷入が疑われるなど，ワイヤーの通過ができない場合.
＜出口部＞
3D wiring: 出口の視覚化に努め，3D wiring での pinpoint puncture が望ましい.

成術（PCI）の順番である．MDCT の情報は，上記の CTO PCI のストラテジーの術前の予測と，術中の
ワイヤー操作に非常に有用である．現在 CTO に使用される stiff ワイヤーは，GAIA や Conquest ワイ
ヤー（朝日インテック社）が主流である．筆者は，これらのワイヤーを，CTO 内で 3 次元（3D）的に操
作することが，繊細かつ有効なワイヤーの使用法と考える．この 3 次元操作を絡めた CTO 病変の PCI
への MDCT の活用法を述べる．

A CTO 病変に対するワイヤー操作のまとめ

　CTO PCI でどのようなワイヤー操作を行うかで，MDCT の活用法が変わる．まず，当院での CTO
PCI における 2D と 3D wiring の使い分けの概要を図 1 に記載した．通常は，CTO 内のマイクロチャン
ネルの通過を期待して，先端荷重の低い tapered soft ワイヤーである XT–R ワイヤー（朝日インテック
社）が第 1 選択となることが多い．次に GAIA や Conquest ワイヤーなどの CTO stiff ワイヤーを選択
する．このワイヤーの性能を最大限に活用するには，可能な状況であれば 3D wiring を行うことが望ま
しい．この操作は，進めたい方向とワイヤーの位置を 3D で認識し，ワイヤー先端と手元のトルカーの
回転の向きを一体化させて，正確な操作で，至適ルートを通過させる方法であり，その方法論を図 2 に
記載した[1]．

　この手技を行ううえで，冠動脈造影（CAG）と MDCT から得られる必要な情報が，①CTO 病変内の
石灰化からのワイヤー通過部の非石灰化ルートの 3D イメージ，②出口部内腔の血管内での分布，③術
中に病変内でのワイヤーの 3D イメージを構築するのに必要な直交する 2 方向の同定である．なお，こ
の直交 2 方向の同定には，MDCT での True view イメージ（Philips 社）を使用している．

B CTO PCI 術前の MDCT による評価
―入口部と出口部の位置と形状と，通過ルートの評価―

MDCT と CAG による CTO の入口部，病変内部，出口部の評価を表 1 にまとめた．
　入口部と出口部の形状の同定は，造影が十分に行えるのであれば，CAG の方がより正確に描出できる

表 1 ┃ CTO PCI の術前の CAG と MDCT による入口部，病変内と出口部の評価

CAG の情報に，MDCT からのワイヤーの通過に適した非石灰領域のルートの情報を加える．

CAG の確認点
①入口部の形状（tapered, blunt, none）
②出口部のワイヤーを受ける形状（tapered, blunt, none）と，内腔の分布位置（断面図で 1/4 変位）

MDCT の確認点
①入口部，CTO 内，出口部の石灰化と非石灰領域の分布と，内腔の分布位置（断面図で 1/4 変位）
②各部位の直交 2 方向の同定
③CAG で確認できない部分の追加情報
　a．入口部：分岐直後が none の形状の入口部の同定
　b．CTO 内部：血管の走行（蛇行）を把握する
　c．出口部：CAG で造影されない場合は，MDCT でも内腔造影は困難なことが多く，血管走行と石灰化情報か
　　らの推測

1. ワイヤーは，shaft と tip に分ける.

2. 術者がディテクタから画面を覗くイメージを作る.この場合，最初の方向（RAO 30°）から，次の方向（LAO 60°）へは，右にディテクタを動かすことになる.

最初の wiring の方向

ガイドワイヤー

shaft

tip

vessel | target

RAO 30°

ワイヤーの位置を確認するための直交方向

target

LAO 60°

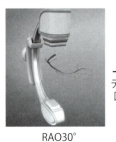

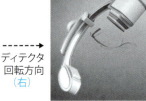

RAO30°

ディテクタ
回転方向
（右）

LAO60°

3. 3D イメージの法則："モニター上で，対象物（shaft か tip）は，ディテクタを回転する方向と同じであれば，回転した方向の画面からみて，その z 軸は前，逆は後である" を使用する.

shaft は，
target との位置関係をその方向として，ディテクタの回転方向と同じ，真ん中，逆を判断する.

tip は，
単にディテクタの回転方向と同じ，真ん中，逆を判断する.

この画面の z 軸は，
shaft は，target に対して後ろ

逆

shaft
(target に
対して左)

vessel | target

RAO 30°

ディテクタ
回転方向
（右）

後

vessel | target

LAO 60°

この画面の z 軸は，
tip の先端は前を向いている

同

tip（右を
向いている）

vessel | target

RAO 30°

ディテクタ
回転方向
（右）

前

vessel | target

LAO 60°

4. 回転した方向の 2D 画面に，shaft と tip の z 軸の情報を当てはめて，3D イメージを構成する.

最初の wiring の方向

shaft

tip

vessel | target

RAO 30°

ワイヤーの位置を確認するための直交方向

後

前

vessel | target

LAO 60°

IVUS like cross-sectional image

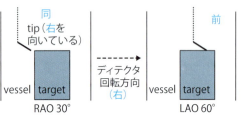

shaft

tip

RAO 30° →

LAO 60°

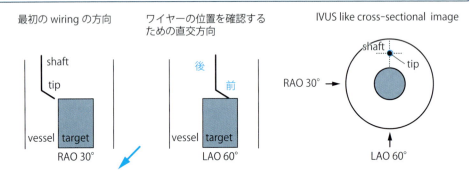

頭に構成される 3D イメージ

後
前

時計方向 45°に回転させて target を pin-point puncture

時計方向
45°

pin-point
puncture

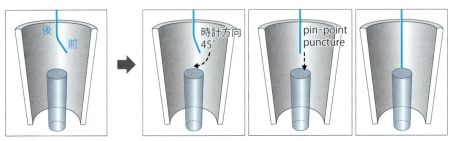

図2 ● 3D イメージの法則を使用した 3D イメージの構築の実際

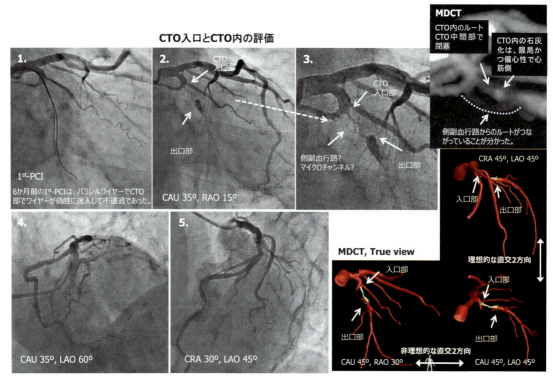

図 3a ● 症例 1. この症例で有効であった MDCT 情報
　①造影で見えるマイクロチャンネルと側副血行路の正確な評価
　②CTO 内の石灰化の分布
　③MDCT の True view による出口部の直交 2 方向の同定（CRA 45°, LAO 45° to CAU 45°, LAO 45°）

が，MDCT は，その部位の血管内での変位をより正確に認識することができる．MDCT でみるべき点は，①入口部，病変内部，出口部の石灰化と非石灰領域（ワイヤーの理想的な通過ルート）の分布とその形状を 3 次元で把握することと，それらの部位の直交 2 方向を同定すること，②CAG で同定できない分岐直後の入口部と，通過ルートの走行，出口部が造影されていない場合の部位の同定である．通過ルートの確認は，MDCT での評価が主となるが，CAG でのルート内の造影剤の染み込み（island）と，不十分ながらもみえる石灰化の分布の情報も重要である．この CAG からの情報を MDCT の石灰化情報と照らし合わせて，ワイヤーの通過に適した非石灰領域のルートを探し，透視で使用できる直交 2 方向での 3D でのイメージを構築する．具体的には，ワイヤーの通過の妨げとなるような石灰化が存在する場合は，どの角度でどの方向にワイヤーを進めればよいかを奥行も含めて認識しておく．また，石灰化や island がなく，CAG ではほとんど認識できない CTO の血管の走行する場合は，MDCT での走行の把握が有効であるが，ワイヤー操作は感覚を主とした 2D イメージの方が望ましいことが多い．

C 症例提示

　MDCT で，出口部の直交 2 方向の同定に有効であった症例 1 と，病変内の非石灰化領域の同定に有効であった症例 2 を提示する．
　症例 1（図 3）は，CTO 内のルートと，homo-collateral かマイクロチャンネルかの識別と，出口部で

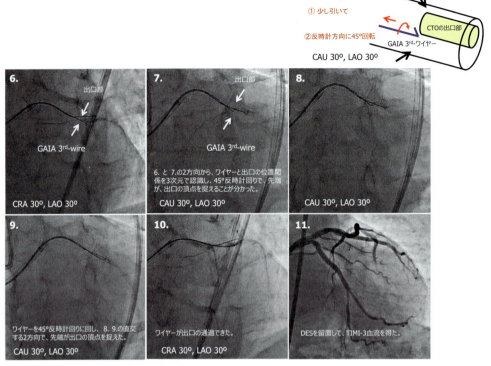

図 3b ● 正確な直交 2 方向での出口部の pin-point puncture

の直交方向の同定に MDCT の True view（Philips 社）が有効であった症例である．左回旋枝 Seg11 CTO の re-try 症例である．術 1 週間前の CAG では，RAO の CAU では，CTO 内のマイクロチャンネルが出口部につながっているようにみえた（図 3a-2，3）．しかし，MDCT の解析で，このマイクロチャンネルは途中までで閉塞し，AC 枝からの homo-collateral が出口につながっており，この 2 つのチャンネルが交差していることがわかった（図 3a-MDCT）．また，CTO 内の石灰化は中間部に限局的で心筋側にあることもわかった．出口部の直交 2 方向は，通常 Seg11〜13 の PCI 時は，CAU 30° で RAO から LAO にディテクタを動かすと，他の枝が重なりにくく，2 方向でのワイヤー操作が行いやすい．しかし，本症例では，MDCT の True view による解析で，この角度が振り子のような動きとなり直交方向となり難く，枝は重なるが，LAO 45° で，CAU 45° から CRA 45° が理想の直交方向であることがわかった（図 3a-MDCT True view）．前回の PCI で出口部に偽腔の形成があり，3D イメージでの正確な方向へのワイヤーの操作が求められた．まず，入口部から中間部までは，ワイヤー操作が行いやすい CAU 35°，RAO 15° で行い，この view では，中間部の石灰化と偽腔が前方向にあることを認識し，ワイヤーを後方向に進めた．出口部は，枝の重なりをなくすために，RCA からの心房枝からの選択造影を行い，True view で出口部が直交方向となる LAO 30° の CAU 30° から CRA 30° の 2 方向で，3D イメージを構築し，ワイヤー操作を行い，出口部の穿通に成功した（図 3b-6，7）．具体的には，LAO 30°，CRA 30° view（図 3b-6）と，LAO 30°，CAU 30° view（図 3b-7）で，図 3b のイラストの 3 次元イメージを構成し，GAIA 3rd-ワイヤーを 45° 強に反時計方向に回転させて，CTO 出口部の頂点をピンポイントで穿刺した．

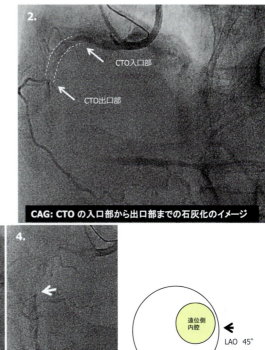

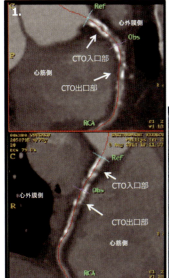

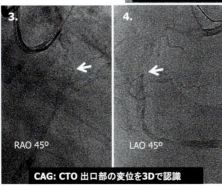

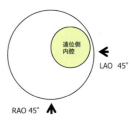

CAG: CTO の入口部から出口部までの石灰化のイメージ

CAG: CTO 出口部の変位を3Dで認識

図 4a ● 症例 2. この症例で有効であった MDCT 情報

①CTO 入口部，病変内，出口の非石灰化の分布（入口と病変部は血管の中心部，出口部は下記の変位）

②MDCT の True view による出口部の直交 2 方向の同定（CTO 内：CRA 10°，LAO 45° to RAO 45°，CTO 出口：LAO 45° to RAO 45°）

　症例 2（図 4a）は，右冠動脈 Seg1 CTO で，MDCT が，非石灰化情報からのワイヤー通過ルートの 3D イメージ構築に有効であった症例である．MDCT（図 4a-1）では，CTO 病変内に石灰化を中程度認めたが，CTO 内で比較的石灰化の少ないルートは，血管の真ん中であった．また，術前の CAG のアンジオ（透視，撮影とも）でも，この石灰化はある程度視認できた（図 4a-2 の点線）．アンジオで，出口部の形状と位置も，石灰化から認識される血管のイメージから，4 分割での 3D イメージで認識できた（図 4a-3，4）．GAIA 2nd-ワイヤーで antegrade approach を行ったが，CTO 内を 1 cm ほど進んだところで進まず，retrograde approach に移行したが，septal channel を通過した後で，ワイヤーが，右冠動脈の後下行枝で偽腔に迷入した．このため，Conquest-12 g ワイヤーで，3D wiring で antegrade のワイヤー操作を行った．石灰化からイメージできる血管ルートとワイヤーとの 3D の位置関係を図 2 の方法でイメージ構築し，ワイヤーを進めた．すなわち，直交する 2 方向（図 4a-1，2）で，3D イメージをイラストのごとく構築し，ワイヤーを 135° 時計方向に回転して，血管の中心に向けた．同様に，直交する 2 方向（図 4a-4，5）で，3D イメージをイラストのごとく構築し，ワイヤーを 90° 時計方向に回転して，血管の中心に向けた．この操作を，5 回行い出口部に進めたところ，穿通に成功した．ステントを留置して，TIMI-3 の血流を得た（図 4c-1，2）．もし回転方向が逆であれば，イラストのごとくワイヤーが血管の一方に偏っている状況であったので，血管壁の方向にワイヤー先端 tip が回り，偽腔を形成する

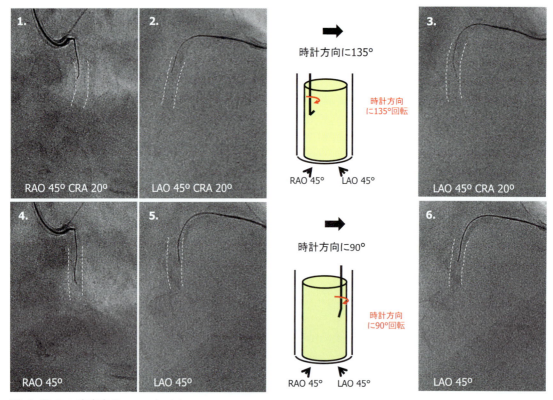

図 4b ● CTO 病変内の central wiring
CTO body 内は，ワイヤーと石灰化の位置関係を 3D で理解し，石灰化の中心に常にワイヤーの先端が向くように回転させて，Conqiest-12 g を押したところ，より先に進んだ.

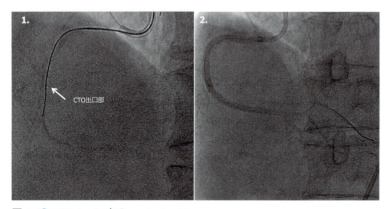

図 4c ● CTO body 内の central wiring

可能性があったと考える.

おわりに

CTO の PCI 時の MDCT から得られる有用な情報は，入口部，病変内と出口部の石灰化と非石灰領域

の分布からのワイヤー通過ルートと，各部位の直交 2 方向の同定である．これに CAG の情報を合わせて，3D wiring を試み，必要に応じて，ワイヤーをある程度感覚で回転させながら進める 2D wiring 操作に移行する．MDCT の情報を CAG に組み合わせることで，意図的なワイヤー操作の可能性が高くなる．

■ 文献

1) Okamura A, Iwakura K, Nagai H, et al. Chronic total occlusion treated with coronary intervention by three-dimensional guidewire manipulation: an experimental study and clinical experience. Cardiovasc Interv Ther. 2016; 31: 238-44.

〈岡村篤徳〉

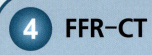

4 FFR-CT

　fractional flow reserve（FFR）は冠動脈における最大血流とベースラインの血流との比で表され，FFR≦0.8は冠動脈狭窄の機能的な狭窄の指標となっている．多枝冠動脈病変をもつ患者1,005人を対象としたFAME（Fractional Flow Reserve versus Angiography for Multivessel Evaluation）studyでは，FFRガイド下の血行再建が造影所見のみでの血行再建に比較して，有意にその後の有害事象が少なく，さらに医療コストの削減にも寄与したことが報告された[1]．冠動脈CT造影（coronary CT angiography: CCTA）は高い陰性的中率を持ち，形態的な冠動脈病変の有無についての情報を与えてくれる．しかしながら，血行動態的な情報をCCTAから得ることはできないため，有意な狭窄をCCTAで疑われた場合は，侵襲的カテーテルを行ってFFRを測定し，治療方針の決定を行う必要がある．non-invasiveな検査でもっと血行動態の情報，つまりFFRに相当する情報を得ることができないか，そんな背景から従来のCCTAの情報のみを用い，これまでカテーテル検査でしか得られなかったFFRをスーパーコンピュータにて算出する技術（FFR-CT）が開発された．CCTAの情報のみで，侵襲的カテーテル検査においてアデノシンを注射した際に得られる最大冠血流の状態をシュミレーションし，すべての冠動脈の部位にてFFRを表示することが可能な技術である[2]．本稿では，そのFFR-CTの基礎，ならびに臨床例，今後の課題について紹介する．

A　FFR-CTの基礎

　FFR-CTの算出には，通常のCCTAのデータセットの情報を用いる（図1）．anatomic modelとして冠動脈の解剖学的情報，左心室のボリューム（壁厚も含めて）や冠動脈径などの情報と，physiology modelとして虚血状態での冠動脈内圧・流れをスーパーコンピューターにてシュミレーションした情報の2つを組み合わせて，3次元の冠動脈画像上に暖色系から寒色系への色にてFFRを表示する．実際のデータのやり取りであるが，画像データの送信はすべてインターネット回線を用いて行われ，Heartflow社が提供するWebでDICOMイメージデータとして送る．解析には現在数時間が必要で，結果はWeb上でみることができる．FFR-CTの診断能について，最新のNXT試験で，FFR-CTやCCTAが，カテーテルでの侵襲的FFR≦0.8をどれだけ正しく診断できるかが検証された．図2に示すように冠動脈枝ごとの解析での診断精度はFFR-CTで86%，CCTAで65%と有意に高く，CCTAでの解剖学的な狭窄度のみでの判断にくらべてFFR-CTを用いることで，より正確に侵襲的FFR≦0.8を診断できたと報告されている．さらに，NXTに参加した日本人集団でのサブ解析も行われた．日本人では，Agatston score>400の人が45%と冠動脈石灰化が強い集団であったが，診断精度はFFR-CTで74%，CCTAで47%とFFR-CTで有意に高いというNXT全体の結果と遜色な

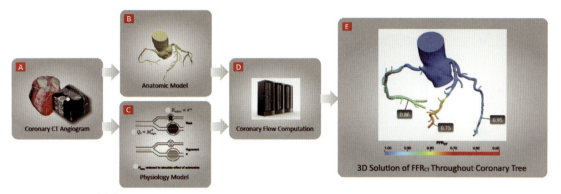

図1 ● FFR-CT の基礎

patient-specific coronary flow and pressure：

- using a standard CT dataset a quantitative model is built
- a physiological model is developed using LV and coronary anatomy and established form-function principles
- a fluid model calculates flow and pressure under simulated hyperemic conditions

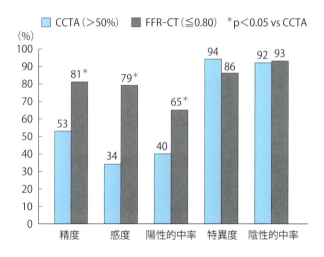

■ CCTA（>50%）　■ FFR-CT（≦0.80）　*p<0.05 vs CCTA

図2 ● NXT 試験における FFR-CT（グレー）と CTA のみ（青）の患者ベースでの診断能の比較（n＝256）
（Miyoshi T, et al. Circ J. 2015；79：406-12[3]より改変）

いものであった[3]．

B　FFR-CT を用いた症例提示

これまでの多施設研究などから，代表的な症例を提示して FFR-CT の結果と CCTA およびカテーテルによる侵襲的 FFR の結果を比較する．図3の症例は CCTA にて右冠動脈の中間に CCTA50％以上の中等度狭窄を認め，冠動脈造影でも 75％狭窄であった．しかし，同部位での FFR-CT は 0.88であり，カテーテルによって測定される侵襲的 FFR は 0.93 であった．本症例は，CCTA では有意狭窄ありと判定されるが，FFR-CT の結果によって冠動脈造影を回避でき，薬物治療で経過観察とできる可能性がある．

図4の症例は CCTA では，左前下行枝近位部に高度の石灰化を認め，CCTA では高度狭窄と判定され，FFR-CT の結果では 0.75 と有意な虚血ありとの所見であった．しかし，実際の冠動脈造影で

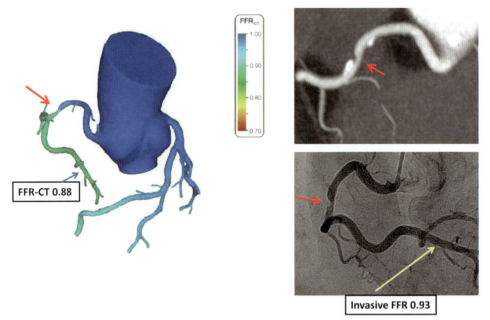

図3 ● FFR-CT と侵襲的 FFR がともに 0.8 以上を示した症例

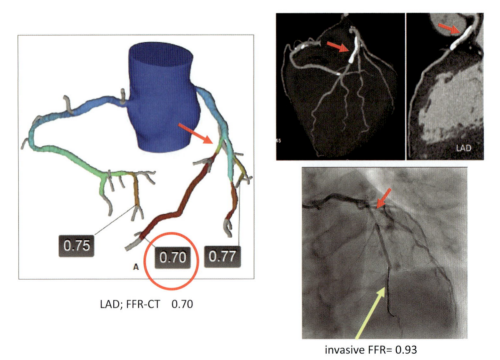

図4 ● FFR-CT と侵襲的 FFR がミスマッチした症例

は左前下行枝は 50〜75％狭窄であり，侵襲的 FFR も 0.93 と虚血なしとの結果であった．このように，FFR-CT と侵襲的 FFR が解離する症例もある．ただ，これまでの validation study の結果や，数十例の検討をみる限り，CCTA で中等度狭窄を疑われた症例では FFR-CT は侵襲的 FFR よりも低値

に出る傾向がある。これは，CCTA の本来もっている高い陰性的中率をさらに高めることには役立つが，FFR-CT で 0.8 以下と判定された場合は，侵襲的カテーテル検査で確認をするというのが，現段階で実際的な FFR-CT の利用としてよいと考える。

C　FFR-CT の限界

FFR-CT は，CCTA の画像をもとに算出されるため，CCTA の画像の質に依存する。石灰化が高度で blooming artifact があれば CCTA 自体の評価が困難であり，そういったケースでは FFR-CT を正確に算出できない。また，血管の走行が途中でずれたりする misregistration も評価不能の原因となる。脈拍数のコントロールやニトロの適切な使用によって CCTA の質を向上させることが，まず重要である。CCTA の画像を正確に撮像して評価するということのうえに，FFR-CT の技術はある。今後，FFR-CT が広く普及するためには CT 装置自体のさらなる向上や，撮影技術の進歩も必須である。さらに，現時点では陳旧性心筋梗塞症例や，冠動脈バイパス手術後の症例，さらには肥大型心筋症のような症例で FFR-CT がどのような値をとるのかは不明である。

まとめ

FFR-CT の算出には通常の CCTA プロトコールを変える必要がなく，アデノシンの静注や追加の放射線照射も必要ない。また，FFR-CT はストレス負荷イメージングで得ることができる心筋虚血の病変部位をピンポイントで冠動脈上に表示することができることである。解剖学的・機能的情報が同時に得られる "all-in-one" の技術は，不要な冠動脈造影や血行再建を減らすことができる可能性がある。しかしながら，FFR-CT ガイドでの方針決定が予後の改善に寄与するかどうかという点や，費用対効果の点などがまだ十分明らかにかになっていない。今後，前向きの大規模試験でこれら点を明らかにしていく必要がある。

■ 文献

1) Tonino PA, De Bruyne B, Pijls NH, et al. Fractional flow reserve versus angiography for guiding percutaneous coronary intervention. N Engl J Med. 2009; 360: 213-24.
2) Taylor CA, Fonte TA, Min JK. Computational fluid dynamics applied to cardiac computed tomography for noninvasive quantification of fractional flow reserve: Scientific basis. J Am Coll Cardiol. 2013; 61: 2233-41.
3) Miyoshi T, Osawa K, Ito H, et al. Non-invasive computed fractional flow reserve from computed tomography (ct) for diagnosing coronary artery disease- Japanese results from NXT trial (Analysis of Coronary Blood Flow Using CT Angiography: Next Steps). Circ J. 2015; 79: 406-12.

〈三好 亨〉

FFR の基礎と意義

　冠動脈病変に対する評価の方法としては，血管造影や IVUS による画像診断，QCA 測定が一般的であるが，PCI 適応のボーダーラインとなるような病変部について治療方針を決定する際に，解剖学的情報ではなく定量化評価による判断指標となるのが FFR（fractional flow reserve）である.

　FFR は見かけ上の狭窄度を表すのではなく，ターゲットとなる病変が存在することによって，末梢心筋がどれだけ虚血の影響を受けているかを表している．また，冠血流予備量比という意味は，心筋がもっている冠血流の予備量が病変部の存在によってどれほど消費されているかを数値化したものと言い換えることができる.

　測定方法は冠動脈病変部の中枢側と遠位側で血圧を測定し，それぞれの平均血圧の比として算出する．中枢側はガイディングカテーテルの先端部（冠動脈入口部）の血圧とし，遠位側はプレッシャーワイヤーとよばれる，圧力測定用のワイヤーを病変部の末梢側まで通し，ワイヤー上に搭載されたトランスデューサで血圧を測定する.

　心筋には血圧が変動しても，冠血流を一定に保つ機能が存在している．これを自己調節能（auto-regulation）といい，血管抵抗をコントロールすることによって調節を行うが，これらの血管調節の主体となるのは，通常 PCI 治療が可能な心外膜血管ではなく，血管造影では描くことのできない微小細血管である．冠内圧と冠血流の関係は，自己調節能の働きによって，ある範囲の血圧変動に対しては血流がほぼ一定となるが，末梢抵抗を最大に拡張すれば，冠内圧と冠血流の関係が直線関係になるため，冠内圧の比は冠血流の比となる．FFR はこの状況下での関係を利用し，狭窄部の前後における圧力の比を求めることで冠血流比を算出している.

　次に予備量という概念について補足する．心筋は微小細血管の末梢抵抗を収縮拡張させ，冠血流を一定に保っていることは前述の通りである．抵抗が存在する状態と比較して，抵抗が完全になくなった状態では，心筋は血流を 2 倍以上増やすことができるとされており，つまりこれが予備量を有しているということになる．狭窄があると，血流量を増加させるために正常時より末梢抵抗を下げる状態となるが，これは予備量をいくらか消費した状態となる．狭窄がない状態で，本来増えうる血流量の最大量を 1 としたときに，その血流と比べて狭窄が存在したことで予備量が消費され，最大血流量が少なくなった状態の血流量がいくらの割合まで低下したかを表したものが FFR のもつ本来の意味となる.

　以下に FFR の算出式を示す.

$$FFR = (Pd - Pv) / (Pa - Pv)$$

　　　Pa：最大充血時の大動脈（冠動脈入口部）平均血圧
　　　Pd：病変部遠位側の平均血圧
　　　Pv：末梢還流圧（冠静脈圧）

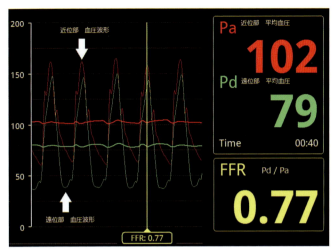

図1 ● FFR 計測画面

　末梢血管の確実な最大拡張が得られた状態，つまり autoregulation を解除した状態においては，Pv を 0 としてみなすので，単純に病変部の前後における圧力の比 Pd/Pa が FFR の値となる．

　図1は FFR の計測画面である．もしも狭窄がなければ近位部と遠位部の血圧波形は重なるが，狭窄があることによって遠位部の波形は拡張期で著明に下降し，平均血圧も下がる．

　微小細血管の最大拡張を得るためには ATP（アデホス）の冠注や静注，塩酸パパベリン冠注などの方法があるが，これらは施設によって採用手法が異なる．どちらも血圧低下による症状出現の可能性があるが，特に ATP 投与下では房室ブロックが起こることがあるため注意が必要となる．また，亜硝酸薬は，心外膜血管にのみ作用し，末梢の微小細血管は拡張しないため，FFR の測定値に影響は及ぼさない．

　FFR の正常値は 1.0 であり，一般的には 0.75 を虚血の閾値とし，0.80 以上であれば虚血の誘発はないとされている．DEFFR Study では FFR が 0.75 以上の症例に PCI を回避した結果，5 年予後が良好であったことから治療方針の決定に FFR を採用することの妥当性を示し[1]，FAME Study では造影ガイドの PCI と比較し，FFR ガイドの PCI は有意に主要有害心イベントを低下させ，虚血陰性病変に対しては治療しても予後の改善がみられないことを示している[2]．

　手技の手順としては，まずプレッシャーワイヤーの圧力測定部分をガイディングカテーテルの先端出口（冠動脈の入口部）に合わせ，大動脈圧と校正を行う．ここで FFR 値が 1.0 であり，2 つの波形にずれがないことを確認する．そのままワイヤーを病変部遠位側まで通し，計測時の圧力損失がないようカテーテル手元のイントロデューサーを外したら，カテーテル内の造影剤を生理食塩水で置換して計測を開始する．末梢血管の最大拡張を得るための投薬を行い，十分な評価のもとで FFR 値を計測したら，ワイヤーを冠動脈入口部まで戻し，校正時と同様に FFR が 1.0 を示すことを確認して手技終了となる．このとき，病変部を通過した際に FFR 値が大きく変化することが多く，重要な所見として記録する．また，冠動脈入口部まで引き抜き，FFR 値が 1.0 から差が生じる場合，検査の精度としては十分ではないため再計測を検討する必要がある．

　FFR は容易に測定することができ，血圧，心拍数，心筋収縮性に依存せず，解剖学的な狭窄重症度の評価よりも患者の予後と密接な関連性がある．計測の際には，さまざまなピットフォールが存在するが，それらに十分注意して確実な測定を行うことができれば，FFR は治療方針の決定に非常に有用な指標と

なる.

■ 文献

1）Pijls NH, van Schaardenburgh P, Manoharan G, et al. Percutaneous coronary intervention of functionally nonsignificant stenosis: 5-year follow-up of the DEFER Study. J Am Coll Cardiol. 2007; 49: 2105-11.
2）Tonino PA, De Bruyne B, Pijls NH, et al. Fractional flow reserve versus angiography for guiding percutaneous coronary intervention. N Engl J Med. 2009; 360: 213-24.

〈阿部顕正　三原幸雄〉

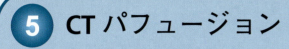

C．効率よく解析を進めるプロセス ［応用編］

5　CT パフュージョン

1．冠動脈 CTA 検査の現状と問題点

　CTA の問題点は，解剖学的情報（狭窄）のみであり，臨床的に患者の管理には，機能情報が不可欠であり，解剖学的情報は，必ずしも機能情報と一致しないことにある[1-4]．具体的には中等度病変の機能的狭窄度（虚血）判定が不十分であること，高度石灰化病変は狭窄度の重症度を過大評価することである．

2．薬物負荷 CT パフュージョン（CTP）の成績

　ヒトを対象とした臨床試験の初期報告は非常によい結果が報告されており，QCA を使った狭窄における CTP の比較では，感度 88％，特異度 79％，SPECT との比較では，感度 69％，特異度 71％と SPECT とほぼ同様の結果が報告されている．

3．CTP 検査シーケンス

　CT で負荷を行う場合，CTA と STRESS，REST をどのように組み合わせるかは重要である．最初に STRESS を行い，その後 CTA と REST を行うことが薬剤の影響を排除でき理想的である．しかし，1 度の検査で終わるためにはすべての患者に STRESS を行い，その後に冠動脈の情報を得るといった臨床上の不都合が生じる．CTA と REST 画像の結果を踏まえて STRESS を行うのが，現実的なアプローチと考えられる．

　CTA と REST 画像を撮影後，ルート確保の状態で CT 室を一度退出し 30 分から 40 分の間（亜硝酸薬/造影剤/ランジオロール塩酸塩の washout 可能時間）に冠動脈の重症石灰化の有無・中等度病変の有無を確認して問題なければ終了し，ある場合は STRESS 検査を進める．患者説明と同意書作成後再入室して STRESS 検査を行う．この方法であれば，1 度の検査中に CTP の必要な患者に検査を行うことができ効率的で正当性と妥当性が得られるシーケンスと考えられる．現時点の具体的なシーケンスを図 1 に示す．また，CTA の対象血管は表在血管で，CTP の対象血管は毛細血管であることから通常の CTA 撮影タイミングより 3 分を超えない程度に遅く設定することが大切である．

4．撮影条件

　撮影条件のポイントは，被ばく低減技術を用いた低電圧撮影による確実な拡張中期画像の収集である．現時点の具体的な撮影条件を表 1 に示す．

		1st Scan for CTA and rest imaging				2nd Scan for stress imaging		
		0 min		<3 min	0 min 5 min			Post-exam
Patient preparation: -IV Access -12 lead ECG -Vital			–Nitrate –Landiolol hydrochloride –Contrast		Intervals for washout 30〜40 min	Vasodiator stress agent		-12 lead ECG -Vital
	Scout Image	CCS	CTA	Rest	Post processing	Stress		
					CTA reporting			
					Informed consent for stress study			
						Symptoms and 12 lead ECG monitoning		
			Contrast bolus	Image acquisition	Contrast bolus	Image acquisition		Contrast bolus	Image acquisition

Time Sequence

図 1 ● 日常臨床で CTP を行う現時点のプロトコールを示す

■ 表 1 ■ 反復逐次近似法（iDose⁴）を用いた低電圧撮影の撮影条件

	voltage (kV)	tube current (eff mAs)	rotation speed (s)	scan mode	radiation dose (mSv)	iterative reconstruction method	contrast (mL)
CTA	80*	360	0.27	prospective axial step and shoot or retrospective spiral with dose right cardiac （75〜95％）	2〜3	iDose⁴	40〜50
rest CTP	80	800〜1000	0.27	retrospective spiral with dose right cardiac （75〜95％）	2〜3	iDose⁴	10〜15
stress CTP	80	800〜1000	0.27	prospective gating with dose right （75〜95％）	2〜3	iDose⁴	20〜30

*プラーク性状評価の必要な患者のみ 120 kV を使用する.

5．解析と読影のポイント

　後処理として，CTA 画像は，通常の解析を行い coronary tree を作成しておく．

　STRESS 画像と REST 画像については以下の要領で後処理を行う.

　1）フェイズデータの作成は，noise reduction filter（iDose⁴や PC filter）を使用して，STRESS 画像と REST 画像ともに mid-diastole（70〜95％の5％毎）に再構成する.

　2）処理ソフトで bull's eye 画像を一括作成し fusion イメージを作成する．図2に当院で使用している Argus B. M. C 社製の遠隔支援 CT レポートシステムに付属する Expert VVM CTP ソフトを示す．データ転送から1人あたり 20 分程度で CTP 解析と fusion イメージの作成と診断レ

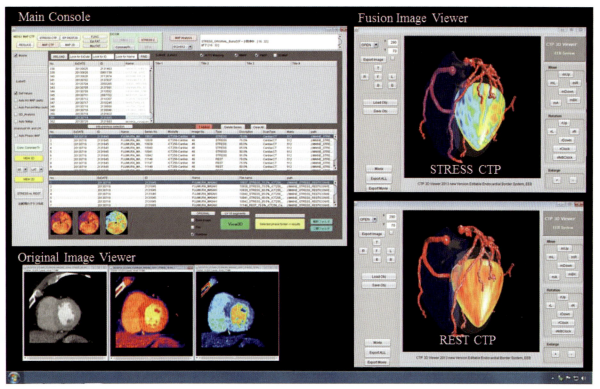

図2 ● 遠隔支援レポーティングシステムに付属する vascular volume mapping（Expert VVM CTP）ソフトを示す

ポート作成が可能である.

3）読影のポイントは，アーチファクトを鑑別することである.

具体的には，得られた bull's eye mapping 画像とオリジナル画像をサイドバイサイドで観察しアーチファクトを見分ける. オリジナル画像は，狭いウィンドウ幅（100 to 200 HU）でウィンドウレベルは 100 HU 前後を目安に調節設定する. 必要に応じて多断面再構成像（任意断面表示）で短軸，二腔断面，四腔断面像などで観察を行う.

アーチファクトの種類は，モーションアーチファクト・ビームハードニング・横隔膜挙上によるアーチファクトなどがあり，鑑別の基本は，支配血管領域に対応していないことや心臓周期での規則的な移動である. また，同時に近接する下行大動脈や椎体，横隔膜挙上や左室のコントラスト剤流入など高い CT 値の部位との関連や形状（三角形など）を慣れるまでは注意深く確認する.

フュージョンイメージングから，coronary tree の狭窄部位の対応した領域の虚血の広がりとその重症度を，STRESS と REST の定量データと bull's eye 表示による定性データを比較してレポートを作成する. その際一括して解析レポートできるソフトが時間短縮となる.

判定方法は，可逆性欠損であれば虚血，非可逆性欠損であれば梗塞と診断する. また，梗塞領域に，脂肪浸潤がある場合も固定欠損となるため，非造影画像（CCS 撮影時）の観察も行っておくとよい.

6. CTP 検査の本質を理解して効率よく行う

臨床で CTP 検査のエントリーポイントとエンドポイントは，医療コストや医療資源の効率的な運

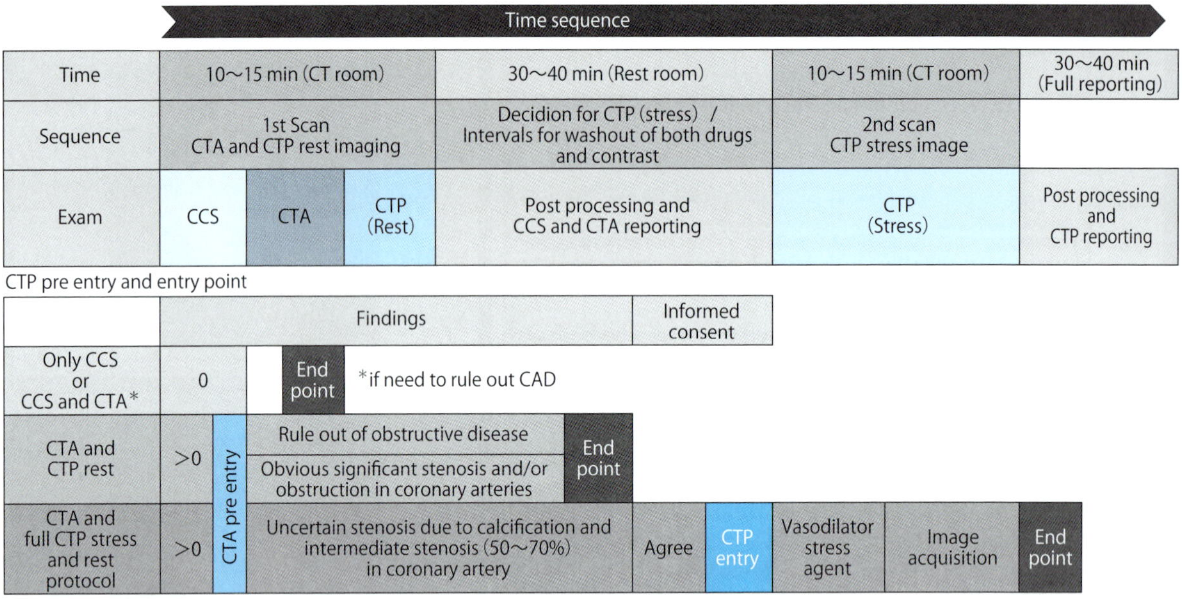

Time sequence						
Time	10〜15 min (CT room)			30〜40 min (Rest room)	10〜15 min (CT room)	30〜40 min (Full reporting)
Sequence	1st Scan CTA and CTP rest imaging			Decidion for CTP (stress) / Intervals for washout of both drugs and contrast	2nd scan CTP stress image	
Exam	CCS	CTA	CTP (Rest)	Post processing and CCS and CTA reporting	CTP (Stress)	Post processing and CTP reporting

CTP pre entry and entry point

			Findings		Informed consent				
Only CCS or CCS and CTA*	0		End point	*if need to rule out CAD					
CTA and CTP rest	>0	CTA pre entry	Rule out of obstructive disease	End point					
			Obvious significant stenosis and/or obstruction in coronary arteries						
CTA and full CTP stress and rest protocol	>0		Uncertain stenosis due to calcification and intermediate stenosis (50〜70%) in coronary artery		Agree	CTP entry	Vasodilator stress agent	Image acquisition	End point

図3 ● CTD 検査の流れとエントリーポイント

CTP の臨床的なエントリーポイントとして CCS の結果，石灰化スコア陽性（＞0）がまずエントリー準備状態（CTP pre entry 図中）と考えられ，CTA と合わせて REST 撮影まで行っておく．次に CTA の結果，冠動脈に中等度病変や，疑陽性の原因となる中等度〜高度石灰化病変を認めた患者で同意が得られた時点で，確実なエントリー（CTP entry 図中）となり STRESS 検査に進む．一方で明らかな狭窄がない場合や，反対に明らかな高度狭窄病変や閉塞病変と診断できる場合は，STRESS 検査の必要性はむしろ低くなり CTP 検査のエンドポイントとなる．なお安静時 CTP は毛細血管が対象血管となるため CTA 撮影後 2〜3 分で撮影する．

用に重要であるばかりでなく患者負担と利益に関わる．CTA で問題となるのは高度石灰化病変と中等度狭窄であり，CTP の目的はこれらの問題を解決する検査である．

　現状，日本の大規模な石灰化臨床データがないので CTP を使用するにあたっては，石灰化スコア陽性（＞0）がまずエントリー準備状態と考えられ，CTA の結果，冠動脈に中等度病変や，疑陽性の原因となる中等度〜高度石灰化病変を認めた場合，確実なエントリーと考えられる（図3）．

7．症例提示

65 歳，男性

既応歴：高血圧，高脂血症，糖尿病

経過：労作性の胸痛を認め CTA 精査目的で紹介．

他院検査結果および診断：トレッドミルで陽性

CTP 検査結果（図4）：石灰化スコア 3,431 でプレエントリーされ，CTA で RCA Seg#1 に高度石灰化と一部 dye penetration を伴う low density plaque を認め，complex lesion が疑われた．また，狭窄度は RCA ＃1〜3 に 50〜75% 程度の中等度から有意狭窄病変を認めた．また，石灰化スコアが高値で LAD および Cx にも一部石灰化病変による判別が困難な場所もあり，CTP 検査にエントリーした．STRESS・REST 画像で下壁に明らかな可逆性欠損を認め，虚血判定は陽性と診断した．一方，LAD および Cx の病変は否定された．CAG より LAD Seg#1, 2, 3 に CTA 同様に有意狭窄を認め PCI が施行された．

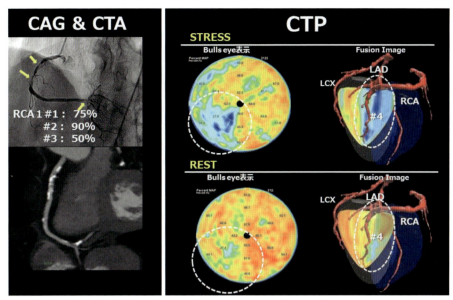

図4 ● CTP 検査結果

おわりに

　CTA 検査は，非侵襲的で簡便な日常臨床検査として利用されており，正当性と合理性がある．一方，冠動脈形成術やバイパス術の治療確定に，虚血の有無は重要である．CTA で確定できない問題点を CTP で補うことにより，短時間でその治療方針を決定することができる．コストが CTA に 1,000～2,000 円程度の上乗せするだけの検査で，病院の収益効果にはならないが，医療コストや高額な CT 機器の医療資源の有効活用と患者負担軽減という点において CTP 検査は有用であり CTA と CTP を効率よく組み合わせて CTA 診断の精度を向上させることは重要であると考えられる．

■ 文献

1) Shaw LJ, Berman DS, Maron DJ, et al. Optimal medical therapy with or without percutaneous coronary intervention to reduce ischemic burden: results from the Clinical Outcomes Utilizing Revascularization and Aggressive Drug Evaluation (COURAGE) trial nuclear substudy. Circulation. 2008; 117: 1283-91.

2) Boden WE, O'Rourke RA, Teo KK, et al. Optimal medical therapy with or without PCI for stable coronary disease. N Engl J Med. 2007; 356: 1503-16.

3) Hachamovitch R, Hayes SW, Friedman JD, et al. Comparison of the short-term survival benefit associated with revascularization compared with medical therapy in patients with no prior coronary artery disease undergoing stress myocardial perfusion single photon emission computed tomography. Circulation. 2003; 107: 2900-7.

4) Meijboom WB, Van Mieghem CA, van Pelt N, et al. Comprehensive assessment of coronary artery stenoses: computed tomography coronary angiography versus conventional coronary angiography and correlation with fractional flow reserve in patients with stable angina. J Am Coll Cardiol. 2008; 52: 636-43.

5) Gaemperli O, Husmann L, Schepis T, et al. Coronary CT angiography and myocardial perfusion imaging to detect flow-limiting stenoses: a potential gatekeeper for coronary revascularization? Eur

Heart J. 2009; 30: 2921-9.

6) Di Carli MF, Dorbala S, Curillova Z, et al. Relationship between CT coronary angiography and stress perfusion imaging in patients with suspected ischemic heart disease assessed by integrated PET-CT imaging. J Nucl Cardiol. 2007; 14: 799-809.

〈小山靖史〉

核医学の心筋パフュージョン

　核医学検査の最大の特徴は，検査製剤を変えることで，心筋の血流，代謝，交感神経活性，残存心筋能と様々な視点から心疾患の病態を評価できる点にある．核医学検査は，^{201}Tlや^{99m}Tcなどの製剤を用いる心筋シンチグラフィ（SPECT）と^{13}NH$_3$や^{15}O製剤を用いるPETによって簡便かつ非侵襲的にまた客観的に心筋灌流を評価可能であるが，本稿では日常臨床に広く普及しているSPECTによる心筋灌流評価について概説する．

　心筋灌流異常は，心筋虚血のカスケードの中でも胸痛，心電図変化，壁運動などの変化より早期の異常であり，冠動脈疾患のスクリーニングに合目的な評価項目である．SPECTは，CTやMRIに比べて撮像時間が長く，空間分解能が低いが，運動負荷や薬物負荷にも対応可能であり，客観的に安定して評価できるという利点を有する．冠血流は，血管内皮の自己調節機能により安静時は80％狭窄まで血流が維持されており，冠動脈狭窄がない場合，運動負荷によって約2倍，アデノシンやジピリダモールによる薬剤負荷では3～4倍の反応性充血による血流が増加するといわれている．冠動脈狭窄を有する領域では，反応性充血の程度（冠予備能）は狭窄度に応じて減少するため，SPECTは冠予備能の違いを検査製剤の分布差として画像化する．

　^{201}Tlの物理的半減期は73時間と長く，初回循環時に85％が心筋に取り込まれるために，負荷像は正常領域と虚血領域における負荷時の血流分布差を画像化している．初回循環の後，時間経過とともに正常領域では^{201}Tlは心筋細胞から速やかに洗い流されるが，虚血領域では^{201}Tlの洗い出しが遅延するために後期像では正常領域との差がなくなり，血流が増えたようにみえる「再分布」現象が描出される．^{99m}Tc製剤は，初回分布後の再分布がほとんどなく，物理的半減期も短いため（6時間）負荷像と後期像の2回投与が必要となり，後期像での虚血領域への^{99m}Tc製剤の取り込みを「fill-in」とよぶが，^{201}Tl製剤での再分布とほぼ同義と考えても差し支えない（図1）．

A 検査方法

　先に述べた検査製剤の特徴をふまえて，^{201}Tl製剤は負荷像を先行して行うプロトコールを，^{99m}Tc製剤は投与量と負荷–安静の順序を組み合わせて「負荷–安静」または「安静–負荷」のいずれかのプロトコールを行う．どちらの製剤を使用するかは，放射線被ばく，検査のスループット（^{99m}Tc製剤は2回投与が必要），ECG同期収集を行うか否か？（心機能解析，壁運動評価など評価可能）など考慮し使い分けされている．梗塞領域における残存心筋の生存能（viability）は，安静像の後さらに24時間後の遅延像の撮像や再静注法によって評価されることも多い．撮像時間は，通常の従来のアンガー型検出器では1回の撮像に約20分を要するが，近年登場した半導体検出器では5分のデータ収集で十分な画像が得られることが報告されている．

　心筋SPECTの灌流低下の評価は，左冠動脈前下行枝，左冠動脈回旋枝，右冠動脈の主要3冠動脈領域，または左心室を17セグメントに分けて視覚的に五段階（0: 正常，1: 軽度低下，2: 中等度低下，3:

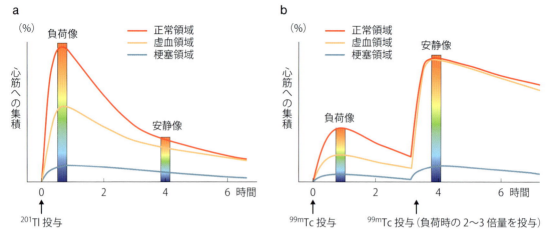

図1 ● 負荷-安静プロトコールにおける[201]Tl の心筋動態の経時的変化（a）と[99m]Tc の心筋動態の経時的変化（b）

■ 表1 ■ 負荷心筋灌流 SPECT の判定法

負荷	安静	所見	判定
正常	正常	正常	正常
低下	正常	fill-in, 再分布	虚血心筋
低下	低下	固定欠損	梗塞心筋
低下	さらに低下	逆 fill-in, 逆再分布	再灌流後

高度低下，4: 欠損）に分類し，スコア化する方法が一般的である．負荷心筋 SPECT の判定は，負荷像・安静像をそれぞれ評価し，それらを合わせて評価することが重要である（表1）．現在臨床で用いられている自動解析ソフトウェアは，集積の程度をカラースケールで表示し，スコアの自動判定も簡便に客観的に行うことができるが，プラナー像の確認や患者背景（弁膜症や心筋症，糖尿病）を考慮し，ECG 同期データ収集であれば，全体や局所の心機能指標や[201]Tl の洗い出し率，負荷時の左心室の一過性拡大なども合わせて評価することでより正確な診断ができるといわれている．

B 意義

先に述べたように，SPECT は簡便かつ非侵襲的にまた客観的に心筋灌流を評価できることから冠動脈疾患の心筋虚血・梗塞の存在診断だけでなく，支配領域や重症度の評価，心筋生存能の判定，血行再建の適応決定，治療効果判定など，冠動脈疾患の臨床に幅広く利用されている[1]（図2）．心筋 SPECT は，日本循環器学会をはじめとする合同研究班がまとめた合同ガイドラインのなかでも心筋虚血評価の主軸に位置づけられている[2]．この理由には，この SPECT による心筋灌流評価の心筋虚血を診断する精度が優れていること（感度 80〜90%，特異度 70〜95%），スコア化によるリスク層別化がそのまま予後予測につながっていることが，欧米・日本の多施設研究のエビデンスが蓄積されているからにほかならない[3, 4]．心筋灌流 SPECT で算出される虚血心筋量［欠損スコアの総和/17（セグメント）×5（段階スコア），単位: %］が 10〜12% を超えるとき，薬物療法より血行再建術がよりよい予後を得るために推奨されている[4]．

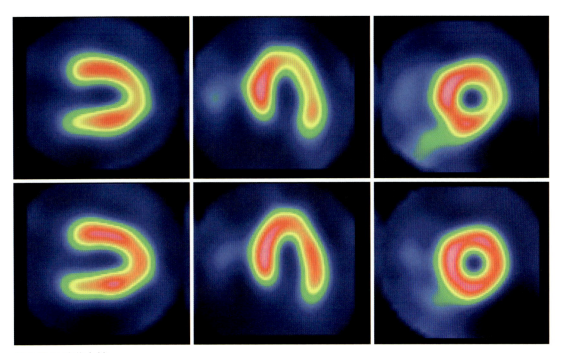

図2 ● 70歳代女性
負荷像で側壁領域に灌流低下を認め，安静像で同部位に fill-in を認めることから回旋枝領域の心筋虚血を強く疑う．

C 問題点

心筋 SPECT は，①空間分解能が低く，壁厚方向の深達度の評価がむずかしい，②心筋灌流を相対的に評価するので，多枝病変の評価に限界がある，③個々の症例で冠動脈にバリエーションがあるので，責任病変（セグメントレベル）を同定することが難しい（CT/SPECT 融合画像では可能であるが），④横隔膜や乳房など撮影時のアーチファクト，後処理時の補正に関連したアーチファクトなど判読に経験を要することなど，そして，⑤費用（施設・運用のコスト，患者への負担）など解決しなければならない問題がある．

■ 文献

1) 山科　章，他．循環器病の診断と治療に関するガイドライン（2007-2008年度合同研究班報告）．冠動脈病変の非侵襲的診断法に関するガイドライン．Circ J. 2009; 73（Suppl. Ⅲ）: 1091-114.

2) 玉木長良，他．循環器病の診断と治療に関するガイドライン（2009年度合同研究班報告）．心臓核医学検査ガイドライン（2010年改訂版）．Circ J. 2012; 76（Suppl）: 1-87.

3) Nishimura T, Nakajima K, Kusuoka H, et al. Prognostic study of risk stratification among Japanese patients with ischemic heart disease using gated myocardial perfusion SPECT: J-ACCESS study. Eur J Nucl Med Mol Imaging. 2008; 35: 319-28.

4) Hachamovitch R, Hayes SW, Friedman JD, et al. Comparison of the short-term survival benefit associated with revascularization compared with medical therapy in patients with no prior coronary artery disease undergoing stress myocardial perfusion single photon emission computed tomography. Circulation. 2003; 107: 2900-7.

〈倉田　聖〉

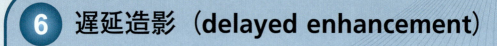

6 遅延造影（delayed enhancement）

　CT では，ヨード造影剤の染まりをみて心筋の組織性状を評価することができる．造影剤の初回循環のタイミングで撮像した早期相の造影欠損（early defect）は，心筋の血流低下もしくは血管床の減少を表し，心筋虚血，心筋梗塞もしくは線維化を疑う所見であり，数分後の後期相でみられる心筋の過剰濃染する部位～遅延造影（delayed enhancement: DE）は，細胞外間質の増大を表し，心筋梗塞や心筋の線維化を疑う所見である[1-3]．DE は，正常な心筋組織は細胞周囲間質が少なく CT でみえることはほとんどないため，心筋梗塞や心筋症を評価する有用な評価項目である．CT は MRI に比べてコントラストノイズ比が劣るので，DE の検出が困難とされている[4]．本稿では，DE の撮影プロトコールと評価方法のコツ，その臨床的意義について概説する．

A 撮影プロトコール

1．造影剤の動態
　間質に残存する造影剤を鋭敏に描出するためには，造影剤の動態を知らなければならない．静脈内に投与されたヨード造影剤は，MRI で使用するガドリニウム造影剤に分子量も近く，体内での動態もきわめて似ている（図1）．経静脈的に投与されたヨード造影剤は体循環を繰り返す中で，心筋組織では毛細血管を介して血管外の細胞周囲の間質に広がっていく．健常な心筋細胞で構築されている正常領域では間質の割合がきわめて少ないため，毛細血管から間質へのヨード造影剤の移行もきわめて少なく，また洗い出しも速いために，後期相もそれを検出できることはほとんどない[5]．一方，心筋梗塞領域または心筋症の線維化領域では，間質の増大によって早期相では造影剤が正常領域に比べてゆっくりと間質内に流入し，造影剤注入後も間質からゆっくり洗い出しされるので，後期相においてこれら障害領域が DE として描出される．
　造影剤の投与量が多いほど DE は明瞭に描出される．しかし，一般臨床では排泄する腎臓への負担を考慮しなければならない．後期相まで待つ間も造影剤を微量で持続注入することで左心室腔と左心室内膜の境界の判別に有効である報告もある[1]．はじめに冠動脈 CT アンギオグラフィを検査した場合においても，それを含めて造影剤投与量は高濃度ヨード造影剤で総量 100 mL，多くても 140 mL 以内に収めることを目標とすべきであろう．後述する低電圧スキャンは，ヨード造影剤の造影効果が増強に有効な方法であり，自施設の CT 機器が使用可能であれば，それを活用した造影剤注入プロトコールを計画することをお勧めする．

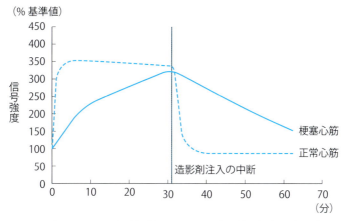

図1 ● ガドリニウム造影心臓 MRI での正常心筋，梗塞心筋の時間信号曲線

正常心筋ではガドリニウム造影剤により速やかに造影され，注入の中止とともに速やかに造影効果が減少するが，梗塞心筋では細胞外間質に染みだした造影剤の洗い出しが遅れるために，梗塞心筋が正常心筋より高信号を呈する．CT のヨード造影剤も分子量が近く，同じ体内分布の性質があるので，後期ヨード造影がみられると考える．（Kim RJ, et al. Circulation. 1996; 94: 3318-26[5]から改変）

2．撮像プロトコール

　低管電圧スキャンを行うとヨード造影剤の造影効果が増強され，DE の描出が改善する．これは X 線エネルギーが低下する（実効管電圧を下げる）に従ってヨードの質量減弱係数は上昇する（CT 値が上昇する）ため起きる現象で，DE を評価するには非常に有効な方法である．中浦らは，基礎実験において 120 kVp から 100 kVp，80 kVp に管電圧を低下させることで造影剤の CT 値は 27％増加，65％増加したと報告している[6]．また，彼らは低管電圧スキャンによってノイズ（SD）の増加（100 kVp；3％増，80 kVp；17％増）もあるが，CNR は改善（100 kVp；21％増，80 kVp；47％増）したと報告している．最近では，低管電圧スキャンに画像再構成法の 1 つである逐次近似再構成（後述）を組み合わせることで効率的に低被ばく撮影と画質の担保が得られることが報告されている[7]．管電流は高いほどノイズの少ない画像が得られるが，X 線被ばくも同時に多くなる．DE 評価のための管電圧と管電流の組み合わせについて Brodoefel らの研究では，80 kV でも DE の評価は可能であるが，高管電流（800 mAs＞400 mAs）の方が定量評価に有用であることを報告している[8]．

　心電図（ECG）の同期方法ついては，retrospective ECG 同期スキャンは高心拍でもブレのない画像が得られるが，X 線被ばくは多くなる．一方，prospective ECG 同期スキャンは低心拍での撮影に用いられ，X 線被ばくを低減することができる．収集時相（拡張期，収縮期）の選択もモーションアーチファクトによる画質低下に影響するが，DE の広がり（深達度）を評価する上では拡張期でのデータ収集が望ましいかもしれない．CT のガントリ回転速度など撮影パラメータは CT 機器に依存するものも多く，拍動する心臓をブレなく撮影し DE を検出するための高画質の画像を得るためには，CT 機器ごとに調整していくことが重要である．例えば標準的な 64 列 CT では，retrospective ECG 同期

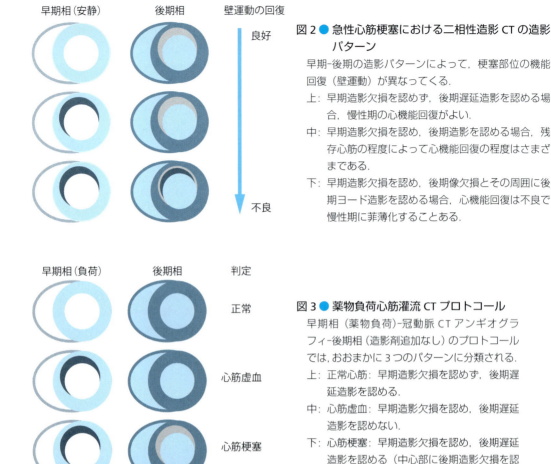

図2 ● 急性心筋梗塞における二相性造影 CT の造影
　　　パターン
早期-後期の造影パターンによって，梗塞部位の機能
回復（壁運動）が異なってくる．
上：早期造影欠損を認めず，後期遅延造影を認める場
　　合，慢性期の心機能回復がよい．
中：早期造影欠損を認め，後期造影を認める場合，残
　　存心筋の程度によって心機能回復の程度はさまざ
　　まである．
下：早期造影欠損を認め，後期像欠損とその周囲に後
　　期ヨード造影を認める場合，心機能回復は不良で
　　慢性期に菲薄化することある．

図3 ● 薬物負荷心筋灌流 CT プロトコール
早期相（薬物負荷）-冠動脈 CT アンギオグラ
フィ-後期相（造影剤追加なし）のプロトコール
では，おおまかに 3 つのパターンに分類される．
上：正常心筋：早期造影欠損を認めず，後期遅
　　延造影を認める．
中：心筋虚血：早期造影欠損を認め，後期遅延
　　造影を認めない．
下：心筋梗塞：早期造影欠損を認め，後期遅延
　　造影を認める（中心部に後期造影欠損を認
　　めることもある）．

に曝射を収縮時相に合わせた撮影や，検出器幅の広い・高速回転可能な高位機種の CT では，pro-spective ECG 同期に拡張期のみに撮影することで，beam hardening artifact や motion artifact を低減させ安定した画像を得ることができるかもしれない．

3．再構成

　従来から用いられてきたフィルタ補正逆投影法（filtered back projection：FBP）は信号から雑音を選択的に分離することができないため，特に低線量撮影の場合はコンボリューションカーネルによって画像ノイズがより強調される．そのため低管電圧撮影ではヨードの増強効果が期待できる反面，X線管球の出力不足によって十分な線量が確保できず，画像ノイズがより顕著になる．逐次近似再構成法（iterative reconstruction：IR）は，再構成された画像をフォワードプロジェクションという数学的なプロセスによって再構成前の生データに戻し，計測したオリジナルの生データと比較することによって，アーチファクトや画像ノイズを最小にする繰り返し演算を行う画像再構成法である．低線量時の画質復元，つまり鮮鋭度を犠牲にすることなく画像ノイズを抑制することが可能であり，心筋灌流 CT プロトコールを用いた心筋虚血の定量評価でもその有用性が報告されている[9]．IR は強度（ノ

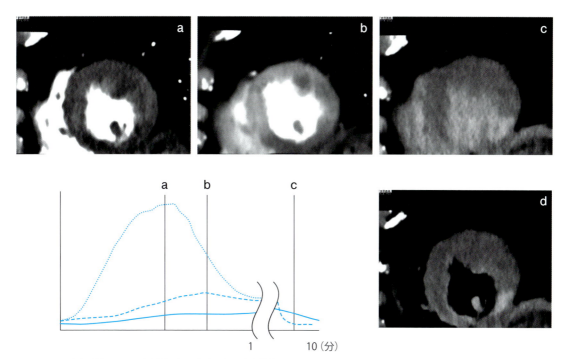

図 4 ● 遅延造影を認める心筋梗塞と狭心症の合併例

薬物負荷ダイナミック CT パフュージョンプロトコールにおいて，負荷時の動脈相（a）と心筋相（b），そして冠動脈 CT アンギオグラフィを終えた 8 分後に後期相（c: 造影剤追加なし）を示す．b にて下壁と側壁の一部に造影欠損を認めるが，c では下壁に遅延造影を認めるので，下壁（心筋梗塞），側壁（心筋虚血: 対角枝領域）と診断することができる．後期相（c）より動脈相（a）の差分画像（d）でみると遅延造影の広がりがより明瞭になる．

イズ低減率）や分解能のレベルなど CT 機器メーカーごとにそのアルゴリズムは異なるため，画像のテクスチャを確認しながら設定を決める必要がある．IR のほかに画像ノイズを低減する手段としては，ハーフ再構成よりフル再構成の使用[10]や TSFF（targeted spatial frequency filtration）と複数時相の平均化アルゴリズムの組み合わせ[11]，そして 3D データ上で IR と同じように反復処理を行う熱拡散方程式を適用した拡散フィルタの利用[12]は，心筋の評価に一定の効果があることが報告されている．

　表示画像としては，早期像では minimum intensity projection（MinIP）表示が灌流欠損の評価に有用であると報告があるが，後期相の DE 評価では，少し厚めのスライス厚（5〜8 mm）で multi-planar reconstruction image 表示を用いて心筋にウィンドウ条件（WL 100/WW 200）をしぼって観察すると，DE を呈する異常心筋を視覚的な評価に有用であると報告されている[13]．図 2，3 に安静または負荷プロトコールを用いた二相性造影 CT における，正常心筋，心筋虚血，そして心筋梗塞の代表的な造影パターンを示す．DE と左心室内腔の境界がはっきりしない場合，早期相（冠動脈 CTA または負荷像）と後期相の心時相を合わせて撮影し，3 次元的にサブトラクションすると DE の評価が容易になるかもしれない（図 4）．

B 臨床的意義

　冠動脈疾患は心内膜側から障害を受けるので，心筋梗塞では DE の壁厚に対する深達度を観察する

ことが好ましい．CTの場合，冠動脈の走向に合わせて支配灌流域を推定しながら評価することが可能であるが，左心室17セグメントモデルで評価を行うと，ほかのモダリティとの整合性を取ることも可能である．急性心筋梗塞における二相性造影CTの有用性はこれまでに報告されているが[1,2]，早期相の灌流欠損と後期相のDEは相対する所見ではなく，DEは間質の浮腫も含む場合や，後期相でも造影剤が到達しない微小循環閉塞（microvascular obstruction）が混在することも留意する必要がある．早期相で認めた灌流欠損を，後期相のDEを用いて心筋梗塞や心筋虚血を鑑別できることは，冠動脈CTAで評価される冠動脈狭窄やプラーク病変の臨床的な意義や血行再建術の適応の一助になるものと考える．MRIのように，DEの深達度によって血行再建術後の壁運動の改善を予測することは最も期待される評価項目であるが，CTの再構成画像の心位相によって，DEの外膜側に残存する正常心筋の壁厚とDEの深達度が変化することは注意が必要である[14]．また，陳旧性心筋梗塞では，梗塞心筋の脂肪変性や石灰化をきたす症例もあるので，単純（石灰化スコアスキャン）-早期相-後期相と総合的に判断しなければならない．

　謝辞：本稿の作成にあたり，低被ばく画像の画像再構成のために必要な逐次近似法やDE評価に効果的な拡散フィルタのアルゴリズムについてご教授いただきました，株式会社フィリップスエレクロニクスジャパンの徳安真一氏，シーメンス・ジャパン株式会社の伊藤俊英氏に心より感謝いたします．

■ 文献

1) Koyama Y, Matsuoka H, Mochizuki T, et al. Assessment of reperfused acute myocardial infarction with two-phase contrast-enhanced helical CT: prediction of left ventricular function and wall thickness. Radiology. 2005; 235: 804-11.

2) Koyama Y, Mochizuki T, Higaki J. Computed tomography assessment of myocardial perfusion, viability, and function. J Magn Reson Imaging. 2004; 19: 800-15.

3) Yajima R, Kataoka A, Takahashi A, et al. Distinguishing focal fibrotic lesions and non-fibrotic lesions in hypertrophic cardiomyopathy by assessment of regional myocardial strain using two-dimensional speckle tracking echocardiography: comparison with multislice CT. Int J Cardiol. 2012; 158: 423-32.

4) Nieman K, Shapiro MD, Ferencik M, et al. Reperfused myocardial infarction: contrast-enhanced 64-section CT in comparison to MR imaging. Radiology. 2008; 247: 49-56.

5) Kim RJ, Chen EL, Lima JA, et al. Myocardial Gd-DTPA kinetics determine MRI contrast enhancement and reflect the extent and severity of myocardial injury after acute reperfused infarction. Circulation. 1996; 94: 3318-26.

6) 中浦　猛．CTの被ばくおよびLow-DoesCTのための工夫．日小放誌．2012; 28: 45-50.

7) Leipsic J, Labounty TM, Heilbron B, et al. Adaptive statistical iterative reconstruction: assessment of image noise and image quality in coronary CT angiography. AJR Am J Roentgenol. 2010; 195: 649-54.

8) Brodoefel H, Klumpp B, Reimann A, et al. Late myocardial enhancement assessed by 64-MSCT in reperfused porcine myocardial infarction: diagnostic accuracy of low-dose CT protocols in comparison with magnetic resonance imaging. Eur Radiol. 2007; 17: 475-83.

9) Bhave NM, Mor-Avi V, Kachenoura N, et al. Analysis of myocardial perfusion from vasodilator stress computed tomography: does improvement in image quality by iterative reconstruction lead to improved diagnostic accuracy? J Cardiovasc Comput Tomogr. 2014; 8: 238-45.

10) Funama Y, Taguchi K, Utsunomiya D, et al. Simultaneous achievement of accurate CT number and image quality improvement for myocardial perfusion CT at 320-MDCT volume scanning. Phys Med.

2015; 31: 702-7

11) Kurobe Y, Kitagawa K, Ito T, et al. Myocardial delayed enhancement with dual-source CT: advantages of targeted spatial frequency filtration and image averaging over half-scan reconstruction. J Cardiovasc Comput Tomogr. 2014; 8: 289-98.

12) Matsuda T, Kido T, Itoh T, et al. Diagnostic accuracy of late iodine enhancement on cardiac computed tomography with a denoise filter for the evaluation of myocardial infarction. Int J Cardiovasc Imaging. 2015; 31 Suppl. 2: 177-85

13) Ghoshhajra BB, Rogers IS, Maurovich-Horvat P, et al. A comparison of reconstruction and viewing parameters on image quality and accuracy of stress myocardial CT perfusion. J Cardiovasc Comput Tomogr. 2011; 5: 459-66.

14) Kirschbaum SW, Rossi A, van Domburg RT, et al. Contractile reserve in segments with nontransmural infarction in chronic dysfunctional myocardium using low-dose dobutamine CMR. JACC Cardiovasc Imaging. 2010; 3: 614-22.

〈倉田 聖〉

MRI の delayed enhancement の基本と考え方

A 遅延造影の機序

　心臓 MRI の遅延造影（delayed enhancement: DE）とは，ガドリニウム造影剤を静注して約 10〜15 分後に心筋梗塞や心筋症などの障害心筋に造影効果（高信号）が認められる現象である．通常，造影早期には造影剤は心筋血管床に分布し，循環を繰り返していくなかで血液と細胞外間質の間で造影剤濃度が平衡に達する．正常心筋では，細胞周囲間質が少なく，また間質から血液への洗い出しも速いために DE がみられることはないが，急性心筋梗塞では心筋細胞膜の破綻および浮腫による間質増大のために，陳旧性心筋梗塞や心筋症では線維化による間質の増大のために，造影剤は洗い出しが遅延されることで間質へ蓄積し，DE が出現すると考えられている．

B 検査プロトコール

　DE-MRI は，ガドリニウム造影剤投与 10〜15 分後に通常インバージョンリカバリ（inversion recovery: IR）法を併用した高速グラディエントエコー法を用いて撮像する．IR 法では正常心筋が無信号（null）になるように最適な反転時間（inversion time: TI）を設定することが診断精度を保つうえで重要である．最適 TI は，症例ごとに異なり，また循環状態や造影剤投与後の経過時間により変化するために，本撮像直前に 25〜50 ms 毎に異なった TI 値でのテスト撮像を繰り返す方法や，1 度のテスト撮像のなかで TI の異なる多数の画像を収集する方法（look-locker 法）などを用いて決定されている．また，phase-sensitive IR 法は，1 心拍目に画像データを取得し，2 心拍目にリファレンスデータを取得する手法であり，負の信号成分が正の信号成分に反転されずに DE 画像を得ることができるため，DE-MRI 検査の経験が少ない施設でも有用な方法といわれている．

　ガドリニウム造影剤の投与量は一般に 0.1 mmol/kg（0.2 mL/kg）が標準的な投与量であるが，投与量が多いほど DE の造影効果が増強されること，造影剤投与後 20 分以降になると DE の十分なコントラストが得られない場合もあることから，造影剤量を 0.15〜0.2 mmol/kg もしくは 20 mL シリンジ全量まで増量した方が安定した画像が得られる場合が多い．

　撮像は短軸断像を中心に関心領域をフルカバーするように連続的に撮像し，必要に応じて長軸像も追加する．2 次元撮像は，息止めと撮像を繰り返さなければならないが，コントラスト分解能が高い利点がある．一方，3 次元撮像は，コントラスト分解能が一般に 2 次元法より画質がやや劣るが，一度の息止めで多くの画像を得られる利点がある．

C 意義

　冠動脈は心筋の外膜側から内膜側に向かって貫きながら栄養する血管であり，心筋虚血と心筋梗塞は心筋内膜側から生じる（wave front phenomenon）．心筋梗塞において DE を呈する領域は病理組織の

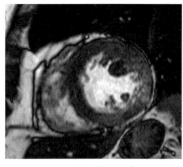 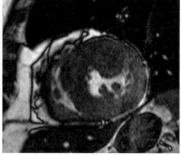 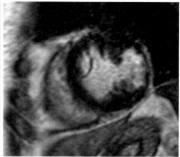

シネ画像（拡張期）　　　　　　　シネ画像（収縮期）　　　　　　　　遅延造影像

図1 ● 70 歳代，女性．急性心筋梗塞症例
左回旋枝の末梢病変（Seg13）に対して緊急経皮的冠動脈カテーテル治療による再灌流治療を受けている．灌流域の側壁は深達度 50%以上を超える遅延造影と高度の壁運動低下を認める．

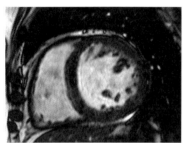 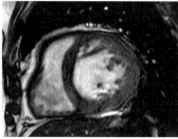 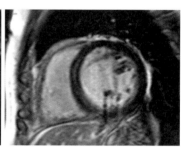

シネ画像（拡張期）　　　　　　　シネ画像（収縮期）　　　　　　　　遅延造影像

図2 ● 50 歳代，女性．拡張型心筋症例
左心室はびまん性に著明な壁運動低下を認め，心室中隔の中層に淡い線状の遅延造影を認める．

梗塞領域ときわめて良好な相関を示し，DE の程度が心機能回復（壁運動の改善）と逆相関を示すことが報告されており，梗塞イメージング・バイアビリティ評価におけるゴールドスタンダードとして確立されている[1, 2]．一般に DE の深達度（壁厚に対する割合：%）を指標とする場合が多いが（図1），重症の心筋梗塞では造影剤も到達しない微小循環閉塞（microvascular obstruction）が混在したり，急性期の浮腫によっても DE を呈する部分もあることを注意しなければならない．心筋バイアビリティを評価する際には，DE を呈していない残存心筋の壁厚と合わせて検討することでより正確な予測が可能になると報告もある[3, 4]．

　一方，心筋症・心筋疾患において，線維化や肉芽組織のほかに炎症巣など間質が増大した部位が DE を呈することが知られている．拡張型心筋症では心筋中層に（図2），肥大型心筋症では肥大部位に，心サルコイドーシスにおいては活動性の高い部位と瘢痕組織の両方で DE を認め，病態・病期によってその様相は変化する（図3）．したがって，心筋症・心筋疾患の DE 評価に関しては，臨床経過やほかの検査と総合的に評価し，DE の背景となっている病態・組織像を推測しなければならない[5-7]．

おわりに

DE–MRI の機序，検査プロトコールと判定方法，その意義について概説した．心臓 CT でも同様の評

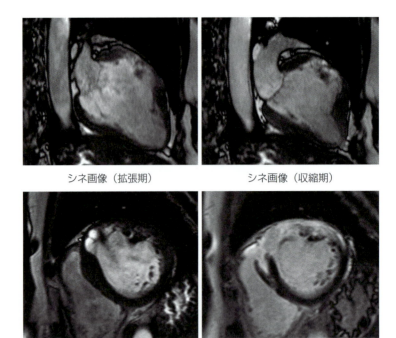

シネ画像（拡張期）　　　　　　　　　　　シネ画像（収縮期）

シネ画像（拡張期）　　　　　　　　　　　遅延造影像

図3 ● 40歳代，女性．心サルコイドーシス症例

持続性心室細動に対する原因検索．左室心筋は心基部〜心中部前壁で菲薄
化し，心室瘤を呈している．菲薄化した部位だけでなく，より広範囲に遅延
造影を認める．

価項目の研究がはじまっているが，DE–MRI の知見は CT の DE 評価に役立つものが多いことはいうま
でもない．MRI の検査プロトコールやガイドライン，そして臨床研究の結果などは一読すると，CT の
DE 評価に役立つと思われる[1-8]．DE–MRI 検査ができる施設であれば，最初の数例や特別な症例は CT
と MRI の DE を合わせて評価することをお勧めする．

■ 文献

1) Kim RJ, Wu E, Rafael A, et al. The use of contrast-enhanced magnetic resonance imaging to identify reversible myocardial dysfunction. N Engl J Med. 2000; 343: 1445-53.

2) Kim RJ, Fieno DS, Parrish TB, et al. Relationship of MRI delayed contrast enhancement to irreversible injury, infarct age, and contractile function. Circulation. 1999; 100: 1992-2002.

3) Ichikawa Y, Sakuma H, Suzawa N, et al. Late gadolinium-enhanced magnetic resonance imaging in acute and chronic myocardial infarction. Improved prediction of regional myocardial contraction in the chronic state by measuring thickness of nonenhanced myocardium. J Am Coll Cardiol. 2005; 45: 901-9.

4) Kirschbaum SW, Rossi A, van Domburg RT, et al. Contractile reserve in segments with nontransmural infarction in chronic dysfunctional myocardium using low-dose dobutamine CMR. JACC Cardiovasc Imaging. 2010; 3: 614-22.

5) McCrohon JA, Moon JC, Prasad SK, et al. Differentiation of heart failure related to dilated cardiomyopathy and coronary artery disease using gadolinium-enhanced cardiovascular magnetic resonance. Circulation. 2003; 108: 54-59.

6) Moon JC, McKenna WJ, McCrohon JA, et al. Toward clinical risk assessment in hypertrophic cardiomyopathy with gadolinium cardiovascular magnetic resonance. J Am Coll Cardiol. 2003; 41: 1561-7.

7) サルコイドーシスの診断基準と診断の手引き—2015（ドラフト）　日本サルコイドーシス/肉芽腫性疾患学会　http://www.jssog.com/www/top/shindan/shindan2-1new.html

8) 石田正樹, 佐久間　肇. SCMR による心臓 MRI 検査（CMR）標準化プロトコール. http://www.scmr.jp/mri/pdf/scmr_protocols_2013_jp.pdf

〈倉田　聖〉

7 エネルギーサブトラクションの指標と意義

A dual energy CT とは

　異なる管電圧（実効エネルギー）を有する X 線を照射すると，得られる線減弱係数（CT 値）は同じ物質であっても異なる．この CT 値の変化は物質固有の特性を示し，その物質の濃度が変化した場合には CT 値は濃度に応じて変化する．CT によるデュアルエネルギーイメージング（dual energy CT: DECT）は，この原理を利用して物質の分別や同定を行う手法である．本稿では，DECT の原理と臨床的意義，その将来性について概説する．

B データ収集の方法

　DECT は，2 つの X 線エネルギーの差を大きくして曝射し，時間的・空間的な誤差を最小限にしたデータを得られることが望ましい．そのうえ，心臓 CT では心臓という動く臓器をブレなく撮像するための高い時間分解能と，そのなかをダイナミックに流れるヨード造影剤を遅滞なく撮像するために撮影時間の短縮（同時に）することが重要になるが，現在は各 CT 機器の制約上，次の方法でデータ収集が行われている[1]．

　1）2 管球-2 検出器：互いに 90°の位置に配置された 2 対の管球-検出器が異なる管電圧で異なる方向から 1 つの範囲を撮像する方法（dual-source 方式: Siemens 社）．

　2）1 管球-1 検出器：1 対の管球-検出器を回転しながら，管球より 2 つの異なる管電圧を高速に切り返しながら曝射し，2 つのデータを撮像する方法（rapid kV switching 方式: GE 社）．

　3）1 管球-2 検出器：1 つの管球に対して異なる性質をもつ 2 層の検出器を重ねた構造を有し，1 つの管電圧による曝射から低エネルギーと高エネルギーのデータを上層と下層の検出器でそれぞれ同時に収集していく方法（dual-layer 方式: Philips 社）．

　4）1 管球-1 検出器：1 対の管球-検出器を回転ごとに管電圧を切り替えて別々に撮像していく方法（kV switching between rotation 方式: Toshiba 社）．

　現在のところ，1) dual source 方式と，2) rapid kV switching 方式が CT 機器の性能やデュアルエネルギーの精度などの技術面だけでなく，臨床的な有用性を示す研究報告からも先行していると思われる．

DECT によって得られる臨床的な特徴の1つは，はじめに述べたように2つの異なる物質の分別・同定ができることにある．図1にその方法の原理を簡単に示す．2-material decomposition 解析では，骨とヨード造影剤では管電圧に対する CT 値の変化パターンが異なるという原理を利用して，大血管や冠動脈の石灰化プラークと血管内腔を分別し，血管内腔のみの CT angiography（CTA）像を作成することが可能になる（図2）．それを応用した 3-material decomposition 解析では，既知の2種類の組成から構成される既知の物質のなかにどれくらいヨード造影剤が存在するかを推定することが可

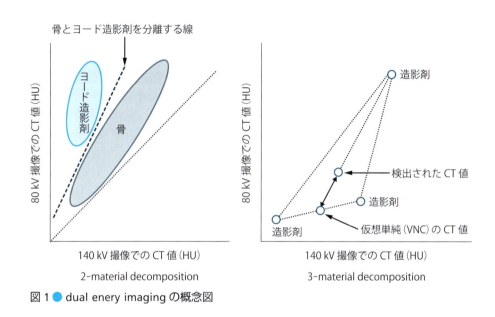

図1 ● dual enery imaging の概念図

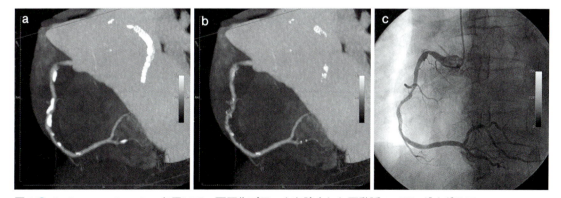

図2 ● dual energy imaging を用いて，石灰化プラークを除去した冠動脈 CT アンギオグラフィ

a: オリジナルの冠動脈 CT アンギオグラフィ（CTA; MIP 像），b: 石灰化プラークを除去した冠動脈 CTA，c: 冠動脈造影．右冠動脈の近位部，中間部に認められた石灰化プラークは dual energy imaging のサブトラクションによって除去され，有意狭窄がないと冠動脈 CTA で判定され，それが冠動脈造影によって確認される．右冠動脈の末梢側や冠動脈ステントの除去はこの例では不十分であった．

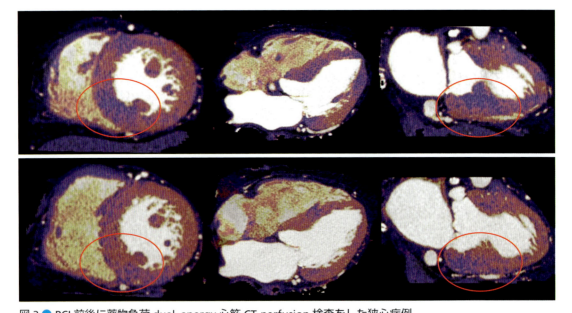

図3 ● PCI 前後に薬物負荷 dual-energy 心筋 CT perfusion 検査をした狭心症例
　右冠動脈に高度狭窄を有する狭心症例に対し，薬物負荷 dual-energy 心筋 CT perfusion（DE-CTP）を行うと，ヨード分布像で右冠動脈の灌流域である中隔下壁に負荷によって誘発された低灌流域（寒色〜紫色）を認めるが（上），PCI 後にはその低灌流域は消失し心筋虚血が解除されていることが確認された（下）.

能になる．これにより，心筋や肺内のヨード分布の画像化による心筋灌流評価（図3）[2-4]や 5 章 C-6 の後期ヨード遅延造影[5]への有用性だけでなく，冠動脈 CTA の画像データからヨード造影剤の信号を差分し，仮想単純 CT 画像を得ることで冠動脈石灰化スコアを推定する研究も報告されている[6].

　もう 1 つの臨床的な特徴に，単色 X 線画像（monochromatic image）を再構成できることにある．通常，X 線は 1 つの管電圧の中に複数のエネルギー成分を有する多色 X 線から構成されているが，2 種類の異なるエネルギーで得られた X 線スペクトルが多くの部分で重なり合っている．DECT ではフィルタを用いてそれを低減しエネルギー分解能を向上させた上で単色 X 線画像を得られることで，beam hardening artifact や blooming artifact の低減，コントラストノイズ比の最適化など，冠動脈 CTA や心筋灌流の評価への有用性が報告されている[7-9].

D｜将来性

　DECT の心臓イメージングの領域への臨床応用は，今後も様々な方向に進んでいる．評価の対象となる関心領域の構成成分が比較的大きい心筋については，ヨード分布像を用いた心筋灌流や心筋梗塞・線維化イメージングの定量評価は，prospective ECG 同期スキャンや逐次近似再構成を利用した撮像プロトコールが確立することで被ばく線量の低減が可能になるが，dual-layer 方式が心臓イメージングに対応できるようになるとさらなる低減が期待される．また，撮像プロトコールが調整されると，これまで MRI で評価されていた心筋の炎症や浮腫も DECT で将来評価できるかもしれない[10].

　単色 X 線画像を用いて，エネルギーの変化に伴う CT 値の変化パターン（減弱係数の曲線）を評価することにより物質を分別・同定する動脈硬化プラークの組織性状診断[11]は急性心筋梗塞の発症に関

与する脂質に富んだ低輝度プラークの診断に期待される分野であり，CT の空間分解能と画質の担保も合わせて進化することが望まれる．photon-counting CT は，現在各社が開発・市場導入しつつある最新の CT であるが，X 線フォトンごとのエネルギーをカウントすることが可能であり，1 種類の出力から複数のエネルギー成分に分けてデータ処理することで，減弱係数の差だけなく，K 吸収端の違いを利用した物質分別が可能になる．これによって，動脈硬化プラークの組織性状を減弱係数とヨード濃度など複数のパラメータを用いた評価や，高い物質分別能を利用し分子結合の可能な物質（ヨード，ガドリニウム，金，ビスマスなど）を利用してそれらをトレーサーとした動脈硬化巣のマクロファージイメージングなど CT による分子イメージングが今後展開されていくと思われる[1,12]．

■ 文献

1) Danad I, Fayad ZA, Willemink MJ, et al. New applications of cardiac computed tomography: Dual-energy, spectral, and molecular CT imaging. JACC Cardiovasc Imaging. 2015; 8: 710-23.

2) Ko SM, Choi JW, Song MG, et al. Myocardial perfusion imaging using adenosine-induced stress dual-energy computed tomography of the heart: comparison with cardiac magnetic resonance imaging and conventional coronary angiography. Eur Radiol. 2011; 21: 26-35.

3) Kido T, Watanabe K, Saeki H, et al. Adenosine triphosphate stress dual-source computed tomography to identify myocardial ischemia: comparison with invasive coronary angiography. Springerplus. 2014; 3: 75.

4) Ko SM, Song MG, Chee HK, et al. Diagnostic performance of dual-energy CT stress myocardial perfusion imaging: direct comparison with cardiovascular MRI. AJR Am J Roentgenol. 2014; 203: 605-13.

5) Truong QA, Thai WE, Wai B, et al. Myocardial scar imaging by standard single-energy and dual-energy late enhancement CT: Comparison with pathology and electroanatomic map in an experimental chronic infarct porcine model. J Cardiovasc Comput Tomogr. 2015; 9: 313-20.

6) Schwarz F, Nance JW Jr, Ruzsics B, et al. Quantification of coronary artery calcium on the basis of dual-energy coronary CT angiography. Radiology. 2012; 264: 700-7.

7) Scheske JA, O'Brien JM, Earls JP, et al. Coronary artery imaging with single-source rapid kilovolt peak-switching dual-energy CT. Radiology. 2013; 268: 702-9.

8) Bamberg F, Dierks A, Nikolaou K, et al. Metal artifact reduction by dual energy computed tomography using monoenergetic extrapolation. Eur Radiol. 2011; 21: 1424-9.

9) Boll DT, Merkle EM, Paulson EK, et al. Coronary stent patency: dual-energy multidetector CT assessment in a pilot study with anthropomorphic phantom. Radiology. 2008; 247: 687-95.

10) Machida H, Tanaka I, Fukui R, et al. Current and novel imaging techniques in coronary CT. Radiographics. 2015; 35: 990-1010.

11) Wang CK, Tsai JM, Chuang MT, et al. Bone marrow edema in vertebral compression fractures: detection with dual-energy CT. Radiology. 2013; 269: 525-33.

12) Hyafil F, Cornily JC, Rudd JH, et al. Quantification of inflammation within rabbit atherosclerotic plaques using the macrophage-specific CT contrast agent N1177: a comparison with 18F-FDG PET/CT and histology. J Nucl Med. 2009; 50: 959-65.

〈倉田 聖〉

不整脈治療に欲しい情報とは？

　MDCT は，不整脈治療において有用かつ不可欠なモダリティーである．J–CARAF（本邦の心房細動アブレーションの実情についての大規模レジストリ）によると80％の症例で術前にMDCTが撮影されておりその地位は確固たるものである[1]．本稿では特に心房細動アブレーション治療において必要な情報について述べる．図表の重複を避けたので，「6章 A–6．アブレーション患者のレポーティング」と「ワンポイントアドバイス26．カテーテルアブレーションにおけるMDCT画像の活用」の項も参考にしていただきたい．

A 心房細動アブレーション

　解剖学的にアプローチする心房細動アブレーションにおいて，解剖学的情報の把握はきわめて重要である．実際にアブレーション術前に術者がチェックすべき項目を列挙する（図1a）．

a．肺静脈

　多くの施設で肺静脈隔離術（PVI）が標準的な心房細動アブレーションの方法となっている．肺静脈の開口する向き，大きさ，上下肺静脈間の carina の長さといった情報が PVI の難易度に関わってくる．左肺静脈と左心耳間に存在する左側分界陵（left lateral ridge）の左房内腔への張り出し具合はカテーテルの固定しやすさに影響してくる．また左上下肺静脈が共通幹から分岐するタイプや右肺静脈に中肺静脈をもつ亜型にはしばしば遭遇しうる（図1b，c）．

b．左心房

　左心房の容積が大きい症例ではカテーテル操作の難易度が上がるうえに，病状が進行している場合も多く成績も不良となる（図2a）．左房容積が大きな症例では可変シースを用いるなど，なんらかの工夫を講じるべきであろう．また左房内線状焼灼（僧帽弁輪峡部，天井，前壁ライン）を追加する場合の難易度の想定にも役立つ．左右上肺静脈間の左房天井がV字型の症例（図2b）や，肺静脈–僧帽弁輪間の距離が長い症例（図2a）で線状焼灼の難易度が高くなる．頻度は低いが右胸心もオリエンテーションを把握するのにやや時間を要する（図2c）．

c．左心耳

　左心耳内血栓を事前にチェックする．ゴールドスタンダードの方法は経食道心エコー（TEE）であるが，TEE で判定がしにくい場合も MDCT で検討可能である（図3a，b，c）．

d．食道

　左房後壁を焼灼する際に食道胃合併症を避けるべきである．食道温モニターカテーテルが普及しこれらの合併症を避けやすくなったが，術前に MDCT で食道の走行を知っておけば後壁焼灼ラインを決定する上での情報となる（図4a）．

e．アノマリー

　解剖学的に通常とは異なる症例を経験することもある．左上大静脈遺残の症例を示す（図4b）．その他

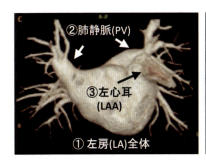
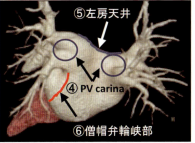

a

②肺静脈(PV)

③左心耳
(LAA)

① 左房(LA)全体

⑤左房天井

④ PV carina

⑥僧帽弁輪峡部

右肺静脈　　　　　　左右肺静脈　　　　　左肺静脈、左心耳

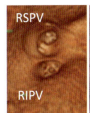
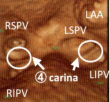
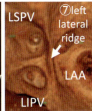

RSPV

RIPV

RSPV

LSPV

RIPV

LAA

LIPV

④ carina

LSPV

⑦left
lateral
ridge

LAA

LIPV

b

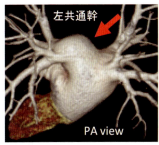
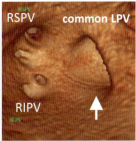
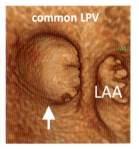

左共通幹

PA view

RSPV

RIPV

common LPV

common LPV

LAA

c

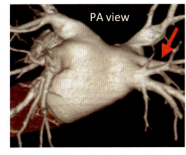
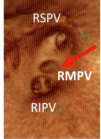
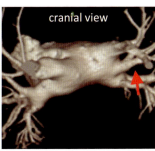

PA view

RSPV

RMPV

RIPV

cranial view

図1 ● アブレーション手技に必要な基本的情報

a： volume rendering 像と仮想的内視鏡像から各症例における①〜⑦の解剖学的特徴を意識する．これらはアブ
レーション手技の難易度を決定づける要素であり術前に必ずチェックしたい．

b： 左共通幹は頻度の高い左肺静脈の解剖学的亜型である．左肺静脈が共通幹として左房から分岐し，その後上下
に分岐する．前壁側はカテーテルの固定がよい場合が多い．

c： 右肺静脈が上下のほかに3本目の右中肺静脈（RMPV）を有する症例も頻度が高い．RMPV内にもスパイラルカ
テーテルを挿入できるほど十分な大きさのものも経験する．

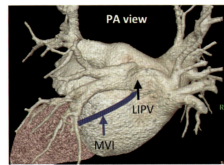
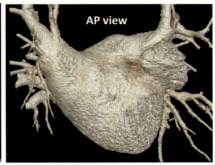

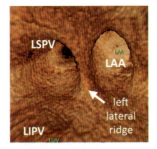

| LAESV | 239.7 | ml | **LAEF** | 11.0 | % | **LAESVI** | 109 | ml/m² |
| **LAEDV** | 213.3 | ml | **LASV** | 26.4 | ml | **LAEDVI** | 97 | ml/m² |

肺静脈径	
LSPV	29.0
LIPV	13.0
RSPV	34.0
RIPV	24.0

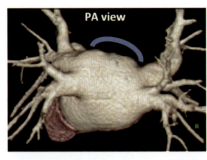
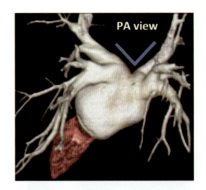

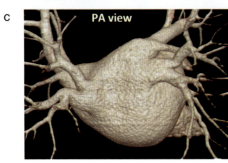
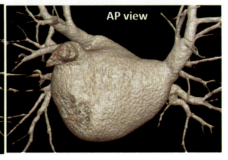

図 2 ● アブレーションに難渋が予想される症例

a： 解剖学的に難渋する要素を多数もった症例．左房は高度に拡大し，肺静脈径も大きい．左下肺静脈は分岐異常を認め（矢印），右下肺静脈分岐部に近い部位から分岐している．僧帽弁輪峡部（MVI 青矢印）の距離は 100 mm 近い．左側分界陵（left lateral ridge）は低形成で LPV 前壁のカテーテル操作が難しい．

b： 左房天井に線状焼灼を追加することもあり，これは左房天井形態により難易度が決定する．天井の形態が平坦であればラインを形成しやすいが，山なり（左）のものや V 字型（右）のものはカテーテル操作が難しい．

c： 内臓逆位を伴う右胸心の症例を示す．解剖学的に正常例と左右対称であり，オリエンテーションがつきにくいがアブレーションは可能である．

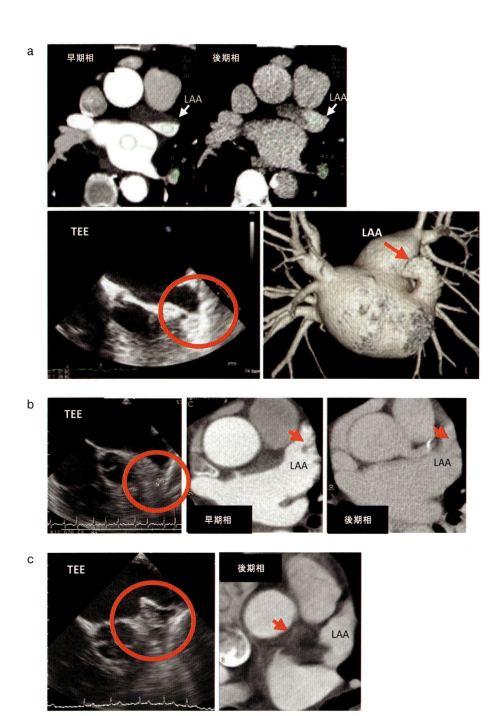

図 3 ● 左心耳内血栓の評価に悩んだ症例

a： 左心耳（LAA）が珍しい形態を示した症例．経食道心エコー（TEE）で血栓が存在すると診断した（赤丸）．MDCT
画像で LAA 先端の向きが左前方でなくねじれて右前方を向いていることが判明した（赤矢印）．

b： TEE では血栓か櫛状筋か判別がつきにくかった（赤丸）．MDCT では造影剤が充満しており LAA 内の櫛状筋が発
達し血栓と紛らわしかったと考えた（赤矢印）．

c： TEE では血栓と診断した（赤丸）．MDCT では LAA 内に造影剤が充満していた．周囲脂肪組織が TEE で血栓様エ
コーのように観察されたと結論付けた．
ここに示した 3 症例のごとく TEE で判断に迷う症例に MDCT が診断の一助となることも経験する．

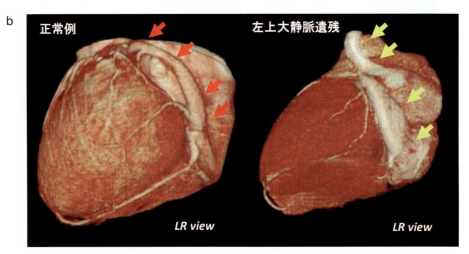

図4 ● 左房周辺の重要構造物

a： 食道（白矢印）の走行はおおまかに3通りある．青で左房後壁の隔離ラインを示した．中央（右上）は問題ないが，左寄り（左上），右寄り（左下）のパターンの場合は食道直上（赤線）を横断せざるをえない．食道温モニターを用いて過度な通電を控えたい．またラインが食道と重なるようにみえても左房と食道の間に距離があり温度上昇を認めないこともしばしば経験する．後壁を全て覆うような食道裂孔ヘルニアの例（右下）にはクライオアブレーションを選択した．

b： 左図赤矢印が正常例，右図黄色矢印が左上大静脈遺残（PLSVC）で冠静脈洞が拡大していることがわかる．本症例では左鎖骨下静脈から左上大静脈が分岐し，冠静脈洞へと合流する．電気生理検査にてPLSVC内からの上室性期外収縮（PAC）から心房細動が誘発されPLSVC内の通電を要した．

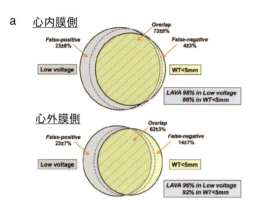

a

心内膜側

心外膜側

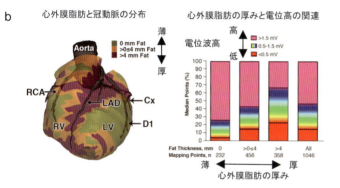

b

心外膜脂肪と冠動脈の分布

心外膜脂肪の厚みと電位高の関連

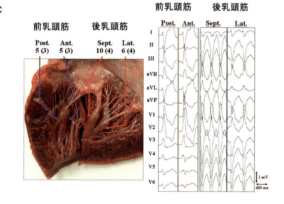

c

前乳頭筋　後乳頭筋

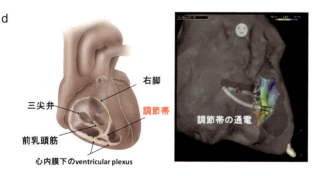

d

右脚

調節帯

三尖弁

前乳頭筋

心内膜下のventricular plexus

調節帯の通電

図 5 ● 心房細動以外のアブレーションへの応用

　a： MDCT では左室の局所の壁厚を測定できる．陳旧性心筋梗塞後の心室頻拍（OMI-VT）のメカニズムの推定に MDCT が有用であるという報告を示す．

　　　壁厚が 5 mm 以下の病変と 1.5 mV 未満の低電位領域は心外膜側よりも心内膜側で有意に一致した．

　　　OMI-VT のアブレーション部位として重視される LAVA（local abnormal ventricular activities）とよばれる電位が壁厚 5 mm 未満の部位とその境界領域ですべて記録され，特に遅延した LAVA は壁厚 3 mm 未満の病変で 9 割が記録された．

　b： 心外膜からの VT アブレーションにおいて心外膜脂肪を MDCT で事前に評価することの有用性を報告したもの．

　　　心外膜脂肪が分厚い場所や冠動脈がある場所では記録される電位が低い．

　　　脂肪が厚いと通電効果が低く心外膜アブレーションの不成功につながりやすい．

　c，d： 特発性心室頻拍の中には左室乳頭筋や右室の調節帯を起源とするものが報告されている．

　　　MDCT の画質が上がるにつれて心室内構造物を描出する精度が上がると，これらの特殊構造物起源の VT のマッピングを行ううえでよいナビゲーターとなる可能性がある．c に示すのが乳頭筋起源の VT，d に示すのが調節帯起源の VT の報告である．MDCT の強みは空間分解能であるため解剖学的情報を得る点にかけて他のモダリティーの追随を許さないといえる．

にも本稿図 1，2 や「6 章 A-6．アブレーション患者のレポーティング」の項も参考にしていただきたい．

B　心房細動以外のアブレーション

　特に心室性不整脈の分野で MDCT を応用した報告が近年多く発表されており大いなる可能性が示唆されている[2]．既報をいくつか紹介する．

a．陳旧性心筋梗塞に伴う心室頻拍[3]（図 5a）

　陳旧性心筋梗塞に伴う心室頻拍のほとんどは，心筋梗塞による scar が不整脈の基質となり起こっている．このため，scar の位置と大きさ，深さを知ることはきわめて重要である．ICD がすでに植え込まれた症例が多く MRI による心筋線維化を事前に検討できないので，MDCT がその代用となる．また，得られた 3 次元画像は心房細動と同様に 3D マッピングシステムに用いられる．

b．心外膜アプローチの心室頻拍アブレーション[4]（図 5b）

　心室頻拍の回路が心臓の外側にある場合は心外膜穿刺を行い，心嚢腔にカテーテルを挿入し，治療を行う．MDCT により心外膜 VT アブレーションで重要である脂肪と冠動脈の情報を事前に得ることができる．脂肪が厚くなると電位の感知がしづらくマッピングが難しくなるし，通電の効果が得られずアブレーションが不成功となる．

c．特発性心室頻拍・心室細動（図 5c，d）

　特発性 VT の中には乳頭筋[5]や調節帯[6]を起源とするものがあり，MDCT や心腔内エコーを組み合わせることで，このような構造物の位置や形も把握しやすくなる．

■ 文献

1) Inoue K, Murakawa Y, Nogami A, et al. Current status of catheter ablation for atrial fibrillation-updated summary of the Japanese catheter ablation registry of atrial fibrillation（J-CARAF）-. Circ J. 2014; 78: 1112-20.

2) 永瀬　聡．その他の不整脈のカテーテルアブレーション．In：，小山靖史，伊藤　浩，編．循環器臨床を変える MDCT　そのポテンシャルを活かす！　東京：文光堂；2015．p. 231-4.

3) Komatsu Y, Cochet H, Jadidi A, et al. Regional myocardial wall thinning at multidetector computed tomography correlates to arrhythmogenic substrate in post infarction ventricular tachycardia: assessment of structural and electrical substrate. Circ Arrhythm Electrophysiol. 2013; 6: 342-50.

4) Van Huls van Taxis CF, Wijnmaalen AP, Piers SR, et al. Real-time integration of MDCT-derived coronary anatomy and epicardial fat; impact on epicardial electroanatomic mapping and ablation for ventricular arrhythmias. JACC Cardiovasc Imaging. 2013; 6: 42-2.

5) Yamada T, Doppalapudi H, McElderry HT, et al. Electrocardiographic and electrophysiological characteristics in idiopathic ventricular arrhythmias originationg from the papillary muscles in the left ventricle: relevance for catheter ablation. Circ Arrhthm Electrophysiol. 2010; 3: 324-31.

6) Sadek MM, Benhayon D, Sureddi R, et al. Idiopathic ventricular arrhythmias originating from the moderator band: Electrocardiographic characteristics and treatment by catheter ablation. Heart Rhythm. 2015; 12: 67-75.

〈岡　崇史　井上耕一〉

カテーテルアブレーションにおける MDCT 画像の活用
3D マッピングシステムでの MDCT 画像の統合方法

　カテーテルアブレーションで用いる 3D マッピングシステムとは，MDCT などで作成した心臓の 3D イメージと，実際のカテーテルの位置情報とを統合し表示させるシステムである．「いかに正確に MDCT 画像を実際のカテーテルの位置と合わせることができるか」がこのツールを使いこなすうえで肝となる．本稿では主に心房細動アブレーションにおける画像統合について説明する．

A　3D マッピングシステムとは

　現在のアブレーション治療において，3D マッピングシステムは不整脈の診断や解剖学的位置情報の

CARTO®システム

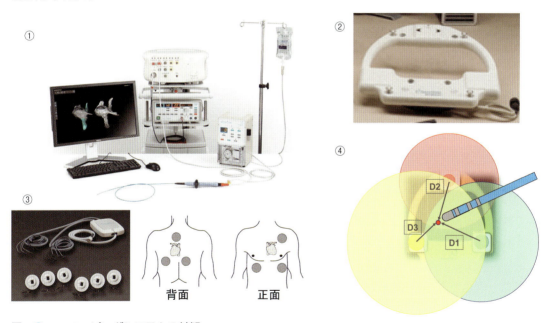

図 1 ● 3-D マッピングシステムの外観

　a： CARTO®システムの外観を①に示す．PIU（patient interface unit），RF ジェネレーター，CARTO®専用のカテーテルで構成される．
　　カテーテルの位置情報の同定にはアンギオ装置の患者テーブル下に設置するロケーションパッド（②）と，患者側に貼付するリファレンスパッチ③を用いる．ロケーションパッドは 3 つの周波数の異なる磁場を作り出し，心腔内に挿入された専用カテーテルの磁気センサーが，赤・緑・黄で示す各磁場の強度からパッドとの距離（D1, D2, D3）を割り出し，カテーテル位置を 3 次元的に視覚化する（④）．位置情報を取得する際には磁気センサーの付いた専用のカテーテルが必要であるため使用できるカテーテルが制限されてしまうが，カテーテル位置情報の精度が非常に高い．

EnSite™システム

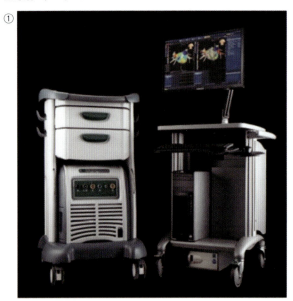
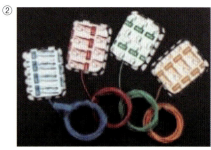
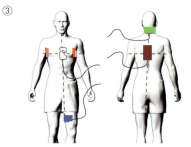

図1● つづき

b：EnSite™システムを示す．①がエンサイトアンプとよばれるシステムの中枢である．体表面に②の NavX パッチを③に示すように頸部後面，前後胸部，左右側胸部および左大腿部内側に貼付（3組6枚）し，そのパッチ間で微弱な電流を流し電場とし，X, Y, Z の3次元の軸を構成し位置情報を割り出す．心内に挿入した電極カテーテルで電圧を感知してカテーテル電極とパッチ間の抵抗値を測定し，その減衰度によって電極の位置を同定，視覚化する．EnSite™のメリットとしては使用できるカテーテルが制限されないこと，どのカテーテルにおいても同じように位置情報のみならず電位情報も取得できることなどがあげられる．また，呼吸の深さ，周期を学習させることで呼吸補正し，画面上の呼吸の変動によるカテーテルの位置変動を消す機能があり有用である．

表1 ■ **2つの 3D マッピングシステムの違い**

	CARTO®システム	EnSite NavX™システム
販売元	バイオセンス ウェブスター社	セント・ジュード・ メディカル社
最新バージョン	CARTO® 3	EnSite Velocity™
カテーテル表示原理	磁界と電界*	電界
位置情報を取得できる カテーテル	専用の磁気センサー付き カテーテル	種類を問わず使用可
CT 画像との統合機能	CARTOMERGE™	EnSiteFusion™

*マッピングカテーテルは磁界を用いて精度の高い位置情報を得られる．電界を用いてあらゆるカテーテルを表示できるがその精度は劣る．

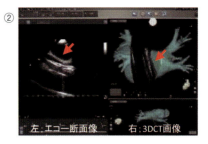

a

図 2 ● CARTOMERGE™の方法

a：CARTOSOUND®システムの外観を示す．①に示す SOUNDSTAR®は磁気センサーが内蔵された心腔内超音波カテーテルである．カテーテル先端の超音波プローブから発せられたエコービームが 3 次元的に画面上に表示され，さらにエコー画像上で取得した位置情報を 3 次元画像表示することが可能である．②左のエコー断面は左房後壁の一部である．緑色の線（赤矢印）がトレースした位置情報（contour）で，②右の 3DCT 画面内で立体的な位置情報が表示されている．

把握に不可欠なツールである[1]．特に解剖学的アプローチの比重が高い心房細動に対する肺静脈隔離術を行う上で術者の強力なサポートとなる[2]．現在本邦で使用可能な 3D マッピングシステムには CARTO®システムと EnSite™システムがある（図 1a，b）[3]．両システムの大きな違いは位置情報の取得原理で，前者は主として磁界の情報を，後者は電界の情報を用いる．両者の違いについて表にまとめた（表 1）．いずれのシステムでも MDCT 画像をワークステーションに取り込み，それぞれの方法で統合を行い，カテーテル位置を画面上に表示することができる．

B CARTOMERGE™

CARTO®システムにおける MDCT 画像との統合を CARTOMERGE™という．MDCT 画像との画像統合の手法として CARTOSOUND®とよばれるモジュールを使用するものを紹介する．それは特殊な心腔内超音波カテーテルの SOUNDSTAR®を使用する（図 2a）．SOUNDSTAR®はそのものの位置情報のみならず，描出したエコー断面内の位置情報をも CARTO®に認識させることができる．エコー画像上で輪郭をトレースするとその部位の位置情報（contour）が取得される．連続的に取得した複数の位置情報をワークステーションが自動計算し最も一致性が高くなるように MDCT 画像と統合させる．実際のマージの手順を示す（図 2b）．

C EnSite Fusion™

EnSite NavX™システムにおける統合 EnSiteFusion™の方法を説明する（図 3）．一般に 3D マッピングシステムでは電極カテーテルが動いた位置を 3 次元的に記録することができる．リングカテーテルやマッピングカテーテルを左房内でくまなく動かして左房を描出しジオメトリーという位置情報を作成する．ジオメトリー内と MDCT 画像において対応する解剖学的ポイントを設定し嵌め込むことにより EnSiteFusion™が完成する．精度の高いジオメトリーを作ることがポイントである．ただ選択した双方の解剖学的位置情報が一致していない場合や，ジオメトリーが不十分で位置情報が足りない場合においても CT 画像に嵌め込む作業が完遂されてしまう．この場合，位置情報が歪んでいるため術者にとって非常に違和感の強い統合となるため注意が必要である．

b

①右肺静脈

②左房後壁-1

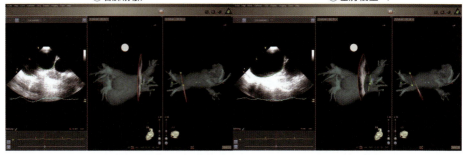

③左房後壁-2

④左肺静脈

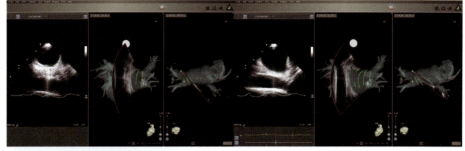

CARTOMERGE™完成

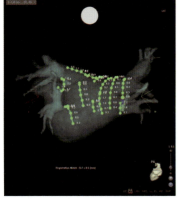

図 2 ● つづき

b： CARTOMERGE™の手順の実際を示す．右房に留置した SOUNDSTAR®①から④の順番に各断面を取得していく．MDCT との統合には心拍動による影響を受けにくい左房天井から後壁を用いる．各断面にて左房後壁を手動でトレースし，contour を CARTO®システム内に追加していく．まんべんなく点が収集できたら MDCT 画像とSOUNDSTAR®で取得した位置情報が最もマッチするようにワークステーションが自動計算し（surface registration）し CARTOMERGE™が完成する．

D 統合を意識した MDCT 画像を撮影するには

正確な統合を行ううえで留意すべき点は，①MDCT 撮影時期がアブレーション治療の日に近いこと，②MDCT 撮影時に呼吸の時相を合わすこと，③MDCT 画像を構築する心周期の時相を合わすことである．

①撮影時期はきわめて重要である．左房容積はダイナミックに変化していく．心房細動の持続時間に

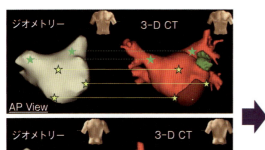

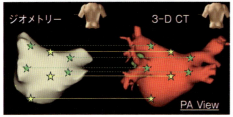

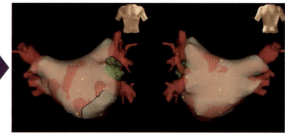

Fusion™完成

図3 ● EnSite Fusion™の方法

EnSite NavX™における EnSiteFusion™を示す．まずジオメトリーといわれる位置情報の集合体を作成する．リング状電極カテーテルやマッピングカテーテルを操作し，肺静脈・左心耳を含めて左房内壁をできるだけくまなく動かす．カテーテルが通過した部分がジオメトリーとして登録されていく．ジオメトリーが完成したら，次はジオメトリー内で解剖学的なメルクマールとしやすい点（例：左右上肺静脈分岐部の前壁・後壁）を設定し，それを MDCT 画像内の対応する点と関連付け統合を行う．EnSiteFusion™においては対応する点さえ決定すればワークステーション内でジオメトリーを MDCT 像に自動計算ではめ込むため，ジオメトリーの完成度が低くても歪んだ状態で EnSiteFusion™が完成してしまう．詳細に作成したハイクオリティなジオメトリー作成が最も重要である．

　より左房容積は拡大しうるし，アブレーションにて心房細動が消失すると左房容積は縮小しうる．初回セッション時と再セッション時では左房容積が大きく異なることもしばしば経験する．当院ではアブレーション直近（1週間程度）に撮影した MDCT 画像を統合に用いている．

②呼吸周期と肺静脈・左房の変動を示した報告がある[4]（図 4a）．吸気時には肺静脈・左房の位置が大きく変動する．よって統合の際にズレを少なくするため MDCT は軽く息を吐いてもらった状態で撮影する．またこの MDCT 画像に合わせるに CARTOSOUND™を用いる場合は呼気時に contour をトレースする．呼気・吸気相を判別できる AccuResp™というシステムも CARTO®に搭載されている．EnSite NavX™にも呼吸補正機能が搭載されているが，呼吸の変化に伴いカテーテルが動きジオメトリーが不正確になりうるため操作者の判断でジオメトリーの一部を削る．

③図 4b に示すように時相により左房体積は大きく変化する[5]．統合で使用する MDCT 画像は通常心周期のなかの一時相のものを選択して使用するので，どの時相を用いるかを MDCT 撮影側と 3D マッピング操作側で一致させる必要がある．左房拡張末期（CT 撮影は RR 間隔の 35～45%，CARTOMERGE™の場合は T 波終末部）を推奨したい．

　アブレーションにおける MDCT 画像との統合は，術者・MDCT 撮影者・3D マッピング操作者の共同作業といえる（図 4c）．統合に必要な知識を関係するスタッフ間で共有・統一するべきである．

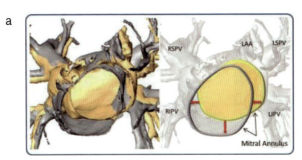

黄色;呼気　灰色;吸気

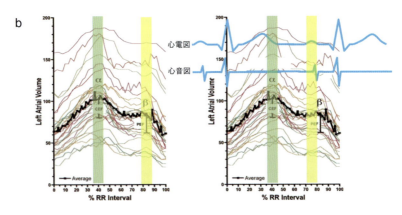

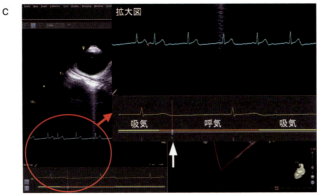

図4 ● SOUNDMERGE™，EnSiteFusion™に使用する MDCT 撮像における TIPS

　a： 呼吸により心房の容積・位置が変化することを示した報告を示す．呼気時と吸気時の左房のイメージを重ねて
　　　表示している．
　　　左房，肺静脈ともに呼吸により容積も形態も変化してしまうことがわかる．人間の呼吸周期は呼気と吸気で
　　　2：1であるため，カテーテルが安定しやすいタイミングは時間の長い呼気時である．CT は呼気時相で撮影す
　　　ることを推奨する．（Ector J, et al. J Cardiovasc Electrophysiol. 2008; 19: 828-34）[4]

　b： MDCT で撮影した左房の容積と心周期の関係を示した報告である．どのタイミングで撮影した MDCT が至適
　　　かについては様々な考えがある．%RR 間隔 40%で左房容積は最大となり，これは心電図における T 波終末，
　　　すなわち左房拡張末期に一致する．T 波終末は CARTOMERGE™の統合作業中に認識しやすく MDCT 画像をこ
　　　の時相で作成している．心房体積が一定な 70〜80%（P 波開始から終末）で撮影を行う施設もある．（Patel AR,
　　　et al. Heart Rhythm. 2008; 787-93）[5]

　c： 呼吸，心周期を MDCT と合わせて SOUNDMERGE™による統合作業を行っている．呼気相，RR 間隔の 40%で撮
　　　影した MDCT にあわせるため心電図は T 波終末で，なおかつ呼吸は呼気となる時相でトレースを行っている
　　　（白矢印のタイミング）．

■ 文献

1）井上耕一．心房細動のカテーテルアブレーション．In: 小室一成，監修，奥山裕司，編．心房細動治療の真髄．東京: 中外医学社; 2012．p. 145-88.

2）日本循環器学会（奥村　謙: 班長）: 不整脈の非薬物治療ガイドライン（2011 年改訂版）．http://www.j-circ.or.jp/guideline/pdf/JCS2011_okumura_h.pdf#search.

3）奥村恭男．3-D map-Merge 法．In: 山根禎一，編．心房細動カテーテルアブレーション．東京: メジカルビュー社; 2013．p. 251-6.

4）Ector J, De Buck S, Loeckx D, et al. Changes in left atrial anatomy due to respiration: impact on three-dimensional image integration during atrial fibrillation ablation. J Cardiovasc Electrophysiol. 2008; 19: 828-34.

5）Patel AR, Fatemi O, Norton PT, et al. Cardiac cycle-dependent left atrial dynamics: Implications for catheter ablation of atrial fibrillation. Heart Rhythm. 2008; 5: 787-93.

〈吉川喬之　岡 崇史　井上耕一〉

8 dyssynchrony について

心臓再同期療法（CRT）は，重症心不全の治療法として日常の臨床で広く利用されている．また，その非同期（dyssynchrony）の評価は，一般的に組織ドプラ法を使用した超音波検査や MRI 検査などが利用される．しかしながら，冠動脈 CT 検査を受ける患者のなかに，左室機能が低下し非同期を疑う患者に遭遇することがあり，スムーズに第 1 選択の検査を進めることが必要である．

1．視覚的な動画観察

低被ばく技術を用いた包括的画像診断で，左室機能評価を行う際，心エコー図検査同様に心尖部四腔断面や左室短軸断面を用いて，動画で観察することで非同期を観察することが可能である．特異的な心尖部が側壁方向に回転する shuffle motion や中隔が右室方向へ変位する際に左室後側壁は左室内腔方向へ変位する swinging motion の観察を行う（図 1）.

2．swinging motion の定量解析

1 心拍分の CT 画像データを用いて短軸断面の内膜面を自動トレースすることで，非同期の特徴である swinging motion を定量し非同期の程度を計測することができる．収縮のタイミングの各セグメントのピークをグラフ化し 1 心拍内でのばらつき（SD％）を算出できる．また，心臓全体としての収縮のタイミングも視覚的に観察でき，CRT 治療後についても金属アーチファクトの処理を行いその

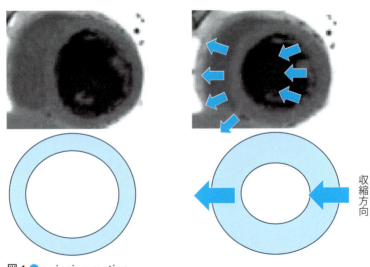

収縮方向

図 1 ● swinging motion

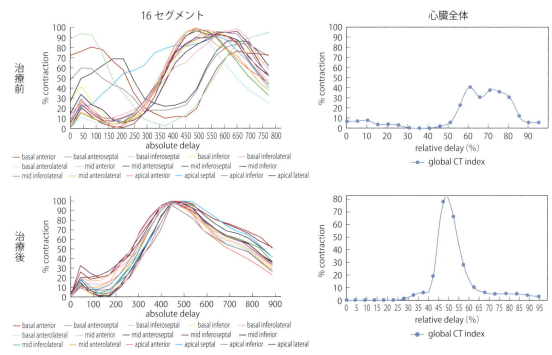

図 2 ● セグメント毎および心臓全体の収縮タイミングの変化

■ 表1 ■ CRT 前後の心臓超音波検査結果

parameter	CRT indication	baseline	CRT
LVDd/Ds		70/63	49/31
EF（Simpson）		23%	66%
SPWMD	>130 ms	349	67
LVPEP	>140 ms	183	150
IMD	>40	67	33
DFT/RR（mitral flow）	<40%	37.3	61.5

改善の程度を評価できる．また，3D 画像にリードを含めることで位置関係も理解できる（図2）.

3．具体例の提示

　CRT 治療前後で心臓 CT 検査を受け，非同期が修正され実際の心エコーの検査指標（表1）および，心臓 CT 検査指標（表2）いずれも改善を認めた症例を提示する．術前の CT のグラフから心臓全体の収縮タイミングは2つのピークが観察される（図2右）．そのため，収縮がばらつき，全体的に SD％が延長しだらだらと収縮して，平均収縮ピークが拡張期にずれこんでいることがわかる．治療後は，ピークは1つとなり，収縮ピークならびにばらつきも改善していることがわかる．また，各セグメントにおいても同様の改善を認める（図2左）．術前術後の 3D 画像にその変化を動画でみることで，刺激が心膜内面に広がる様子を観察でき，非同期に関わる特定の位置の観察が可能である．CRT 前に中隔と後下壁に収縮タイミングの非同期を認めるが，治療後改善していることが視覚的に理解でき

parameter	baseline	CRT
peak %synchrony	50%	79%
peak phase	60%	50%
SD%（ms）	27.8（216）	4.4（37）

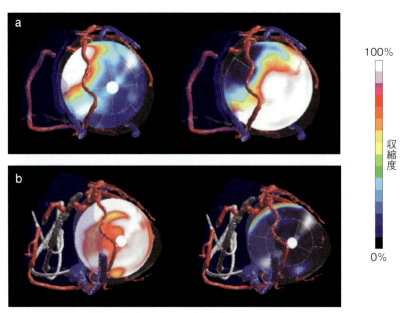

図 3 ● CRT 治療前後の収縮タイミングの変化
a：治療前, b：治療後

る（図 3）.

おわりに

　心臓再同期療法（CRT）のような心不全治療の分野では, CT は第 2 選択の検査法であるが, 包括的に診断し冠動脈 CT 検査の中に含まれる心不全患者をスムーズに第 1 選択の検査にすすめるように包括的診断を実践することは患者の利益にかなうと考えられる.

〈徳永洋二　小山靖史〉

心エコーの dyssynchrony の指標と意義

　心室の同期不全（dyssynchrony）を最も簡便に表している指標は心電図の QRS 幅延長であるが，心電図で表される電気的同期不全（electrical dyssynchrony）と機械的同期不全（mechanical dyssynchrony）の程度とは必ずしも一致しない．機械的同期不全を非侵襲的に評価できるのが心エコーである．同期不全の主なエコー指標とその意義について概説する．

A　房室間同期不全（AV dyssynchrony）の指標

　房室間同期不全の指標として用いられているのが DFT/RR（diastolic filling time/RR-interval）である．僧帽弁流入波形をパルスドプラで描出し，E 波の開始から A 波の終わりまでの時間（DFT）が心周期（RR）に占める割合を算出する（図 1a）．心室内伝導障害を有する症例では左室の興奮が始まってから駆出を開始するまでの時間（等容性収縮時間）および，収縮の終了から僧帽弁が開くまでの時間（等容性弛緩時間）が延長するため，心周期内の心室充満に用いられる時間（DFT）が短縮される．DFT/RR が 40％未満であれば有意に房室間同期不全が存在し，心臓再同期療法（CRT）の responder となりや

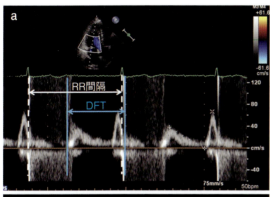

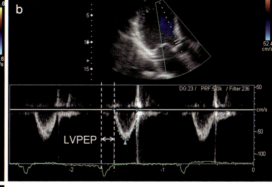

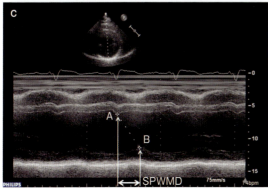

図 1 ● 心エコーの dyssynchrony の指標

a： DFT/RR の計測．パルスドプラ法で左室流入波形を求める．拡張期流入時間（DFT）を測定し，RR 時間に占める割合（DFT/RR）を算出する．

b： 前駆出時間（PEP）の計測．左室および右室流出路でパルスドプラ波形を求める．心電図の QRS 開始点から流出路駆出血流開始点までの時間を PEP とする．

c： SPWMD の計測．傍胸骨短軸像左室乳頭筋レベルを描出し，M モード法で前壁中隔と後壁の左室内方最大移動点（A，B）を検出する．この A-B 間の時間を SPWMD とする．

すいことが報告されている[1].

B 心室間同期不全（interventricular dyssynchrony）の指標

　心室間同期不全の指標としては IMD（interventricular mechanical delay）が提唱されている．パルスドプラで各心室の流出路における血流速度波形を描出し，各々の前駆出時間（pre-ejection period: PEP）の差を IMD とする．PEP は心電図の QRS 開始点から流出路駆出血流開始点までの時間であり（図 1b），IMD が 40 ms 以上であれば心室間同期不全が存在する[1].

C 心室内同期不全（intraventricular dyssynchrony）の指標

　左室内同期不全の定量評価として最も簡便なものが M モード法を用いた SPWMD（septal to posterior wall motion delay）である（図 1c）．乳頭筋レベル短軸像の M モードで中隔の最も収縮した時点と後壁の最も収縮した時点との時間差を SPWMD とし，130 ms 以上が CRT の有効指標とされている[2]．SPWMD は簡易に測れるという利点はあるものの，計測する断面に akinesis 領域が含まれる症例などでは，平坦な壁運動波形となるため測定不可能な場合がある．

　パターンマッチングによるストレイン評価（speckle tracking 法）を用いると，B モード画像から任意のセグメントで任意方向の局所心筋の移動パターンを描出することが可能であり，同期不全が観察できる．Suffoletto らは短軸像乳頭筋レベルの 6 領域の短軸径方向における最大ストレイン値を示す時点を求め，前壁中隔と後壁間の時間差を speckle tracking radial strain として 130 ms 以上が CRT の有効指標であると報告した[3].

　その他，視覚に頼る主観的評価も eye-ball dyssynchrony として簡便に左室内同期不全を検出できる．心尖部四腔像で心尖部の振り子様運動（swinging motion）や，時計方向から反時計方向へと心尖部が引っ張りあっている運動（shuffle motion）などがみられると，CRT が有効な左室内同期不全が存在すると報告されている[4]．また 3D エコーを用いて同期不全を評価する試みも始まっている．

D 心エコーによる dyssynchrony 評価の意義

　CRT の予後予測因子として有用なエコー指標を選択する目的で前向きの大規模多施設研究である PROSPECT 試験が行われたが，CRT の効果を単独で予測できるエコー指標はないという結果に終わり，QRS 幅を用いた現在の CRT 適応基準を上回る心エコー指標は得られなかった[5].

　これを受けて American Society of Echocardiography と Heart Rhythm Society は，「エコー指標は現時点で絶対的な判断基準とはなり得ず，新しい指標も含めて検討を続ける必要があり，従来の QRS 幅による CRT 適応基準を満たす症例をエコーの結果によって除外してはならない」とする共同声明を発表した[6].

　したがって，心エコーによる dyssynchrony の指標については単一項目の数値にとらわれずに補助評価として総合的に判断することが望ましい．また CRT 適応基準を満たすもののうち QRS 幅 150 ms 未満である症例や，左脚ブロック以外の心室内伝導障害パターンを呈する症例，虚血性心筋症症例などでは心エコーによる同期不全や viability の部位評価を行い，リードの適切な位置などを検討する必要があると考えられる．

■ 文献

1) Cazeau S, Bordacher P, Ritter P, et al. Echocardiographic modeling of cardiac dyssynchrony before and during multisite stimulation: a prospective study. Pacing Clin Electrophysiol. 2003; 26: 137-43.

2) Pitzalis MV, Iacoviello M, Rizzon P, et al. Ventricular asynchrony predicts a better outcome in patients with chronic heart failure receiving cardiac resynchronization therapy. J Am Coll Cardiol. 2005; 45: 65-9.

3) Suffoletto MS, Dohi K, Gorcsan J 3rd, et al. Novel speckle-tracking radial strain from routine black-and-white echocardiographic images to quantify dyssynchrony and predict response to cardiac resynchronization therapy. Circulation. 2006; 113: 960-8.

4) Jansen AH, van Dantzig J, van Hemel NM, et al. Qualitative observation of left ventricular multiphasic septal motion and septal-to-lateral apical shuffle predicts left ventricular reverse remodeling after cardiac resynchronization therapy. Am J Cardiol. 2007; 99: 966-9.

5) Chung ES, Leon AR, Murillo J, et al. Results of the Predictors of Response to CRT (PROSPECT) trial. Circulation. 2008; 117: 2608-16.

6) Gorcsan J 3rd, Abraham T, Yu CM, et al. Echocardiography for cardiac resynchronization therapy: recommendations for performance and reporting--a report from the American Society of Echocardiography Dyssynchrony Writing Group endorsed by the Heart Rhythm Society. J Am Soc Echocardiogr. 2008; 21: 191-213.

〈豊島優子　徳永洋二〉

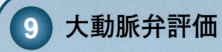

9 大動脈弁評価

　心臓 CT での検査目的は冠動脈の精査が大部分を占めるのが現状ではあるが，同時に撮影範囲には必ず大動脈弁も含まれている．SCCT Japan のガイドラインでも，大動脈弁および僧帽弁の異常な石灰化，厚さがある場合の報告は推奨とされている．造影剤の使用と放射線被ばくを考えると弁の評価のみで CT を施行することは第 1 選択ではなく，一般的に超音波検査，MRI が心機能，弁機能を評価する主な画像診断法であるが，不適応患者の第 2 選択として行われており，通常の冠動脈検査でも観察，評価は必須であると考える．

　また，CT では弁のみの評価ではなく，弁周囲の構造も死角のない 3D データでの解析が行え，撮影さえ終了していれば，患者を拘束することなく，解析が何度でもできるため，読影者の技量によって結果が左右されない利点もある．

　大動脈弁は上行大動脈と左心室の間に位置し，通常，左右冠動脈がそれぞれ起始する左冠尖，右冠尖，冠動脈が起始しない無冠尖の 3 枚の半月弁からなり，それぞれの弁尖に対応して Valsalva 洞が隆起している．腱索や乳頭筋との接続はなく，左心室の収縮によって開き，拡張で閉じる．このとき，洞内圧は高くなり，冠状動脈に血液が流れる．

A　撮影法と観察法

　撮影に関しては通常の冠動脈撮影と条件は同じでいいが，大動脈弁は心収縮期に開放されるため，ECG mA modulation（心電図同期管電流変調法）の設定には注意が必要であり，拡張中期のみに曝射タイミングを限定させた prospective gating scan では閉鎖している時相のみの観察となる．このため，造影検査前の単純撮影時に大動脈弁の異常な石灰化を認める場合などは，個々の症例により撮影法を再考すべきである．

　画像再構成は，機能解析用のデータ量を抑えた厚みのある画像を作成する．当院では全例ルーチンで 3 mm 厚のオーバーラップなしで，1 心周期 100％とし，20 分割した 5％間隔の画像を作成しており，動画にて心筋の壁運動とともに弁の観察を行っている（図 1）．さらに，例えば開放制限を疑う場合は，心周期の 15～30％，心電図上 S-T あたりの大動脈弁最大開放相の画像を冠動脈用と同等程度の薄い画像を作成し観察，解析を行う．観察目的に応じた心周期の画像を使用し，multi-planar reconstruction 法（MPR 法）を用いて上行大動脈-弁部の斜冠状断，斜矢状断を表示し double-oblique 法により短軸像を表示し，評価，解析を行う（図 2）．また，症例にあわせて volume rendering（VR），maximum または minimum intensity projection（MIP, MinIP），内視鏡像などを使用し，観察することにより，見逃しの少ない正確な所見が得られる（図 3）．

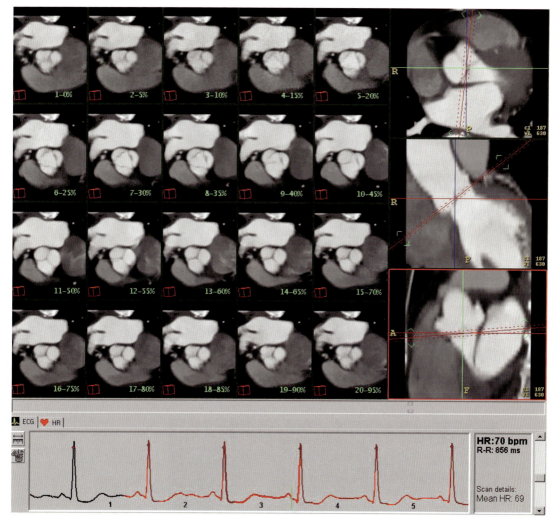

図 1 ● 観察，位相検索
機能解析用の画像を使用し，動画観察，最大解放相の時相を検索する．

B	大動脈弁狭窄症（aortic valve stenosis：AS）

　最近は炎症性（リウマチ性）のものは少なく，比較的若い年齢層では二尖弁の占める割合が高く，高齢者では退行変性によるものが多い．大動脈弁の狭窄によって，左室は慢性的な圧負荷を受け，求心性肥大を呈する．通常は心エコー，ドプラ検査により AS の重症度を診断するが，高度 AS に関しては，我が国の研究報告がほとんど見当たらないためガイドラインでも米国の基準（ACC/AHA）に従い，弁口面積 $1.0\,\mathrm{cm^2}$ 以下，または弁口面積係数 $0.6\,\mathrm{cm^2/m^2}$ とされている．

　弁狭窄の生理学的評価には心エコーがゴールドスタンダードであるが，測定には熟練を要する．CT では心エコーで問題となる高度な石灰化，患者要因による不鮮明な結果は比較的少なく，任意の断面が設定可能であり，優れた距離分解能，再現性をもち，心エコー評価の補助的な役割は十分に果

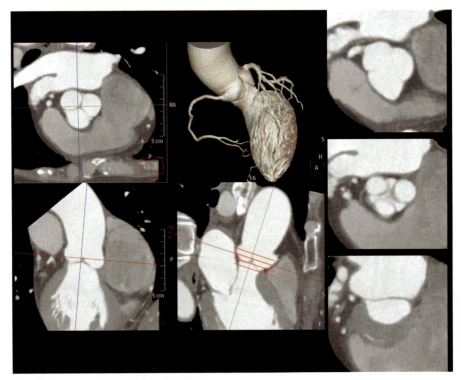

図 2 ● double-oblique 法による短軸像

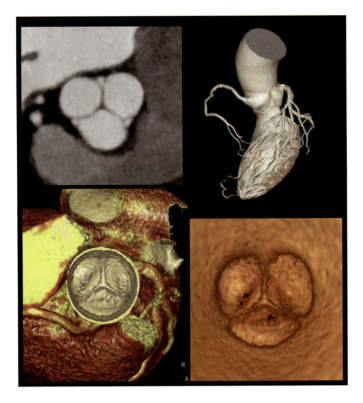

図 3 ● 表示法
左上: MPR
右上, 左下: VR
右下: 内視鏡像

JCOPY 498-13646

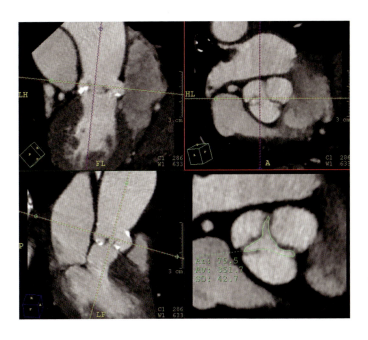

図 4 ● 大動脈弁狭窄症
cardiac phase 25%
AVA 0.75 cm²

たせると考えている.

　CT での測定は，前記した double-oblique 法による短軸像を用い，弁口が最小のスライス（高さ）を抽出し，プラニメトリー法（トレース法）により弁口面積を計測できる（図4）．ただし CT での計測値と心エコーの連続の式での弁口面積の相関は良好であったという報告がある一方，CT の方が若干大きな値になるという報告もあり，ガイドラインの数値は心エコーでの数値であるため結果を報告する際は注意が必要である.

C　大動脈弁閉鎖不全症（aortic regurgitation：AR）

　原因として先天性二尖弁，四尖弁，リウマチ性，加齢変性による石灰化，大動脈基部の異常（加齢による拡大，結合織異常，解離，大動脈炎症候群）などがあげられる．重症度の判定は心エコーで行うが，CT でも大動脈弁の閉鎖期である拡張期の静止フェーズ（冠動脈解析フェーズ）の短軸像を用い，大動脈弁の全スライスにて閉鎖できていないことを確認することにより閉鎖不全症を予想できる.

D　その他の大動脈弁疾患（図5）

　先天性二尖弁は弁尖の癒合によるものと鑑別が難しいことがあるが，最大解放時の開口部の形状や，VR 表示で弁，Valsalva 洞の形態，バランスを確認することにより鑑別できる．先天性二尖弁の場合，動脈壁の脆弱性を伴うことが考えられ，上行大動脈の拡大も確認が必要である．四尖弁は CT では明瞭に観察でき，鑑別に困ることは少ない．乳頭状線維弾性腫は比較的多くみられる良性原発性腫瘍であり，弁機能障害を引き起こすことはないが，塞栓症のリスクが高いため，注意が必要である.

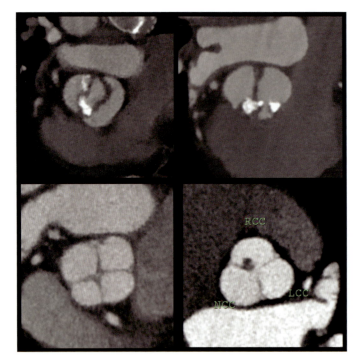

図 5 ● その他の大動脈弁疾患
上： 二尖弁
左下： 四尖弁
右下： 乳頭状線維弾性腫

おわりに

　大動脈弁のみならず心臓弁膜症においては，現在心エコー図が第 1 選択であり，被ばく，造影剤使用を伴う CT がスクリーニング，経過観察に用いられることは現在の技術では今後もない．しかし，弁疾患は冠動脈疾患と臨床症状が類似することもあり，通常の冠動脈検査で撮影範囲内に位置する大動脈弁の評価はやはり必須であると考える．また弁疾患の術前精査で冠リスクの比較的低い患者に対しては CAG に取って代わり CT での除外診断が主流となってきている今，弁の異常，石灰化や周囲構造物との位置関係などを確認するうえで，死角のない高分解能の CT データでの詳細な形態情報は，術式の決定や，予後に有用な情報を提供できる．

〈伊保純一〉

心エコー検査における大動脈弁評価

　弁疾患では，以前まで多く認めていたリウマチ変性が減少し，近年，加齢に伴う石灰化変性が増加している．なかでも，大動脈弁は最も加齢による変性が進行しやすく，さらに弁の支持組織である大動脈は動脈硬化性の病態を示すなど加齢の影響を受けやすい．すなわち，高齢化が進む現代社会では，大動脈疾患は頻度の高い重要な疾患である．ここでは，大動脈弁狭窄および逆流症をもとに心エコー検査での大動脈弁評価について述べる．

A　機能的大動脈弁複合体

　大動脈弁疾患の病因と病態を考えるうえで，また近年，自己弁温存術の進展により機能的大動脈弁複合体の評価が重要視されている．機能的大動脈弁複合体とは，①洞・大動脈移行部（sinotubular junction：STJ），②交連部，③Valsalva 洞，④大動脈弁尖，⑤弁輪部の構成要素から成り立つ．

a．大動脈基部評価（図1）

　A：大動脈弁輪径，B：Valsalva 洞径，C：STJ 径，D：上行大動脈径を計測する．

　大動脈弁輪径は，大動脈弁置換術を施行する際に人工弁サイズの参考となる．

b．弁尖評価（図2）

　左室長軸像で弁尖の可動性が良好かどうか確認できるが，主に大動脈弁レベル短軸像で弁の状態（弁尖の数・形態・可動制限の有無）を評価する．

B　大動脈弁狭窄症（aortic valve stenosis：AS）

a．病因，病態

　健常成人の大動脈弁が開口した時の面積は，体格にもよるが約 3〜4 cm^2 である．リウマチ性，先天性

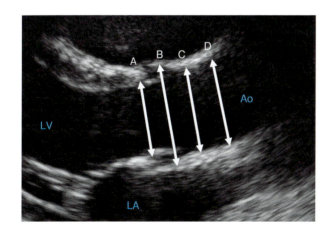

図1 ● 大動脈基部の計測
　LA：左房，LV：左室，Ao：大動脈
　A：大動脈弁輪径，B：Valsalva 洞径，
　C：STJ 径，D：上行大動脈径

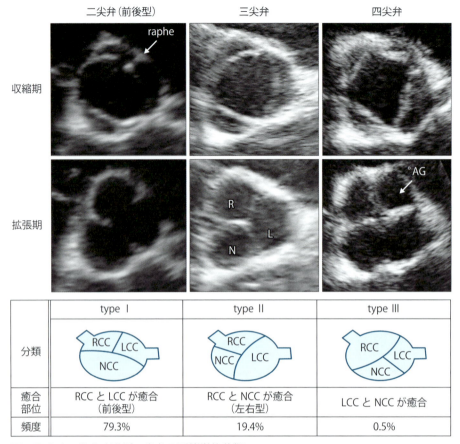

二尖弁（前後型）　　　　三尖弁　　　　　　四尖弁

収縮期

raphe

拡張期

R

L

N

°AG

分類	type Ⅰ	type Ⅱ	type Ⅲ
癒合部位	RCC と LCC が癒合（前後型）	RCC と NCC が癒合（左右型）	LCC と NCC が癒合
頻度	79.3%	19.4%	0.5%

図 2 ● 弁尖の数と大動脈二尖弁の形態学的分類

raphe：縫線，R：RCC（右冠尖），N：NCC（無冠尖），L：LCC（左冠尖）

AC：accessory cusp（副尖）

（Schaefer BM, et al. Heart. 2008; 94: 1634-8[1]より改変）

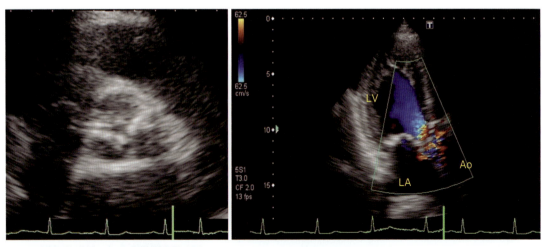

図 3 ● 石灰化変性による大動脈弁狭窄症

の二尖弁あるいは加齢・変性に伴う動脈硬化の大きく3種類の原因によりASが出現する．左室圧負荷により求心性肥大，さらに進行すると心拍出量低下を呈し，心不全，胸痛，失神や突然死をきたす．症状が出現してからの重症ASの予後は不良でもあり，ASの重症度と心機能評価による病態の進行を評価することが，手術適応時期を決定する上で重要である．

　①リウマチ性AS：弁尖の肥厚や輝度の増強・石灰化などの変化があり，リウマチ性僧帽弁膜症と同様に弁の交連部に変化・癒着が強く，比較的丸い弁口となるのが特徴である．

　②石灰化変性AS：通常，加齢に伴う石灰化変性は，交連部が保たれ弁腹部から弁尖端に硬化進展し可動性が低下するY字型の弁口が特徴である．また，ときに交連部が石灰化を伴い癒合を呈している場合があり，機能的二尖弁（＝後天性二尖弁）とよばれる（図3）．

　③先天性AS：多くは二尖弁が観察される．

b．大動脈弁狭窄症の重症度（表1）と評価法

心エコー法によるASの重症度評価については弁口面積，最高血流速度，平均圧較差の3つの代表的指標を併記し総合的に評価する．

1）planimetry法

大動脈弁レベル短軸像から狭窄弁口の内周を直接トレースし，弁口面積を計測する．

（注意点）

● 低心拍出状態では，弁の動きが減少し，弁口面積を過小評価する．

2）連続の式

連続の式による弁口面積計測は，左室流出路（LVOT）と大動脈弁口（AV）通過血流は等しいという質量保存の法則より算出される．

$$AVA = 0.785 \times (LVOT\text{-}d)^2 \times (LVOT\text{-}VTI / AV\text{-}VTI)$$

　　　　AVA（cm^2）：大動脈弁口面積
　　　　LVOT-d（cm）：左室流出路径
　　　　LVOT-VTI：左室流出路時間速度積分値（パルスドプラ法）
　　　　AV-VTI：大動脈弁口時間速度積分値（連続波ドプラ法）

表1　大動脈弁狭窄症の重症度評価

	大動脈弁硬化	軽度	中等度	重度	非常に重度
連続波ドプラ法による最高血流速度（Vp：m/s）	≦2.5	2.6〜2.9	3.0〜3.9	≧4.0	≧5.0
簡易ベルヌーイ式による収縮期平均圧較差（mean PG：mmHg）	—	<25	25〜39	≧40	≧60
弁口面積（AVA：cm^2）	—	>1.5	1.5〜1.0	<1.0	
弁口面積係数（AVAI：cm^2/m^2）		>0.85	0.85〜0.60	<0.60	
左室流出路/大動脈弁速度比（verocity ratio）		>0.50	0.50〜0.25	<0.25	

（文献2, 3より改変）

（注意点）

- S状中隔例では左室流出路の流量を過大評価し，大動脈弁口面積の過大評価につながる.

3）最高血流速度と圧較差

連続波ドプラ法にて得られた狭窄血流波形のトレースにて，大動脈弁最高血流速度と左室–大動脈圧較差を推定できる.

（注意点）

- 圧較差による評価は流量依存の影響を受ける.
- 高度大動脈弁逆流や貧血など何らかの高心拍出状態では圧較差を過大評価する.
- 左室機能低下例では低心拍出状態のため，圧較差を過小評価する.

C 大動脈弁逆流症（aortic regurgitation: AR）

a. 病因・病態

大動脈弁逆流は，大動脈弁尖の異常のみでなく，機能的大動脈弁複合体の異常によって起こる.
El Khouryら[4]は，各構成要素の影響を考慮したARの機能分類を提唱している.

①大動脈基部拡大を伴う正常な可動性の弁あるいは弁穿孔によるもの（type I）（図4）

②弁逸脱によるもの（type II）

③弁の可動性低下によるもの（type III）

症状出現（労作時の呼吸苦や心不全症状がほとんど）や左室容量負荷による左室拡大および心機能低下，上行大動脈拡大が付随するときに手術適応となる.

b. 大動脈弁逆流症の重症度（表2）と評価法

1）vena contracta

カラードプラ法を用いて逆流縮流部のジェット幅（vena contracta）を計測する.

2）連続波ドプラ法による評価

連続波ドプラ法による大動脈弁逆流血流速波形にてPHT（圧半減時間）を計測する. 大動脈弁逆流が重症であるほど大動脈の拡張期圧は急激に低下するため, 大動脈弁逆流の血流波形の傾きも急峻（＝PHT

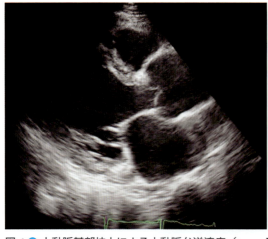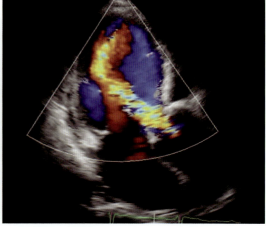

図4●大動脈基部拡大による大動脈弁逆流症（type I）

	軽度（mild）	中等度（moderate）	重度（severe）
○定性評価			
カラードプラジェット幅/	中央へのジェット		
左室流出路径（%）	<25	25〜64	≧65
vena contracta（mm）	<3	3〜6	>6
PHT（連続波ドプラ法）（msec）	>500	500〜200	<200
下行（腹部）大動脈血流			
拡張期逆行性波	拡張早期	拡張早期	全拡張期
○定量評価			
逆流量（mL）	<30	30〜59	≧60
逆流率（%）	<30	30〜49	≧50
有効逆流弁口面積（ERO: cm^2）	<0.10	0.10〜0.29	≧0.30
○その他項目			
左室径			拡大
大動脈造影グレード	1+	2+	3+〜4+

（文献 2, 5 より改変）

短縮）となる.

（注意点）

● 大動脈弁逆流の圧較差を減少させる要因として，大動脈の拡張期圧以外に左室拡張末期圧（LVEDP）の関与がある．非代償期など LVEDP が上昇している病態では，軽度の AR にもかかわらず AR の PHT は短縮する.

他に定量評価として，逆流量・逆流率を算出する volumetric 法や PISA 法がある．これは僧帽弁逆流症の重症度評価としても用いられる.

3）下行（腹部）大動脈血流速波形

パルスドプラ法にて中等度以上の AR は拡張期に逆行性血流が観察される.

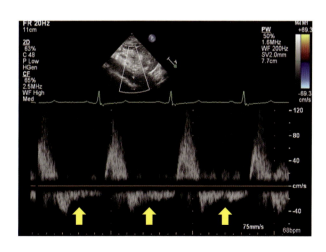

図 5 ● 腹部大動脈拡張期逆行性血流

（注意点）

- 血管壁の肥厚・拡大など動脈硬化変性により，大動脈自体の血管弾性が低下している例で同様の拡張期逆流が観察されることがある．

c．心機能評価

　心機能は AHA/ACC ガイドラインにおいて左室径と左室収縮能で評価される．AR での左室収縮能低下は左室駆出率（EF）＜50%，左室拡大は体格差を加味する必要性はあるが，左室拡張末期径＞65 mm あるいは左室収縮末期径＞50 mm とされる．その他に左室肥大の程度や左室拡張能，推定肺動脈圧の程度なども心機能評価として考慮する．

■ 文献

1）Schaefer BM, Lewin MB, Stout KK, et al. The bicuspid aortic valve: an integrated phenotypic classification of leaflet morphology and aortic root shape. Heart. 2008; 94: 1634-8.
2）Nishimura RA, Otto CM, Bonow RO, et al. 2014 AHA/ACC Guideline for the Management of Patients With Valvular Heart Disease: a report of the American College of Cardiology/American Heart Association Task Force on Practice Guidelines. Circulation. 2014; 129: e521-643.
3）大北　裕, 他. 循環器病の診断と治療に関するガイドライン（2011 年度合同研究班報告）. 弁膜疾患の非薬物治療に関するガイドライン（2012 年改訂版）.
4）Boodhwani M, de Kerchove L, Glineur D, et al. Repair-oriented classification of aortic insufficiency: Impact on surgical techniques and clinical outcomes. J Thorac Cardiovasc Surg. 2009; 137: 286-94.
5）吉田　清, 他. 循環器病の診断と治療に関するガイドライン（2009 年度合同研究会報告）. 循環器超音波検査の適応と判読ガイドライン（2010 年改訂版）.

〈山岡　誠〉

TAVI の臨床と心臓 CT の臨床的役割

　これまで高度大動脈弁狭窄に対する治療としては，開胸して人工弁を植込む外科手術が一般的であり，高齢など手術リスクが高く，開胸手術の適応とならない症例では，カテーテルを用いてバルーンによる弁形成術が行われてきたが，その効果は限定的で，明らかな予後の改善は認められないことが知られている．経カテーテル大動脈弁植込み術（transcatheter aortic valve implantation: TAVI）は，症状を伴う重症の大動脈弁狭窄症があるにもかかわらず，人工心肺を使用する外科手術のリスクが高い患者に対する，低侵襲治療で，日本でも 2013 年 10 月に保険診療が可能となった．現時点では，バルーン拡張型デバイス（SAPIEN XT/SAPIEN 3, Edwards）と自己拡張型デバイス（Medtronic, CoreValve）の 2 種類が保険適応となっている．

　心臓 CT 技術の進歩もめざましく，multidetector computed tomography（MDCT）では，3 次元的な客観的データの取得が容易であり，ガイドラインでも TAVI 術前の CT における画像計測の有用性と，空間分解能が 0.5〜0.6 mm の 64 列の MDCT が必要であることが記載されている[1]．

A　TAVI の基本手技

まずは，TAVI の基本手技について概説する．

①大動脈基部を造影する pig tail カテーテルを挿入するために，大腿動脈あるいは橈骨動脈を穿刺し，シースを留置．Valsalva 洞内で大動脈造影を行い，人工弁を留置する位置の見当をつける．

②経大腿動脈アプローチであれば大腿動脈をカットダウンあるいは穿刺し，シースを挿入．経心尖アプローチであれば，左胸部を小切開し，シースを心尖部から挿入する．大動脈アプローチでは，前胸部を一部小切開し，直接大動脈にシースを挿入する．

③大動脈弁に通常のワイヤーを通過させ，カテーテルを通してスティッフ（硬くて腰の強い）ワイヤーと交換する．そして必要に応じ，ややサイズが小さめのバルーンを用いて，狭窄弁の前拡張を行う．最近は，この前拡張を省く場合も多い．

④生体弁付きステントを専用のデリバリーシステムに折りたたんで装着し，スティッフワイヤーに沿わせて自己の大動脈弁位まで運ぶ．バルーン拡張型のデバイスであれば，慎重な位置合わせの後，専用のインデフレーターを用いてバルーンを拡張し，ステントを大動脈弁位に圧着させる．自己拡張型のデバイスであれば，やはり生体弁付きステントが適切な位置で拡張するよう高さを微調整し，ダイヤルを回してステントのカバーシースをゆっくりと引き抜いていく．

⑤留置後は合併症のないことを確認し，カテーテルを抜去．縫合や止血を行う．

B　MDCT を用いた TAVI の術前評価

TAVI の術前にチェックすべき CT 評価項目について解説する．

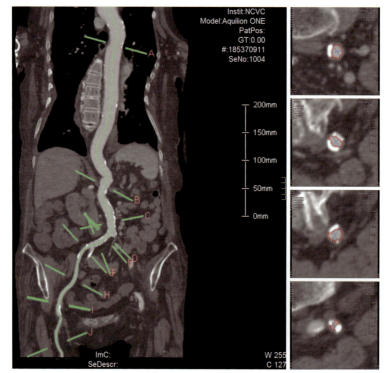

図1 ● 腸骨大腿動脈からのアクセスルートの評価

直交する断面で，石灰化や血管径を連続的に評価していく．全周性の石灰化病
変では，なんとかシースは留置できてもデバイスが通過しない場合もある．

a．血管アクセス経路の選択

　TAVI のアクセス経路として，大きく分けて経大腿動脈アプローチ（transfemoral approach: TF）
と，経心尖部アプローチ（transapical approach: TA），そして経大動脈アプローチ（direct aorta
approach: DA）がある．侵襲度の点からは，経大腿動脈アプローチが最も望ましい．

　しかしながら，生体弁を折りたたんで先端に装着したカテーテルデバイスを挿入するためのシースの
太さは，SAPIEN XT では 16～18 Fr のため，23 mm 弁（16 Fr）では最低でも 6.0 mm の内腔が必要であ
り，29 mm 弁では 7.0 mm 必要であったが，SAPIEN 3 では，デバイスの改良により，シースは 14～16
Fr と細くなった．これにより，23 mm 弁と 26 mm 弁では最低 5.5 mm（14 Fr），29 mm 弁で 6.0 mm
（16 Fr）となった．CoreValve のシースは 18 Fr で，6.0 mm 必要とされている．鼠径～上行大動脈ま
での最小血管径，石灰化の存在やその程度，屈曲や蛇行，動脈硬化プラークや血栓の有無などを確認し
て直交断面で血管内腔を計測し，鼠径部からのアクセスが可能であるかを評価する（図1）．

　経心尖部アプローチでは，どの肋間を選択するか，経大動脈アプローチでは，上行大動脈の石灰化が
なくシース挿入が可能な適切な位置の見当をつけるのに，ボリュームレンダリング法（volume
rendering: VR）も有用である．

b．大動脈弁輪サイズ評価の重要性

　大動脈弁複合体（図2）は，左心室，左室流出路，左室-大動脈接合部，半月状の大動脈弁尖，大動脈
弁付着部，Valsalva 洞，sino-tubular（ST）junction，冠動脈入口部から構成され，機能的に連関して

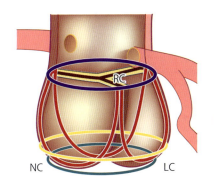

図 2 ● 大動脈弁複合体

大動脈基部には, 3 つの輪状構造がある. すなわち, ST junction (青), 解剖学的な左室−大動脈接合部 (黄), 仮想的な底部輪 (緑) である. RC は右冠尖, LC は左冠尖, NC は無冠尖を意味する.

いる. 大動脈弁付着部は, 最上位の交連部で ST junction から基部深部の nadir にかけて吊り橋状になっている. TAVI で人工弁を留置する際に, ステント径に一致する部位は, 原則として左室−大動脈接合部と底部輪 basal ring の間 (図 2) とされている.

人工弁を留置する際, 自己の弁輪に対して 10〜15％前後の, ややオーバーサイズで拡張するが, 石灰化病変の存在や, バルーン拡張型のデバイスでの過大な拡張では, 弁輪部が破裂し, 心タンポナーデ, ショックとなる可能性がある. 一方で, アンダーサイズであれば, 留置後の弁周囲逆流が多くなり, 最悪の場合には人工弁が脱落する可能性がある. 弁輪破裂, 人工弁の左室内脱落は, いずれも緊急開胸手術の必要があり, もともと手術リスクの高い患者にとっては, 重篤な後遺症を覚悟しなければならない.

弁周囲逆流に関しても, 逆流量が少なくても予後が悪化するという報告もあり[2], 特に, バルーン拡張型のデバイスを用いる際には, 正確な弁輪サイズの計測と, それに基づく人工弁のサイズの微調整が重要である. このため, 心周期のうち最大となる収縮中期に近い時相での評価が必要であり, 正確に断面を設定し, 面積および周囲長を計測する (図 3). バルーン拡張型のデバイスでは一般に, 面積を参考に, 自己拡張型のデバイスでは, 周囲長を参考に, 人工弁のサイズを決定することが多い. また, バルーン拡張型のデバイスでは, バルーンで拡張時あるいは後拡張の際に, この面積を参考にする. 人工弁が脱落するトラブルのほとんどは, この術前計測の不正確さに起因すると考えられる.

c. 大動脈弁輪の石灰化病変の評価

バルーン拡張型のデバイスでは, 適切なサイズで生体弁を拡張したとしても, 石灰化病変の位置によっては, 弁輪が穿孔する可能性がある. 特に, 左冠尖の下部に位置する石灰化病変の存在は, 心タンポナーデのリスクであることが報告されている[3].

d. Valsalva 洞と上行大動脈のサイズ評価の重要性

Valsalva 洞が小さい症例では, 同部位の破裂による心タンポナーデや, 冠動脈の起始部閉塞・狭窄のリスクがあるため, 使用する人工弁のサイズと Valsalva 洞の大きさとのバランスが問題となる. 生体弁付きステントを拡張すると, 自己弁は Valsalva 洞内に折りたたまれることになるため, 特に弁尖の石灰化容積が大きいと, Valsalva 洞を穿破したり, 後述のように冠動脈の起始部を閉塞, 狭窄するおそれがある.

また, バルーン拡張型のデバイスであれば, どうしてもバルーンの一部が ST junction にかかるため, 使用するバルーンサイズによっては, 大動脈基部の解離ないしは破裂の心配もある. 自己拡張型のデバイスでは, 上行大動脈の径が, 26 mm 弁では 40 mm 以下, 29 mm 弁では 43 mm 以下とされている.

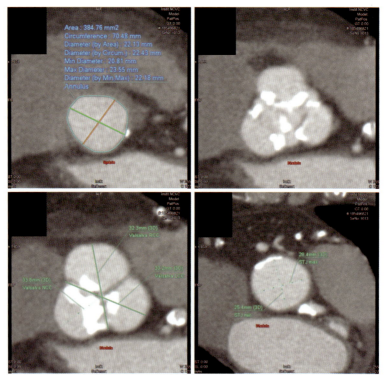

図3 ● 大動脈弁輪の面積と周囲長，Valsalva 洞径，ST junction 径の計測例
大動脈弁輪は，収縮期に底部輪のレベルで，面積と周囲長を計測する（左上）．
Valsalva 洞も 3 カ所で計測（左下）．弁尖の石灰化も基部からの連続病変に注意
する（右上）．ST junction の径や石灰化病変も評価する（右下）．

e．冠動脈入口部の高さと大動脈弁の弁長評価の重要性

　冠動脈の高さが低い場合（＜11 mm），折りたたまれた自己弁により，その入口部が閉塞するおそれが
ある．特に，弁尖の石灰化部分の容積が大きく，Valsalva 洞が小さいほどそのリスクは上昇すると考え
られる．また，Valsalva 洞が穿破しないまでも，入口部を下から押し上げるように圧迫すると，やはり
冠動脈の入口部が狭窄ないし閉塞する原因となるため，あらかじめ保護用のワイヤーを冠動脈内に留置
する必要がある．

f．大動脈基部の傾き

　ガイドワイヤーを狭小大動脈弁に通過させ，適切な位置に人工弁を留置するには，大動脈弁輪（底部
輪）を真横から観察することができるように，血管撮影装置の検出器の角度をあらかじめ設定しておく
と，造影剤や時間の節約，被ばく量の低減に有効である．また，底部輪の角度が 70° を超えて垂直に近い
と，現在の自己拡張型のデバイスシステムでは，展開開始時に人工弁は上行大動脈の無冠尖端に位置し，
展開するに従って大動脈基部に対して極端に傾斜して広がっていくため，正確な位置合わせが困難であ
る．

おわりに

　TAVI を成功させるために，いまや術前造影 MDCT は必須となっている．デバイスも年々改良され，デバイス径が細く，弁周囲逆流も起こりにくい SAPIEN 3 が使用可能となった．今後は，大動脈二尖弁の一部や，透析例などにも TAVI の適応が拡がっていく可能性がある．合併症の低減には，大動脈基部や血管に関する正確な情報が重要である．

■ 文献

1）Holmes DR Jr, Mack MJ, Kaul S, et al. 2012 ACCF/AATS/SCAI/STS expert consensus document on transcatheter aortic valve replacement. J Am Coll Cardiol. 2012; 59: 1200-54.

2）Sinning JM, Hammerstingl C, Vasa-Nicotera M, et al. Aortic regurgitation index defines severity of peri-prosthetic regurgitation and predicts outcome in patients after transcatheter aortic valve implantation. J Am Coll Cardiol. 2012; 59: 1134-41.

3）Hayashida K, Bouvier E, Lefèvre T, et al. Potential mechanism of annulus rupture during transcatheter aortic valve implantation. Catheter Cardiovasc Interv. 2013; 82: E742-6.

〈神﨑秀明〉

経カテーテル的大動脈弁留置術（TAVI）に対する CT 検査について

　大動脈弁狭窄症（aortic stenosis：AS）患者に対し TAVI（transcatheter aortic valve implantation）を実施するにあたり，術前における術式の決定およびデバイスサイズの選択に CT 検査は欠かせないものとなっている．デバイスサイズの選択においては大動脈弁輪の正確なサイズ計測が非常に重要である[1]ため，心電図同期による CTA（CT angiography）が必須である．また，デバイスのアクセスルートを確認する必要もあるため頸部〜鼠径部を含めた全大動脈に対する CTA も実施される[2]．

A　心電図同期 CTA

　心電図同期 CTA により得られた画像では，心拍動の影響が少なく大動脈弁輪が広く描出される心時相を選択し，1 mm 以下の厚みの axial 画像より大動脈弁を基準として作成した MPR（multi planar reconstruction）画像にて計測を行う．大動脈弁輪も少なからず心拍動の影響を受けるため，当センターでは時間分解能が優れた CT 装置を用い，20〜80% と広めの設定で ECG mA modulation を用いて撮影を行っている．当センターでの心電図同期撮影プロトコルを表 1 に示す．計測心時相は多時相の再構成を比較し決定することとなる（図 1）．

　また心時相による Valsalva 洞，弁輪の動きについても再構成した全時相による 4D 画像で確認する．

　大動脈基部，大動脈弁の評価についてはその形態および石灰化の有無，存在箇所の確認，拡張期・収縮期における弁輪の径および面積の計測，Valsalva 洞の径の計測，大動脈基部（sino-tubular junction）の径の計測および，左心室との位置関係（角度），冠動脈の評価として冠動脈近位部の狭窄の有無，弁葉の距離，弁尖から冠動脈起始部までの距離の計測が必要となる（図 2）．留置するステントバルブの径が

表 1 心電図同期撮影プロトコル

scanner	SOMATOM Definition Flash（Siemens）
scan mode	retrospective ECG-gated helical scan（dual source）
tube voltage	120 kV
tube current	AEC（CARE Dose 4D）
scan rotate time	0.28 sec/rot
slice collimation	0.6 mm×128
beam pitch	adapted to heart rate
field of view	320 mm
matrix	512×512
reconstructed slice width	0.75 mm
reconstruction increment	0.4 mm
reconstruction FOV	200 mm
reconstruction kernel	B41f

multiphase reconstruction

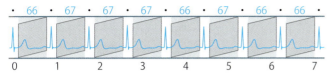

systolic-phase

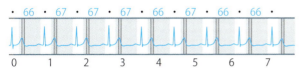

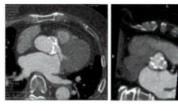

diastalic-phase

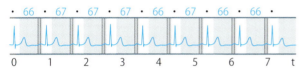

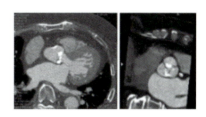

図1 ● ECG mA modulation と再構成心時相

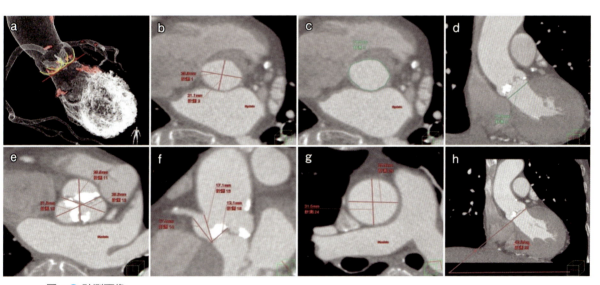

図2 ● 計測画像
　a：perpendicular view，b：大動脈基部の径，c：弁輪の面積，d：弁輪の径，e：valsalva 洞の径，f：弁葉の距離，
　g：上行大動脈の径，h：弁輪の角度

弁輪に対しオーバーサイズであると弁輪破裂（annulus rupture），アンダーサイズであると弁周囲逆流（paravalvular leak：PVL）を引き起こす可能性がある（図3）．また弁葉の距離が冠動脈起始部までの距離より長かった場合，そのまま生体弁を留置すると自己弁により冠動脈を塞いでしまうことがある．このように心電図同期 CTA での計測結果は単にデバイスのサイズを決定するためだけに行われるのではなく重大な合併症を防ぐ役割も担っているため，正確な計測を行うことが非常に重要である．またこ

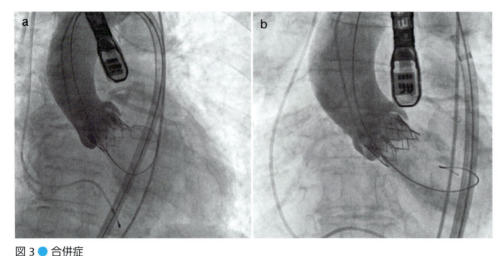

図3 ● 合併症
a: 弁輪破裂, b: 弁周囲逆流

の3次元画像より perpendicular view（大動脈弁の三尖が1直線上になるアングル）および冠動脈起始部がよく見えるアングルを調べておくと，術中に大動脈造影行う際のポジショニングが容易となる．さらに冠動脈に狭窄が認められ，虚血に伴う asynergy（壁運動異常）が確認された場合には，TAVI と同時に冠動脈バイパス術の施術が検討される．

B 全大動脈 CTA

　全大動脈 CTA では病変，石灰化，屈曲，壁在血栓の有無およびシース留置，デバイスのアクセスルートについて axial 画像，MIP 画像，MPR 画像，VR 画像より多方向から観察し，狭窄部位があった場合，デバイス通過確認のため血管径の計測を行うことが目的となる（図4）．

　当センターでの全大動脈 CTA の撮影プロトコルを表2に示す．

　全大動脈の計測について balloon expandable タイプの生体弁ステントバルブ SAPIEN XT（Edwards）を例にあげると，23 mm のタイプで 6.0 mm 以上の血管径が必要となる（表3）．全アクセスルートにおいて必要血管径以下の場所が存在した場合や，上行大動脈と心臓のなす角度が小さい場合，腹部大動脈，腸骨動脈に石灰化を伴う屈曲が存在する場合などは経大腿アプローチ（transfemoral-

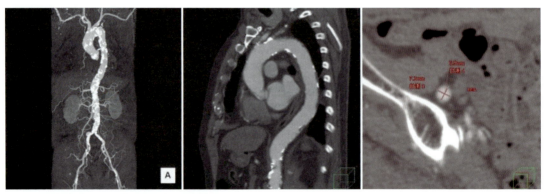

図4 ● 全大動脈 CTA 画像および血管径計測

scanner	Aquilion ONE（Toshiba）	SOMATOM Definition Flash（Siemens）
scan mode	helical	helical
tube voltage	120 kV	120 kV
tube current	AEC（Volume-EC）	AEC（CARE Dose 4D）
scan rotate time	0.5 sec/rot	0.5 sec/rot
slice collimation	0.5 mm×64	0.6 mm×128
beam pitch	0.7	0.5
field of view	320 mm	320 mm
matrix	512×512	512×512
reconstructed slice width	1.0 mm	1.0 mm
reconstruction increment	1.0 mm	1.0 mm
reconstruction FOV	320 mm	320 mm
reconstruction kernel	FC01	B41f

■ 表3 ■ デバイス挿入に必要な血管径

	エドワーズエクスバンダブルイントロデューサーシースセット	
SAPIEN XT/Nova Flex＋	23 mm	26 mm
モデル番号	916ES23J	918ES26J
eSheath 内径（未拡張時）	16 F (5.3 mm)	18 F (5.9 mm)
eSheath 外径（未拡張時）	6.7 mm	7.2 mm
eSheath 外径（クリンプされた生体弁通過の際の最大拡張時）	8.9 mm	8.9 mm
ローダー内径	21 F (7.0 mm)	21 F (7.0 mm)
適合ガイドワイヤー径	0.035*	0.035*
最小アクセス血管径*	6.0 mm	6.5 mm

approach: TF）ではなく，経心尖部アプローチ（transapical-approach: TA）が検討される．アプローチ方法には他に経上行大動脈アプローチ（transaortic-approach: TAo（direct aorta: DA)）や経腋窩動脈アプローチ（transaxially- approach）もあり，術前検査の結果に応じて決定される．

C TAVI 術前 CT 検査における展望

　TAVI 術前の CT 検査は上記のように，デバイスの選択，術式（アプローチ方法）の決定，術中の perpendicular view の決定と重要な決定に大きく寄与することとなる．術中においても事前に3次元画像より求めた perpendicular view に合わせて X 線透視，撮影，デバイスの挿入を行うため（図5)，CT 検査の実施，およびその観察・計測は TAVI の経験のある心臓血管外科医や循環器内科医，放射線科医，診療放射線技師による実施が望ましい．

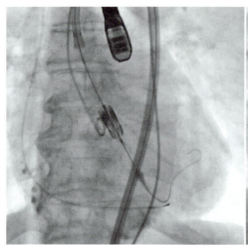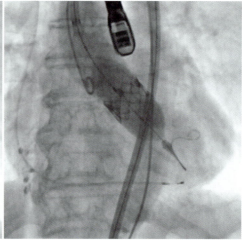

図5 ● perpendicular view でのデバイス挿入

　現在 TAVI の実施施設基準には CT 検査について記載されていない．しかし，求められる精度は非常に高い状況にある．検査結果の不良による合併症の重症度を考えた場合，心臓 CT 検査に関するガイドラインに記載されている装置性能以上を備えた装置での実施が望ましい．またハイブリッド手術室は術前 CT 検査で用いた 3 次元画像をはじめとするすべての画像を遅延なく表示できるシステムを備えている必要がある．

　CT 装置の進化により，心電図同期撮影をはじめとする撮影法も進歩し，TAVI 術前検査における計測の精度は格段に向上している．しかし，高心拍や撮影時における突然の不整脈発生，高度の石灰化を有する血管や弁に対してはまだ改善の余地を大きく残しているのが現状であり今後の発展に期待する．

■ 文献

1）林田健太郎．Transcatheter aortic valve implantation．Current status and future perspectives．人工臓器．2013；42：175-80.
2）古田　晃，原　英彦，有田武史，他．SHD インターベンションハンドブック．東京：医学書院；2013．p.53-7.

〈森川　進　土井祥平〉

10 僧帽弁評価

　僧帽弁を評価する方法としては，経胸壁心エコー，経食道心エコー，ならびに心臓 MRI（cardiac magnetic resonance imaging: CMR）が主な画像診断方法となっている．その趨勢のなかで台頭してきているのが MDCT である．この稿では僧帽弁評価における MDCT の特徴，可能性に関して述べたい．

　僧帽弁は左房と左室を隔てる房室弁で 2 尖の弁（前尖，後尖）からなっている．僧帽弁の名称は，前尖は A1〜A3，後尖は P1〜P3，そして，前尖，後尖の境界である 2 つの交連部（AC，PC）となっている（図 1）．弁輪の約 1/3 を占める前尖は，約 2/3 を占める後尖よりも，可動性があり，弁も厚くなっている．前尖，後尖ともに腱索によって左室から突出する乳頭筋と繋がっており，僧帽弁の評価をする際には弁輪も含めたこれらの構造物に注目しなければならない．

　撮影法，画像再構成は大動脈弁と同様の考え方でよい．また，開放制限を疑う場合は，収縮期以降

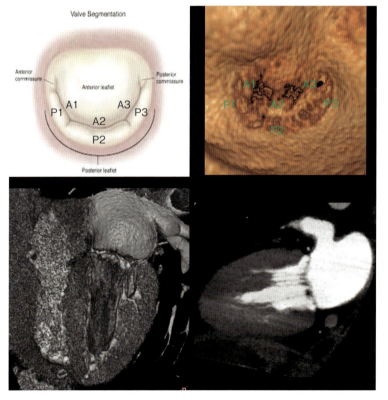

図 1 ● 僧帽弁の各名称，
　　　表示法
　　　上段左：シェーマ
　　　上段右：内視鏡像
　　　下段左：VR 法
　　　下段右：MPR 法（MinIP）

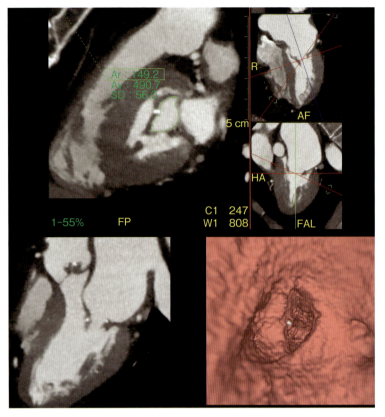

図 2 ● 僧帽弁狭窄症
両尖に肥厚像, 石灰化を伴う開放制限あり. CT 上, 弁口面積は 1.49 cm²である.

の急速充満期（R-R 間隔 50〜70％あたり）の最大開放相の画像を用いて, MPR 法, double-oblique 法により短軸像を表示し, 評価, 解析を行う. ただし, 大動脈弁と違い弁の長さが異なるため弁口の最小面積のスライスの検索には注意が必要である. さらに最大開放期は動きの速い時相であり高い時間分解能が必要とされる. 閉鎖不全に対しては収縮期の静止画像にて評価観察を行う.

A 　 僧帽弁狭窄症と僧帽弁閉鎖不全症

　僧帽弁狭窄症（mitral stenosis: MS）は, 僧帽弁口が狭くなり拡張期血流の左室流入を妨げる疾患である. 原因の多くはリウマチ熱であるが, A 群 β 溶連菌に対する抗生剤の適正使用で, 近年減少傾向にある. CT 所見としては, 弁の肥厚, 石灰化による弁口の狭小化（拡張期）が認められる. MS による左房圧の上昇で, 左房の拡大や肺静脈の拡張をしばしば伴う. また, 弁だけでなく, 弁輪, 腱索や乳頭筋などの弁下部組織に石灰化が及ぶことも珍しくない. 手術の際には, これらの情報が術式に影響する（図 2）.

　僧帽弁閉鎖不全症（mitral regurgitation: MR）は, 収縮期の弁尖の接合不全により, 血流が左室から左房に血液が逆流する疾患である. 原因は, 弁性（一次性）MR と機能的（二次性）MR に分類される. 弁性 MR は弁自体に異常があるもので, MS に併発するもの, 感染性心内膜炎, 粘液変性, 結合組織病による僧帽弁逸脱症があげられる. 機能的 MR は拡張型心筋症や虚血性心筋症による左室の拡大で, 乳頭筋や腱索が左室側に引っ張られた結果, 接合不全が生じたものである. CT 所見としては,

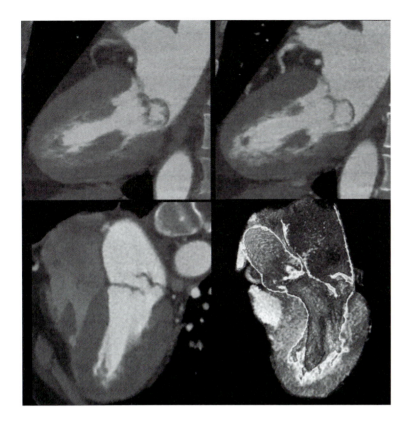

図3 ● 僧帽弁閉鎖不全症（逸
　　　脱症）
心エコー上，severe MR で，P2-
3の逸脱，P3には断裂した腱索
を認めた．CT では，収縮期の
画像で僧帽弁輪線を越え，弁尖
が左房側へ偏位しており，弁接
合部のずれが確認でき，逸脱症
と診断できる．

弁性 MR では弁の肥厚，石灰化や短縮，疣贅，収縮期の弁や腱索の左室側への逸脱が認められ，機能的 MR では左室拡大による弁輪の拡大，弁尖のテザリング，左室壁の菲薄化が認められる．いずれの病態にせよ，経過が長くなれば，左房と左室の拡大が認められるようになる（図3）．MR に関しては，弁置換術を選択するならば MS と同様な評価をすればよいが，弁形成術を選択する場合 MR の原因によって術式が大きく変わってくる．

　一般的に弁の評価は，心エコーが第1選択である．従来，外科医は 2D エコーで弁や心腔内の構造を頭にイメージして，手術に臨んでいた．3D 心エコーの出現で術前に容易に病態を捉えられるようになったが，石灰化病変や画像描出の精度が個人によって異なるのが依然として問題である．MDCT は石灰化病変の描出には長けており，それ以外にも上述した所見だけでなく，一度に冠動脈評価や左室の形態評価まで可能とする強みは認識しておきたい．また，3DCT での僧帽弁構築も可能となってきており，これからの臨床応用に期待したい．

〈砂川玄悟　伊保純一〉

心エコーの指標と意義

　僧帽弁膜症は閉鎖不全症および狭窄症に分けられる．病態および治療を考えるときには弁の器質的変化の重症度だけでなく，僧帽弁膜症によって二次的に引き起こされた左室機能障害，右室機能障害，肺高血圧の有無なども考慮しなければならない．

A　僧帽弁閉鎖不全症（mitral regurgitation：MR）

　僧帽弁閉鎖不全症（MR）は，弁尖・腱索の器質的異常（例えば逸脱・腱索断裂やリウマチ性変化など）により出現する一次性 MR と，左室拡大からの乳頭筋の外方移動や弁輪拡大などにより出現する二次性 MR に大別される．

　心エコーによる評価のポイントは，①弁の形態（器質的異常の有無），逆流の機序・成因，②重症度，③心負荷（心機能，心拡大，推定右室圧）の評価，④他の弁膜疾患などの有無である．

a．一次性（器質性）MR

　一次性 MR は，僧帽弁複合体を構成する弁輪，弁葉，腱索，乳頭筋のうち１つ以上が何らかの理由で機能不全に陥ることで発症する．最も頻度の高い原因は僧帽弁逸脱である．比較的若年者で発症する例

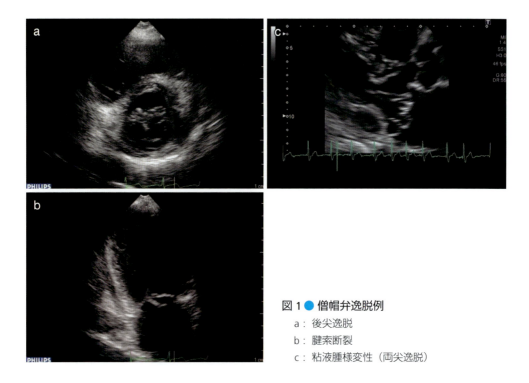

図 1 ● 僧帽弁逸脱例
　a： 後尖逸脱
　b： 腱索断裂
　c： 粘液腫様変性（両尖逸脱）

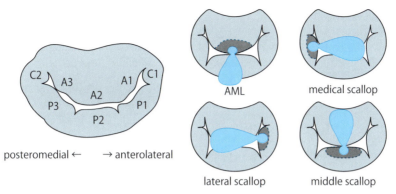

図2 ● 短軸断面における逆流方向からの僧帽弁逸脱部位診断
逸脱弁尖部位に加速血流（PISA）がみられ，反対方向に逆流ジェットが進行すること
により，診断が可能となる．

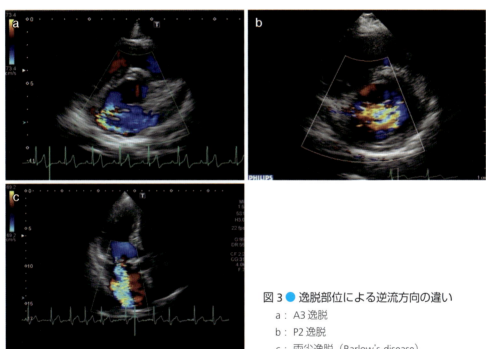

図3 ● 逸脱部位による逆流方向の違い
a： A3 逸脱
b： P2 逸脱
c： 両尖逸脱（Barlow's disease）

では，僧帽弁や腱索が粘液腫様変性していることが多く（Barlow's disease），高齢者では弾性線維の断裂をきたしているものが多い（図1）．その他の原因としては感染性心内膜炎や，リウマチ性などがある．

経胸壁心エコーでは弁の器質的変化や MR 重症度，左室機能，肺高血圧の有無を評価する．

逆流の重症度は PISA 法やドプラ法（連続の式）による定量評価法を用いて算出される有効逆流弁口面積，逆流量，逆流率によって決定される．これら定量評価による指標に，半定量評価（逆流ジェット面積，vena contracta 幅など）を加えて総合的に判断する必要がある（図2，3）．

ステージ A では 3〜5 年ごと，ステージ B（中等度 MR）では 1〜2 年ごとの心エコー検査が推奨され

ステージ	定義	弁形態	弁血行動態*	血行動態的影響	症状
A	at risk of MR	● mild mitral valve pro-lapse with normal coaptation ● mild valve thickening and leaflet restriction	● no MR jet or small central jet area ＜20% LA on Doppler ● small vena contracta ＜0.3 cm	● none	● none
B	progres-sive MR	● severe mitral valve prolapse with normal coaptation ● rheumatic valve chan-ges with leaflet restric-tion and loss of central coaptation ● prior IE	● central jet MR 20%-40% LA or late systolic eccentric jet MR ● vena contracta ＜0.7 cm ● regurgitant volume ＜60 mL ● regurgitant fraction ＜50% ● ERO ＜0.40 cm² ● angiographic grade 1−2+	● mild LA enlarge-ment ● no LV enlargement ● normal pulmonary pressure	● none
C	asympto-matic se-vere MR	● severe mitral valve prolapse with loss of coaptation or flail leaf-let ● rheumatic valve chan-ges with leaflet restric-tion and loss of central coaptation ● prior IE ● thickening of leaflets with radiation heart disease	● central jet MR ＞40% LA or holosystolic eccentric jet MR ● vena contracta ≧0.7 cm ● regurgitant volume ≧60 mL ● regurgitant fraction ≧50% ● ERO ≧0.40 cm² ● angiographic grade 3−4+	● moderate or severe LA enlargement ● LV enlargement ● pulmonary hyper-tension may be present at rest or with exercise ● C1: LVEF ＞60% and LVESD ＜40 mm ● C2: LVEF ≦60% and LVESD ≧40 mm	● none
D	sympto-matic se-vere MR	● severe mitral valve prolapse with loss coaptation or flail leaf-let ● rheumatic valve chan-ges with leaflet restric-tion and loss of central coaptation ● prior IE ● thickening of leaflets with radiation heart disease	● central jet MR ＞40% LA or holosystolic eccentric jet MR ● vena contracta ≧0.7 cm ● regurgitant volume ≧60 mL ● regurgitant fraction ≧50% ● ERO ≧0.40 cm² ● angiographic grade 3−4+	● moderate or severe LA enlargement ● LV enlargement ● pulmonary hyperten-sion present	● decreased exercise tol-erance ● exertional dyspnea

*several valve hemodynamic criteria are provided for assessment of MR severity, but not all criteria for each category will be present in each patient. Categorization of MR severity as mild, moderate, or severe depends on data quality and integration of these parameters in conjunction with other clinical evidence.

ERO indicates effective regurgitant orifice; IE, infective endocarditis; LA, left atrium/atrial; LV, left ventricular; LVEF, left ventricular ejection fraction; LVESD; left ventricular end-systolic dimension; and MR, mitral regurgitation (Nishimura RA, et al. J Am Coll Cardiol. 2014; 63: e57-185)[1]

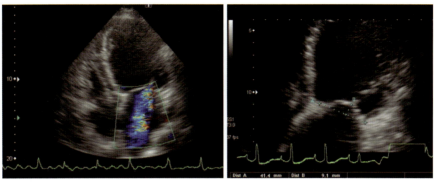

図4 ● テザリングが原因となって MR が生じている

る．ステージ C は半年～1 年ごとに心エコー検査を行う．しかし，症例ごとにその進行度は異なるため，個々の症例で手術のタイミングを遅らせないように経過観察していく（表1）．

b．二次性（機能性・虚血性）MR

二次性 MR は，僧帽弁に器質的な異常はないものの，心筋梗塞や拡張型心筋症などによる重症の左室機能不全が原因となって MR が生じる病態である（図4）．

経胸壁心エコーを用いて，中等度以上（ステージ B～D）の二次性 MR 症例に対して，原疾患の評価，壁運動異常の範囲，および左室機能，MR 重症度，肺高血圧の程度の評価を行う（表2）．

一次性 MR と違い，有効逆流弁口面積が 0.2 cm^{2}を超える場合，長期予後不良とされるため重症度の基準は異なる．また，逆流量も 30 mL を超えるものを重症としている．

B　僧帽弁狭窄症（mitral stenosis: MS）

僧帽弁狭窄症の病因のほとんどが小児期に罹患したリウマチ熱であり，それをリウマチ性僧帽弁狭窄症としている．個人差はあるが，リウマチ熱罹患後，10 年以上の無症候期を経て，症状を発現することが多い．一方で，高齢による僧帽弁輪石灰化が病因となる僧帽弁狭窄症もあり，非リウマチ性僧帽弁狭窄症とされている．

症状の進行具合により重症度を 4 段階に分けられており，各々は弁形態，血行動態，左房拡大や肺高血圧の有無，症状によって分類されている（表3）．

経胸壁心エコーでの評価で最も重要な方法としては，プラニメトリ法による弁口面積がある．これは，合併する弁膜症がある場合でも血行動態の影響を受けない方法であり，推奨されている（図5）．しかし，欠点もあり正確な描出が困難な場合は計測できない．また，弁の石灰化が高度な場合も不向きである．

ステージ分類においては，圧半減時間（pressure half time: PHT）も指標となっている．狭窄の程度が重症であるほど，血流が減速する．しかし，プラニメトリ法と異なり，心拍数や重症大動脈弁閉鎖不全症などにより誤差が生じる．

ステージ	定義	弁形態	弁血行動態*	左室形態・機能との関連	症状
A	at risk of MR	● normal valve leaflets, chords, and annulus in a patient with coronary disease or cardiomyopathy	● no MR jet or small central jet area <20% LA on Doppler ● small vena contracta <0.30 cm	● normal or mildly dilated LV size with fixed (infarction) or inducible (ischemia) regional wall motion abnormalities ● primary myocardial disease with LV dilation and systolic dysfunction	● symptoms due to coronary ischemia or HF may be present that respond to revascularization and appropriate medical therapy
B	progressive MR	● regional wall motion abnormalities with mild tethering of mitral leaflet ● annular dilation with mild loss of central coaptation of the mitral leaflets	● ERO <0.20 cm^{2†} ● regurgitant volume <30 mL ● regurgitant fraction <50%	● regional wall motion abnormalities with reduced LV systolic function ● LV dilation and systolic dysfunction due to primary myocardial disease	● symptoms due to coronary ischemia or HF may be present that respond to revascularization and appropriate medical therapy
C	asymptomatic severe MR	● regional wall motion abnormalities and/or LV dilation with severe tethering of mitral leaflet ● annular dilation with severe loss of central coaptation of the mitral leaflets	● ERO ≧0.20 cm^{2†} ● regurgitant volume ≧30 mL ● regurgitant fraction ≧50%	● regional wall motion abnormalities with reduced LV systolic function ● LV dilation and systolic dysfunction due to primary myocardial disease	● symptoms due to coronary ischemia or HF may be present that respond to revascularization and appropriate medical therapy
D	symptomatic severe MR	● regional wall motion abnormalities and/or LV dilation with severe tethering of mitral leaflet ● annular dilation with severe loss of central coaptation of the mitral leaflets	● ERO ≧0.20 cm^{2†} ● regurgitant volume ≧30 mL ● regurgitant fraction ≧50%	● regional wall motion abnormalities with reduced LV systolic function ● LV dilation and systolic dysfunction due to primary myocardial disease	● HF symptoms due to MR persist even after revascularization and optimization of medical therapy ● decreased exercise tolerance ● exertional dyspnea

*several valve hemodynamic criteria are provided for assessment of MR severity, but not all criteria for each category will be present in each patient. Categorization of MR severity as mild, moderate, or severe depends on data quality and integration of these parameters in conjunction with other clinical evidence.

†the measurement of the proximal isovelocity surface area by 2D TTE in patients with secondary MR underestimates the true ERO due to the crescentic shape of the proximal convergence.

2D indicates 2-dimensional; ERO, effective regurgitant orifice; HF, heart failure; LA, left atrium; LV, left ventricular; MR, mitral regurgitation; and TTE, transthoracic echocardiogram.

（Nishimura RA, et al. J Am Coll Cardiol. 2014; 63: e57-185）[1]

ステージ	定義	弁形態	弁血行動態	血行動態的影響	症状
A	at risk of MS	● mild valve doming during diastole	normal transmitral flow velocity	none	none
B	progressive MS	● rheumatic valve changes with commissural fusion and diastolic doming of the mitral valve leaflets ● planimetered MVA > $1.5\,cm^2$	● increased transmitral flow velocities ● MVA > $1.5\,cm^2$ ● diastolic pressure half-time < 150 ms	● mild-to-moderate LA enlargement ● normal pulmonary pressure at rest	none
C	asymptomatic severe MS	● rheumatic valve changes with commissural fusion and diastolic doming of the mitral valve leaflets ● planimetered MVA ≦ $1.5\,cm^2$ ● (MVA ≦ $1.0\,cm^2$ with very severe MS)	● MVA ≦ $1.5\,cm^2$ ● (MVA ≦ $1.0\,cm^2$ with very severe MS) ● diastolic pressure half-time ≧ 150 ms ● (diastolic pressure half-time ≧ 220 ms with very severe MS)	● severe LA enlargement ● elevated PASP > 30 mmHg	none
D	symptomatic severe MS	● rheumatic valve changes with commissural fusion and diastolic doming of the mitral valve leaflets ● planimetered MVA ≦ $1.5\,cm^2$	● MVA ≦ $1.5\,cm^2$ ● (MVA ≦ $1.0\,cm^2$ with very severe MS) ● diastolic pressure half-time ≧ 150 ms ● (diastolic pressure half-time ≧ 220 ms with very severe MS)	● severe LA enlargement ● elevated PASP > 30 mmHg	● decreased exercise tolerance ● exertional dyspnea

the transmitral mean pressure gradient should be obtained to further determine the hemodynamic effect of the MS and is usually >5 mmHg to 10 mmHg in severe MS; however, due to the variability of the mean pressure gradient with heart rate and forward flow, it has not been included in the criteria for severity.

LA indicates left atrial; LV, left ventricular, MS, mitral stenosis; MVA, mitral valve area; and PASP, pulmonary artery systolic pressure.

(Nishimura RA, et al. J Am Coll Cardiol. 2014; 63: e57-185)[1]

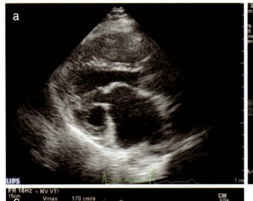
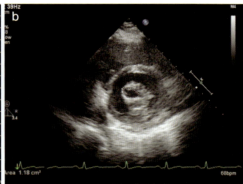
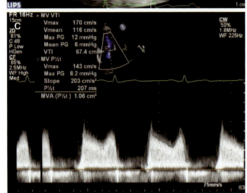

図 5 ● 僧帽弁狭窄症における弁口面積測定
a： 僧帽弁前尖のドーミング
b： 交連部癒合のため fish mouth 様に観察される
c： 連続波ドプラ法による PHT 計測

■ 文献

1）Nishimura RA, Otto CM, Bonow RO, et al. 2014 AHA/ACC guideline for the management of patients with valvular heart disease in report of the American College of Cardiology/American Task Force on Practice Guidelines. J Am Coll Cardiol. 2014; 63: e57-185.
2）林　篤志, 福田祥大, 尾辻　豊. 僧帽弁逆流. 心エコー. 2015; 1: 46-53.
3）足立優也, 田邉一明. 僧帽弁狭窄. 心エコー. 2015; 1: 38-44.
4）瀬尾由広, 大門雅夫, 竹内雅明, 他. 成人心臓弁膜症の心エコー図診断（案）. Jpn J Med Ultrasonics. 2013; 40: 601-40.
5）大北　裕, 他: 循環器病の診断と治療に関するガイドライン（2011 年度合同研究班報告）. 弁膜疾患の非薬物治療に関するガイドライン（2012 年改訂版）.

〈諸石武史〉

MitraClip の最前線

　僧帽弁閉鎖不全症（mitral regurgitation: MR）に対する経カテーテル治療は，主に手術リスクの高い患者の治療オプションとして登場してきた．経カテーテル治療は，すでに確立している外科的治療法を多少変更したものであることが多い．カテーテルによるデバイス治療はこれら外科的アプローチをより少ない手技リスクで真似て行うというのがコンセプトである．MitraClip による弁尖形成術，経カテーテル僧帽弁輪形成術，経カテーテル僧帽弁留置術などがあるが，ここでは，これまでに一番治療期間および治療患者数の豊富な MitraClip を取り上げ，治療にあたり重要なイメージングツールについても概説する．

A　MitraClip のコンセプト

　1991 年，Alfieri らは変性 MR の患者に対して，MR を減らすために 2 つの弁尖を縫い合わせる簡便な外科的治療を発表した[1]．"edge-to-edge leaflet repair" としても知られているこの弁形成術は，前尖と後尖を中央付近で縫い合わせて 2 つの弁口をつくることで MR を軽減させることを目的としている．Alfieri は多くの症例において，僧帽弁輪形成術との組み合わせでこの手術を施行した．弁輪形成術を伴わない単独の外科的 "edge-to-edge repair" が行われた一部の患者においては，術後 12 年までの長期成績はきわめて良好であった．このコンセプトが，カテーテルによる "edge-to-edge repair" の基礎となっている．

　MitraClip（Abbott Vascular, USA）は，MR に対して "edge-to-edge repair" を行う経静脈的経皮的デバイスである．2003 年に FIM（first-in-man）が行われ，2008 年に変性・機能性 MR に対して CE マークを取得．2013 年より変性 MR の手術不能患者において FDA の承認がおりている．本邦でも変性・機能性 MR に対する臨床治験が終了したばかりである．現時点では，経カテーテルによる僧帽弁治療デバイスの中で MitraClip の臨床経験が最も大きく，これまでに世界中で 30,000 人以上が治療を受けている．

B　MitraClip デバイスと手技

　MitraClip システムは，末端に clip が搭載されている clip delivery system（CDS）と，steerable guide catheter（SGC）からなる（図 1 左）．clip のサイズは 1 種類のみで，コバルトクロミウムの金属にポリプロピレン素材が表面を覆っているものである（図 1 右）．MitraClip の手技は，心臓は拍動させたまま全身麻酔下で，経食道心エコー（TEE）および X 線透視ガイドで行われる．特に，この手技において TEE の果たす役割は重要である．この手技を成功させるために，特に重要と考えているのは，①心房中隔穿刺，および，②左房内での MitraClip の僧帽弁に対する位置調整，である．心房中隔穿刺点のポイントであるが，デバイスの構造上，僧帽弁の接合点より 3.5〜4.5 cm 上で穿刺する必要がある（図 2a）．いざ穿刺を行う際は，短軸にして，Brockenbrough 針と大動脈の位置関係を常に確認しながら行

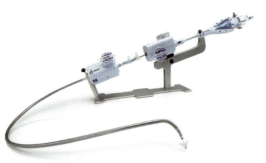
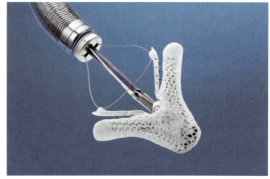

図1 ● MitraClip システム（Abbott Vascular 社）

うのが安全である（図 2b）．

　心房中隔穿刺後，superstiff wire を左上肺静脈に留置し，大腿静脈から SGC を挿入，その後，心房中隔を介して左心房内に入り，CDS は SGC を通って，左心房，僧帽弁へと進められる．2 つ目のポイントである「左房内での MitraClip の僧帽弁に対する位置調整」とは，clip を僧帽弁尖に対して真っすぐ，直交するようにおろしていくように調整することを意味する．すなわち，TEE 交連部像においては，clip の arm は閉じているように見えるべきなのに対して，左室流出部像では clip の arm はきれいに開いていなければならない．3D surgeon's view において clip が前尖および後尖ときちんと直交するように位置されているかを確認することも有用である（図 2c）．また，clip を左室に向かって少しずつおろしていくときに，medial にも lateral にも向かって進まず，心尖部に向かって真っすぐ進んでいく形が望ましい．

　通常は clip の arm を開いた状態で左心室内に入り，MR jet の中心に向かうようにする（図 2d，e）．左心室内から少しずつ clip を引いてきて，両弁尖が clip の arm のなかに納まるように微調整する（図 2f，g）．その後，clip の arm を閉じて両弁尖をうまくつかむことができれば MR はただちに軽減，3D surgeon's view では double orifice がきれいに観察されるはずである（図 2h）．弁尖が適切にかつ十分に clip の arm 内に収納されているか，いわゆる "leaflet insertion" について評価を行う．leaflet insertion が不十分，あるいは MR の軽減が得られていなければ再度 clip の arm を開き，clip の場所を微調整してから再度両弁尖をつかむことができる．弁尖を傷つけることなくこの操作を繰り返すことができるのは，MitraClip の最大の利点の 1 つと考えていいであろう．また，leaflet insertion，MR 軽減いずれも十分であっても，経僧帽弁圧較差が高すぎたり，左房・左心耳内に急速にモヤモヤエコーが出現，血栓化傾向が顕著であったりする場合は，再度 clip の位置を調整したり，clip 留置自体を断念したりすることもある[2]．約 40% の症例では，clip 1 個では MR が十分軽減できず，2 個目の clip を要することがある．最終的に，leaflet insertion，MR 軽減，経僧帽弁圧較差，いずれも問題なければ clip をシステムからリリースする．システムに異常なテンションがかかっていると，clip リリース後に MR の grade が変わることがあるので，clip リリース後も改めて MR grade の再評価を行う．

C　MitraClip 治療における心エコーの役割

　経カテーテル大動脈弁留置術（TAVI）にしろ，MitraClip にしろ，治療を成功に導くためには，適切な患者選択がきわめて重要となる．

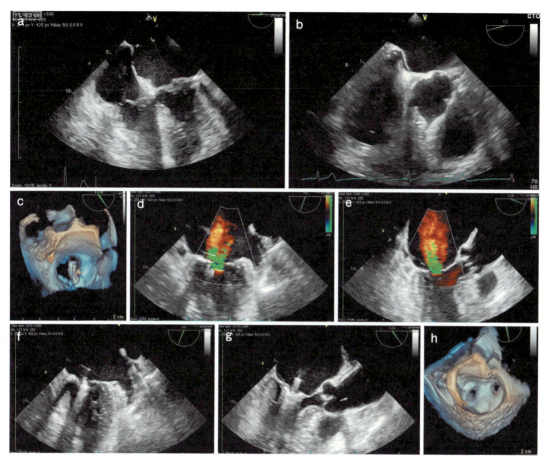

図 2 ● MitraClip 施行時に重要となる TEE の主要 view

　手技でまず重要な最初のステップが心房中隔穿刺である．デバイスの構造上，僧帽弁の接合点より 3.5～4.5 cm 上で穿刺する必要がある（a）．いざ穿刺を行う際は，短軸にして，Brockenbrough 針と大動脈の位置関係を常に確認しながら行うのが安全である（b）．clip delivery system（CDS）が左房内へ入ったら clip を僧帽弁尖に対して真っすぐ，直交するようにおろしていくように調整する．3D surgeon's view において clip が前尖および後尖ときちんと直交するように位置されているかも確認する（c）．通常は clip の arm を開いた状態で左心室内に入り，MR jet の中心に向かうようにする（d, e）．左心室内から少しずつ clip を引いてきて，両弁尖が clip の arm の中に納まるように微調整する（f, g）．その後，clip の arm を閉じて両弁尖をうまくつかむことができれば MR はただちに軽減，3D surgeon's view では double orifice がきれいに観察されるはずである（h）．

a．重症度評価：患者の症状は本当に僧帽弁閉鎖不全症によるものか？

　2014 年に改訂された ACC/AHA のガイドライン[3]によると，重症 MR の定義として，変性 MR では，vena contracta ≧0.7 cm，有効逆流弁口面積 ≧0.4 cm^2，逆流量 ≧60 mL，機能性 MR では，有効逆流弁口面積 ≧0.2 cm^2，逆流量 ≧30 mL となっている．MR の原因が，変性 MR なのか，機能性 MR かの鑑別はもちろんのこと，TEE による適切な重症度評価がまず第一歩となる．

b．MitraClip に適した弁の形態とは？

　表 1 に示したように，MitraClip に適した弁形態と適さない弁形態とがある．逆流部位が A2–P2 領域なのか，そうでないのかにより grasp するやさしさが変わってくる．また，弁尖に石灰化がないことは

optimal	limited suitable	inappropriate
pathology in segment 2	pathology in segment 1 or 3	leaflet perforation or cleft
no calcification	slight calc. outside the grasping area ring calc. annuloplasty with ring	severe calcification in the grasping area
valve area＞4 cm^2	valve area＞3 cm^2 & good leaflet mobility	mitral stenosis（MVA＜3 cm^2, mPG＞4 mmHg）
length of PML＞10 mm	length of PML 7～10 mm	length of PML＜7 mm
coaptation depth＜11 mm coaptation length＞2 mm	coaptation depth＞11 mm	gap between the leaflets＞2 mm
normal thickness & mobility	restriction（Carpentier ⅢB）	rheumatic thickening & restriction（Carpentier ⅢA）
flail width＜15 mm, gap＜10 mm	flail width＞15 mm（when large annulus with possible multiple clips）	Barlow's disease

非常に重要なことである．grasp 領域に石灰化がなければ一応手技可能とされているが，弁尖の石灰化は，1 年後の MR≧grade 3 の予測因子となることが報告されており注意を要する[4]．また，MitraClip は前尖と後尖をつかむ治療であるため，後尖が短い，あるいは非常に tethering が強いと grasp は困難になる．後尖が 7 mm 未満の症例は避けた方がよい．同様に，clip 治療により弁口面積は必ず治療前よりも狭くなるので，術前に弁口面積が 4 cm^{2}未満の症例は注意を要する．リウマチ性弁膜症の症例は，一般的に弁尖の肥厚も強く，grasp 後に圧較差が著明に増加する症例もあり，基本的には適応から除外すべきである．

c．僧帽弁の血行動態評価は手技成功のカギを握る

Lubos らは，MitraClip 治療における acute procedural success（急性期の手技成功）を予測するエコー上の因子について報告している[5]．この報告によると，有効逆流弁口面積＞70.8 mm^{2}の症例では有意に失敗例が多かった．一方，術前に僧帽弁弁口面積＜3 cm^{2}や僧帽弁平均圧較差≧4 mmHg の症例では，手技を中断しなければならない例が有意に多かった．これはおそらく，grasping を試みたものの，圧較差が有意に上昇あるいは，僧帽弁弁口面積が＜1.5 cm^{2}となってしまったために，その grasping を諦めざるを得なかったためと考えられる．これはある意味 MitraClip の advantage と考えられる．一度 grasping を行った後，落ち着いて血行動態の評価（エコーや Swan-Ganz カテーテルなど）を行い，その結果，好ましくない結果であれば，弁尖を傷つけることなく grasping を解除，体外に withdraw することも可能である．

D 経カテーテル僧帽弁治療における CT の役割

MitraClip において，術前・術後評価および術中ガイドにおいて中心的役割を担うのは心エコー検査である．MitraClip 術前にルーチンで CT を施行している施設はあまり多くないと推察するが，意義としては，心房中隔・卵円窩の解剖，左房・肺静脈の形態，僧帽弁弁尖および弁輪の形態・石灰化などで

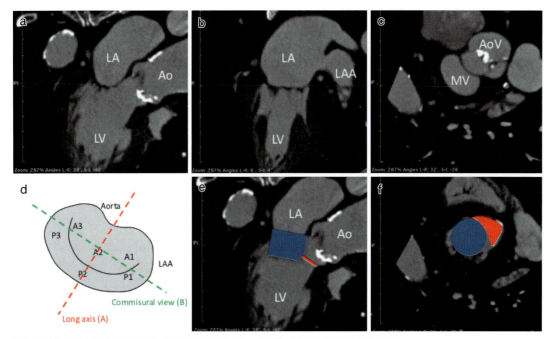

図3 ● 経カテーテル僧帽弁留置術の術前プランニングで使用する CT の主要 view
長軸像（a），長軸像と直交する断面である交連部像（b），および僧帽弁輪の短軸像（c）．d は僧帽弁のシェーマで，
点線はそれぞれ長軸像（赤線）および交連部像（緑線）の断面を表す．長軸像（e）および短軸像（f）でのデバイス
（29 mm；青色）留置のシミュレーション．デバイス留置後に新しく形成された左室流出路を赤で示す（e，f）．

あろう．経カテーテル僧帽弁治療で CT が威力をより発揮するのは，現在，欧米で始まりつつある経カ
テーテル僧帽弁留置術（transcatheter mitral valve implantation：TMVI）の術前プランニングにおい
てである．TAVI の治療戦略を立てるにあたり，CT が必須であるように，TMVI のプランニングにおい
ても CT は必須である．以下に，TMVI における CT の主な役割について述べる．

　まず，術前プランニングの一環として，弁輪の大きさ，弁尖および弁輪の形態・石灰化，腱索，乳頭
筋，左室機能・大きさ，そして左室流出路の解剖を確認する．これらは主に，心臓超音波検査でいう心
尖部ビューにあたる断面および短軸像で評価することができる（図3）．これらの所見・計測に基づき，
適切なサイズの弁を選択するわけだが，その次のステップとして，そのデバイスを留置することで左室
流出路狭窄を起こす可能性につき，シミュレーションを行う．この症例の場合は，左室流出路狭窄をき
たす可能性は高くない（図3e，f）と判断できるが，TMVI に使用するデバイスも様々であるため，症例
毎に綿密なシミュレーションを行うことが推奨される．

■ 文献

1）Alfieri O, Maisano F, De Bonis M, et al. The double-orifice technique in mitral valve repair: a simple
solution for complex problems. J Thorac Cardiovasc Surg. 2001；122：674-81.
2）Ohno Y, Attizzani GF, Capodanno D, et al. Acute left atrial spontaneous echo contrast and suspicious
thrombus formation following mitral regurgitation reduction with the MitraClip System. J Am Coll
Cardiol Intv. 2014；7：1322-3.

3) Nishimura RA, Otto CM, Bonow RO, et al. 2014 AHA/ACC Guideline for the management of patients with valvular heart disease: Executive summary: A report of the American College of Cardiology/American Heart Association Task Force on Practice Guidelines. J Am Coll Cardiol. 2014; 63: 2438-88.

4) Ohno Y, Attizzani GF, Capodanno D, et al. Impact of chronic kidney disease on outcomes after percutaneous mitral valve repair with the MitraClip System: Insights from the GRASP registry. EuroIntervention. 2016; 11: e1649-57.

5) Lubos E, Schluter M, Vettorazzi E, et al. MitraClip therapy in surgical high-risk patients: identification of echocardiographic variables affecting acute procedural outcome. J Am Coll Cardiol Intv. 2014; 4: 394-402.

〈大野洋平〉

6章

レポーティングの実践と
3Dプリンターの活用

1 レポート作成の重要性とその意義

　選択的冠動脈造影検査（CAG）は，冠動脈の確立した検査法で，これまで冠動脈狭窄の重症度分類で冠動脈 CT の進歩に重要な情報を提供してきた．一方で，心臓 CT 検査は，CAG 検査だけではわからないプラークをはじめとする血管壁の情報を非観血的に提供できる．

　さらに，心筋，心腔，弁といった心臓構造や心機能や心筋パフュージョンといった機能評価も提供できる．同時に傍心臓情報として大血管や肺血管，肺野，胸膜といったものも提供できる．

　このようなデータを効率的にレポートしてゆくために，体系的なプロセスが必要である．具体的には心臓所見から心臓傍所見の順にレポートし，デジタル化していく．さらに，蓄積されたデジタルデータは，分析解析し，ある事象の傾向をみつけ，将来の患者の診断や治療に生かす．また，その膨大なデータは，次世代の心臓 CT 従事者育成のための教育資源としての利用価値がある．

　最近，データを集積，分析，評価しそこから現状を改善するといった手法であるビッグデータの活用が議論されているが，あまりわが国の医療現場従事者に定着しなかったことが原因で，海外に比べ非常に遅れている．

　心臓 CT 検査においても，その特性を理解していくうえでこのようなデジタルデータの解析は，様々な臨床の場面で役立つ．例えば，レポートをデジタル化することで，一定水準の撮影，解析，レポートができ，それを活用するとスタッフの育成が短期間で可能である．また，人工知能の機械学習にも役立つ．

1. 情報共有化と検査目的を明確にしてレポート作りを行う

　まず，CT 機器の共有化は，地域社会の医療資源の有効活用として重要であり，知識の啓蒙活動は重要である．地域の医療機関の医師に，心臓 CT を理解していただくため，インターネットを使った情報提供や，検査予約なども取り入れ，簡単な入力で予約がとれる工夫や，さらに，安心して検査を受けられるよう検査説明や承諾書も取得できるように整備する．さらに，紹介医師の専門性を踏まえ，検査目的をより明確に整理する工夫も大切である．例えば，検査依頼のサブカテゴリーとして，胸部，心臓でなく，冠動脈疾患精査，CABG 前・後精査，アブレーション前・後精査，弁膜症精査など具体的な名称に変更するのもよい．

2. 患者情報と撮影条件の保存および分析活用

　患者の基本情報は重要である．検査前に，患者のコンディションを患者基本情報として入力する．基本情報には，身長や体重，血圧，心拍数，不整脈の有無，腎機能検査結果やアレルギーの情報などがある．これらをもとに撮影プランを立てる．

また，撮影条件の保存は，被ばく管理や造影剤量の管理のため重要である．分析することで，施設内の撮影線量や造影剤量のばらつきを修正・補正できる．また，経験の浅い技師も前回の撮影条件を参照でき，熟練者同様に一定水準の撮影ができる．

また，新機種導入時に，機種の選定や性能比較，およびプロトコールの再構築が可能である．

3．解析と読影結果の保存および分析活用

解析と読影には，非造影CT画像と造影CT画像で形態評価と機能評価があり，非造影画像から冠動脈のリスク評価を行う．具体的には心筋の脂肪浸潤の有無，石灰化スコア，心臓周囲脂肪，腹部内臓脂肪測定，血液検査項目で動脈硬化の進展度，メタボリックシンドロームの診断から冠動脈リスク評価を行う．

造影画像では，形態的評価（石灰化評価，狭窄度評価，非石灰化プラーク評価，ステント評価やCABG後のバイパスグラフト評価や左房や肺静脈の評価）と，機能評価（左室機能評価，心筋性状の評価，必要に応じて心筋パフュージョン評価）があり非造影画像評価と造影画像評価のデータを入力して総合的に読影を行う．特に心臓以外の異常については積極的に目を向けて放射線科の医師と連携して診断をすすめる．具体的な項目は，SCCTのガイドラインをもとに表1に示す[1]．また，解析の正当性と妥当性を証明するため，解析画像は統一フォーマット（表示法や方向）を決めて保存しておく．それにより，依頼医師が，見慣れてくると異常所見の理解が格段に早くなる．また，経験の浅い技師や医師が疾患を検索し，解析方法や画像の作成を理解しやすい．解析時の画像保存は，問い合わせや最新の文献を読んで確認する際に短時間で確認できるメリットがある．

さらに複数回撮影した患者のタイムライン比較や，大量データの分析処理により特定のグループの患者の傾向を理解するうえで役立つ．また，一定期間でのデータを解析することで最新の文献や発表内容と比較でき，知識のアップデートが容易である．

4．迅速なレポーティングと教育資源としての活用

CT撮影から得られる情報量はますます増大傾向にあり，さらに，専門分野において，例えば循環器専門医でも一般診療，インターベンション治療，不整脈領域など専門性により必要とされる内容は異なる．また，外科，内科，さらには心臓外科や糖尿病科など多岐にわたる．

件数が増えるに従い，レポート記述時間は増加し，レポーティング作業内のボトルネックとなる．結果として件数制限を余儀なくされる場合がある．大切なことは，レポートの均質化であり，一定水準にフォーマットされたレポートを作成することである．

このボトルネックであるレポート記述を効率よく進めていくために3つの重要な考え方がある．第1に結果入力は1つの画面でマウスのクリックで入力すること．第2にレポートに必要な画像は自動的に反映されること．第3に自動的に文章化されることである．

最終的に文章を読影医が確認する．10年前は，形態診断と機能診断のレポーティングは，1症例1時間以上，バイパス患者では，それ以上かかったが，最近のワークステーションの自動化により，撮影からレポーティングまで約30分程度，CTAのみなら15分程度で一定水準の均質な最終レポートを作成できる．このことは，判別不能となりそうな中等度病変や高度石灰化の症例でも，結果を踏まえて同日にCTP検査が行え，解析時間の短縮につながり迅速に臨床現場に結果を提供することがで

表 1 SCCT の総合的な心臓 CT 報告書の構成要素

構成要素	特定コメント	必要性
臨床データ		
一般的内容	適応と検査理由，検査日	必須
患者情報	名前，生年月日，性別，主治医	必須
	身長，体重，BMI	推奨
病歴	臨床症状，危険因子，関連する診断検査の結果	推奨
CT 検査データ		
検査の記述	検査の種類（例えば，冠動脈 CT，石灰化スコア，心機能，肺静脈など）	必須
装置	CT 装置のタイプ：検出器の数，X 線源の数，Z 軸の範囲など	推奨
撮影条件	スキャンモード，心電図同期の有無，デュアルエネルギーの使用	推奨
	電圧，電流，線量調節（ドーズ・モジュレーション：被ばく低減撮影）の有無	推奨
	被ばく量の各種パラメター	推奨
再構成	撮影時や画像再構成時の心時相	推奨
	スライス厚，スライスインクリメント，再構成フィルター	オプション
使用薬剤	β遮断薬，亜硝酸薬，造影剤の種類と量，ストレス撮影時の薬剤など	必須
	注入速度	オプション
患者の状態	合併症	必須
	心拍数，撮影時認めれば，洞調律以外のリズム異常（ブロックなど），不整脈	推奨
結　果		
品質評価	全体の画像の質	必須
	アーチファクトの存在や種類および読影解釈への影響の有無	推奨
冠動脈	石灰化スコア	必須
	解剖学所見：優位冠動脈，走行異常（起始，走行，終末），拡張や瘤，良性変異，心筋ブリッジ	必須
	狭窄病変の場所と重症度	必須
	セグメントや冠動脈または検査全体で解釈不能なところ	必須
	狭窄のプラークタイプ：石灰化・非石灰化，混合性プラーク（石灰化または非石灰化の優位性），	推奨
	狭窄の広がり：長さ，入口部や分枝を含むか，ポジティブリモデリング，屈曲やねじれ	推奨
	SCCT の狭窄の重症分類の使用	推奨
	SCCT の冠動脈セグメントモデルの使用	推奨
	データベースのコホート研究に基づく石灰化スコアのパーセンタイル	オプション
	AHA または CASS の冠動脈モデルの使用	オプション
治療歴	PCI：ステントの部位，解釈可能か否か，開存の状態	必須
	CABG：バイパス血管の種類，部位と走行，吻合部，画像から解釈可能か否か，開存と狭窄	必須
冠動脈以外の所見		
血管	大動脈，大静脈，肺動静脈（可視範囲）	必須
心内腔	異常な心室の拡大，腫瘍，血栓，シャント，他の構造異常（可視範囲）	必須
	心室・心房の容量（機能解析を行っている場合）	オプション
	左室駆出率（機能解析を行っている場合）	推奨
心筋	拡張末期左室壁厚	推奨
	心筋梗塞の既往の有無：心筋内の脂肪や石灰化	推奨
心膜	異常な肥厚・石灰化・心嚢液	必須
弁	大動脈弁や僧帽弁の石灰化・肥厚・狭窄・閉鎖不全	推奨
	弁置換：弁の種類，置換弁の位置，パンヌス，血栓，可動性	推奨
その他	デバイスの種類と場所（植込み型除細動器やペースメーカー）	必須
心臓以外	肺，胸膜，食道，骨，胸壁	必須
考察と結論		
画像	冠動脈所見の解釈	必須
	冠動脈以外の心臓所見	必須
	心臓以外の所見	必須
	他の臨床検査との関連性	推奨
	緊急の所見を主治医（紹介医）と連絡を取るための書類	推奨
	推奨事項（治療など）	オプション
	病理学的に同定された代表的な画像	オプション

（Leipsic J, et al. J Cardiovasc Compt Tomogr. 2014；8：342-58[1]）を参照し作成）

きる.

　また，数値結果を入力するだけで，エビデンスをもとに自動評価を行い，包括的にディスカッションし，病態や治療法を考えるというプロセスに時間を確保できる.

　そのようにして作成されたレポートは，CT 経験の浅い技師や医師の教育資源として活用できる.

5．ライフサイクル管理と OMICS によるテーラーメード治療

　心血管領域の臨床現場での画像診断は，単に疾病の検出には留まらない．情報デジタル化の保存は，医療情報サイクルの不確実性を減らし，現実に即した医療体制を充実させることができる.

　最新のベンダーニュートラルアーカイブ技術により HL7 や CAD 文書などの非 DICOM コンテンツの保存ができ，Integrating the Healthcare Enterprise（IHE）の XDS（Cross-Enterprise Document Sharing）や PIX（Patient Identifier Cross-referencing）/PDQ（Patient Demographics Query）を用いた施設間連携もできるようになってきた.

　マイナンバー制のような共有 ID により，電子カルテ内の情報を共有しアップデートすることができる.

　ベンダーニュートラルアーカイブ（VNA）技術などを用いた蓄積データは，オーミクス（Omics）との分析や人工知能（Areificiel intelligence: AI）の活用により，個人に最適化された日常生活指導や検査，薬物療法や手術を，瞬時に国内のどこの病院に行っても提案される時代になるかもしれない.

■ 文献

1) Leipsic J, Abbara S, Achenbach S, et al. SCCT guidelines for the interpretation and reporting of coronary CT angiography: A report of the Society of Cardiovascular Computed Tomography Guidelines Committee. J Cardiovasc Comput Tomogr. 2014; 8: 342-58.

〈小山靖史〉

著者が，20年前に心臓CT画像を本格的に理解しようと思ったときに，ワークステーションは非常に高価で，もちろん循環器内科にはなく，放射線科にある装置も心臓CT解析専用でなく解析機能が限られていた．CT画像のDICOMフォーマットのヘッダー情報や画像転送，画像処理，2Dおよび3Dアルゴリズムなど多岐にわたるCT画像に関わる内容を理解するうえで，また，後にプログラムを作るようになった際も参考になり，この本でも取り上げたプログラムの勉強にも役立つソフトウエアを紹介する．これからCT画像を扱う方の参考になると思われる．

1．CT画像の特性に慣れる

　DICOM画像である心臓CT画像は，ヘッダ部分に，患者の名前，性別，病院名，撮影装置名や撮影日時，条件（電圧・電流），厚みや長さ，心時相，位置情報，ピッチ，フィルターの種類などの情報を含んでおり，CT画像がどのようにして撮影されたかがわかるだけでなく，CT値の測定や3次元構築時に必要な情報などもすべて記載されている．はじめて，CT画像を扱う際に被ばく量やFOV，長さやボリューム測定など簡単な計算を実際に行うことができる．基本的な画像パラメータを理解したうえでワークステーションを使うことで，その結果を正しく理解できるものと考えられる．

2．フリーソフトウェアから学ぶ

　日常臨床で使うワークステーションは，高度に調整されたアルゴリズムが利用されており，そのまま解析結果を受け入れると思わぬ誤認を招くことがある．すべては理解できなくともどういう特性があるかを少しでも理解するうえで，インターネット上に公開されているフリーソフトは役に立つ．例えば，CT値を使った閾値法やウィンドレベルやウィンドウ幅を用いた臓器観察，各種セグメンテーション法，スムージングなどの各種フィルタや，2次元画像表示のMIP法，VIP法，minIP法，3次元構築で使われるボリュームレンダリング法やサーフェスレンダリング法など，まず単純な解析で特性を理解しワークステーションで展開される複雑な変化をみると，実際にどのような処理を行っているかわかるとともに，誤った解釈をしないためにも役立つ．

　ホームページから検索すると様々なフリーソフトが検索できる．主なフリーソフトを表1に示す．使用時は，各ホームページで利用規定を確認すること．

3．新しい発想を活かす

　画像処理の知識と経験を活かして，世界の解析者の発想が相互に研究に活かせるように，最近のワークステーションのなかには，世界中で開発されたソフトウェアをインターネットを通じてすぐに利用

■ 表1 ■ 主なフリーソフト

ソフトウエア	URL
OsiriX	http://www.osirix-viewer.com/index.html
サンプルデータ	http://www.osirix-viewer.com/datasets/
Fiji	http://fiji.sc/Welcome
ImageJ	http://imagej.nih.gov/ij/

できる機能をもったものも登場しており，新しい発想がすぐ解析に反映される時代になってきている．

〈小山靖史〉

2 非造影検査のレポーティング

非造影心臓 CT 検査では冠動脈石灰化だけでなく，心筋，弁，脂肪（心臓周囲脂肪，腹部脂肪），脂肪肝，大血管，肺野，胸膜などきわめて多岐にわたる情報が得られる．このような幅広いデータを効率的に解釈するためには，体系的で包括的なプロセスが必要であり，それゆえ結果をわかりやすく伝えるレポーティングが重要である．それは個々の患者の診療へのフィードバックを容易にするとともに，個々のデータを積み重ね，ビッグデータとして分析解析することで，新たな知見が得られ将来の医学の進歩へとつながっていく可能性があるからである．本稿では非造影検査のレポーティングについて当院での取り組みを中心に紹介する．

A 非造影心臓 CT 検査のレポーティングの実際

SCCT のガイドライン[1]において非造影心臓 CT 検査のレポーティングで必須の項目は，①各冠動脈（LMT, LAD, LCX, RCA）の石灰化スコア（特に Agatston スコア）とその総和，②Agatston スコアは年齢・性別毎に作成されたノモグラムにおいてどの程度多いのか（または少ないのか），③大動脈弁，僧帽弁，大動脈壁にどの程度（軽度～重度）の石灰化が存在するのか，④心臓以外の異常所見の有無（例えば胸水，肺結節，縦隔異常など）がある．

当院では冠リスク因子を有する患者には積極的に非造影心臓 CT 検査を施行し，患者のリスク層別化に役立てている．特に冠動脈石灰化スコアはエビデンスが豊富で個々の患者の予後予測が可能となるため重宝している．当院の非造影心臓 CT レポートは，上記で説明したガイドラインに乗っ取り作成している．石灰化スコアに関しては，PCI，CABG を施行されていない日本人のデータや国内外の文献のデータをもとにして，その患者の石灰化スコアから非石灰化プラークや冠動脈疾患を有する確率が明記しており，現在のリスクを具体的に把握することができるようにしている（表1）．

ここで重要なのは患者背景をしっかりと把握することである．当院では非造影心臓 CT 検査のオーダーの際には，必ず高血圧の有無，脂質異常症の有無，糖尿病の有無，喫煙歴の有無など基本的なリスク情報を入力するように義務付けている．さらに，非造影心臓 CT 検査の際には必ず臍部レベルで腹部 CT を撮像しており，腹部内臓脂肪と皮下脂肪の面積を計測している．メタボリックシンドロームを診断する際には内臓脂肪面積が参考となるからである．内臓脂肪面積 $100\,cm^2$ あれば男性の腹囲 >85 cm，女性の腹囲 >90 cm に相当する．レポートに先ほどの高血圧・脂質異常症・糖尿病の既往と併せてメタボリックシンドロームの有無を記載し，患者の治療に役立てている（図1）．心筋の脂肪浸潤の有無（図2）や弁や大動脈壁の石灰化，さらに心臓以外の臓器の異常所見もレポートに記載し，一目で主治医にわかるようにしている．

■ **表1** ■ 当院でのレポーティングの実際―冠動脈石灰化の評価

症例は 70 代男性. 心電図異常を指摘され当院紹介となった. 冠動脈に高度の石灰化を有していた.

[3] Cardiac Calcium Scoring

	RCA	LM	LAD	LCx	Total
Agatston	655	389	651	308	2003
Volume（mm³）	491	292	488	231	1502
Mass（mg）					

[4] General Guidelines of Interpretation of Calcium Score

Calcium score 2003	Asessment
Atherosclerotic plaque burden	Extensive atherosclerotic plaque burden
Probability of significant CAD	High likelihood of one or more 'Significant' obstructive lesions（>90%）
Implications of CV risk	High

[5] Summary of Cardiac Calcium Scoring

総石灰化スコア（Agatston）は 2003 で，総石灰化 Volume Score Ⅰ は 1502 でした.
Agatston 評価より，冠動脈疾患合併の可能性は，欧米のデータから高く（>90%），狭窄病変閉塞病変を高率に合併すると考えられます. 非石灰化プラークは，組織学的研究を参考にすると，高度に認める可能性が高いと考えられます. 年齢・性別を考慮して，冠動脈の有意狭窄病変を有する可能性算出すると欧米のデータから有意狭窄を持つグループ（90%の頻度）に属します. また，日本人データ（8065 人）から，有意狭窄病変を持つ確率は 78.6%で，95%以上の確率で有意狭窄病変を除外できません.

身体所見より，BMI は，29.4 で肥満 1 度でした. 目標体重（標準体重）は，63 kg（+21）です. 標準体重に近づくように，医師，栄養士に相談し，ダイエットされることを，お勧めいたします.

全腹部脂肪は，434.3 cm²，皮下脂肪は，130.7 cm²，内臓脂肪は，303.6 cm²で，高血糖 脂質異常 高血圧を認め，メタボリックシンドロームの診断基準を満たします. 参考までに画像上の腹囲は，106.3 cm でした.

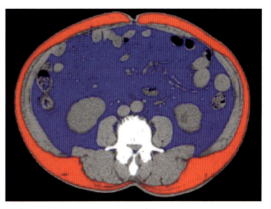

図1● 当院でのレポーティングの実際―メタボリックシンドロームの評価
60 代男性. 無症状であるが冠危険因子（高血圧，脂質異常症，糖尿病）を多く有するため当院紹介となった. 非造影心臓 CT 検査では内臓脂肪過多を呈していた.

[2] Myocardial Fat Tissue Image

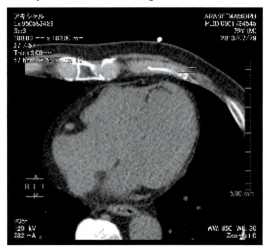

[3] Myocardial Fat Tissue Summary

右室内に脂肪浸潤を認めませんでした．左室内の basal anterior, mid anterior, mid anteroseptal, apical septal, に脂肪浸潤を認めます．

図 2 ● 当院でのレポーティングの実際―心筋脂肪浸潤の有無の評価

前壁心筋梗塞の既往を有する 70 代男性．非造影心臓 CT 検査では左室心筋内に脂肪変性を認めた．

■ 文献

1）Leipsic J, Abbara S, Achenbach S, et al. SCCT guidelines for the interpretation and reporting of coronary CT angiography: a report of the Society of Cardiovascular Computed Tomography Guidelines Committee. J Cardiovasc Comput Tomogra. 2014; 8: 342-58.

〈大澤和宏〉

冠動脈狭窄のレポーティング

　冠動脈 CT 造影検査（CT angiography：CTA）で冠動脈狭窄をレポーティングする際，用いる画像は，curved planar reconstruction（CPR）画像，stretched CPR・cross sectional 画像である．SCCT（Society of Cardiovascular Computed Tomography）で推奨する冠動脈枝 18 分割区域分類を用いて，CPR 画像で病変部の視覚的評価を行い，病変部に対して stretched CPR・cross sectional 画像を用いて定量評価（quantitative coronary assessment：QCA）を行う．

　QCA での狭窄度判定は，実効直径（effective diameter）を用い，狭窄率を算出し，狭窄度判定は，SCCT で推奨する定量評価の狭窄グレード分類が代表的である（表1）．

　また，定量評価が行えない small vessel や末梢病変などは，CPR 画像で視覚評価を行い，SCCT で推奨する狭窄重症度の定性評価で行う（表2）．

　レポーティングを行う際，狭窄度判定だけではなく，CPR 画像や cross sectional 画像で病変部のプラーク評価を行う．原則として基本的に CT 値により分類され，SCCT で推奨されている，造影血管との比較での分類（石灰化プラーク，非石化プラーク，混合プラーク）や，プラークの主体となる成分での分類〔脂肪を主体とするプラーク（low density plaque：CT 値 50 HU 以下），線維性を主体とするプラーク（intermediate density plaque：CT 値 50〜100 HU），石灰化を主体とするプラーク（high

▌表1▌狭窄グレード分類

0（正常）	プラーク，内腔狭窄ともに認めない．
1（軽微）	25%未満の狭窄を伴うプラーク
2（軽度）	25〜49%の狭窄
3（中等度）	50〜69%の狭窄
4（重度）	70〜99%の狭窄
5（閉塞）	

▌表2▌狭窄重症度の定性評価

0（正常）	プラーク，内腔狭窄ともに認めない．
1（軽微）	プラークを認めるも内腔への影響はほとんどなし．
2（軽度）	プラークを認め，軽度の内腔狭窄を認める．
3（中等度）	プラークを認め，血行動態上重要となる可能性のある中等度の狭窄を認める．
4（重度）	プラークを認め，血流を妨げる病変が疑われる．
5（閉塞）	

Contrast Image Analysis (Coronary Anatomical Analysis)

[CTA Assessment] * Significant Stenosis

Dominancy: Right

	Patent	Stenosis	Calcium	Density[HU]	Conf	Quality	Stent	Remarks
RCA Seg#1	y	0	0		reliable	good	0	
* RCA Seg#2	y	>50	++	88	reliable	good	0	diffuse
RCA Seg#3	y	<50	+		reliable	good	0	
RCA Seg#4	y	<50	0	77	reliable	good	0	
LM Seg#5	y	0	0		reliable	good	0	
LAD Seg#6	y	±50	+	45	reliable	good	0	Positive remodeling
LAD Seg#7	y	<50	+	88	reliable	good	0	
LAD Seg#8	y	0	0		reliable	good	0	
LAD Seg#9	y	±50	+		reliable	good	0	Just proximal
LAD Seg#10	y	±50	+		reliable	good	0	
Cx Seg#11	y	<50	+	121	reliable	good	0	
* MO Seg#12	y	100	+		reliable	good	0	
* Cx Seg#13	y	>50	+	83	reliable	good	0	50-75% 中等度狭窄 hazy
MO Seg#14	y	0	0		reliable	good	0	
PL Seg#15	y	0	0		reliable	good	0	
HL	y	0	0		reliable	good	0	

図1 ● 冠動脈狭窄度判定の入力項目

Coronary artery lumen　桜橋渡辺病院 Sakurabashi watanabe hospital,Osaka, Japan

ID　　Name　　Sex M Ex.date 2015/09/25 Birth 1973/11/30 Age 41

[1] Coronary artery lumen analysis

	Patent	Stenosis	Conf	Quality	Stent	Caltium	Remarks
RCA Seg#01	y	0	reliable	good	0	0	
* RCA Seg#02	y	>50	reliable	good	0	++	diffuse
RCA Seg#03	y	<50	reliable	good	0	+	
PDA Seg#04	y	<50	reliable	good	0	0	
LM Seg#05	y	0	reliable	good	0	0	
LAD Seg#06	y	±50	reliable	good	0	+	Positive remodeling
LAD Seg#07	y	<50	reliable	good	0	+	
LAD Seg#08	y	0	reliable	good	0	0	
D1 Seg#09	y	±50	reliable	good	0	+	Just proximal
D2 Seg#10	y	±50	reliable	good	0	+	
Cx Seg#11	y	<50	reliable	good	0	+	
* MO Seg#12	y	100	reliable	good	0	+	
* Cx Seg#13	y	>50	reliable	good	0	+	50-75% 中等度狭窄 hazy
MO Seg#14	y	0	reliable	good	0	0	
PL Seg#15	y	0	reliable	good	0	0	
HL HL	y	0	reliable	good	0	0	

* Significant Stenosis　　　　　Right Dominant

[2] Summary

今回のCTAの検査結果を報告します。
右冠動脈Seg#2に高度石灰化を伴う50%以上の有意狭窄を認めます。
右冠動脈Seg#3に軽度石灰化を伴う50%以下の狭窄を認めます。
右冠動脈Seg#4に石灰化を伴わない50%以下の狭窄を認めます。
左冠動脈Seg#6に軽度石灰化を伴う50%程度の狭窄を認めます。
左冠動脈Seg#7に軽度石灰化を伴う50%以下の狭窄を認めます。
左冠動脈Seg#9に軽度石灰化を伴う50%程度の狭窄を認めます。
左冠動脈Seg#10に軽度石灰化を伴う50%程度の狭窄を認めます。
左冠動脈Seg#11に軽度石灰化を伴う50%以下の狭窄を認めます。
左冠動脈Seg#12に軽度石灰化を伴う完全閉塞を認めます。
左冠動脈Seg#13に軽度石灰化を伴う50%以上の有意狭窄を認めます。

図2 ● 冠動脈狭窄度判定レポート

Non Calcified Plaque (Contrast Image)　　桜橋渡辺病院
Sakurabashi watanabe hospital,Osaka, Japan

| ID | Name | | | Sex M Ex.date 2015/09/25 Birth 1973/11/30 Age 41 |

[1] Coronary wall plaque assessment

	Density (HU)	MDCT Feature	Advanced plaques(AHA)	Progressive Aterosclerotic lesion
RCA Seg#01				
* RCA Seg#02	88	intermediate density	Fibrous Plaque	Fibrous Cap Atheroma
RCA Seg#03				
PDA Seg#04	77	intermediate density	Fibrous Plaque	Fibrous Cap Atheroma
LM Seg#05				
LAD Seg#06	45	low density	(Fibro) Atheroma	Thin fibrous cap atheroma
LAD Seg#07	88	intermediate density	Fibrous Plaque	Fibrous Cap Atheroma
LAD Seg#08				
D1 Seg#09				
D2 Seg#10				
Cx Seg#11	121	high and low density	-	Fibrocaltific plaque
* MO Seg#12				
* Cx Seg#13	83	intermediate density	Fibrous Plaque	Fibrous Cap Atheroma
MO Seg#14				
PL Seg#15				
HL HL				

* Significant Stenosis

[2] The list of detected coronary artery wall plaques

下記の非石灰化プラークが検出されました。

右冠動脈Seg＃2にCT値88HUのintermediate densityプラークを認めます。性状は、AHAのプラーク分類のFibrous Plaqueで、Fibrous Cap Atheromaと考えられます。

右冠動脈Seg＃4にCT値77HUのintermediate densityプラークを認めます。性状は、AHAのプラーク分類のFibrous Plaqueで、Fibrous Cap Atheromaと考えられます。

左冠動脈Seg＃6にCT値45HU のlow densityプラークを認めます。性状は、AHAのプラーク分類の(Fibro) Atheromaで、Thin fibrous cap atheromaと考えられます。

左冠動脈Seg＃7にCT値88HU のintermediate densityプラークを認めます。性状は、AHAのプラーク分類のFibrous Plaqueで、Fibrous Cap Atheromaと考えられます。

左冠動脈Seg＃11にCT値121HU のhigh and low densityプラークを認めます。性状は、AHAのプラーク分類のFibrocaltific plaqueと考えられます。

左冠動脈Seg＃13にCT値83HUのintermediate densityプラークを認めます。性状は、AHAのプラーク分類のFibrous Plaqueで、Fibrous Cap Atheromaと考えられます。

【3】 Special comment

Seg#6の、Remodeling Indexは、1.26で、Positive remodelingを認めます。

図3 ● 冠動脈プラーク判定レポート

density plaque：CT 値 150 HU 以上）〕がある．

　cross sectional 画像で CT 値を計測し，プラークの性状評価を行い，low density plaque や小石灰化，リングライクサインの有無を確認し，また，必要に応じて remodeling index によるリモデリング評価やプラークのボリューム評価を行い，急性冠症候群（ACS）を防ぐために必要な所見があれば記載することが重要である．画質が十分な場合には，潰瘍形成，解離および亀裂などのプラークの形態の特徴があれば，記載することが SCCT で推奨されている．

　ステント評価は，ステント内腔の開存性評価はほとんどの症例で可能であるが，ステント内狭窄の評価はステントのサイズ，および組成に大きく左右される．評価を行う際，高分解能フィルタを用い，CPR・cross sectional 画像で観察を行い，定性評価で記載する．また，定性で評価不可能な場合，CPR 画像でステント近位側から遠位側まで CT 値を用いて評価を行い，閉塞の有無を評価する．その他にも ISR の要因の1つである，ステント破損（fracture）があれば，記載するとよい．

　完全閉塞病変の評価は，stretched CPR・cross sectional 画像で閉塞病変長の計測，CPR 画像，stretched CPR・cross sectional 画像で閉塞部の石灰化の有無（特に入口部），石灰化の全体的な程度，形状，閉塞部（入口部，出口部）の断片の形態や側枝の有無，volume rendering（VR）画像や axial 画像で病変部の蛇行性や側副血行路の有無を確認し，これらの情報を記載することで慢性完全閉塞に対

する経皮的冠動脈インターベンション（PCI）を試みた場合にその成功の見込みを知るための有用な情報になる．

　狭窄度判定で用いた画像〔stretched CPR・cross sectional 画像，CPR 画像，volume rendering（VR）画像〕は，フォローアップや PCI，CABG などの治療時に確認できるように必要に応じて，レポートに表示することが大切である（図1，2，3）．

　また，CT 装置，ワークステーション技術の進歩により診断能は向上したが，部分的に劣化画像（アーチファクト）を生じて不明瞭になり，病変部に対し狭窄度判定が行えないことも考えられる．その際に狭窄度判定に用いた画像の評価は重要であり，評価に耐えうる画像か否か，狭窄度判定に信頼性があるか否か，評価不可能な場合はその理由を明確に記載することが大切である．

〈林　祐作〉

A. 基礎編

4 冠動脈プラークのレポーティング

64 列以上の MDCT（multidetector-row computed tomography）は以前と比べ時間分解能，空間分解能は飛躍的に向上し狭窄度のみならず冠動脈のプラークの有無，性状評価も可能となった.

プラーク性状の評価からリスクの層別化ができ，今後の患者毎の動脈硬化の進展を予測し急性冠症候群発症の予測や薬物治療選択の材料となり得る. しかし一方で各ガイドラインで各種プラーク（粥状プラーク，不安定プラークなど）の評価については見解は一致していない.

また造影剤濃度や撮影時の電圧などで CT 値が変動することや石灰化評価の正確性を欠くこともあり現時点ではあくまでプラーク性状評価は診断の補助と捉えるべきだろう.

A 冠動脈プラークのレポーティングの実際

SCCT のガイドライン[1]において冠動脈プラークのレポーティングの必須項目は狭窄部位および重症度，カルシウムスコア，血管自体の異常（起始部，走行，拡張有無）に留まっており狭窄を伴うプラークの種類（石灰化，非石灰化，outward remodeling）は推奨レベルである.

当院ではガイドラインや検討の結果，心血管事故のリスクの高い患者には積極的に非造影の冠動脈CT を撮影している. そのうえで冠動脈疾患（CAD）が疑われる症例には冠動脈石灰化がきわめて高度な症例を除き腎機能などが問題なければ引き続き造影 CT を撮影している.

撮影するうえでオーダコメントに冠動脈リスクファクター（高血圧，脂質異常，糖尿病，喫煙歴など）の有無を記載，可能な限り β 遮断薬を用いて脈拍を低下させたうえで撮影を心がけている. また心エコー，ABI なども撮影の近い日に施行することで冠動脈疾患のみならず心機能・動脈硬化を精査し患者毎の治療方針決定に役立てている.

解析過程で病変血管の拡張の有無（positive remodeling）やプラークの性状も所見に記載するようにしている. positive remodeling に伴う不安定プラーク（≒low density plaque）の存在は，診断が今後のイベント発生の予測において非常に有用であるため，責任病変のプラークの CT 値は記載することとなっている.

SCCT ガイドライン[1]ではプラーク性状は石灰化，非切石灰化，混合型にわけられているが，CT 値での評価は推奨されていない. しかし過去の報告から 50 HU 以下は脂質に富んだプラーク，50〜120 HU は線維性プラーク，120 HU 以上は石灰化プラークが多いとされている[2].

注意すべきは ripid rich なプラークと線維性プラークは CT 値の重なりがあることを知るべきである.

また CAD 患者の予後を規定するのは評価対象の狭窄病変のみならず，非責任病変のプラークの進

[1] Coronary artery lumen analysis

	Patent	Stenosis	Conf	Quality	Stent	Caltium	Remarks
RCA Seg#01	y	0	reliable	good	0	+	
RCA Seg#02	y	0	reliable	good	0	0	
* RCA Seg#03	y	>50	reliable	good	0	+	
PDA Seg#04	y	0	reliable	good	0	0	
LM Seg#05	y	0	reliable	good	0	0	
LAD Seg#06	y	0	reliable	good	0	0	
LAD Seg#07	y	0	reliable	good	0	0	
LAD Seg#08	y	0	reliable	good	0	0	
D1 Seg#09	y	0	reliable	good	0	+	
D2 Seg#10	y	0	reliable	good	0	0	
Cx Seg#11	y	0	reliable	good	0	0	
MO Seg#12	y	0	reliable	good	0	0	
Cx Seg#13	y	0	reliable	good	0	0	
MO Seg#14	y	0	reliable	good	0	0	
PL Seg#15	y	0	reliable	good	0	0	

* Significant Stenosis   Right Dominant

[2] Summary

今回のCTAの検査結果を報告します。
右冠動脈Seg＃3に軽度石灰化を伴う50%以上の有意狭窄を認めます。

[1] Coronary wall plaque assessment

	Density (HU)	MDCT Feature	Advanced plaques(AHA)	Progressive Aterosclerotic lesion
RCA Seg#01				
RCA Seg#02				
* RCA Seg#03	41	low density	(Fibro) Atheroma	Thin fibrous cap atheroma
PDA Seg#04				
LM Seg#05				
LAD Seg#06				
LAD Seg#07				
LAD Seg#08				
D1 Seg#09				
D2 Seg#10				
Cx Seg#11				
MO Seg#12				
Cx Seg#13				
MO Seg#14				
PL Seg#15				

* Significant Stenosis

[2] The list of detected coronary artery wall plaques

下記の非石灰化プラークが検出されました。
右冠動脈Seg＃3にCT値41HU のlow densityプラークを認めます。性状は、AHAのプラーク分類の(Fibro) Atheromaで、
Thin fibrous cap atheromaと考えられます。

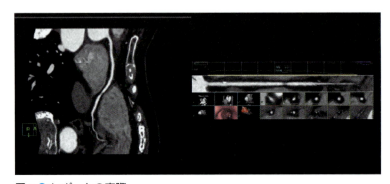

図1● レポートの実際
右冠動脈#3に高度狭窄が疑われた症例のレポート（抜粋）

展や今後の破綻・血栓形成によるイベント発生であることを理解しなければならない（図1）.
　プラーク内の石灰化の評価については3 mm 以下の微小石灰化が急性冠症候群の責任病変に有意に高度に認められたとの報告もある[3]. 低い CT 値を有する不安定プラークの中央の高脂質の necrotic core を示すいわゆる napkin-ring sign は急性冠症候群や PCI 時の no-reflow と関連があるといわれ

ている，将来の PCI の際の情報として有用なため観察可能であれば記載するようにしている．

■ 文献

1) Leipsic J, Abbara S, Achenbach S, et al. SCCT guidelines for the interpretation and reporting of coronary CT angiography: a report of the Society of Cardiovascular Computed Tomography Guidelines Committee. J Cardiovasc Comput Tomogr. 2014; 8: 342-58.
2) Schroeder S, Kopp AF, Baumbach A, et al. Noninvasive detection and evaluation of atherosclerotic coronay plaques with multislice computed tomography. J Am Coll Cardiol. 2001; 37: 1430-5.
3) Motoyama S, Kondo T, Sarai M, et al. Multislice computed tomographic characteristics of coronary lesions in acute coronary syndromes. J Am Coll Cardial. 2007; 50: 319-26.

〈小出祐嗣　伊藤　浩〉

A．基礎編

 5 左室機能のレポーティング

　左室機能評価は，冠動脈疾患，心筋梗塞，心不全，心室性不整脈，慢性弁膜疾患の評価予後に重要な役割を果たす指標である．最近では，MDCT でレトロスペクティブゲイティング（retrospective-ECG gating）法を用いるヘリカル撮影に被ばく低減技術が普及し，低被ばくで心周期全体（心電図 R-R 間）の情報が得られる．また，ワークステーション技術の進歩により数分で自動認識を行い，ほぼ手直しをせずに左室機能評価が行え，時間を要さない．

　冠動脈の形態評価で終了するのではなく，左室機能評価を行い，形態評価と機能評価を照らし合わせて包括的に診断することが大切である．

　左室機能評価は，まず，R-R 間隔の 10，20 位相の 1.5〜8 mm で再構成した画像を用い，ワークステーション上に心エコービューを作成し，多断面で画像を確認しながら左心室拡張末期，収縮末期の画像を選択する．左室容量測定は，Simpson 法と 3 次元閾値法を利用したセグメンテーション法があるが，3 次元閾値法を利用したセグメンテーションでは，左室容量が全体的に過小評価され，左室駆出率（EF）は過大評価されるため，Simpson 法での計測が一般的である．

　Simpson 法での計測は，左心室拡張末期，左心室収縮末期の画像で四腔断面と二腔断面の左室内腔を長径に対し垂直に合わせ，左室基部から心尖部の短軸像を用いて心外膜，心内膜のトレースを行う．また，トレースを行う際，乳頭筋や肉柱層の判別を行うことが重要である．短軸像を用いて心外膜，心内膜のトレースを行うことで左心室拡張末期容量（EDV），左心室収縮末期容量（ESV）と駆出率（EF）が算出され，同時に左室壁厚，壁運動評価が行える．また，1 心拍の拍出量（stroke volme），心拍出量（cardiac output），心筋重量も自動算出する．

　壁厚は，SCCT でも推奨されている AHA/ACC が提唱している 17 セグメントで壁厚を数値化されたものを表示することで，心筋肥大や壁厚減少（非薄化）が容易に確認でき，解析で用いた左心室拡張末期，左心室収縮末期の短軸画像，四腔断面画像，二腔断面画像を合わせて表示することで視覚的に確認が行える．壁運動評価は bull's eye map を表示することで，客観的に壁運動が低下している範囲が確認できる．当院では，左心室拡張末期，左心室収縮末期の壁厚数値を入力することでエビデンスをもとに自動的に normal，hypokinesis（mild, moderate, severe），akinesis，dyskinesis に分けて壁運動評価を行っている．

　また，左室機能評価を行う際，左室心筋や左室内腔を確認し，異常所見，異常を疑う所見があれば記載する（心室瘤や心腔内血栓，緻密化心筋障害，拡張型心筋症，肥大型心筋症など）．

　その他にも必要に応じて，左室機能解析で用いた 20 位相の再構成画像で dyssynchrony（心臓収縮期のズレ）評価しレポーティングを行い，心不全患者の CRT 治療前後の評価に役立てている．

〈林　祐作〉

6 アブレーション患者のレポーティング

　MDCT から得られた膨大な情報を体系的に整理しアブレーションの術前・術後の評価に活用する上でレポーティングシステムは重要である．本稿では当院における心房細動アブレーションに関連する造影 MDCT のレポーティングについて概説する．各項目の詳細については「エキスパートアドバイス 9．不整脈治療に欲しい情報とは？」の頁を参照されたい．

1．左心房・肺静脈の情報

　心房細動アブレーションを行ううえで，左心房と肺静脈の形態とサイズを把握することは非常に重要である[1]．当院では造影 MDCT を，術前は 1 週間前に，術後は 3 カ月後に撮影している．

a．術前の撮影[2]

　左心房と肺静脈の形態を把握するために，撮影データから 3D 画像である volume rendering 像を作成し，レポートには 5 つのビューを表示している（図 1a）．また仮想的内視鏡像も 3 つのビューを掲載しアブレーションの手技上ポイントとなる左側分界稜（左房側壁リッジ）や異常構造物（左房内憩室や索状物）の情報を提供している（図 1b）．また，左房容積が手技の難易度やアブレーション成績に関連しているため，サイズの把握も重要である．肺静脈径も計測する．肺静脈は縦長の楕円形を示すため，長径・短径ともに表示している．近年クライオアブレーションが行われるようになっているが，バルーン径が最大でも 28 mm であり，これ以上の肺静脈径をもつ症例には適切ではない．

b．術後 3 カ月後の撮影[3]

　術前後で左房容積が縮小することを左房のリバースリモデリングとよび，アブレーション成績と関連しておりフォローすべき項目である（図 2a）．アブレーションの合併症として，術後の肺静脈狭窄があるが，CT にて肺静脈径・形態からフォローが可能である（図 2b）．

2．左房周辺解剖の情報

a．左心耳

　左心耳内の血栓の検索にも MDCT が有用である．左心耳の形態には個人差があり，造影剤が完全に充満するのにやや時間を要する症例もある．この場合左心耳内への造影剤充満が不完全な段階で評価をすると，造影不良部位が血栓と解釈され偽陽性となりうる．この現象を防ぐため当院では造影剤注入後の早期相・後期相の両者を撮影する．早期相で造影剤による充満が不完全でも後期相で充満が完了している場合には陰性と診断している．とはいえ血栓による塞栓性合併症は重大であるため現段階ではダブルチェック機構として最終的に術前 24 時間以内に経食道心エコーを施行している[4]（図 3a）．

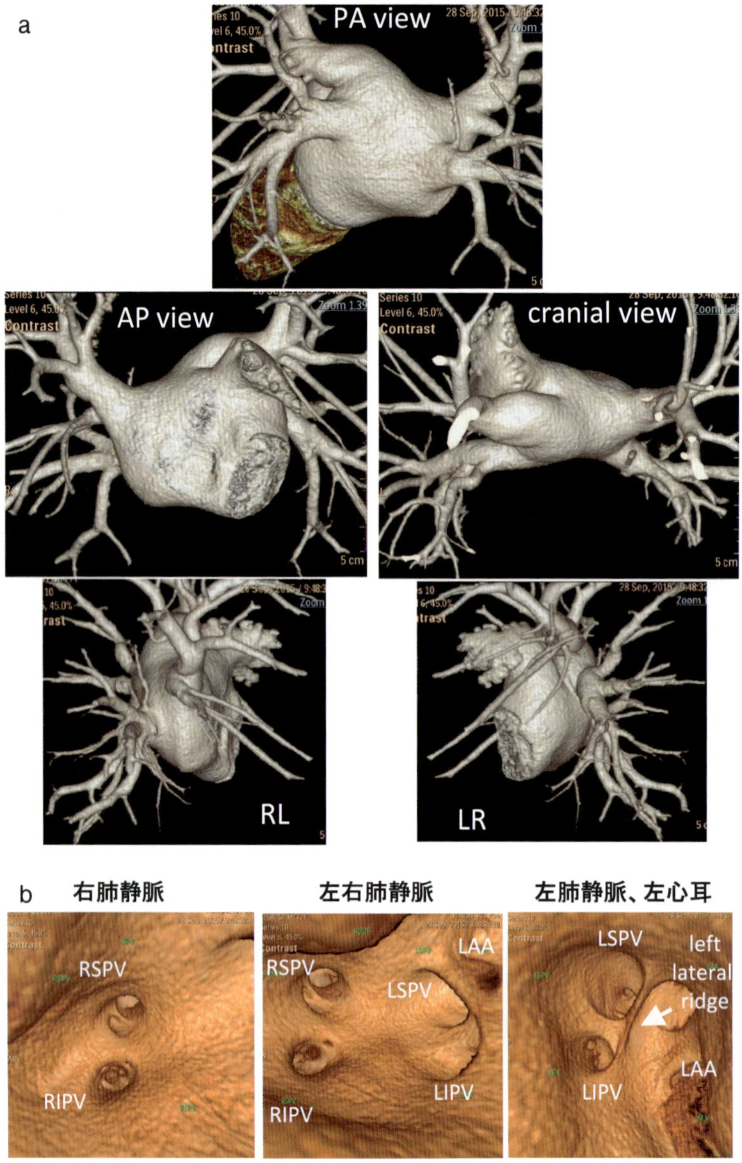

図 1 ● 左房・肺静脈形態のレポーティング

a： volume rendering 像．MDCT の画像データをワークステーションにて立体構築した 3D 像である．あらゆる角度から心臓を観察できる．

b： 仮想的内視鏡像．左房内から肺静脈入口部，左心耳を観察しているようなイメージの像である．各肺静脈入口部の位置関係（上下関係・奥行），上下肺静脈分岐部（carina），左側分界稜（left lateral ridge）の情報が得られる．

b．食道

　胃食道関連合併症を予防するために左房と食道の位置関係を掲載している（図 3b）．術前に左房後壁のラインをある程度イメージできるが，食道は柔軟で移動性がありアブレーション施行直前の食道造影，さらに食道温度センサーの温度情報から総合的に食道通電を最小限に減らす努力を行っている．

c．脊椎

　左房後壁を焼灼する際に，脊椎と焼灼ラインの位置関係が重要となる．時計もしくは反時計のトル

a

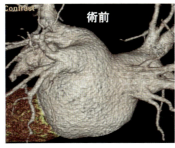

	術前		
LAESV	159.6 ml	LAEF 7.9 %	LAESVI 88 ml/m²
LAEDV	147.0 ml	LASV 12.6 ml	LAEDVI 81 ml/m²

	術後		
LAESV	97.3 ml	LAEF 41.2 %	LAESVI 56 ml/m²
LAEDV	57.2 ml	LASV 40.1 ml	LAEDVI 33 ml/m²

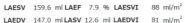

LAESV; 左房収縮末期容積, LAEF*; 左房リザーバー機能, LAESVI; 左房収縮末期容積係数
LAEDV; 左房拡張末期容積, LASV; 左房一回拍出量, LAEDVI; 左房拡張末期容積係数

＊ LAEF; left atrial emptying fraction

b

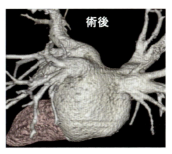

		肺静脈径
左上	LSPV	22.0
左下	LIPV	15.0
右上	RSPV	19.0
右下	RIPV	17.0

	長径	短径
LSPV	27.0	22.0
LIPV	18.0	15.0
RSPV	21.0	19.0
RIPV	19.0	17.0

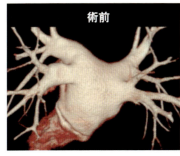

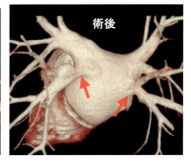

術前　術後

図 2 ● 左房・肺静脈計測値のレポーティング

a： 左房容積の大きな症例はアブレーションの難易度が高い．実際に焼灼する距離が長いこと，不整脈基質が大きいことがその原因となる．術前の左房容積関連の情報はアブレーションの手技の難易度を検討する上で重要であるが，術後の左房リバースリモデリングを考えるうえでも必要な情報である．

b： 肺静脈径はアブレーションに関連するツール（スパイラルカテーテル，クライオバルーン）のサイズを決定したり，肺静脈隔離ラインの長さを想定する上で必須である．
　　また術後に PVI の合併症の1つである肺静脈狭窄を評価する際に，肺静脈径の数値のみならず 3D 画像での「くびれ」としても狭窄を認識できる．肺静脈狭窄（赤矢印）をきたした症例を示した．

クをカテーテルにかけて脊椎に押し当てるようにすると固定させやすいが，ラインが棘突起の直上であると固定が不安定なる．また焼灼の熱が骨膜に及ぶことにより疼痛が生じるとされており疼痛による体動に備えやすくなる．

d．横隔神経

　特にクライオアブレーションにおいて右横隔神経麻痺が合併症として頻度が高い．MDCT で横隔神経に並走する横隔動脈を描出し，神経障害が生じやすい領域を予測できる．

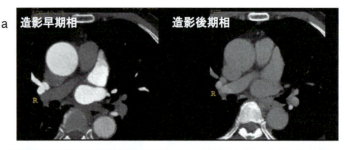

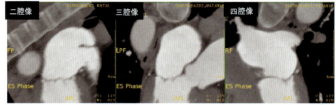

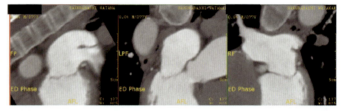

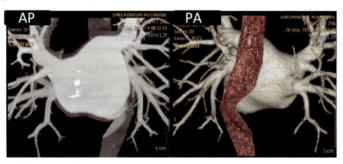

図 3 ● 左心耳・食道のレポーティング

　a： 左心耳のレポーティングを示す． 現在左心耳血栓検索のゴールドスタンダードは経食道心エコーであるが，
　　　MDCT を用いてもかなりの精度で血栓を検出できる． 造影後の早期相と後期相の画像を組み合わせ偽陽性率を
　　　減少させている． あらゆる断面から血栓を検索可能である．
　b： 食道のレポーティング． 左房後壁の焼灼による食道胃合併症を減らすため食道の位置の把握が重要である． お
　　　おまかな食道の走行について左房の 3D 像に重ねて示している．

3．冠動脈の情報

　心房細動と動脈硬化性疾患のリスクファクター（高血圧，糖尿病，肥満，睡眠時無呼吸症候群など）
にはオーバーラップがあるため，冠動脈疾患も同時に評価している（図 4a）[4]． 近年 MDCT の多列化
により心房細動調律下でも精度の高い冠動脈造影像が撮影可能となった．

a

b

[1] Left Ventricular Function　左室機能

EDV 126.2 ml	ESV 68.6 ml	EF 45.6 %SV 57.6 ml	EDVI 85 ml/m²	ESVI 46 ml/m²

[2] Left Ventricular Function Image　左室壁運動

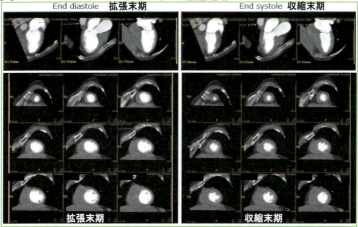

End diastole　拡張末期　　　　End systole　収縮末期

拡張末期　　　　　　　　　　収縮末期

[3] Left Ventricular Wall Motion and Wall thickness　左室壁運動/壁厚

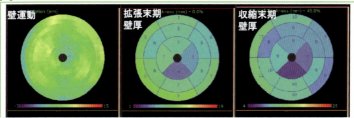

壁運動　　　　拡張末期壁厚　　　収縮末期壁厚

図4 ● 冠動脈，左室壁運動のレポーティング（桜橋渡辺病院の MDCT レポートより）

a：冠動脈の情報．石灰化，有意狭窄，非石灰化プラークの情報．

b：左室機能に関する情報を掲載．局所の左室壁運動，壁厚情報を bull's eye 表示．

4．左室機能の情報

　MDCT は断面を自由自在に設定できるため左室の領域別の壁運動の評価が容易である．左室機能，局所壁運動，壁厚の情報を掲載している（図 4b）．

a

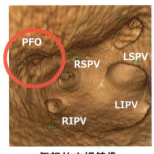

白黒反転イメージ

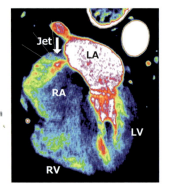

Color-coded contrast movie

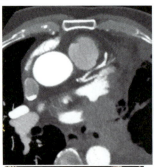

仮想的内視鏡像

b

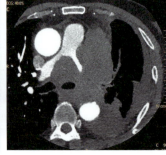

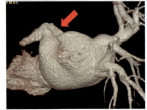

図5 ● その他のレポーティング

a：MDCT で心房中隔欠損孔を描出で
きる．当院では造影剤のリークを
見逃さないイメージング法を行っ
ている．AF アブレーションに心房
中隔穿刺は必須であり，術後に欠
損孔が残存する場合がある．造影
剤のシャント流が明瞭に描出され
ている．造影の濃淡をカラー表示
にするとよりはっきりとする．
ゴールドスタンダードである経食
道心エコーよりも低い侵襲度で評
価することが可能である．

b：偶発的に悪性腫瘍や胸部大動脈瘤
といった生命予後が不良な疾患が
見つかることもある．心臓の評価
のみならずこうした疾患を決して
見逃してはならない．本症例はス
テージの進行した縦隔悪性腫瘍が
明らかとなりアブレーションが中
止となった．周囲組織への浸潤・
胸水を認めた．左肺静脈は腫瘍の
浸潤のため閉塞している（赤矢印）．

5．その他

　MDCT により心房中隔穿刺後の欠損孔の開存を評価することができる（図5a）．また部分肺静脈還
流異常，左上大静脈遺残といった心血管奇形から，肺がんや縦隔腫瘍といった悪性腫瘍が発見される
ことがあり，撮影された領域はもれなく観察しレポーティングを作成する必要がある（図5b）．この
ように，一度の MDCT 撮影で包括的な心臓スクリーニングが可能である．

■ 文献

1）日本循環器学会（奥村謙: 班長）. 不整脈の非薬物治療ガイドライン（2011 年改訂版）. http://www.j-circ.or.jp/guideline/pdf/JCS2011_okumura_h.pdf#search.

2）岡　崇史, 井上耕一. 心房細動のカテーテルアブレーション─術前に必要な情報とは─. In: 小山靖史, 伊藤　浩, 編. 循環器臨床を変える MDCT　そのポテンシャルを活かす！. 東京: 文光堂; 2015. p. 222-8.

3）岡　崇史, 井上耕一. 心房細動のカテーテルアブレーション─術後評価とは─. In: 小山靖史, 伊藤浩, 編. 循環器臨床を変える MDCT　そのポテンシャルを活かす！. 東京: 文光堂; 2015. p. 229-30.

4）Calkins H, Kuck KH, Cappato R, et al. 2012HRS/EHRA/ECAS Expert Concensus Statement on Catheter and Surgical Ablation of Atrial Fibrillation: recommendations for patient selection, procedural techniques, patient management and follo-up, definitions, endpoints and research trial design. Europace. 2012; 12: 528-606.

5）岡　崇史, 井上耕一. MDCT の役割─どのような症例に使って, 何を見るか─. In: 伊藤　浩, 編. 心房細動のトータルマネジメント　治療の常識が変わる！. 東京: 文光堂; 2014. p. 198-203.

〈徳永洋二　岡　崇史〉

A. 基礎編

7 冠動脈バイパス患者のレポーティング

　冠動脈 CT 造影検査（CT angiography: CTA）は，冠動脈バイパス術（coronary artery bypass: CABG）の術後評価において，侵襲的な選択的冠動脈造影（invasive coronary angiography: ICA）と比べ，低侵襲的に短時間で検査を行い，ICA と同等，もしくは低い被ばく線量であると報告されている．また，CABG 後のバイパス評価ならびに coronary artery disease（CAD）診断は ICA と比べ，短時間で包括的に診断でき，合併症を回避できる．CABG 後のグラフト評価の開存性，有意狭窄，完全閉塞の検出は，ICA と比較して，感度，特異度，陰性的中率，陽性的中率もきわめて良好な成績が報告されている．

　ネイティブ血管の評価においても，最新の CT 装置では，時間分解能，空間分解能のさらなる向上により，ネイティブ血管評価（小血管）を含む成績がよくなっていることからも十分に CTA で CABG 後のグラフト評価，ネイティブ血管評価が行えることがわかる．また，CABG 術前評価においても CTA での評価は，CABG のプランニングにおいても重要な情報があり，レポーティングする際，何が必要かを順に説明する．

A 　術前評価

　CTA での術前評価は，冠動脈の狭窄度判定はもちろん（6 章 A-3．冠動脈狭窄のレポーティングを参照），冠動脈の石灰化評価，冠動脈の心筋内走行（myocardial bridge）の有無をレポートに記載することが重要である．また，完全閉塞，亜完全閉塞病変の遠位側血管も濃度分解能のよい CTA では，側副血行路が発達していると良好に抽出されるので，volume rendering（VR）画像や curved planar reconstruction（CPR）画像をレポートに表示することや（図 1a），stretched CPR・cross sectional 画像で血管径を計測し，記載することでグラフト可能なサイズであるか，また吻合の可否および至適判断に有用である．その他にも合併症の防止目的として，心内血栓評価（左心耳内血栓，左房内血栓，左室心尖部器質化血栓）（図 1b）や左上大静脈遺残（PLSVC）（図 1c）があれば，レポートに記載することが重要である．

　PLSVC があると，術中に心筋保護液を冠静脈洞より注入する場合に保護液が上肢側に逆行し，十分に心臓に保護液が回らない危険性がある．また，on-pump で CABG 術を行う際，上行大動脈に生じる石灰化，壁在プラークまたはそれに付着した血栓は，術中のクランプ操作などにより内膜が断裂することで塞栓子となりうるので，撮影範囲内の大動脈は可能な範囲で評価を行いレポートに記載する．

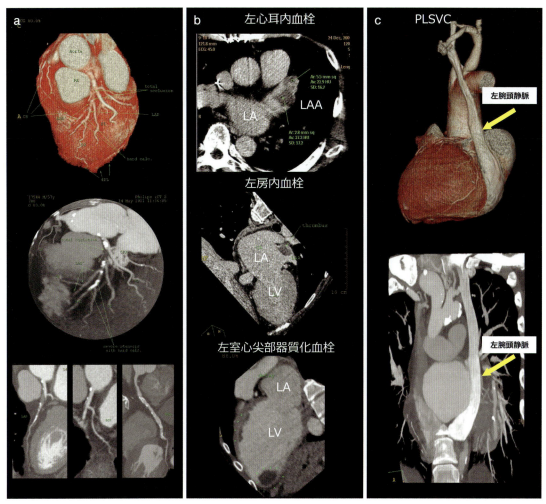

図1 ● CABG 術前評価で注意する所見

B 術後評価

　CTA で術後評価解析，レポーティングをする際に重要なのは，手術レポートやカルテでバイパスグラフトにどの血管を使用したか，またどの血管に吻合したかを確認することである．確認してからまず，バイパスグラフト評価だが，VR 画像 CPR 画像で形態的評価を行う（図 2a, b）．CPR 画像で視覚評価を行った際，バイパスに狭窄があれば，SCCT で推奨する狭窄重症度の定性評価で行う（6 章 A-3. 冠動脈狭窄のレポーティングを参照）．

　定量評価（quantitative coronary assessment: QCA）が可能であるなら，冠動脈狭窄度判定同様に stretched CPR・cross sectional 画像を用いて計測を行う（図 2c）．狭窄度判定は，SCCT で推奨する定量評価の狭窄度分類が代表的である（6 章 A-3. 冠動脈狭窄のレポーティングを参照）．

　また，術後評価でサージカルクリップや胸骨固定をするワイヤーなどにより，読影困難，読影不能な場合は，画像の評価は重要であり，造影能から評価に耐えうる画像か否か，狭窄度判定に信頼性が

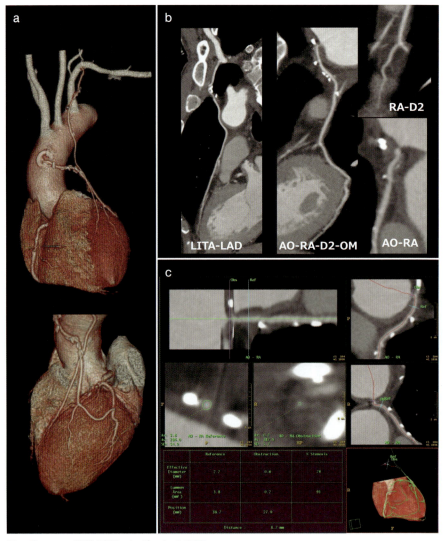

図 2 ● CABG 術後評価・レポートの実際
Ao-RA-D₂-OM バイパス，Ao-RA 吻合部の高度狭窄症例

あるか否か，その理由を明確に記載することが大切である.

　次にネイティブ血管評価だが，CABG 患者の多くは重度冠動脈疾患であるため，高度石灰化症例を認める症例が多く狭窄度判定は，注意深く行う必要がある.

　また，バイパスグラフトをしていない血管の評価は重要で，動脈硬化の進行がないか，バイパスグラフトを繋いでいる血管を含め，過去の ICA や CTA との比較を行い，レポートに記載する必要がある.

　また，ネイティブ血管のフローが強い場合，バイパス血管への逆流により，to and flow 様の所見は，狭窄様にも観察できることから，レポートする際には to and flow の可能性，狭窄の可能性を臨床症状，他の検査結果と照らし合わせながら慎重にレポーティングすることが大切である.

d

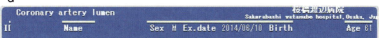

		Patent	Stenosis	Conf	Quality	Stent	Caltium	Remarks
RCA	Seg#01	y	<50	reliable	good	0	+	
RCA	Seg#02	y	<50	reliable	good	0	+	
RCA	Seg#03	y	0	reliable	good	0	+	
✻ PDA	Seg#04	y	>50	reliable	good	0	+	
✻ LM	Seg#05	y	>50	reliable	good	0	+	
✻ LAD	Seg#06	y	100	reliable	good	0	+	
✻ LAD	Seg#07	y	100	reliable	good	0	+	
LAD	Seg#08	y	0	reliable	good	0	0	
D1	Seg#09	y	0	reliable	good	0	0	small
✻ D2	Seg#10	y	>50	reliable	good	0	0	
Cx	Seg#11	y	<50	reliable	good	0	0	
MO	Seg#12	y	0	reliable	good	0	0	
Cx	Seg#13	y	0	reliable	good	0	0	
MO	Seg#14	y	0	reliable	good	0	0	
PL	Seg#15	y	0	reliable	good	0	0	
HL	HL	y	0	reliable	good	0	0	

【1】Coronary artery lumen analysis

* Significant Stenosis　　　　　Right Dominant

【2】Summary

今回のCTAの検査結果を報告します。
右冠動脈Seg＃1に軽度石灰化を伴う50％以下の狭窄を認めます。
右冠動脈Seg＃2に軽度石灰化を伴う50％以下の狭窄を認めます。
右冠動脈Seg＃4に軽度石灰化を伴う50％以上の有意狭窄を認めます。
左主幹部Seg＃5に軽度石灰化を伴う50％以上の有意狭窄を認めます。
左冠動脈Seg＃6に軽度石灰化を伴う完全閉塞を認めます。
左冠動脈Seg＃7に軽度石灰化を伴う完全閉塞を認めます。
左冠動脈Seg＃10に石灰化を伴わない50％以上の有意狭窄を認めます。
左冠動脈Seg＃11に石灰化を伴わない50％以下の狭窄を認めます。

● Ao - RA - D2 - OM bypass の Ao - RA 吻合部に高度狭窄を認めます。
● LITA - LAD バイパスに閉塞や狭窄を認めませんでした。

【3】Special comment

図2 ● つづき

〈林 祐作〉

8 薬物負荷試験と虚血判定

CTA 検査における，中等度狭窄や石灰化病変の判定に用いられる薬物負荷試験と虚血判定について述べる．

1．薬物負荷試験に必要な薬剤とその特性

薬物負荷試験に使用される薬剤を表1に示す．薬物負荷には，アデノシン，ATP，ジピリダモールなどが使用される．CT 室で行われる検査であるため，主に半減期の短いアデノシンや ATP が用いられる．また，亜硝酸薬や β 遮断薬は，虚血範囲の過小評価につながるため，使用後はその効果がなくなる 30 分以上空ける．さらに，造影剤については，梗塞領域で"slow in slow out"の動態を示すため，2 回以上の撮影を行う際は，梗塞領域の wash out を考慮して 30～40 分以上の間隔をあける．また，カフェイン摂取も検査前に控えるように指示しておく．

2．虚血判定の定義

図1に虚血の定義を示す．負荷時にみられる造影欠損が，安静時に改善する可逆性欠損である場合，虚血と診断する．また，安静時と負荷時に造影欠損がみられる場合は，固定欠損であり，梗塞の可能性があり，遅延画像でエンハンスメントされれば梗塞と診断する．

3．判定に影響を及ぼす不均一な造影不良

心筋のターゲット血管は毛細血管であることが重要であり，心筋内で最大の容量をもつ毛細血管床

■ 表 1 ■ CTP 使用薬剤と特性

	投与量	目的	効果持続時間 (*半減期)
ATP	0.15～0.16 mg/kg/min	hyperemia	数秒*
NTG (ミオコールスプレー)	2 puff	CTA 撮影で coronary artery の評価のため	3分* 血中消失時間（約 30 分）
β 遮断薬 (コアベータ)	体重当たりの規定量	CTA 時のモーションアーチファクトを抑える．造影剤減量のため	4分*
造影剤 (イオパミロン 370)	CTA・STRESS・REST (標準体重で総量 100 mL 以下)	冠動脈の造影 心筋の造影	梗塞領域と正常領域の CT 値の有意差は造影剤注入後 3 分から始まり最大 40 分程度持続する．

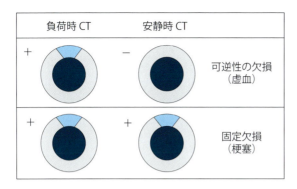

負荷時 CT	安静時 CT	
+	−	可逆性の欠損（虚血）
+	+	固定欠損（梗塞）

図1 ● 虚血判定の意義

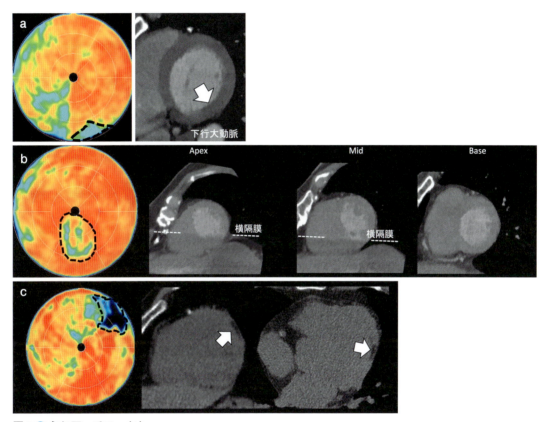

図2 ● 主なアーチファクト

の造影は，表在の冠動脈の造影タイミングより少し遅れる．ヨード造影剤の動態の研究では，注入後 3 分程度あれば，正常な心筋は均一に染まり，CTA のタイミングより 1〜2 分程度遅らせることで，安静時画像の不均一な造影から梗塞領域と誤認することを防ぐ．

4．画像のアーチファクトに注意して診断する

虚血判定は，虚血時と安静時の画像を比較して行うため，それぞれの画像のアーチファクトに注意して診断する．図 2 に主なアーチファクトとその bull's eye 所見を示す．特にモーションアーチファクトとビームハードニングは CT に特異的なアーチファクトで，モーションアーチファクトは，支配

血管領域に対応していないことや壁運動異常と一致しないこと，心臓周期の異なる心時相でみられないことなどから鑑別する．ビームハードニングは，モーションアーチファクトの鑑別に加えて，早期の左室への高濃度コントラスト剤の流入によりみられ，近接する下行大動脈や椎体により心基部の下壁に生じる．三角形の形で近接する高い CT 値の場所から生じていることがあり十分な確認が必要である（図 2a）．また，横隔膜挙上（図 2b）や低 CT 値領域としてみられる脂肪浸潤（図 2c）も影響することがあり，短軸画像や単純撮影を参考にして診断する．

〈小山靖史〉

弁膜疾患の評価は，一般的に心エコー（経胸壁，経食道），心臓MRI，そして心臓カテーテル検査で行われているが，そのいずれかの検査が不適応な場合に心臓CTは第2の画像診断として選択されている[1]．心臓CTは，狭窄部位の圧較差や閉鎖不全症の逆流を直接評価できないが，その原因や形態や機能の二次的な変化を評価することが可能である．造影剤と放射線被ばくというデメリットもあるが，CT機器をはじめとする様々な進歩によって克服されつつあり，心臓全体を形態・機能を一度に評価できるという点において心臓CTは大きなアドバンテージをもつ．本稿では，弁膜疾患における心臓CT検査で評価すべき指標と，その表示方法について概説する．

A　撮影方法と心時相

　はじめに心周期と弁の動きについて再確認したい（図1）．大動脈と肺動脈に対して，僧帽弁や三尖弁は弁の開閉がほぼ逆位相にあたるので，狭窄症と閉鎖不全症を評価する時相も逆位相になっている．また，最適な心時相は，個々の心機能や撮像時の心拍数に影響を受けるので，retrospective ECG同期撮影を行い，多時相データのなかから選択することが望ましい．近ごろ，大動脈弁狭窄症の治療法の1つとして行われている，経カテーテル大動脈弁治療（TAVI）では，治療適応・デバイスのサイズ決定を正確に行う必要があり，大動脈弁尖の最下点（hinge point）を結ぶ仮想弁輪部（virtual basal ring）は血液が最も強く流れる収縮期に拡大するので，この時相で計測することをガイドラインでも推奨している[2]．

B　記載すべき指標

　表1に各弁膜疾患の臨床事項と心臓CTでの評価項目を示す．紙面の制限もあり，各疾患の代表的な画像をすべてあげることはできないが，解剖学的な位置と異常所見や評価項目を後述する適切な表示方法によって描出されたキー画像と合わせてレポートすると依頼医にわかりやすい．僧帽弁輪石灰化は，高齢者，高血圧，高脂血症など動脈硬化の素因をもつ症例でまれに観察され，僧帽弁狭窄症の合併・鑑別に苦慮することが多いが，弁と弁下部組織の分別やシネ表示を行うことは診断の一助になるかもしれない．僧帽弁狭窄症に対する経皮的僧帽弁裂開術（PTMC）や，大動脈弁狭窄症に対するTAVIでは，治療適応・評価項目が細かく決められており，ガイドラインや成書でその細目を確認したい[1-3]．弁膜疾患は進行すると，心機能低下や心内血栓だけでなく，ほかの弁膜疾患も合併することがあるので，心臓全体を体系的に評価することを心がけたい．冠動脈評価も合わせて評価することが

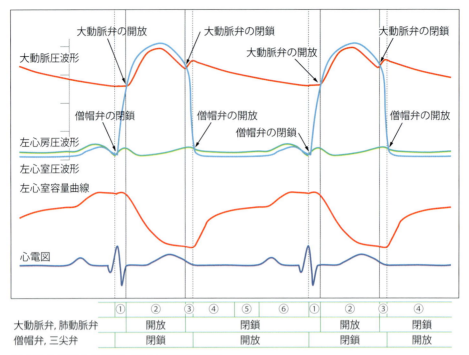

図1 ● 心周期と心内圧，左心室容量の関係
①等容性収縮期，②駆出期，③等容性拡張期，④急速充満期，⑤緩徐充満期，⑥心房収縮期．収縮期（①，②）と拡張期（③〜⑥）の割合は，心拍数と心機能（1回拍出量，駆出率）に影響を受けるので，最適時相を多時相データから探すこと重要である．

多いため，β遮断薬を投与して検査を行うことが多いと思われるが，CT の時間分解能も考慮すると，心機能評価では左心室収縮末期容量を大きく，駆出率を低く見積もることがあるので注意を要する[4]．

C 表示方法

　心臓 CT は，切れ目のない容量データであり，あらゆる方向から画像表示が可能であることが特徴である．冠動脈評価の場合は，アーチファクトのない時相が最適画像の条件であったが，弁膜症の場合は先に述べた各弁膜症に応じた心時相のデータで評価すべきである（図 1）．retrospective ECG 同期撮影された生データを，2〜3 mm のスライス厚で 10 時相（できれば 20 時相）データとして再構成してシネ表示し，最適時相をさらに最薄スライス厚で再構成することをお勧めする．心臓の軸もしくはそれぞれの弁に合わせた長軸・短軸断面でのシネ画像と，最薄データでは 1〜2 mm のスライス厚の MIP 像を連続的に再構成し，その断面作成の俯瞰図と一緒に PACS に保存しておくと，評価項目の再評価（再現性）だけでなく，ほかのモダリティとの照合やスタッフ間で治療方針を決定する際にも役立つと思われる（図 2，3）．

	臨床事項	評価項目
僧帽弁狭窄症 （MS）	①原因：リウマチ性がほとんど ②症状：労作時呼吸困難 ③合併症：心房細動，心内血栓，TR	弁口面積（表 2），弁尖・弁輪の肥厚や弁輪石灰化，弁の可動性低下，PTMC に関する評価項目（表 3），左心房の拡大，心内血栓（左心耳）
僧帽弁閉鎖不全症 （MR）	①原因：一次性（MVP/腱索断裂/Marfan 症候群/漏斗胸/ASD/甲状腺機能亢進症/リウマチ性/IE），二次性（心筋梗塞/DCM/AR/HCM ほか） ②症状：左心不全，右心不全 ③合併症：心房細動，心内血栓，TR	有効逆流弁口面積（表 2），弁・弁輪の石灰化，弁尖の肥厚・逸脱・反転（腱索の断裂），弁下部組織の変性（腱索，乳頭筋），左心房・左心室の拡大，弁輪の拡大，心内血栓（左心房，左心室）
僧帽弁逸脱症候群 （MVP）	①原因：Marfan 症候群/類似疾患（Ehlers-Danlos 症候群/Loeys-Dietz 症候群ほか）/Barlow 症候群/胸郭異常 ②症状：多くは無症状，胸痛，動悸（期外収縮），突然死 ③合併症：MR，心房細動	弁尖の肥厚・逸脱・反転（腱索の延長や断裂が起きたとき）
大動脈弁狭窄症 （AS）	①原因：リウマチ熱，先天性（二尖弁），動脈硬化 ②症状：狭心痛，失神 ③合併症：	弁口面積（表 4），弁の肥厚や石灰化，弁の可動性低下，TAVI の評価項目（文献 2，3）
大動脈弁閉鎖不全症（AR）	①原因：リウマチ熱，先天性（二尖弁），IE，高位 VSD，大動脈炎症候群，Marfan 症候群，大動脈解離，動脈硬化 ②症状：左心不全，狭心痛，失神	有効逆流弁口面積（表 4），AS の合併や，ほか原因疾患がないか？　も合わせて評価する
三尖弁狭窄症（TS）	①原因：ほとんどがリウマチ性，カルチノイド症候群 ②症状：合併する弁膜症状に右心不全症状を伴う	弁尖の肥厚，ドーミング，右心房の拡大
三尖弁閉鎖不全症 （TR）	①原因：二次性 TR（MS/MR/AS/AR による），Ebstein 奇形，ECD，カルチノイド症候群 ②症状：右心不全（＋左心不全）	三尖弁輪の拡大，右心房・右心室の拡大，右心負荷による心室中隔の圧排
肺動脈弁狭窄症 （PS）	①原因：先天性，リウマチ性，カルチノイド症候群 ②症状：右心不全（純粋な PS では肺高血圧は起きない）	弁の肥厚や石灰化，弁の可動性低下弁下部狭窄との鑑別，肺動脈の狭窄後拡張
肺動脈弁閉鎖不全症（PR）	①原因：肺高血圧，心内膜炎 ②症状：右心不全，肺高血圧に伴う症状	右心負荷の所見（右心房・右心室の拡大，心室中隔の圧排）
感染性心内膜炎	①原因：弁膜症（MR，AR）や先天性心疾患（VSD，PDA），抜歯，カテーテル手技，人工弁置換術後などが誘因になる ②症状：感染症状，心不全（MR，AR），塞栓症状，皮膚症状	心内腔の疣贅，弁破壊の有無・程度，弁基部や心筋内に膿瘍形成がないかを確認する
人工弁置換術後に関連した合併症	①原因：大動脈解離，動脈硬化 ②症状：弁機能不全による心機能低下・心不全症状，菌血症，塞栓症	人工弁の種類を確認し，適切に可動しているかを確認，弁周囲リーク，パンヌス形成，弁輪部膿瘍

ASD：心房中隔欠損症，DCM：拡張型心筋症，HCM：肥大型心筋症，ECD：心内膜床欠損，PDA：動脈管開存

■ 表2 ■ 僧帽弁疾患の重症度と弁口面積

	軽度	中等度	高度
僧帽弁狭窄症 　弁口面積	＞1.5 cm²	1.0〜1.5 cm²	＜1.0 cm²
僧帽弁閉鎖不全症 　有効逆流弁口面積	＜0.2 cm²	0.2〜0.39 cm²	≧0.4 cm²

■ 表3 ■ Wilkins のエコースコア（PTMC の適応基準）

重症度	弁の可動性	弁下組織変化	弁の肥厚	石灰化
1	わずかな制限	わずかな肥厚	ほぼ正常（4〜5 mm）	わずかに輝度亢進
2	弁尖の可動性不良，弁中部，基部は正常	腱索の近位 2/3 まで肥厚	弁中央は正常，弁辺縁は肥厚（5〜8 mm）	弁辺縁の輝度亢進
3	弁基部のみ可動性あり	腱索の遠位 1/3 以上まで肥厚	弁膜全体に肥厚（5〜8 mm）	弁中央部まで輝度亢進
4	ほとんど可動性なし	全腱索に肥厚，短縮，乳頭筋まで及ぶ	弁全体に強い肥厚，短縮，乳頭筋まで及ぶ	弁膜の大部分で輝度亢進

上記 4 項目について 1〜4 点に分類し合計点を算出する．合計 8 点以下であれば PTMC のよい適応である．

■ 表4 ■ 大動脈弁疾患の重症度と弁口面積

	軽度	中等度	高度
大動脈弁狭窄症 　弁口面積	＞1.5 cm²	1.0〜1.5 cm²	≦1.0 cm²
大動脈閉鎖不全症 　有効逆流弁口面積	＜0.2 cm²	0.2〜0.39 cm²	≧0.4 cm²

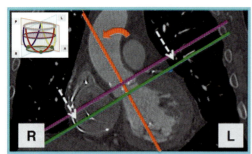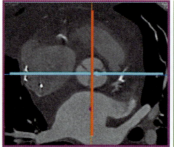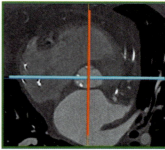

図2 ● 大動脈弁狭窄症に対する経カテーテル大動脈弁治療（TAVI）の術前評価
　大動脈弁尖の最下点（hinge point）を結ぶ横断面（緑色）から仮想弁輪部（virtual basal ring）の周径，直径を計測する（Kasel AM, et al. JACC Cardiovasc Imaging. 2013; 6: 249-62[3)]より改変）

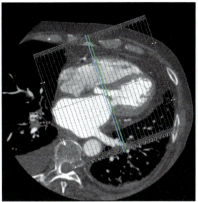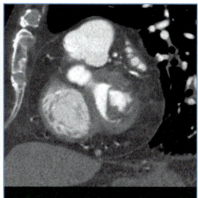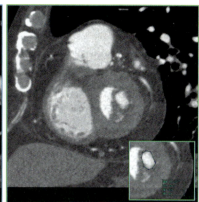

図 3 ● 僧帽弁狭窄症における弁口面積の計測
僧帽弁に直交する横断像を 1 mm スライス厚/1 mm 間隔で連続的に再構成している．左心房側の断面（水色）ではなく，弁口面積が最狭小となる断面（緑色）で計測すると 1.11 mm²であり，心エコーの結果と一致した．本症例は PTMC によって治療された．

おわりに

弁膜疾患のレポーティングについて概説した．心臓 CT では，多時相の容量データを用いることであらゆる方向から画像表示が可能であり，弁膜疾患の評価だけでなく，心機能や冠動脈まで包括的な評価が可能である．今回，弁膜疾患に関連した心内血栓や心臓腫瘍[5]，感染性心内膜炎，そして人工弁（生体弁，機械弁）について詳しく述べることができなかったが，成書やレビュー論文のキー画像を一覧しておくと，明日からの日常臨床に役立つかも知れない[6]．

■ 文献

1）大北　裕，他．循環器病の診断と治療に関するガイドライン（2011 年度合同研究班報告）．弁膜疾患の非薬物治療に関するガイドライン（2012 年改訂版）．

2）Achenbach S, Delgado V, Hausleiter J, et al. SCCT expert consensus document on computed tomography imaging before transcatheter aortic valve implantation（TAVI）/transcatheter aortic valve replacement（TAVR）. J Cardiovasc Comput Tomogr. 2012；6：366-80.

3）Kasel AM, Cassese S, Bleiziffer S, et al. Standardized imaging for aortic annular sizing：implications for transcatheter valve selection. JACC Cardiovasc Imaging. 2013；6：249-62.

4）Jensen CJ, Jochims M, Hunold P, et al. Assessment of left ventricular function and mass in dual-source computed tomography coronary angiography：influence of beta-blockers on left ventricular function：comparison to magnetic resonance imaging. Eur J Radiol. 2010；74：484-91.

5）Hoey ET, Mankad K, Puppala S, et al. MRI and CT appearances of cardiac tumours in adults. Clin Radiol. 2009；64：1214-30.

6）Suchá D, Symersky P, Tanis W, et al. Multimodality Imaging Assessment of Prosthetic Heart Valves. Circ Cardiovasc Imaging. 2015；doi：10.1161/CIRCIMAGING.115.003703.

〈倉田　聖〉

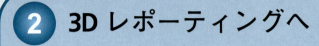

1．これまでの 3D

　臓器立体モデルは特別なものではない．例えば，病院やクリニックでは臓器模型を使って患者へ病状説明をすることがあり，また医療系教育機関では医学教育にも使われる（図1a, b）．しかし，それらは一般的な解剖を表現した模型であるから，その患者自身のより具体的な病状評価や術式検討のためには，その人の体を再現した模型が必要になる．

　近年の画像検査機器や解析技術の進歩は目覚ましく，体の内部構造をかなり詳細に観察することができる．心エコーやCTでの立体表示も今や特別なことではない（図1c, d）．しかし，これらの3次元再構築画像は，あくまでもモニター画面上で人の錯覚を利用して立体感を演出した擬似的な3Dである．もちろん頭の中で再構築するよりは格段に理解しやすく，日常診療に欠かせない重要な医療情報ではあるが，手で触ったり器具を入れてシミュレーションをすることはできない．

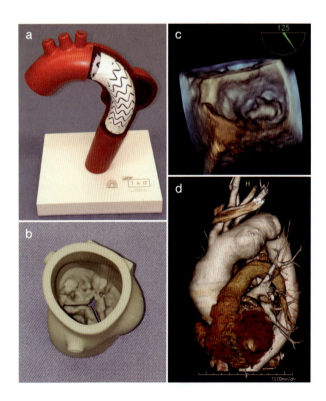

図1 ● 臓器模型と 3D 画像検査
- a： 胸部大動脈瘤に対するステントグラフト治療の概要を説明するための模型（GORE 社）
- b： 大動脈弁狭窄症の病状説明用に弁変性を再現したゴム模型（Edwards Life Science 社）
- c： 後尖逸脱による僧帽弁閉鎖不全症の 3D 心エコー図
- d： 胸部大動脈瘤の 3D-CT 再構築画像

2．これからの 3D

　実物の臓器を日常的に見て触っている外科医の視点からすると，実物の被写体により近い医療情報はできないだろうかと考えてしまう．

　この数年の間に，「3D プリンタ」という言葉が広まってきた．これまで製造業で使われてきたこの機械は，造形物を作るために鋳型から抜いたり，部品を組み立てたりする必要がなく，素材からそのまま造形物を作ることができる．そのメリットは，作製時間の短縮やコストの削減，造形できる形状の自由さであり，何よりもカスタム・メイドがより簡便にできる点である．

　この 3D プリンタで作製した臓器立体モデルを医療に応用する試みがされてきた．神戸大学の杉本らは，肝臓などの消化器領域で高度な技術を用いて『生体質感モデル』を作製し，手術シミュレーションや医学教育への利用を続けてきた[1]．名古屋大学の森らは計算機科学の分野からアプローチし，情報処理技術を医用画像へ応用する中で，『3D プリンタでの人体臓器モデル』の作製を行っている[2]．循環器領域では，東京医療センターの山田らが，『低侵襲心臓血管外科手術の習熟モデル』として心臓 3 次元シミュレータを作製し，その有用性を報告している[3]．また，国立循環器病センターの白石らは，『精密な小児の先天性心疾患モデル』を作製し，立体モデルは複雑な心奇形の解剖評価に役立つと報告している[4]．このような流れのなかで，具体的なモデル作製方法については病院外の専門企業と協働していることが多く，『医工連携』も特色の 1 つである．

　一方，このように大掛かりでもなく広く報道もされていないが，草の根的に各地の医療機関で臨床現場での利用が模索され始めている．自治医科大学の紺野らは，破裂脳動脈瘤の緊急クリッピング術のために立体モデルを短時間で作製することができ，術前評価としても有用であったと報告している[5]．また海外では，アメリカ合衆国の Cedars-Sinai Medical Center の Escobar らが，複雑な心疾患の病態評価での利用報告や造形手法についてインターネット上で公開している[6]．

　このような現状を見渡すと，臓器立体モデルはすでに様々な形で同時多発的に利用が始まっており，これからは具体的な臨床応用を想定して最適な作製手法を一般化する段階にきているように感じる．

3．3D レポーティングへ

　臓器立体モデルは，進歩し続ける画像検査に対してそのアウトプットを追いつかせる試みでもある．つまり，モニターや紙でしか確認できない膨大な量の医療情報をよりわかりやすく，より活用しやすく，より人の感覚に訴えるようにして，検査結果として医療従事者へ渡す作業である．本書編者の小山医師は，これを立体モデルで行う『3D レポーティング』とよんでいる（図 2）．

　我々は，循環器および心臓血管外科の領域において，心臓 CT 画像をもとに心臓血管立体モデルの作製を行ってきた．作製にあたっては，機械工学を修了した医師（筆者）が，医師，放射線技師からなるチームをまとめ，心臓 CT の撮影条件から DICOM データの処理，3D データの出力方法，3D プリンタでの造形までを検討してプロジェクトを進めた（図 3）．そして，ただ作るだけではなく，CT や心エコーの検査と同じくらい日常臨床で手軽に利用できるモデル作製を目指してきた[7,8]．本稿では，心臓血管立体モデルを，『安く』，『早く』，『簡単に』かつ『正確に』作るために我々が試みてきたプロセスを紹介する．なお，2015 年 8 月 8 日付けで，3D レポーティングの名付け親でもある小山医師と筆者らにより『日本心臓血管 3 次元モデル研究会』を設立したことも付記しておく[9]．

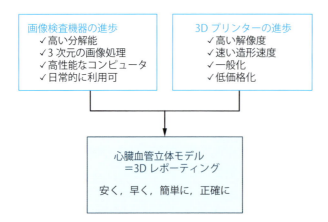

画像検査機器の進歩
- ✓ 高い分解能
- ✓ 3 次元の画像処理
- ✓ 高性能なコンピュータ
- ✓ 日常的に利用可

3D プリンターの進歩
- ✓ 高い解像度
- ✓ 速い造形速度
- ✓ 一般化
- ✓ 低価格化

心臓血管立体モデル
=3D レポーティング

安く，早く，簡単に，正確に

図 2 ● 3D レポーティングへ

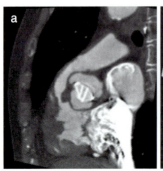
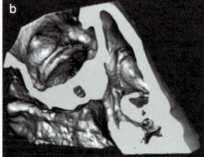
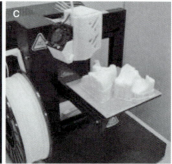

図 3 ● 全体のプロセス

a : images. CT，MRI，UCG，など
b : 3D data. segmentation，STL file，anatomical validity
c : 3D model. 3D printing，post process，clinical application

A　心臓血管立体モデルを作る

1．作製の全体像

　心臓や血管は中空構造が多く，そのなかに弁や腱索，冠動脈といった微細構造を有し，さらに心筋や弁膜，石灰化など物理的特性が異なるものが混在している．そのうえ，それらが一体となって拍動し，立体構造が常に変化している．

　CT データでは，3 次元空間に配列されたピクセルが最小の寸法単位とされ，各ピクセルでの物性は CT 値とよばれるスカラー量で代表される．CT 値を利用した判定アルゴリズムを決めて各ピクセルを振り分ければ（＝2 値化すれば），その間を境界とすることができる．この操作（セグメンテーション）によって CT 値空間からある条件を満たす領域を抽出し，その部分を造形用の 3D データ形式に変換するのが最初の処理である．2 値化の判定アルゴリズムとしては，閾値法や region growing 法など様々な手法があるが，筆者は最もシンプルな閾値法を使用した．

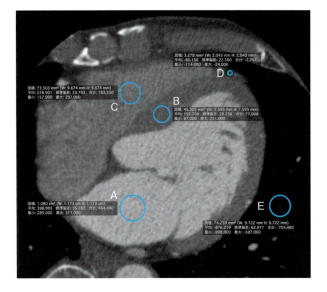

面積: 3.278 mm² (W: 2.043 mm H: 2.043 mm)
平均: -60.156 標準偏差: 22.580 合計: -2,707
最小: -114.000 最大: -24.000

面積: 73.503 mm² (W: 9.674 mm H: 9.674 mm)
平均: 228.901 標準偏差: 23.793 合計: 183,350
最小: 157.000 最大: 297.000

面積: 45.305 mm² (W: 7.595 mm H: 7.595 mm)
平均: 153.709 標準偏差: 28.256 合計: 77,008
最小: 67.000 最大: 251.000

面積: 1.080 cm² (W: 1.173 cm H: 1.173 cm)
平均: 398.995 標準偏差: 35.282 合計: 464,430
最小: 285.000 最大: 511.000

面積: 74.239 mm² (W: 9.722 mm H: 9.722 mm)
平均: -876.219 標準偏差: 62.977 合計: -704,480
最小: -998.000 最大: -597.000

図 4 ● 心臓血管立体モデル作製前の CT 画像

A : 左心系　　CT 値 399，SD 値 35
B : 心筋　　　CT 値 154，SD 値 28
C : 右心系　　CT 値 228，SD 値 24
D : 脂肪　　　CT 値－60
E : 肺野　　　CT 値－876

a．CT 撮影

　心臓大血管の術前評価として撮影した心電図同期造影 CT 画像を利用した（図4）．モーションアーチファクトの強い画像は処理に時間と手間がかかるばかりで正確なモデルができず，特に弁膜を再現するときには注意が必要である．また造影ムラはセグメンテーションをやりにくくし，SD 値が高い画像ではノイズが入りやすい．人工弁やフェルト，石灰化などの CT 値が高い部位は，そのままでは造影効果の高い側に振り分けられるので，後述のティッシュモデルではその部分が抜け落ちたようになる．そのような部位は独立してセグメンテーションして後から 3D データを統合する必要がある．撮影のタイミングは心筋も多少造影されたくらいが処理しやすい．右心系が造影されていれば心室中隔や各心腔の評価ができる．臓器立体モデルとは無関係に，明瞭でわかりやすい CT 画像は臨床上も有用であり，必要な撮影技術については本書の各項を参考にしてほしい．

b．データ変換と画像処理

　3D データの形状によって，造形モードを分類した（図5）．まず，造影剤の流れている部分（造影剤領域）を形にするか中空にするかで分ける．造影剤領域は臓器とは反対の部分であるから，前者をリバースモデル（reverse model），後者をティッシュモデル（tissue model）とよんでいる．さらにティッシュモデルは外形の処理方法によって細分した．ブロック法（block method）は，造影剤領域を多面体のブロックからくりぬいて 3D データを作る手法で，心臓や血管の内腔が中空として再現され，外形は多面体の外表面である．シェル法（shell method）は，造影剤領域に厚さ 2～3 mm の外殻を付加して 3D データを作る手法で内腔を再現する点はブロック法と同じだが，ブロック法よりも造形材料を節約することができる．また脈管では壁を抽出する必要がないため処理が簡便になる．ダイレクト法（direct method）は，造影された心筋を直接抽出して心臓の内腔と外形を同時に得る手法であり，できたモデルは心臓そのものの形になる．

　具体的には，まず必要な関心領域 ROI を設定して造形範囲を限定する．次に造形モードを決め，セグメンテーションの対象を明確にする．閾値を少しずつ変えながらセグメンテーションをかけていく．症例によっては CT 値の高い石灰化病変を独立して抽出した．ソフトウェアは，OsiriX MD

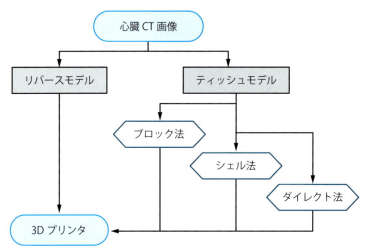

図 5 ● 心臓血管立体モデルの造形モード

（Pixmeo SARL）あるいは Seg3D（Scientific Computing and Imaging Institute, University of Utah）を使用し，STL 形式のファイルで出力した．OsiriX はワークステーション機能の中で境界の抽出ができるようになっているが，結果の 3D データの細かい確認がしづらい．Seg3D はセグメンテーションに特化したソフトウェアで，形状を確認しながら細かい調整をすることができる．ともに無償版がある．また各医療機関の CT ワークステーションでも同様の処理が可能である．

　CT 画像から変換した 3D データはノイズや欠損を含み，そのままでは造形できない．コンピュータグラフィックス用のソフトウェアを用いて修正し，不必要な部位を切除し，スムージング処理を行う．また，病変を確認しやすい断面でカットするなどの処理も重要である．形状によっては造形材料の節約のために中抜き処理（hollowing）を追加した．ソフトウェアは，MeshLab（Italian National Research Council）と Meshmixer（Autodesk inc.）を使用した．Meshmixer はインターフェイスが簡単で使いやすく，かつ複雑な機能も充実しており必要なほぼすべての処理が完結できる．

c．3D プリンタによる造形

　造形された心臓血管立体モデルでもっとも問題になるのは，何よりも造形物に付くサポート材である．あまり言及されないが，複雑な心腔に付いたサポート材を取るのは慣れても時間を要し，ときには不可能でさえある．また，3D プリンタの造形方式には，FDM，DLP，SLA，SLS，Ink jet など各種方式があり，本体の価格や使用できる素材，造形スピードに幅がある．筆者らがこれまでに使用した機種と特徴について，主観的な使用感を表 1 にまとめた．ただし，3D プリンタは次々と新しい機種が出ているためあくまでも参考である．

　FDM 方式の Up! Plus は，造形速度は遅いもののフィラメントのローディングが安定しており，サポート材の立ち方もきれいで FDM 方式としては造形品質が高い．造形物とサポート材との間にわずかな隙間があり，サポート材が取りやすくなっている．同じ FDM 方式の SCOOVO X9 は造形物表面の凹凸が荒く，サポート材との付き方も強すぎるため，心臓血管立体モデルのような複雑な形状ではサポート材の除去が困難であった．造形速度は Up! Plus よりは速い．ここには記載しなかったが，この 2 社以外の FDM プリンタの造形をみると，SCOOVO X9 の性能は現在の FDM プリンタの平均値

造形方式	機種名価格帯	メーカー	素材[*1]	造形[*2]品質/速度	サポート材[*3]除去法/容易さ
FDM	Up! Plus10〜20万円	Tiertime Technology Co., Ltd.	ABS 樹脂	○/×	剝取り/△
FDM	SCOOVO X920万円台	Abee corporation	ABS 樹脂	×/△	剝取り/×
DLP	SCOOVO MA10100万円以上	Abee corporation	ゴムライク	△/◎	切取り/NA
SLA	Form 1+50万円前後	Formlabs Inc.	硬質樹脂ゴムライク	◎/○○/○	切取り/○切取り/○
SLS	EOSINT P71,000万円以上	EOS GmbH	ナイロン樹脂	◎/NA	エアブロー/NA
Ink jet	ProJet3500HD1,000万円以上	3D Systems	アクリル樹脂	◎/NA	熱溶解/NA
Ink jet	ProJet5500X2,000万円以上	3D Systems	ゴムライク	○/NA	熱溶解/NA
Ink jet	Objet350 Connex33,000万円以上	Stratasys Ltd.	マルチマテリアル（硬質樹脂＋ゴムライク）	○/NA	ウォータジェット/△

[*1]素材は著者らが使用したもののみを記載した.
[*2]造形品質と速度は著者による主観的, 相対的な評価であり, 使用する素材や造形解像度によっても異なる.
[*3]サポート材の除去方法は各機種の代表的な手法を記載した.

であると感じる. なお,『大阪 3D プリンタービジネス研究会』では, 普及型 FDM プリンタの造形評価や比較を定期的に行っている[10].

　DLP 方式の SCOOVO MA10 は, プロジェクタの可視光で露光して積層面ごとに硬化させるため造形速度は比較的速い. しかし機構の割には価格が高く, 継続的に使用するには至らなかった. SLA 方式の Form 1＋は, レーザー光による点硬化であるため DLP プリンタのような面硬化と比較して造形速度に劣るといわれる. しかし使用してみるとそうでもなく, むしろエネルギー密度の高いレーザー光は露光時間がきわめて短く, その上で造形品質も高い. サポート材の除去は FDM 方式よりも容易であるが, 造形物表面に残った光硬化樹脂を洗浄するために高濃度アルコール液が必要になるなど, 取り扱いに注意を要する.

　SLS 方式の EOSINT P7 と Ink jet 方式の Objet シリーズ, ProJet シリーズはいずれも製造業向けの大型機であり, 広い造形エリアと高い精度を両立し, 後の 2 者はマルチマテリアルにも対応する. しかし本体価格はいずれも数千万円台と高く, 素材価格も高価であるため, 術前評価用の臓器モデルを安価に作る目的には合わないかもしれない. 後の症例 12 のようにマルチマテリアルで再現したいモデルの場合には価値がある.

2．症例別にみる心臓血管立体モデル

心臓血管領域の疾患でこれまでに 30 症例ほどの立体モデル作製を行った．そのうち代表的なものを示す（表2）．

〈症例1: 右室二腔症（成人）〉（図6）

成人の右室二腔症はきわめてまれである．右室流出路の筋性肥厚によって狭窄が生じるため，手術では同部位を切除するが，狭窄部位の解剖については一定した見解がなく，本症例でも術前の造影 CT や心エコーでは立体構造の把握が困難であった．立体モデルでは右室流出路の狭窄部位を構成する室上稜 supraventricular crest，中隔壁柱 septoparietal trabecular および調節帯 moderator band（中隔縁柱 septomarginal trabecular）の立体的な位置関係が明瞭に構築されており，立体モデルがきわめて有用であった．造形は家庭用 3D プリンタを使用したため安価であった．

本症例は，ICVTS（Interactive CardioVascular and Thoracic Surgery）にて報告している[11]．

〈症例2: 胸部下行大動脈瘤〉（図7）

胸部ステントグラフト内挿術 TEVAR を施行した症例である．ステントグラフトのランディングゾーンを確保し，その隙間からの血液リークを起こさないことがポイントになる．疾患の背景には動脈硬化があり，同症例でも血管壁性状は不良であった．立体モデルでは CT 値が高い石灰化病変を血管壁などとは別にセグメンテーションし，石灰化も含めた血管内腔の形状の再現を試みた．立体モデルにステントグラフトを当ててシミュレーションをすることもできる．壁在血栓やプラークおよび Adamkiewicz 動脈や肋間動脈などの小径分枝血管の再現は困難であった．

〈症例3，4，5: 僧帽弁逸脱症〉（図8，9，10）

逸脱した弁尖の形成には他の弁葉や左室乳頭筋などの周囲の構造物との位置関係が重要である．立体モデルでは拍動して血流が存在する心臓が再現されており，これは心停止で虚脱する手術中の心臓では不可能な観察条件である．キャリパーなどで，各構造物の寸法を計測することも簡単である．ただし硬い素材のため弁尖に柔軟性はなく，縫合のシミュレーションはできなかった．また収縮期のため前尖と後尖が癒合して造形されており，腱索も実際には細いものや太いものが複数本付着しているはずであるがすべては再現できていない．各症例は 3D データの作製方法が異なり，症例3はブロック法，症例4はシェル法，症例5はダイレクト法を使用した．造形は3機種を使用したが，大きな違いは費用であった．

〈症例6: 左室流出路狭窄，大動脈弁狭窄症〉（図11）

この手術では大動脈弁越しに肥厚した左室流出路をメスや剪刀で切除していくが，視野がきわめて限られており，心室中隔穿孔などの合併症を起こさないようにいかに安全に十分な切除をするかがポイントになる．症例は，術前に左室流出路と大動脈弁の両方に圧格差を認め，手術の方針となった．立体モデルでは，心室中隔が明瞭に造形されており，突出した心室中隔をどの程度まで安全に切除できるか，術中に必要な視野が取れるかなどの術前シミュレーションにきわめて有用であった．造形は産業用大型機で行ったため価格が高くなった．

〈症例7: 左室流出路狭窄，大動脈弁狭窄症〉（図12）

心エコーで左室壁の非対称性肥大を認め，中隔壁は左室流出路に向かって S 字状に突出し，圧較差は 41 mmHg であった．大動脈弁の硬化，開放制限も認めていた．モデル作製は術後であったため術

■ 表2 ■ 心臓血管立体モデルの作製例

症例	年齢性別	診断	身体所見/検査所見	術式	データ処理	3Dプリンタ[*5]	造形時間費用（概算）
1	67歳女性	右室二腔症, 心房中隔欠損症, 大動脈弁置換術後	NYHA Ⅲ, RVOT-PG 69 mmHg	右室流出路形成術, ASD 閉鎖術	OsiriX MD, Meshmixer	Up! plus	13時間 ¥1,000
2	77歳男性	胸部下行大動脈瘤	瘤径 62×45 mm	胸部大動脈ステントグラフト内挿術（TEVAR）	OsiriX MD, Meshmixer	Up! plus	18時間 ¥1,200
3	75歳女性	僧帽弁閉鎖不全症	P2-P3 の逸脱, 重度の僧帽弁逆流	僧帽弁形成術	OsiriX MD, Meshmixer	Up! plus	12時間 ¥1,200
4	72歳女性	僧帽弁閉鎖不全症	A2 の逸脱, 中等度の僧帽弁逆流	僧帽弁形成術	OsiriX MD, Meshmixer	Form 1+	5時間 ¥2,500
5	81歳女性	僧帽弁閉鎖不全症	P2 の逸脱, 重度の僧帽弁逆流	僧帽弁置換術	Seg3D, Meshmixer	EOSINT P7	NA ¥17,000
6	77歳女性	左室流出路狭窄, 大動脈弁狭窄症	LVOT-PG 30 mmHg, AV-PV 4.2 m/s	中隔心筋切除術, 大動脈弁置換術	OsiriX MD, Meshmixer	EOSINT P7	NA ¥35,000
7[*1]	68歳女性	左室流出路狭窄, 大動脈弁狭窄症	LVOT-PG 41 mmHg, AV-PV 3.47 m/s	中隔心筋切除術, 大動脈弁置換術	Seg3D, Meshmixer	Form 1+	NA ¥4,000
8	80歳男性	大動脈弁閉鎖不全症	重度の大動脈弁逆流, 無冠尖の逸脱	大動脈弁置換術	Seg3D, Meshmixer	Objet Connex3	NA ¥30,000
9	73歳女性	解離性胸部大動脈瘤, 上行置換術後	遠位弓部残存解離の拡大 55×53 mm	上行大動脈再置換術（頸部3分枝再建）, 2nd TEVAR	Seg3D, Meshmixer	EOSINT P7	NA ¥20,000
10[*2]	NA	右冠動脈	有意狭窄認めず	冠動脈シミュレータ用	Philips, Meshmixer	Form 1+	NA
11[*3]	2カ月男児	完全大血管転位症（3型）	Blalock-Taussig 短絡手術後	経過観察中	Philips ワークステーション	Form 1+	NA NA
12[*4]	79歳女性	大動脈弁狭窄症, 胃がん術後	二尖弁, AV-PV 4.1 m/s, AVA 0.74 cm²	経カテーテル的大動脈弁置換術（TAVR）	OsiriX MD, Meshmixer	Objet Connex3	NA NA

AVA: 大動脈弁弁口面積, AV-PV: 大動脈弁流速, LVOT: 左室流出路, NYHA 分類: New York Heart Association（ニューヨーク心臓協会）による心機能分類, PG: 圧格差, RVOT: 右室流出路

[*1]症例 7 は, 大阪大学大学院医学系研究科外科学講座心臓血管外科学の吉田昇平先生より症例提供をいただいた.

[*2]症例 10 は, 桜橋渡辺病院心臓・血管センター画像診断科の小山靖史先生より症例提供をいただいた.

[*3]症例 11 は, 岡山大学大学院医歯薬学総合研究科循環器内科の三好亨先生より症例提供をいただいた.

[*4]症例 12 は, 大阪大学大学院医学系研究科外科学講座心臓血管外科学の前田孝一先生より症例提供をいただいた.

[*5]Up! Plus については, iMedio（大阪）にて 3D プリンタをレンタル使用した. Form 1+ については, 株式会社エルアンドエル（大阪）に造形を依頼した. EOSINT P7 と Objet Connex3 については, 株式会社 DMM.com（東京）に造形を依頼した.

前シミュレーションではない. 左室長軸断面でカットした心臓立体モデルを作製し, 突出した心室中隔を安全かつ有効に切除するための検討材料として利用できる. 右室流出路 RVOT は画像処理しなかったため, CT 画像をみながらマジックで書き加えた. このように心エコーや CT 画像と比較し,

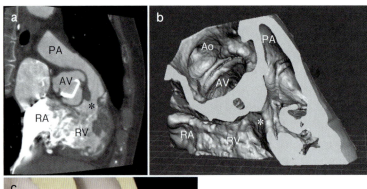

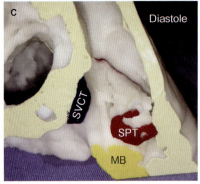

図 6 ● 症例 1．右室二腔症（成人），大動脈弁置換術後；拡張期，ティッシュ
モデル-ダイレクト法

a：CT 画像．右室流出路に狭窄を認める（＊）．
b：同じ断面の 3D データ．拡張期なので狭窄部（＊）はやや開いている．
c：3D モデルでは，狭窄部を形成する各構造物の複雑な解剖が判別しやすい．
Ao：大動脈，AV：大動脈弁，MB：調節帯（中隔縁柱），PA：肺動脈，RA：右心
房，RV：右心室，SPT：中隔壁柱，SVCT：室上稜

立体モデルに情報を書き込みながら病態を確認するとわかりやすい．Form 1 ＋で造形し，価格は数千
円で収まっている．

大阪大学大学院医学系研究科外科学講座心臓血管外科学の吉田昇平先生より症例提供をいただい
た．

〈症例 8：大動脈弁閉鎖不全症（大動脈弁無冠尖の逸脱）〉（図 13）

大動脈弁無冠尖の逸脱により高度な弁逆流を生じた症例である．通常の弁置換手術を行うのであれ
ば立体モデルは不要な疾患である．しかし，近年は人工弁を使わない大動脈弁形成術が施行されるよ
うになってきており，その際には，どのように形成を行うかの術前評価が重要になる．立体モデルで
は，僧帽弁の症例 3，4，5 と同じく弁尖が癒合しており，厚さも術中所見よりも分厚かったが，弁尖
の逸脱をはっきりと確認できる．今後，大動脈弁形成術が広く施行されるようになってくると，立体
モデルは有用な術前評価ツールになり得る．産業用大型機のため造形費用は高い．

〈症例 9：大動脈弓部瘤，上行大動脈人工血管置換術後〉（図 14）

急性大動脈解離に対する上行大動脈人工血管置換術後の遠隔期に遠位弓部の残存解離が瘤化してき
た症例である．頸部 3 分枝再建と胸部ステントグラフト（total debranched TEVAR）を施行した．残

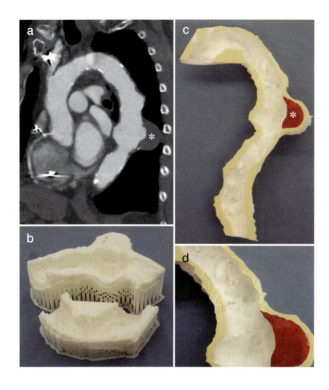

図7 ● 症例 2. 胸部下行大動脈瘤；ティッ
　　　　シュモデル-ダイレクト法
　　a： CT で囊状瘤を認める（＊）.
　　b： 3D プリンタから取り外した直後でサポー
　　　　ト材が付いている.
　　c： 全体像. 血管壁内腔の凹凸の分布がよく
　　　　わかる.
　　d： 内腔で島状に浮いた部分は CT 値 700〜
　　　　1000 でセグメンテーションした石灰化病
　　　　変である.

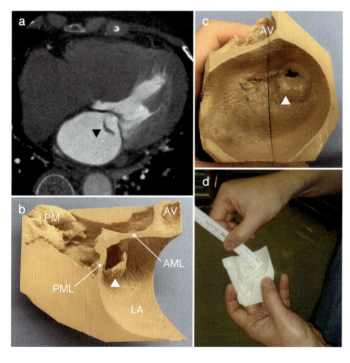

図8 ● 症例 3. 僧帽弁閉鎖不全症；収
　　　　縮期，ティッシュモデル-ブ
　　　　ロック法
　　a： 心臓 CT. 後尖逸脱を認める（▲）.
　　b： 心尖部と僧帽弁，大動脈弁の中心
　　　　を通る左室長軸断面でカットして
　　　　ある. 後尖が大きく逸脱している.
　　　　乳頭筋も確認できる.
　　c： 術者の視野. 収縮期を造形したの
　　　　で，モデルでは前尖と後尖が癒合
　　　　している.
　　d： 手術室にて，術者が形成方法を最
　　　　終確認している.
　　AML： 僧帽弁前尖, AV： 大動脈弁, LA：
　　左心房, PM： 乳頭筋, PML： 僧帽弁後
　　尖

存解離の範囲や上行大動脈人工血管の範囲，頸部分枝までの距離，ステントグラフトのランディング
ゾーンなどのシミュレーションを行った. 位置決めの指標となるので，椎体や左第 1 肋骨と胸骨，肺
動脈までを含めて全体像がわかるように造形した. 造形は産業用大型機を用いたが，中抜き処理

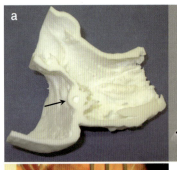
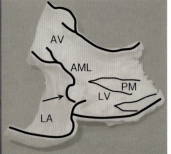
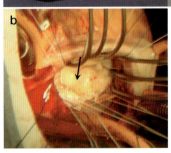

図9 ● 症例 4. 僧帽弁閉鎖不全症；収縮期，ティッシュモデル-シェル法

a：3D モデルでは，前尖の逸脱を認める（矢印）．シェル法で造形したので心臓の外形は再現されていないが，造形材料は少なくて済む．

b：術者の視野から．前尖の逸脱（矢印）は認めるが，心停止中のため心臓は虚脱している．

AV：大動脈弁，LA：左心房，LV：左心室，PM：乳頭筋

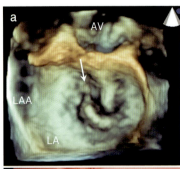
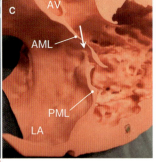
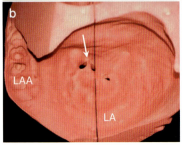

図10 ● 症例 5. 僧帽弁閉鎖不全症；収縮期，ティッシュモデル-ダイレクト法

a：経食道心エコー．後尖の広範な逸脱と，P2 に付着する断裂した腱策がみえる（矢印）．

b：立体モデルの同じ視野．逸脱した弁や腱策を触ることができる．

c：後尖の高さや逸脱した範囲，前尖との位置関係などを確認することができる．

AML：僧帽弁前尖，AV：大動脈弁，LA：左心房，LAA：左心耳，PML：僧帽弁後尖

（hollowing）をしたため素材量と費用を抑えることができた.

〈症例 10：シュミレーション用患者冠動脈モデル〉（図 15）

冠動脈の内腔を再現した実際の患者の冠動脈モデルである．冠動脈 CT から冠動脈ならびに大動脈基部を再現している（図 15a）．実際にフローシュミレーターを装着し造影が可能である．図 15b に，実際の診断時の選択的冠動脈造影所見（図 15b）と冠動脈モデル造影所見（図 15c）を示す．撮影の至適角度や経皮的冠動脈形成術（PCI）治療のワイヤー操作ならびに血管内超音波検査（IVUS）での病

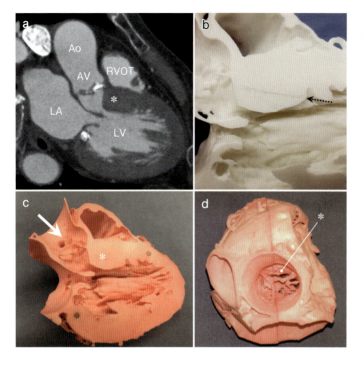

図 11 ● 症例 6. 大動脈弁狭窄症, 左室流出路狭窄; 拡張期, ティッシュモデル–ダイレクト法

a: 心臓 CT の画像. 心室中隔壁の肥厚, 突出を認める (＊).

b: 術前に計画した切除ラインを鉛筆で引いた (破線矢印). 大動脈弁下からどこまでが安全に切除できるかを検討した.

c: ピンクに着色した立体モデルの全体像. 矢印は術者の視野. ダイレクト法なので, 心臓の外形や肥厚した心筋 (＊) も再現されている.

d: 術者の視野からは, 大動脈弁越しに肥厚した中隔の手前側 (＊) が辛うじてみえるのみである.

Ao: 大動脈, AV: 大動脈弁, LA: 左心房, LV: 左心室, RVOT: 右室流出路

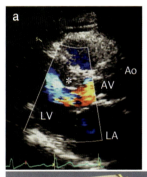

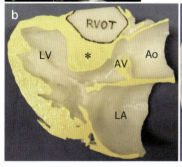

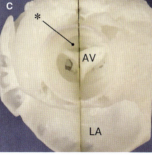

図 12 ● 症例 7. 肥大型心筋症, 左室流出路狭窄; 拡張期, ティッシュモデル–ダイレクト法

a: 心エコーでは, 心室中隔 (＊) と左室流出路のモザイクエコーを認める.

b: 拡張期の立体モデル. 心室中隔は S 字状に突出し, 大動脈弁は肥厚している.

c: 切除対象である心室中隔 (＊) を大動脈弁越しにみた視野. 大動脈弁を外して術中視野のシミュレーションも可能である.

Ao: 大動脈, AV: 大動脈弁, LA, 左心房, LV: 左心室, RVOT: 右室流出路

変や側枝の位置関係など様々な情報を把握できる (図 15d, e). 実際の患者モデルを使うことにより冠動脈造影や PCI 治療に関係する実践的な体験が可能である. また, 特に難しい症例などは, 熟練者の技能を実際に模擬体験することができ, 技術の向上につながる. 中抜き処理の (hollowing) モデルであるため素材量と費用を抑えることができ, 日常の臨床用にも十分対応できる.

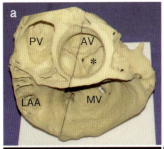

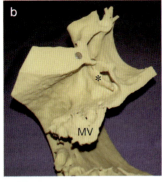
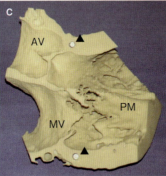

図 13 ● 症例 8. 大動脈弁閉鎖不全症
　　　　（無 冠 尖 逸 脱）；拡 張 期,
　　　　ティッシュモデル-ダイレク
　　　　ト法

　a：大動脈無冠尖が左心室側へ逸脱し
　　　ている（＊）.
　b：逸脱の状態を流出路側から確認し
　　　たところ.
　c：左室内腔には，乳頭筋などで入り
　　　組んでいることがわかる. 銀色の
　　　小さな丸は左右を合わせるための
　　　磁石（▲）.

AV: 大動脈弁，LAA: 左心耳，MV: 僧
帽弁，PM: 乳頭筋，PV: 肺動脈弁

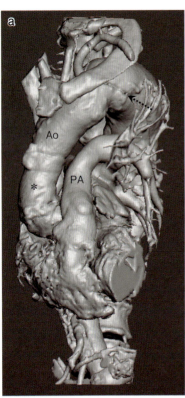
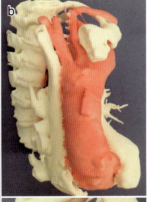
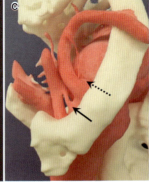

図 14 ● 症例 9. 大動脈弓部瘤，上行
　　　　大動脈人工血管置換術後；リ
　　　　バースモデル

　a：上行置換後の残存解離（破線矢印），
　　　瘤化に対して，debranched TEVAR
　　　予定の症例. 大動脈には前回手術
　　　の人工血管（＊）とその上下吻合部
　　　の補強フェルトが確認できる.
　b：ステントグラフトのランディング
　　　ゾーンを確保し，かつ必要な頸部 3
　　　分枝再建をどのように施行するか,
　　　術式検討に有用である. リバース
　　　モデルなので，造影剤など CT 値の
　　　高い領域を造形している.
　c：分枝の再現性もよい. 左椎骨動脈
　　　は大動脈起始となっている（矢印）.
　　　残存解離は左鎖骨下動脈起始部に
　　　及んでいる（破線矢印）. 総頸動脈
　　　の裏には気管軟骨が付いている.

Ao: 大動脈，PA: 肺動脈

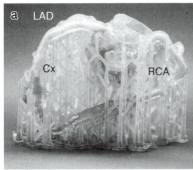
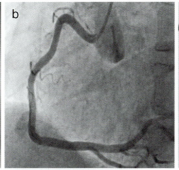
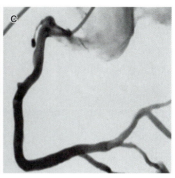
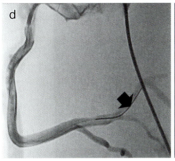
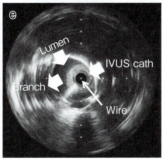

図15 ● 症例10. 冠動脈モデル

　a： 3Dプリンタより取り出した状態の立体モデル

　b： 実際の患者の選択的冠動脈造影

　c： 冠動脈モデルの選択的冠動脈造影

　d, e： IVUSによるシミュレーション

　RCA： 右冠動脈, LAD： 左前下行枝, Cx： 左回旋枝

桜橋渡辺病院心臓・血管センター画像診断科の小山靖史先生より症例提供をいただいた.

〈症例11： 完全大血管転位症（3型）〉（図16）

　生後2カ月の男児. 大動脈の右室起始と肺動脈の左室起始, 心房中隔欠損, 心室中隔欠損, 肺動脈狭窄を認め, 完全大血管転位症3型と診断され, 生後1カ月にBlalock-Taussig短絡（BTシャント）手術を受けている. 立体モデルは, CT画像から原寸大で作製した. 透明プラスチックで作製したため, 心内修復術で不可欠な大血管や各欠損孔の位置関係が把握しやすい. ただし, 小児の心臓の大きさは成人の数分の1しかなく, 小児症例では2～3倍に拡大造形してもよいのではないかという意見も出た.

　岡山大学大学院医歯薬学総合研究科循環器内科の三好亨先生より症例提供をいただいた.

　（補足）完全大血管転位症では右心室から大動脈が, 左心室から肺動脈が起始するため, 酸素化を担う肺循環と臓器灌流を担う体循環が交わるためには, 心室中隔欠損といった左右短絡の存在が生存の条件になる. 心室中隔欠損がないものを1型, 心室中隔欠損があるものを2型, 心室中隔欠損と肺動脈狭窄があるものを3型と分類する. 3型では乳児期にBlalock-Taussig短絡手術を行い, 1歳以降にRastelli手術やREV手術といった根治手術を行う.

〈症例12： 大動脈弁狭窄症（二尖弁）〉（図17）

　経カテーテル的大動脈弁置換術（TAVR）を施行した症例である. マルチマテリアルに対応した

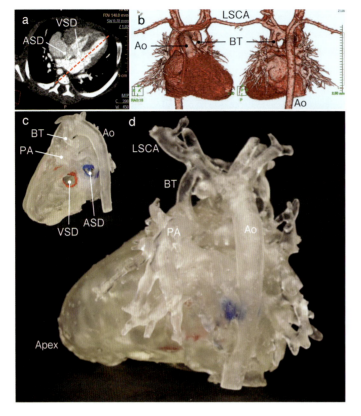

図 16 ● 症例 11．完全大血管転位症（3型），左 Blalock-Taussig 短絡手術後

a ： CT 画像．ASD と VSD を認める．

b ： 左図：前面像，右図：背面像．大動脈は右室起始で，左鎖骨下動脈と肺動脈は左 BT シャントでつながれている．

c ： 左背面像．a 図の赤破線で左心室内腔を観察．欠損孔を確認できる．写真ではわかりにくいが，この左心室から起始する狭窄を伴う肺動脈も観察できる．

d ： 背面像．左鎖骨下動脈と肺動脈は左 BT シャントでつながれている．

Ao： 大動脈，Apex： 心尖部，ASD： 心房中隔欠損，BT： BT シャント，LSCA：左鎖骨下動脈，PA： 肺動脈，VSD： 心室中隔欠損

3D プリンタを用いて，石灰化病変を硬質プラスチックで，それ以外を柔らかいゴムライクで造形した．TAVR のデバイスを留置する際に二尖弁がどのような挙動を示すかのシミュレーションを目的としたが，弁尖の造形が分厚く，ゴムライクも生体組織と比較すると硬いなど，多くの改善点を認めた．

　大阪大学大学院医学系研究科外科学講座心臓血管外科学の前田孝一先生より症例提供をいただいた．

3．作製のポイント

　立体モデルの作製にあたって筆者が重要と考えるポイントをまとめた．

a．母性原理

　母性原理（copying principle）は機械工学用語で，工作機械（マザーマシン）を使用して機械部品を作製した場合，その部品の精度はマザーマシンのもつ精度以上にはならないという原理である．臓器立体モデルでは，形状は CT 画像に依存しており，処理の各プロセスで誤差が生じることはあってもより正確になることはない．母性原理と相似であるこの前後関係は常に意識する必要がある．最も重要なことは適切な CT 画像を得ることであり，CT の撮影条件の最適化を図ることである．

b．正確と精密は別

　正確（accuracy）と精密（precision）は意味の異なる単語である．現在の 3D プリンタの解像度は 10 μm 台のレベルに達している．しかし，筆者らの経験では心臓血管立体モデルにこの精密さは必要

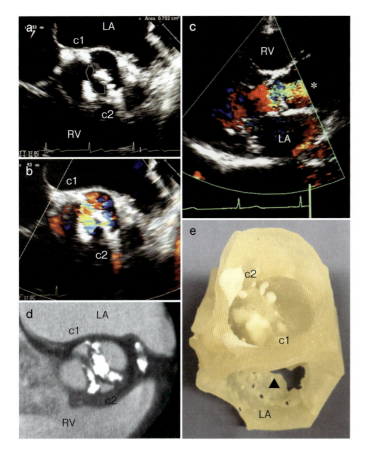

図 17 ● 症例 12．大動脈弁狭窄症（二尖弁）；収縮期，ティッシュモデル-ダイレクト法

a： 経食道心エコーの短軸像では，2 カ所の交連部（c1，c2）を有する二尖弁で，弁口面積は 0.7 cm² と狭小化している．

b： カラードプラでは，間隙からのモザイクエコーが確認できる．

c： 経胸壁心エコーの長軸断面でも，大動脈弁にモザイクエコーが確認できる（＊）．

d： a，b と同じ視野を CT で確認したところ，二尖弁の弁尖には高度な石灰化を伴っている．

e： 立体モデルでは，形状を触って確認でき，僧帽弁（▲）との位置関係もわかりやすい．動脈壁や心筋をゴムライク素材（黄色半透明）で，石灰化を硬質プラスチック（白色）で造形した．収縮期のため，接合した弁尖が c1 と c2 をつなぐ山の稜線のようにみえる．

LA： 左心房，RV： 右心室

なく，造形時間とのバランスを考えれば 100 µm で十分である．むしろ重要なのは，全体の形状の正確さである．3D プリンタは与えられた 3D データ通りに造形するので，そのデータが症例を正確に再現しているかどうかがポイントになる．これはすなわち母性原理であり，繰り返しになるが最も重要なことは適切な CT 画像を得ることである．

c．解剖の知識の必要性

CT 画像には必ずアーチファクトが含まれる．知識のある医療者がアーチファクトを構造物と誤認することは少ないが，医学知識がなければこの思い違いは容易に起こり得る．つまりアーチファクトが腫瘍のように造形されてしまう可能性もゼロではない．治療のために利用する医療情報である以上，解剖などの医学知識がない状態で画像処理にあたることは勧められない．

d．造形領域を決める

多くの場合，問題となる病変は心臓の一部分のみであるため，心臓や大動脈を丸ごと作製するのは，時間やコストの面で非現実的である．必要な部位を決めて，できる限り手間を省く努力をすることが重要である．

e．観察用にカットする

弁膜症など病変の主座が心腔内であれば，造形直前の 3D データの段階で適当な断面でカットすることで観察しやすくなる．左心系であれば，大動脈弁および僧帽弁の中心と心尖部の 3 点を通る左室長軸断面で切っている．また，断面部分に磁石を埋め込み，各断片が貼り付くようにしている．

f．塗装，染色する

立体モデルを写真に撮ってスライドや誌上で見せる場合，透明や白色ではわかりにくいことが多い．プラモデル用塗料で塗り分けたり，あるいはプラスチック用染色剤に漬けてモデル全体を染色するとわかりやすい．

g．立体モデルがすべてではない

3D プリンタで造形はできるが，造形物は原画像のアーチファクトや 3D データ編集時の様々な形状処理の結果を含む．病態評価の手段として立体モデルは確立されたものではなく，心エコーなどの他の画像検査も含め，意識して総合的に診断しなければならない．

B　これからの展望

1．マルチフィジックス造形

マルチフィジックス（multiphysics）とは，multiple physical properties すなわち複数の物理特性という意味である．現状の立体モデルでは，濃淡のある CT 画像が物質のある部分とない部分に 2 値化され，形状情報のみとなって造形される．この操作によって濃淡情報は破棄されるが，もし CT 値を 2 値化せずに画像処理の段階から形状情報だけでなく物性情報も含めてデータ処理を行えば，もともとの CT 画像のもつ情報量をさらに活かすことができる．物性情報は，CT 値と対応させた硬さや色調であったり，心筋シンチや perfusion CT の結果をカラーマッピング（color mapping）したものであってもよい．心エコーや心臓 MRI のデータを入れ込むことも可能だろう．

このように，画像処理の段階から物性情報を含めて処理し，それをマルチマテリアル，マルチカラーで出力する一連の流れは，マルチフィジックス造形（multiphysics modeling）とよぶことができる．今後，ソフトウェアや 3D プリンタの対応がすすめば，より簡単に医療現場で利用できるようになるだろう．

2．3D データ処理で発生する境界変位量の評価

筆者は閾値法を使用したが，造影境界を細かくみると CT 値が徐々に変化しており，閾値をどこで取るかによって境界の位置が変わることがわかる．例えば，閾値レベルを 0%（非造影部位の CT 値）から 100%（造影部位の CT 値）の間で定義した時に，50% は非造影部位と造影部位の平均値であり，境界の CT 値の変化が左右対称であれば，この閾値で抽出される境界は中心に位置するはずである．弁膜を造形したい場合には，弁尖が途切れないようにするため閾値レベルを 75% 前後と高めに取り，境界が造影剤領域側へやや変位するように調整することが多かったが，これはデータ処理に伴い弁尖の厚みが変わっている可能性を示している．

試しに，希釈造影剤入りの 50 mL 注射シリンジのファントム撮影で，閾値レベルと境界変位量の関係を簡易的に評価したところ，結果は閾値レベル 50% で境界変位量すなわち誤差はゼロに近づき，閾値レベル 20% あるいは 80% で境界変位量は 0.2 mm 程度になった（図 18）．値の大きさはピクセルサイズ（＝空間解像度）やワークステーションのフィルタ処理によっても変わるであろうが，セグメンテーションの仕方で境界位置の誤差は変化するものであることがわかる．

CT 装置やワークステーションのメーカーから，撮影条件や処理方法によって境界変位量がどのよ

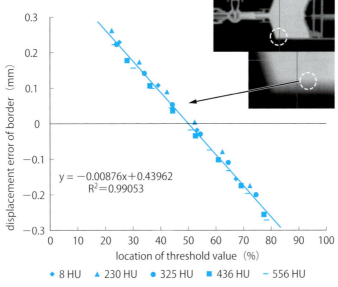

$y = -0.00876x + 0.43962$
$R^2 = 0.99053$

◆ 8 HU　▲ 230 HU　● 325 HU　■ 436 HU　− 556 HU

図 18 ● 閾値法での誤差評価の試み

うに変わるか提示されれば，CT 画像から 3D データへ変換処理をする際にどの程度の誤差が発生するかを逆算することができるであろうし，弁膜などの微細構造物では，このような誤差評価が必要であろう．

3．造形素材について

我々の手法は立体モデルを直接 3D プリンタで造形するため素材が限られており，現状では症例のほとんどが硬い素材でできている．しかし，3D プリンタで利用できる素材の種類は飛躍的に増えてきており，透明なものや柔らかいものも市場に出てきている．いずれは心筋や血管壁などと物性値の近い素材もできるだろう．ただ，製造業やデザイン業界をターゲットとする 3D プリンタ関連業界と医療を結ぶためには，個々のケースを完成させるだけではなく，広い意味で医療者側から素材メーカーなどへ積極的に働きかける必要があると感じる．

4．作製コストについて

製造業では，試作に要した 3D プリンタ費用は，開発コストとして何千何万と生産販売される製品の原価に分散することができる．しかし，我々が目指す症例ごとにカスタムメイドする心臓血管立体モデルでは，その作製コストを他の患者の診療費に分散させることはできない．医療費を抑えたい現状で，臓器立体モデルを日常的に使うのであれば，安価であることは必須条件になる．

他診療科では，すでに顎骨や頭蓋底の手術や関節手術の一部で実物大の立体モデルが手術支援加算として 2,000 点の保険点数が算定できるようになっている．また他の画像検査と比較すると，胸部 X 線撮影が 210 点，心臓超音波検査が経胸壁で 880 点，経食道で 1,500 点，CT 撮影が 1,120 点である．将来的に心臓血管立体モデルが保険償還されるかどうか不明であるが，1 つの画像検査として目指すべきコスト目標として参考にすることができる．

5．血管内治療のための立体モデル

TAVR や TEVAR，EVAR といった血管内治療では，物理的な要件を満たすための術前計測がきわめて重要で，各部位の寸法が書き込まれた計測用紙はさながら機械の設計図である．TAVR では心臓 CT の画像から詳細な計測が行われ，専用の解析用ソフトウェアも利用される．これに対して，症例 12 の前田医師は次のように述べている．「TAVR の術前には心臓 CT 画像から詳細な計測や解析を行い，これまでの経験と合わせて治療戦略を立てるが，それでもデバイス留置に伴って予期せぬ合併症に直面することがある．画像ベースの術前評価が有用であることは間違いないが，それでも判断しきれない部分については立体モデルベースの評価が有用ではないかと考えている．」

6．実験のための立体モデル

心臓や血管内部を血液がどのように流れるか，コンピュータを用いて数値的に流動解析を行うことが可能である．しかし心腔のように柔らかい壁が複雑に動く状況では，初期条件や境界条件のわずかな違いで計算結果が大きく振れてしまい，その計算結果が現実とどの程度合致しているかの評価も難しい．もしも柔らかくて拍動する立体モデルができて，そのなかを動く流体の計測ができれば，数値解析の結果と比較することができるかもしれない．心臓や大動脈の中での乱流の発生具合や箇所まで実験できるようになるかもしれない．

7．臓器プリンティングの基礎技術として

骨の欠損に対して 3D プリンタで代替部品を作製して埋め込んだという報告が出始めている[12]．材料の強度や耐久性，生体親和性などが確認され，保険制度が整えば，より一般的に利用される技術になるだろう．一方，心臓移植など，細胞機能の確保維持が必要となる臓器移植に対して再生医療や組織工学によるアプローチが行われているが，この領域でも立体造形技術が注目されている．富山大学の荒井と中村は，インクジェット技術を用いた 3D バイオプリンタを開発して立体造形物の再生医療への応用を試みている[13,14]．国際的にもバイオファブリケーションを主眼とした学会『International Society of Biofabrication[15]』が立ち上がっており，生体を対象とした立体構造物のデータ構築や処理技術，造形技術は今後の先進医療において必須の要素技術になる可能性が高い．

まとめ

今後は CT 撮影の最適化やソフトウェア，3D プリンタの進歩により，多くの施設で同様な臓器立体モデルが手軽に利用できるようになると考えられる．しかし臓器立体モデルはあくまでも画像検査の1つであり，設備や労力，費用，信頼性の面において他の検査と同じように合理的な範囲に納まり，日常検査の1つとして利用できるのが，この手法の現実的な将来像であろう．

■ 文献

1）杉本真樹．医用画像情報の可触化による生体質感造形 Bio-Texture Modeling と BIOTEXTURE Wet Model の開発．人工臓器．2015; 44: 53-6.
2）森　健策．臓器実体モデル作製のための基礎知識．インナービジョン．2015; 30: 64-71.

3) 山田敏之，大迫茂登彦，志水秀行．成人心臓外科領域における 3D プリンタの利活用法．インナービジョン．2015；30：54-6.

4) 白石　公．軟質精密心臓レプリカの医療への応用．人工臓器．2015；44：49-52.

5) 紺野武彦，益子敏弘，小熊啓文，他．急性期クリッピング手術に対応した脳動脈瘤立体モデルの開発．日本脳神経外科学会第 73 回学術総会．Oct. 2014.

6) 3D ADVANTAGE＜www.3dadvantage.org＞

7) 白川　岳，吉龍正雄，小山靖史，他．心臓立体モデルの院内作製；迅速，簡単，ローコストを目指して．第 68 回日本胸部外科学会定期学術集会．Oct. 2015.

8) 白川　岳，吉龍正雄，小山靖史，他．3D プリンタを用いた心臓血管立体モデルの作製—CT 撮影法から DICOM データ処理及びプリンタによる造形まで．人工臓器．2015；44：230-6.

9) 日本心臓血管 3 次元モデル研究会＜www.jsc3d.com＞

10) 大阪 3D プリンタービジネス研究会＜o3dprinter.com＞

11) Shirakawa T, Koyama Y, Mizoguchi H, et al. Morphological analysis and preoperative simulation of double-chambered right ventricle using three-dimensional printing technology. Interactive Cardio-Vascular and Thoracic Surgery 2016; doi: 10.1093/icvts/ivw009. First published online: February 9, 2016.

12) 高戸　毅，藤原夕子，菅野勇樹，他．カスタムメイド型人工骨の開発と顎顔面領域への臨床応用．人工臓器 2015；44：41-4.

13) 荒井健一，中村真人．インクジェット技術を用いた 3 次元積層造形物の作製および再生医療への応用．遺伝子医学 MOOK 別冊「細胞の 3 次元組織化」．大阪：メディカルドゥ社；2014．p. 195-201.

14) 中村真人，荒井健一．ヒトの組織を 3 次元印刷．人工臓器．2015；44：37-40.

15) International Society of Biofabrication＜biofabricationsociety. org＞

〈白川　岳〉

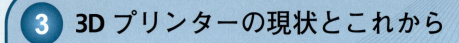

3 3D プリンターの現状とこれから

　近年世界的に注目されているデジタルものづくり機械「3D プリンター」は，3D データから，プラスチック，金属，ゴムなどの素材で立体造形物を製造することができる．小さな部品から大きな自動車，家までも造形ができるこの画期的な技術は，製造業だけでなく，医療の現場でも活躍する可能性が高い．

　この 3D プリンターが注目を浴びたのは，2013 年 2 月にアメリカ合衆国オバマ大統領が一般教書演説の中で，3D プリンター技術があらゆるものの作り方を変える可能性を秘めたものと演説したことが大きなきっかけとなった[1]．

　これに呼応して教育分野では 3D プリンターを各種学校に配布するプロジェクトが，アメリカ合衆国（1,000 校），中国（40 万校），イギリス（5,000 校）など各国で発表されている．

　また，従来から大企業の製品設計部門で活用されていた 3D プリンターが企業規模にかかわらず試作用機械として一般化してきている．そして，最終製品の造形なども活発に進展していることなどから，世界における 2013 年から 2017 年までの年平均成長率は 46.2％で推移し，2017 年の同出荷台数は全世界で 32 万台（同ベース）に拡大すると予測されている[2]．

　3D プリンターの基本原理は 30 年前の 1980 年代に 2 人の日本人の手で発明された[3]．だが世界的には 3D プリンターの製品化技術は 3D Systems 社，Stratasys 社に代表されるアメリカ企業が多くの周辺特許を取得し主導してきた．しかしながら 2009 年に現在のデスクトップ型 3D プリンターの主流となる熱溶解積層法（FDM）という造形法の特許期間が切れたため，ここから開発競争が激しくなり，安い機種が大量に発売された．

　こうして 30 年の時を経て 3D プリンター技術は広く一般化し，デジタルものづくりのための基本的手段として認知されてきている．

A 3D プリンターの国内外の現状と今後

1．3D プリンター製品分類ごとの現状と今後

　3D プリンターは大きく分けてその用途によって 4 種類に分類される．①企業向け 3D プリンティング，②コンシューマー 3D プリンティング，③ライフ・サイエンス R＆D 用 3D バイオプリンティング，④臓器移植用 3D バイオプリンティング・システムである[4]．

　①企業向け 3D プリンティング製品は，現状では本体 500 万円～1 億円の価格帯であり，3D Systems 社，Stratasys 社の 2 社が 70％以上のシェアを有している．これは両社が合計 100 社以上の 3D プリンターに関するめぼしい新興のベンチャー企業を軒並み買収した結果である．これらを背景に，

製品のモデルチェンジのサイクルは3～5年程度の長期間で行われており，価格競争が起きにくく，ゆるやかな性能向上しか期待できないのが現状である．しかしながら，2016年に，企業向け3Dプリンティング製品の中心技術であるインクジェット方式の3Dプリンターの基本特許が切れるため，2017年以降企業向け3Dプリンティング製品の大幅な低価格化・高性能化の可能性がある．キャノン，リコー，エプソン，HPといった通常のインクジェットプリンター技術を有する世界的な大企業が2017年から3Dプリンターを発売することを発表している．

②コンシューマー3Dプリンティング製品は，本体5～30万円の価格帯であり，ここ数年で最も低価格化が進み，性能の向上が著しい分野である．2009年の熱溶解積層法（FDM）型3Dプリンター型の特許切れを契機に，同時期に盛り上がったクラウドファンディングによるコンシューマー向け3Dプリンターの新機種開発競争が進み，3Dプリンターの性能向上と価格競争がさらに一気に進んだ．現状でも日々多くの新規参入企業が生まれているため，今後一段と低価格化・高性能化が見込まれる．

③ライフ・サイエンスR&D用3Dバイオプリンティング，④臓器移植用3Dバイオプリンティング・システムについては，将来の高い可能性が見込まれつつも，まだテスト段階にあり，医療の現場で主流技術として日常的に利用されるには5～10年の期間がかかると予測されている[4]．

2．3Dプリンター製品の実用性の現状と今後

3Dプリンター製品の機能・性能といった実用性の判断基準として重要なのは精度，素材，価格，時間の4点であり，これらの現状と今後について以下検討する．

a．精度

3Dプリンターは，3Dデータを薄くスライスしたデータに変換したものを，材料を一層一層そのスライスデータ形状に積み上げる工作機械である．このスライスする厚みのことを，積層ピッチという．積層ピッチが細かいとスライスした断面（積層面）が細かくなるため，人間の目では断面判別がつかなくなり，造形物の表面がきれいに見える．

積層ピッチは，①企業向け3Dプリンティング製品では $10\,\mu m$（0.01 mm）～$25\,\mu m$（0.25 mm）であるが，②コンシューマー3Dプリンティング製品では $100\,\mu m$（0.1 mm）～$300\,\mu m$（0.3 mm）が一般的である．ざっくりと単純計算で考えると①と②には10倍程度の精度の違いがあるといえる．③④の3Dバイオプリンティングでは①企業向け3Dプリンティング製品を転用する場合が多い．

今後については，①③④に関してすでに人間の目では判別がつかないほど積層ピッチは非常に細かくなっているため，これ以上微細化が進むとは考えにくい．むしろ素材の物性をより細かくコントロールすることで，積層面を均一になじませる技術の研究が進むと考えられる．

b．素材

①企業向け3Dプリンティング製品では，樹脂，金属，石膏などの各種素材に対応した3Dプリンターが販売されている．また，高い強度をもったポリカーボネートなどの素材や，柔軟性の高いゴムライク素材もすでに一般的に使用されている．複数の素材を混在させた造形法も確立している．

②コンシューマー3Dプリンティング製品では，ABSとPLAが一般的であるが，柔軟性のあるゴムライクな素材や銅などの金属を混ぜ込んだ素材が販売され始めた．今後，さらに多種多様な素材が使用可能になると見込まれている．

③④の3Dバイオプリンティングでは培養されたiPS細胞などの生体素材が必要となるが，2025年

頃の実用化を目標に現在のところ研究段階である[5].

c．価格

①企業向け 3D プリンティング製品では，3D プリンター本体が 1000 万円～1 億円，素材も 5 万円/kg～20 万円/kg であるため，原寸大の臓器の立体模型を 1 つ作るのに，現状では数万円～数十万円のコストがかかる．今後 2017 年からキャノン，リコー，エプソン，HP らプリンターメーカー大手が 3D プリンター事業に参入してくるタイミングで価格競争が起きる可能性が高いが，それまでは価格は高止まりする可能性がある.

②コンシューマー 3D プリンティング製品では，日々新製品が発売され，価格競争が進んでいる．3D プリンター本体は 20 万円以下でも一定の品質の造形品を期待できる．また，素材についても 5000 円/kg～1 万円/kg と安価であるため，造形物を気軽に出力することが可能である.

d．時間

現状では 3D プリンターの造形速度は，最も速い機種で 1 時間に高さ 2 cm 程度である．そのため，20 cm 程度の造形物を作るためには，10 時間近くの時間がかかる．3D プリンターが発明された 30 年前からこの速度面での課題は変っていない.

しかしながら，米 Hewlett-Packard（HP）は，2014 年 10 月 29 日，「現在市場で売られている最速の 3D プリンターより 10 倍高速な 3D プリンター技術「Multi Jet Fusion」を発表し，同技術を用いた 3D プリンターを 2016 年に発売すると発表した[6].

また，米 Carbon3D は 2013 年，従来の光造形のおよそ 100 倍の造形スピードを実現する CLIP テクノロジーを発表．製品の実用化に向けて現在研究を進めている[7]．これら，新技術の誕生により，今後数年で，3D プリンターの造形速度が飛躍的に高速化する可能性がある.

B これから医療業界でどのように使用してゆけばよいか

医療業界における 3D プリンターの活用方法は，次の 3 つの段階が考えられる.
(1) 非生体適合性材料を用いた医療用モデル
(2) 生体適合性材料を使った損傷部復元モデルやステント
(3) 生体材料（生物学的材料）を使った細胞，移植用組織，臓器

1．非生体適合性材料を用いた医療用モデル

a．手術検討モデル

CT 画像の 2 次元の断面画像をみて，患者の臓器や骨の形状を完全に把握することは困難であるが，患者の CT 画像から 3D モデルを作成し，3D プリンターを使って実物大の立体的な模型で再現を作ることが可能である．これにより，手術の前に臓器や骨と血管の位置関係などをより直感的に確認でき，医師は手術前計画を立てやすくなる．また，実際の手術通りに臓器や骨モデルを切るなどの予行演習もできるため，より適切に手術を行うことが可能になる.

そして，実物大の臓器や骨モデルを使って患者に病状の説明を行うことで，臓器や骨の状態が一目でわかるため，患者自身が手術の内容を理解するのにも役立ち，患者が受ける手術に対して安心感が生まれるメリットがある.

現状においても，①企業向け 3D プリンティング製品を活用して，手術検討モデルを製作するサービスを提供する会社があり，CT 画像から 3D データを作成し，臓器 1 点数万円〜数十万円で造形することが可能である.

今後は 2017 年以降の，①企業向け 3D プリンティング製品の進展において低価格化・高精細化が進んでいくと考えられる．また，②コンシューマー 3D プリンティング製品においても，臓器や骨の病変部分のみを抽出して，造形するうえでは現状でも十分に実用に耐えるといえる．この用途であればコスト的には材料費は数千円程度である.

この点，もっとも大きな課題は，3D モデルデータの作成である.

3D プリンターで出力したいと医師が考える場合は，正常な臓器ではなく，異常な臓器についてであり，立体的に見てみないと把握しづらいような複雑な病変である．CT 画像から 3D 臓器モデルデータ生成する過程においては，大手 CT スキャンメーカーは CT 画像から正常な臓器の 3D データを抽出できるアルゴリズムを用意しているが，異常な臓器を適切に抽出できるかという点では課題が多い．現状では，専門の放射線技師の手で，臓器の 3D データを生成せざるを得ない.

個別の臓器認識アルゴリズムの外にあるこうした病変部位をどのように 3D データ化するのか，CT の 2 次元画像の解析アルゴリズムの高度化が必要である．たとえば，人工知能分野の顔認識アルゴリズムのような，個別の臓器認識アルゴリズムの高度化が必要である.

b. 教育用臓器モデル

一般的な臓器モデルについては，教育用臓器モデルとして数多く市販されているが，特殊な臓器モデル，特殊な症例の臓器モデルを CT 画像から 3D モデルを生成し，3D プリンターで造形する用途が考えられる．難度の高い手術についてインターンの練習用としても利用することができる．この場合，エラストマー素材・ゴムライク素材という弾力のある素材が適切である.

ただし，3D プリンターの造形物の弾力を実際の臓器と同じ弾力に合わせるのは難しいため，この点で教育実施時の注意が必要である．また，エラストマー素材・ゴムライク素材においては，3D プリンターでの造形において一般的に 2 mm 以上の厚みが必要とされるため，2 mm 以下の血管などの厚みを再現する際には不適切である.

2. 生体適合性材料を使った損傷部復元モデルやステント

生体適合性の金属や無機・有機材料を使って，患者の損傷部復元モデルや人工骨，患者専用のステントなどを 3D プリンターで造形することができる．骨の欠損部分を 3D プリンターで出力して補完したり，狭窄した部分を 3D プリンターで出力したステントで広げる試みも行われ始めている.

2015 年 5 月新エネルギー・産業技術総合開発機構（NEDO）の助成を受けたネクスト 21 が，3D プリンターによるカスタムメイド人工骨を造形するサービスをオランダで開始すると発表している[8].

3. 人工細胞，人工臓器

新エネルギー・産業技術総合開発機構（NEDO）は 2014 年 11 月，バイオ 3D プリンティングや細胞シートの積層技術などの立体造形技術を用いて，iPS 細胞などから立体組織・臓器を製造する技術開発プロジェクトを開始すると発表した[5].

医療再生用のスキャホールド（細胞培養の足場）を生体適合性材料で実現する「再生医療用スキャ

ホールド」，生体材料（生物学的材料）を使った「3D 組織モデル」「細胞組織チップ」「移植用組織」「バイオ人工臓器」などが研究されている．

　人工臓器を 3D プリンターで作成するという目標達成のためには，2 つのアプローチが研究されている．1 つ目は，臓器自体を積層して直接造形する手法である．この点，皮膚や角膜など「薄く構造をもたない組織」を作る技術はすでに実現できているが，より複雑な構造をもつ臓器の立体造形技術はめどが立っていない．2 つ目は，組織や臓器を作るための "型" を 3D プリンターで作製するというアプローチである．この点，国立循環器病研究センター研究所 医工学材料研究室の中山泰秀氏が「3D プリンターを用いた光造形と生体内組織形成術による体内造形の融合によるバイオバルブ心臓弁の開発」を成功させ，バイオバルブ（心臓弁）やバイオチューブ（人工血管），バイオステントなどを作製できることを確認している[9]．

まとめ

　3D プリンターによる人工細胞，人工臓器が実用化されるまではまだ 10 年以上かかる（2025 年以降）と思われるが，手術検討モデル，教育用臓器モデルは，コスト面や精度面でも十分に実用的であり，医療現場での活用が求められる．生体適合性材料を使った損傷部復元モデルやステントについても，現在各国で進められている手術例が学会で発表されるとともに，活用がすすめられているだろうと考える．

■ 文献など

[1] Remarks by the President in the State of the Union Address. The White House Office of the Press Secretary, February 12, 2013. https://www.whitehouse.gov/the-press-office/2013/02/12/remarks-president-state-union-address

[2] 株式会社矢野経済研究所「3D プリンタ世界市場に関する調査結果 2014」～3D プリンタは，教育・医療・航空宇宙分野への拡大が期待～．http://www.yano.co.jp/press/press.php/001325

[3] 3D プリンターの原型となる「光造形法」について世界で最初に特許出願をしたのは元名古屋市立工業研究所の小玉秀男氏であり，同時期に 3D プリンターの実用機の開発について特許を取得したのは，大阪府立産業技術研究所所属の元大阪産業大学名誉教授丸谷洋二氏である．

[4] ガートナー「先進テクノロジのハイプ・サイクル：2015 年」http://www.gartner.co.jp/press/html/pr20150827-01.html

[5] 日経デジタルヘルス「NEDO，バイオ 3D プリンティングなどの立体造形技術を用いた組織・臓器の開発に着手―骨や血管，心臓などを製造」http://techon.nikkeibp.co.jp/article/NEWS/20141107/387521/?ST=ndh

[6] ITPRO（日経コンピュータ）「HP，3D プリンター技術「Multi Jet Fusion」を発表」http://itpro.nikkeibp.co.jp/atcl/news/14/103001693/

[7] Carbon3D 社は，セコイアキャピタル等の大手ベンチャーキャピタルから 50 億円以上の出資を受け 2013 年設立．Apple，テスラモーターズ等の人材や有名大学教授等を招聘して組織化．http://carbon3d.com/

[8] 国立研究開発法人新エネルギー・産業技術総合開発機構（NEDO）「3D プリンターによるカスタムメイド人工骨を EU で製造・販売へ」http://www.nedo.go.jp/news/press/AA5_100382.html

[9] 日経デジタルヘルス．3D プリンターで本物の臓器は作れるのか？（page 6）．「第 76 回 日本臨床外科学会総会」のシンポジウムから．http://techon.nikkeibp.co.jp/article/FEATURE/20141208/393196/?P=6

〈廣瀬勇一〉

4 3D プリンターの心血管領域における モデリング技術の現状

最近の 3D プリンターのビジネス活用の取り組みが，いろいろと雑誌などで取り上げられることが多くなっているが，以前より医療分野，特に心臓血管領域においても様々な報告がなされている[1-4]．本稿では，弊社（株式会社エルアンドエル）の診療放射線技師など医療技術資格をもつスタッフによる 3D プリンター事業から心臓血管モデルの実際やその可能性について述べる．なお，弊社が共催している日本心臓血管 3 次元モデル研究会の許可を得て提供モデルを提示する．

A 3次元モデル作成の流れとそのポイント

1．仕上がりのよさを決定する画像撮影技術の重要性

3D モデルを作成するうえで画像死角のない CT や MRI を用いた DICOM 画像は，これまでの報告でも非常に有用であると報告されている．

心臓血管 3 次元モデルの作成時に，最も大切なことは，時間分解能を考慮した心電図同期撮影でモーションアーチファクトのない画像を収集することである．また，撮影後の再構成時には，心時相に注意が必要である．拡張末期，収縮末期および大動脈弁，僧帽弁の開閉など疾患を最も反映した正確な再構成をすることが重要である．

また，撮影後の 3D モデリングを考慮して，心筋や冠動脈，大血管など疾患の標的臓器のみならず，その位置関係を示すメルクマールとなる傍組織の抽出も 3D モデル作成時に必要となるため，造影剤やフラッシュ用生理食塩水など適切なタイミングと造影剤量を考慮した造影プロトコールが大切である．

2．モデリングの前準備は重要

モデリング前に行うもっとも大切なことは，事前に担当医師より使用目的を確認し，必要な断面などを確認しておくことである．医療用 3D モデル作成の目的を明確にすることで，3D プリンターの種類や素材選択なども含め作業効率がよくなる．これまでの心臓血管に関する文献を参照すると一般的な使用目的は大きく分けて 3 つが考えられる[1-4]．治療前・治療後の患者説明用，治療時のシュミレーション，教育や研究用である．

3．専門知識をフル活用した 3D モデリング

医療用画像からのモデリングは，通常の 3 次元モデリングと異なり，正確な組織の抽出が必要である．一般的に，組織の抽出は医療用 DICOM 画像から，閾値法や growing algorism 法を用いてセグメ

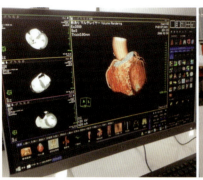 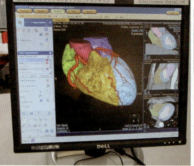 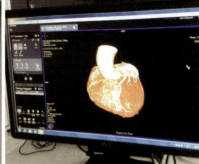

| AZE 社製 | フィリップス社製 | シーメンス社製 |

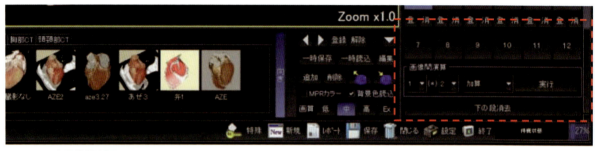

図 1 ● 医療画像診断用のワークステーション
上図: 医療用自動的に組織を抽出するセグメンテーション機能を有するワークステーション
下図: 3 D プリンター出力に必要な STL 演算処理機能がついたワークステーション（AZE 社製）

	Solid モデル	Hollow モデル	対 Solid
容量	289.91	60.20	79%減量
出力時間	8 時間 8 分（889 レイヤー）	3 時間 34 分（889 レイヤー）	56%短縮
容量（サポート付）	317.01（1.09）	85.73（1.41）	73%減量
出力時間（サポート付）	9 時間 25 分（959 レイヤー）	4 時間 46 分（959 レイヤー）	50%短縮

図 2 ● Solid モデルと Hollow モデルの出力比較

ンテーションやクラスタリング処理を行い必要な組織を抽出する．専門的な画像診断の知識をフルに活用して，見逃しのないように抽出する必要がある．最新のワークステーションでは，ほぼ自動的にセグメンテーションが行われる（図 1 上）．それぞれの組織を個別に抽出してレイヤーなどに組織別に保存しておき最終的に目的とする 3D モデルを作成することで必要な 3D モデルを STL 出力できる．また，STL の演算機能を有するワークステーションもある（図 1 下）．

専門的な画像診断の知識としては，基本的な解剖学はもとより病態や個々の疾患の異常所見，治療

法である術式などのアプローチ方法など，個々の患者情報を十分に理解したうえで標的組織を精度よく，位置関係をわかりやすくするためのメルクマールとなる組織にも注意を払って抽出モデリングすることが大切である．

　図2に，左室心筋心尖部のサンプルモデルをSolidモデルとHollowモデルの出力時の比較を示す．一般的にHollowモデルの方が，Solidモデルと比べて樹脂の使用量が減量でき，出力時間が短縮されるため，上手に使い分け，費用対効果に優れたモデルの作成を心がける．医療機器の認可のあるワークステーションなどを用いてできあがったモデルはSTLフォーマットで出力し3Dプリンターで出力する．

４．3Dプリンターによる出力の実際

　できあがったSTLファイルを3Dプリンターの専用ソフトウェアに読み込みポリゴンのチェックを行い，サポート材を立てる．ワークステーション上でモデルが仕上がっていても実際にプリントする時点でエラーを含むことがあり，その修正が大切で3次元モデルのソフトウェアの知識を必要とする．

　また，サポート材の立て方は，仕上がり時にモデル自体の欠落やターゲット部分を隠すようにならない工夫が必要である．図3上段左には，光造形方式の3Dプリンターを提示する．特定波長の紫外

Formlabs社　Form1＋　　UVレーザー光照射　　できあがり直後

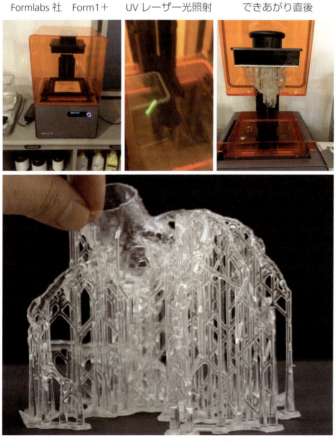

図3 ● Form 1＋3D printer とアルコール処理後の Coronary model

線（UV）の照射を行いながら（図3上段中央）プラットフォームに積層される．したがって通常仕上がりは上下が反転してできあがる（図3上段右）．

5．出力後処理

　一般的に3Dプリンターで出力直後には，モデルにサポート材がついている（図3下段）ためサポート材を薬品やジェット水流などで除去する必要がある．その際，サポート材と一緒に必要な部分を除去しないように細心の注意が必要である．さらに，サポート材のついていたところは，安全性確保のため瘢痕の処理を行い，スムーズにしておく．現実には，出力後の処理過程は，語られることは少ないと思われるが，医療現場でのワークフローを考えると，明らかにボトルネックである．

　現在のところサポート材処理・樹脂などの3Dプリンターの管理は，病院内でリソースを確保する費用対効果を考えると，あまり現実的ではない．臨床現場では，撮影技術と解析を中心とし，モデリングのできる専門的な知識をもつ診療放射線技師などのスタッフがいる場合はモデリングまでを行い，そうでない場合は，通常の解析結果とともにDICOM画像を医療知識と専門技術をもつ企業へアウトソーシングするのが，最も現実的でスムーズなワークフローとなる．

B 新しい医療情報コミュニケーションツール

　この半世紀，医療現場でコンピューターのディスプレイ上で展開された疑似的な3次元モデルが読影や診断を大きく変えてきた．しかしながら，臨床データや画像から病態を認識した医療従事者とその説明を受けた患者側の間の疾患や手術方式などのイメージには少なからず認識の隔たりが存在する．

　3Dプリンターの出現によって大きく変わるところは，臨床現場で医療関係者が個々の患者と向き合うとき，その患者自身の心臓や血管を目の前にして説明が可能になるということである．このことは，実に生きている自身の心臓の立体感を実感できることである．さらに，3Dプリンターは，これまでの手術用の練習モデルや模型などと異なり，より実用的な患者個別のテーラーメード医療用3Dモデルを臨床現場に提供できることである．

　臨床現場では，医療スタッフと患者，医療スタッフ間の認識をより深め，新しい医療コミュニケーションツールとなりうる可能性がある．3Dモデルは，モバイル性にも優れ，病院内の検査室や病室，術室，医療スタッフ詰所など様々なところでコミュニケーションに役立つ．

　単純なことではあるが，ディスプレイ上では忘れがちな，心不全の心臓は正常心より明らかに大きく，生後まもない小児の心臓は成人に比べ明らかに小さいといったその立体感や質感をあらためて医療用3Dモデルから認識させられる．もちろんディスプレイは，不要である．

C 臨床心臓血管3Dモデル活用に向けて

　広く医療用3Dモデルを活用する上で，医療現場では，正常より異常所見をもつ個々の疾患症例で，テーラーメードの3Dモデルが主となる．解剖の書と同じような人体の3Dモデルは，教育実習用には必要であるが，いかに医療情報を持たせ実践的な3Dモデルを作成するかが大切である．

現在のところ心臓血管の 3D モデルに関するガイドラインはないが，漫然とモデリングを行い 3D モデルを出力するのではなく，少なくとも医療用機器として承認を受けたワークステーションを用いて正確な解析を行い，患者情報を 3D モデルに反映し，視覚・触覚を通して利用価値の高いものに仕上げることが大切である．

また，最新のプリンターは，複数の素材を用いたマルチマテリアルの造形も可能であるが，3D プリンター本体についてもその素材や精度についての一定の検証が必要であると考えられる．さらに，医療用 3D モデルのなかに含めなければならない最低限度のガイドラインも必要であると考えられる．

D 医療における 3D モデルの実践活用事例

弊社の共催する日本心臓血管 3 次元モデル研究会で展示された心臓血管モデルをご紹介し，前述の内容を実際のモデルで解説を加えてみる．

図 4 左に冠動脈の Hollow モデルを示す．大動脈から右冠動脈（RCA）および左冠動脈前下行枝（LAD）ならびに回旋枝（Cx）が観察される．また，冠動脈内は造影剤部分を排除した中空状態であるため，治療用ワイヤーが通過している（図 4 左）．また，冠動脈モデルにみられるように経皮的冠動脈形成術（PCI）治療を行うことが前提となる場合，サポート材を残しておく方が 3D モデルが安定して観察できる．また，冠動脈セグメント観察は，光を当てて観察すると内腔の状態を把握しやすいことがある．

図 5 は，生後 9 カ月の小児の先天性心疾患の完全大血管転位（3 型）のモデルである．生後 1 カ月で left BT shunt（鎖骨下動脈と肺動脈の短絡血管）を施行している．また，カテーテル法を用いてバルーンにより心房中隔欠損を作る治療（BAS）も行われている．根治術前目的の CT 画像から作成されており，肺動脈は大動脈の背側に位置し心室中隔欠損（VSD）と心房中隔欠損（ASD）を認める．

図 6 に，成人の心室中隔欠損症のモデルを示す．中隔の外科的治療を考慮し右房を開放して作成されている．また，内科的なクロージャー治療時のプランニングやワイヤーの操作のシュミレーションを考慮して，右室側も開放している．また，樹脂の減量のため Hollow モデルで作成されており，中隔の心筋，ならびに左室の側壁も削除している．

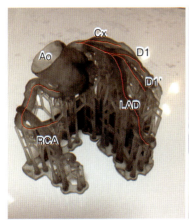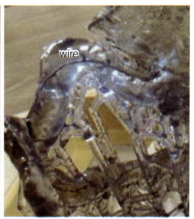

図 4 ● 冠動脈 Hollow モデル

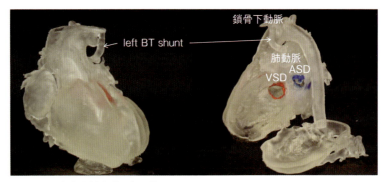

図 5 ● 完全大血管転位（3 型）

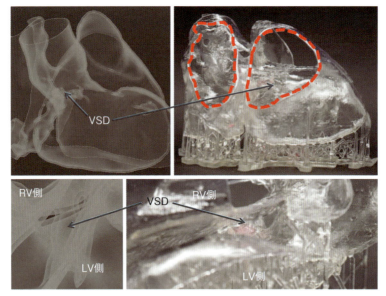

図 6 ● 成人心室中隔欠損症

　図 7 は，MRA から作成した前交通動脈瘤（図 7 黒矢印）のモデルである．クリッピングやカテーテル治療を考慮して，内頸動脈から前交通動脈瘤までは，Hollow モデル，遠位末梢部は Solid モデルで作成されたハイブリッドモデルである．

E 医療知識の共有と多業種の共同作業調整

　今後，心臓血管領域の医療現場で広く 3D プリンターが活用されるにあたって，先天性心疾患や成人心疾患の病態を表示するだけでなく，さらに各患者の治療方針を包括的に反映するマルチインフォメーションのプラットフォーム作りが重要である．

　より安全で信頼性の高い医療用 3D モデル作成のために画像を収集する診療放射線技師や医師などの医療関係者の 3D プリンターフローに対する一定水準の知識の習得が必要である．また，同様に業界の垣根を取り払い，CT・MRI のスキャナ各社や造影剤メーカ各社，医療用ワークステーション各

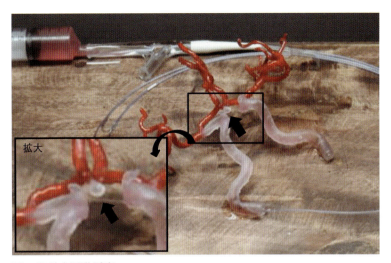

拡大

図7 ● 前交通動脈瘤

社，3D プリンター販売会社，素材会社，3D プリンター出力会社いずれも医療知識を深め医療現場の
ニーズに即したものを提供できるように互いに知識と技術を共有し取り組む必要がある．

　実際には，ハンズオンセミナーなどを活用することにより知識交流を深め，多業種との共同による
チームを作って医療用 3D モデルの新しい価値を作り上げていく必要がある．

　その Goal は，患者やその家族の笑顔である．

■ 文献

1) Schmauss D, Gerber N, Sodian R. Three-dimensional printing of models for surgical planning in patients with primary cardiac tumors. J Thorac Cardiovasc Surg. 2013; 145: 1407-8.
2) Kim MS, Hansgen AR, Wink O, et al. Rapid prototyping: a new tool in understanding and treating structural heart disease. Circulation. 2008; 117: 2388-94.
3) Schmauss D, Juchem G, Weber S, et al. Three-dimensional printing for perioperative planning of complex aortic arch surgery. Ann Thorac Surg. 2014; 97: 2160-4.
4) Biglino G, Verschueren P, Zegels R, et al. Rapid prototyping compliant arterial phantoms for in-vitro studies and device testing. J Cardiovasc Magn Reson. 2013; 15: 2.

〈堤　欽也〉

7章

データストレージ・プログラミング・人工知能(AI)の活用

1 データ管理はどこまでするか

　1895年11月8日にヴィルヘルム・コンラート・レントゲン（Wilhelm Conrad Röntgen）博士が放射線を発見して以来，放射線画像はフィルムという媒体上に表示されてきた．1960年代後半以降に製品化された医療用のcomputed tomography（CT）やcomputed radiography（CR）は元々，デジタル画像であるにもかかわらず，従来通りその表示方法にはフィルムが利用された．それは，1度の撮影，検査によって生成される画像数が技術的に限られていたこともあるが，時代背景やフィルムの利便性に起因するところも大きかったのであろう．一方，デジタル画像はフィルムに焼き付けた（プリント）後も元データを電子データとして保存できることから，画像の再利用，再処理が可能であることが大きな利点である．しかし，特定ベンダの独自の画像フォーマットではそのベンダのシステム上でしか表現することができず，その利便性も半減する．そこで北米放射線学会（American College of Radiology: ACR）と電機製造業の工業会（National Electrical Manufacturers Association: NEMA）で共通の規格が1980年代に検討された．それがACR-NEMA規格である．その後，幾度の改訂がなされ，この規格がver3.0となる1993年に医用画像のデ・ファクトスタンダードとしてdigital imaging and communication in medicine（DICOM）規格が登場した．その後は，マルチベンダの放射線画像がpicture archiving and communication systems（PACS）に関わって保存できるようになる．2000年代になるとPACSに保存した画像を観察するアプリケーションviewerの機能も向上し，モニター診断が現実的になり始め徐々にフィルムレス運用へと移行していく．わが国におけるフィルムレス運用移行の要因は，単にその利便性だけではなく，2008年4月に施行された電子画像管理加算による診療報酬制度の改訂が大きく関わっていることは言わずもがなであろう．さらに，診療としてのフィルムレスの最大の利点は，レスポンス向上とオンデマンドの画像参照である．フィルムの搬送や保管庫からの抽出作業と比較すればそのレスポンス，利便性は高く，フィルムの搬送や保管に関する運用，人件費などの問題も同時に解消できることが大きな利点としてあげられる．

　また，画像管理面で最も重要な点は，従来の"フィルム原本"という考え方が消滅することにある．"フィルム原本"とは，医用画像が写された物理的に唯一無二の媒体を示している．フィルム運用ではこの唯一の物を法的に定められる期間で管理しなければならないが，デジタル画像の場合は唯一無二という意味合いが異なる．デジタル画像では，一定の条件でサーバーに保管されていれば複数のシステムに保管されていてもすべて同一のオリジナル画像として扱うことができる．すなわち，この場合は"唯一"ではなくなる．例えば，一定の条件下においては病院内であれば何処にいても，離島などの遠隔地においても，同時に複数の利用者がオリジナル画像を利用可能となる．その他にもフィルムレス運用を助長した要因は1994年（平成6年）4月に厚生省から通知された「エックス線写真等の光磁気ディスク等への保存について」によって従来のフィルム保存から，光磁気ディスク等の電子媒体

に保存することが可能になったことにある．しかし，当時はその管理，運用方法も明確でなく，画像情報のみを電子保存することについて医療機関側の対応は様々であった．1999 年（平成 11 年）4 月に厚生省から通知された「診療録等の電子媒体による保存について」は診療に用いた情報を電子的に保管することを認めたものである．このように時代の流れは診療録，紙媒体（心電図などの医用画像情報も含む）の情報に対しても電子化を進めた．さらに，2011 年に発生した未曾有の大災害，東日本大震災にて喪失した紙カルテは記憶に新しく，disaster recovery（DR）や business continuity plan（BCP）を考慮したうえで，医療情報を電子化して保管する，外部保存を検討する医療機関が増加した．その電子化された医療情報が地域コミュニティで共有利用する地域連携システムに発展している．電子カルテ，electronic health record（EHR）が急激に浸透しつつある．

　医療情報を電子化し管理する場合には，情報の取り扱いやシステムの運用管理に関わる指針として厚生労働省の「医療情報システムの安全管理に関するガイドライン」が公開されている．医療情報を電子化し，hospital information system（HIS），radiology information system（RIS），PACS など，画像関連のシステムを含めて，医療情報システムを構築，運用する過程で考慮すべき要件が示され，説明責任とシステム化による責任分界点の明確化の提唱がされている．また，データの保存に関してはわが国の国民皆保険制度のもと診療報酬に用いた情報は保存する義務がある．従来，医師法をはじめ放射線画像はフィルムで保管されるのが通例であった．保存すべき情報について整理すると "診療録の記載" については「医師法施行規則」第 23 条に示され，保険医療機関および保険医療養担当規則 22 条には，『保険医は，患者の診療を行った場合には，遅滞なく，様式第一号またはこれに準ずる様式の診療録に，当該資料に関し必要な事項を記載しなければならない．』と示されている．そして保存期間に関しては医師法第 24 条，歯科医師法第 23 条，保険医療機関及び保険医療養担当規則第 9 条，それぞれにおいて診療録診療経過等の記録（カルテ）は診療完結の日から 5 年の保存義務があるとされている．また，従来のフィルム画像に関して，保険医療機関及び保険医療養担当規則第 9 条では，その他診療に関する諸記録（検査結果，手術所見，レントゲン写真，看護記録など）に関して診療完結の日から 3 年の保存義務があるとしている．さらに医療法施行規則第 20 条では，その他診療に関する諸記録（検査結果，手術所見，レントゲン写真，看護記録など）に関して 2 年間の保存義務があるとしている．これをフィルムレス，電子カルテ導入の施設が画像情報の保存期間をどう考えるかであるが，一般的に電子化された画像情報は運用上，カルテと一体になっており，診療録同様に 5 年の保存義務に対応した方がよいとされる．以上のように保存義務のある放射線画像は電子化されても当然，その義務を満たすのが大前提である．

　医用画像を管理するには情報を確定するという考え方が必要である．放射線画像は 1 撮影，1 画像となる X 線単純撮影から CT スキャンのようにディテクタや画像処理技術によって数百から数千枚の画像が生成される場合がある．この場合，保存すべき画像とは何なのか．医師法から診断に用いた画像情報は法的保存義務が発生する．それでは診断に用いたとはどういうことなのか．これは医師が画像を観察し，何かを判断したらということになろう．逆に，CT 画像で 3D 画像や MPR 画像を作成するために用いたボリュームデータとなる thin slice 画像は医師が観察しなければ保存する必要はなく作成した 3D 画像などは保存対象となる．「医療情報システムの安全管理に関するガイドライン」では，情報は確定し保存するとされている．つまり，発生する情報をすべて保存するのではなく必要な情報を見極め，確定することが重要になる．また，診療放射線技師が撮影を行い医師に提供するた

めの画像を選別するのも確定操作の1つとなる．医師の依頼に合致した画像を提供する必要があるからで，診療放射線技師が確定操作を行うためのガイドラインは日本放射線技術学会が示した「画像情報の確定に関するガイドライン」を参照していただきたい．

　以上から保存すべき画像は画像診断を行ったそのものと同じ状態，つまり「医療情報システムの安全管理のガイドライン」に示されている電子保存の3原則を満たし法に定められた期間を保存しなければならない．特に真正性，見読性を満たすにはDICOM化をしてIHEの提唱する世界基準のワークフローによって画像を管理することが重要である．しかし，法的保存期間を過ぎた画像をどのように処理するのかという点は各施設が考えなければならないことである．近年は慢性疾患の対応のために法的保存期間を超え，長期にわたり保存することも重要なことである．また，医用画像は医療の重要なコンテンツとして研究目的や医療訴訟対策に繰り返し利用できる環境も必要であろう．

　近年，ハードウエア技術の進歩により省スペースで低価格，大容量のストレージをもつシステムを構築することが容易になってきた．さらに欧米に追従するように2014年11月薬事法が改正され薬機法として医療用ソフトウェア単独での調達も可能になりつつある．利用者側がサーバやストレージを含めたハードウェアを低価格で導入しシステムを構築できる可能性のある時代になってきた．

　さらに，厚生労働省のもと社会保障の一環とした「マイナンバー制度」によって国民個々の情報管理が行われようとしている．現状，医療におけるマイナンバーの利用は制限されているが，2015年（平成27年）9月に改正個人情報保護法が公布され医療に使える「医療ID」が本格的に検討されるだろう．マイナンバーと医療IDを関連付けることで，円滑な活用がなされる際にはその可能性は多岐に広がる．例えば放射線画像の管理，患者の被ばく線量管理に展開できる可能性．1患者の病変について過去から現在を一元的に管理．いつ，どこで，何の検査をしているかの情報を系統立てて運用すれば，施行検査の適正について評価ができ，不必要と思われる検査の削減を導ける．医療機関独自の思惑とは別に，1患者を取り巻く情報を時間軸に照らし合わせると，第三者目線で適正が明らかにできる可能性である．不必要と思われる検査削減のメリットは，患者立場では身体的負担，経済的負担の減少になり，国政立場では医療費抑制となり行財政への好影響に寄与できる．また医療訴訟対策としても，検査運用についてどのような角度から精査を受けても適正の実証ができる体制の明確化が必要である．医療安全対策という観点で病院運営では重要な事柄である．

　ところで患者単位ではわずかに限られたコスト変動であろうが，全国民の毎日の医療経済を考えるとその規模は大きい．そしてこの動きは必然として医療被ばく低減に連動する．また，DICOM情報と連動させることで医療被ばくの生涯管理ができると考えられる．放射線照射時の年齢，部位を鑑み疫学的調査も可能にできる．そのようなデータの総括的な管理は，医療被ばくの影響を今以上に確立させることになるであろう．

〈市田隆雄　坂本　博〉

② ストレージサーバを活かすために

　近年，医用画像は DICOM 画像のように医療に利用されることを前提として体系的に規格化された画像から，民生用のデジタルカメラや movie 画像のように汎用的な画像フォーマットまで幅広く利用されるようになった．それは医療情報の電子化と 1994 年（平成 6 年）4 月に厚生省から通知された「エックス線写真等の光磁気ディスク等への保存について」によって，その他の諸記録も診療録と同様に電子保存することで，電子カルテ上の情報として包括的に利用できるようになった点が大きく影響している．当然，医療行為に用いた記録は前述したように保存義務がある．そのなかで画像に代表される非構造化情報は構造化された情報よりも管理は複雑となる．非構造化情報を管理する観点から考えると DICOM 規格の利用は医用画像管理の 1 つのソリューションとなるだろう．

　医療従事者が診療行為，および医学研究を行う上で DICOM 規格を理解しなければそれが成り立たないわけではない．規格自体に精通する必要もなく規格で保存されていれば基盤として当たり前のように使うことが可能である．しかし，管理という観点からは DICOM 規格を知ることでシステムを構築する場合の大きな利点となる．

　一般的に DICOM 規格というと，「＝医用画像のフォーマット」のような印象があり，誤解されがちだが，それは単純なフォーマットではなく広い意味での医用画像の枠組みと考えると理解しやすい．画像としては BMP や JPEG，MPEG，PDF などを包含し，通信には TC/TIP を用いる，いわゆる一般的な技術である．それでは何故，医療では DICOM なのか．そこには医療に欠かせない一意性が規格化されている．DICOM 画像とは図 1 のように世界で 1 つしかない画像として，明確なルールのもとに管理される．

　DICOM には現在 2000 以上定義されたタグと呼ばれる識別子（器）に医療情報として欠かせない情報を格納することができる．データを生かすためにはこのタグ情報があるために誰の，いつの，何の画像なのかを区別することができる．電子化されたオーダシステムを利用すればオーダ情報をこのタグに保管できるのである．タグは図 2 のようにグループ（患者情報や検査情報といった分類を示す）とエレメント（個々の要素を示す）によって構成され，各 16 進数 4 桁で表現されている．

　また，医療においては電子カルテ，オーダ機能を包含する HIS と RIS，モダリティ（CT，MRI など），PACS の通信に関する業務シナリオを標準化した方法が存在する．図 3 のように IHE の提唱する SWF，CATH がそれにあたる仕組みである．

　画像を識別するための情報をもち，基本的な接続性を担保している画像は，診療，研究の両面からデータを生かすことにつながる．

　一方，非 DICOM 画像に関しては DICOM のような標準的な管理条件が適応されないため保管管理が難しくなる．あるベンダのシステム内であれば独自仕様で関連情報を保ち管理，運用が可能だが，

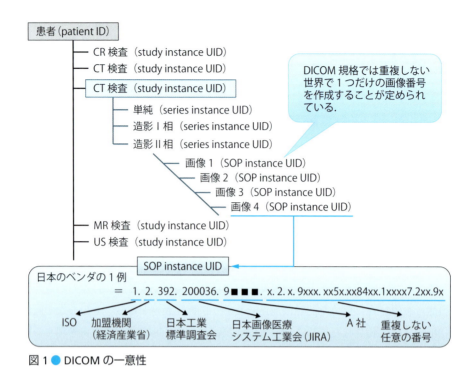

図1 ● DICOM の一意性

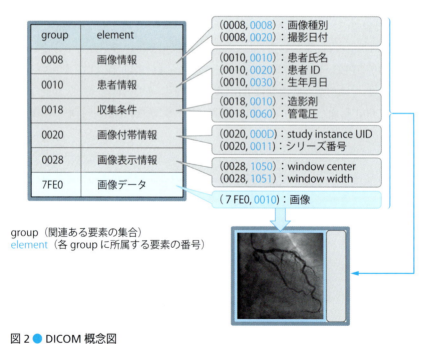

group（関連ある要素の集合）
element（各 group に所属する要素の番号）

図2 ● DICOM 概念図

a

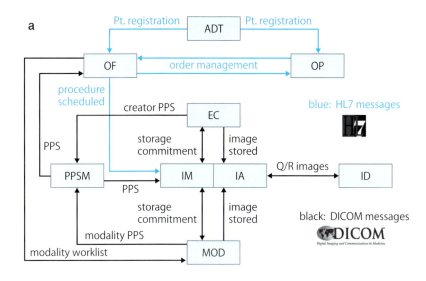

b

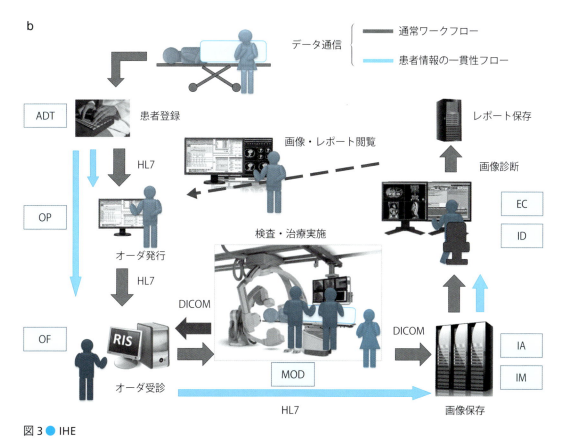

図3 ● IHE

a：SWF のプロファイル，b：SWF，PIR 概要図

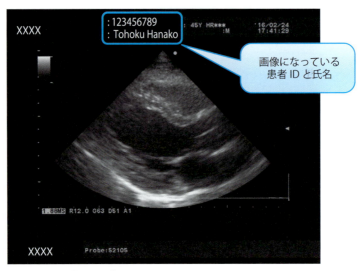

図4 ● キャプチャ画像

システムの更新時やデータを抽出した後には，独自の仕様は維持されずファイルのみが残り画像が特定できなくなってしまう．例えば，我々が民生用の一般的なコンピュータを利用する場合に OS 上でフォルダやファイルに名称を付け管理する．この場合，個人レベルの運用でもファイル管理に苦労する経験を誰もがもっているのではないだろうか．

「医療情報システムの安全管理に関するガイドライン」では真正性について「正当な権限において作成された記録に対し，虚偽入力，書き換え，消去及び混同が防止されており，かつ，第三者から見て作成の責任の所在が明確であること」とされている．混同とは，患者を取り違えた記録がなされたり，記録された情報間での関連性を誤ったりすることをいう．SWF，CATH のように標準ワークフローに準拠し DICOM 規格で画像を管理，保存すればこの真正性を満たすことが可能だが，非 DICOM 画像は必ずしもそれを満たすとは限らない．この点が両者の違いであり，非 DICOM 画像の難点となる．

しかし，近年では汎用フォーマット画像ファイリングシステムも開発され，内視鏡や波形画像，デジタルカメラ画像などの非 DICOM 画像を一元管理するシステムを導入，運用している医療機関も増えている．前述したようにファイルの管理に関してはベンダ毎に異なる管理方法でありブラックボックスが多いが，将来的に DICOM 化を見据え，DICOM に近い管理構造を想定しているシステムも増えてきていることを考慮すれば，長期的な事業計画をたて DICOM 画像と非 DICOM 画像を上手に使い分けることも必要になってくる．今日 DICOM は ISO で承認された標準規格だが，今でも DICOM 通信接続には接続費用をベンダから請求され，医療機関のすべての画像を DICOM 化するには経費が掛かる．規模の大きな施設では決して無視できない金額になるであろう．この点を考慮すれば，リプレイスやデータ抽出による相互運用性が欠如しても，1 つのシステム内で真正性が担保されるならば，汎用フォーマット画像ファイリングシステムを導入するのは必然である．

循環器領域でも心電図，超音波，血管内内視鏡などは非 DICOM 画像として扱われる場合が多い．

いずれも DICOM 化は可能であるが放射線関連モダリティのように DICOM を必須要件として導入しない場合も多くオプション扱いなのが気になる点である．少なくとも超音波画像，血管内内視鏡

画像に関しては DICOM 化した方が後々扱いやすい．ただし，ビデオ信号をキャプチャ保存した後に DICOM 化するモダリティには注意が必要である．通常の DICOM 画像は DICOM viewer を用いて図 4 のようにタグにもっている諸情報を画像の指定部に表示することができる．情報を画像上にオーバレイして表現し表示の可否をアプリケーション上で切り替えることができる．一方，キャプチャ画像では患者氏名などの情報もキャプチャしてしまうために情報の修正や匿名化を行う場合の管理が非常に面倒になる．

　心電図に関しては元々，HL7 や DICOM の waveform で保存可能であったが関連ベンダのデータ利用範囲の拡大，解析を行いやすくするために医用波形標準化記述規約の MFER（medical waveform format encoding rules）という医用波形規格が提唱され，2007 年には ISO が承認している．MFER は心電図，脳波，呼吸波形などを対象としているが，今日，MFER が放射線領域の DICOM のように生理検査領域で必然になっているかというといまだオプション扱いであり心電図以外の実運用対応も遅れているのが残念である．

　以上から保存したデータを利活用するためには，真正性が保たれた標準規格の採用が最良であると考えられる．しかし，医用画像では DICOM，MFER，非 DICOM の画像の各システムが存在する．さらに DICOM 画像を扱う場合も画像処理（3D, MPR, 計測，シミュレーション）の機能の違いにより複数のサーバ，あるいはアプリケーション機能を有する複数のシステムベンダで構築せざるを得ないケースが多くなる．結果として，複数ベンダの viewer，ワークステーション（WS）のアプリケーションを利用するには，DICOM 通信に加え FTP などでファイルの交換，取得を行い，システム（データベース）の数だけ画像保存領域が必要になる．つまり，場合によっては同一画像であっても，それぞれのサーバ部に分散管理されることも十分考えられる．近年，このような分散管理からサーバアプリケーション，ストレージ領域を仮想化技術や中間インターフェイスを用いて統合的に管理する手法が提案され始めた．

　要するに，いかに有用に装置活用できるかは，画像の長期管理に関するシステム構造の理屈を熟知することとしても過言ではない．いったん導入した装置は少なくとも 5 年以上の長期使用が想定される．その日々の使用で，あたかもなんの不具合もなく画像運用できることは誰もが願うことである．しかしながら長期管理の運用を不適にすると，リアルタイムの検査はできるが，画像管理や活用が最適にできないことになる．そしてその改善には後日高額の費用発生が迫られる場合がある．日常の診療での不具合とは，患者の経過観察を上手く参照できない，リアルタイムでの必要事項の応答ができない，そして研究データとして用いることができないなど，非常に窮屈な環境になる可能性がある．医療現場のニーズをしっかりと読み取り，それに見合う精細な計画と実践が肝要である．医用画像情報専門技師などの専門知識に長けたスタッフと綿密な相談をはかり，全体像としての構築を勧める．

〈市田隆雄　坂本 博〉

3 VNA とは

　医用画像は PACS で管理されてきた．サーバシステムと考えた場合，PACS は特殊なシステムではなく，1 つのファイルシステムと同等と考えられる．ハードウエアをサーバ部とデータ（画像）の保存領域であるストレージ部に分けて管理することも可能になる．薬機法の改正によってこのような管理方法は現実的になってきた．そこには PACS がもつ課題がみえてくる．

　近年の大容量のハードディスクを備えた PACS はハードディスク容量が PB（ペタバイト）にせまる容量を想定する．少なくとも，ハードディスクを冗長構成とした数 TB を所有する医療機関は一般的であり，このデータ容量の増加が PACS の課題の本質となる．大量の画像情報は，既存の PACS から他のベンダ製 PACS に移行する場合，独自仕様のデータ管理のため時間と費用が発生する．そして，リプレースにおける既存システム（モダリティやワークステーション）との再接続に費用が発生する．データ保存容量が逼迫し，保存領域を拡張する場合に，システムの拡張性が乏しく予想外の費用や手間がかかる．施設内のマルチベンダ環境において DICOM・非 DICOM を問わずデータの一元管理ができるだけ求められることなどがある．これらはデータ（画像情報）自体とこれを管理するデータベース，および関連する各種アプリケーションが非常に密接に関与している．また，そもそもデータフォーマットや通信形式が異なるなど情報のシステム間の交換には，DICOM や HL7 などの標準化がなされてはいるものの実際には様々な問題がある．これを回避する方法として，画像情報自体がどの PACS ベンダに依存しない状態で保存され，異なる PACS との間で情報がシームレスに送受信可能なように，情報のマネジメントを行うことが求められる．

　このような背景で欧米を中心に近年，多くのベンダで提唱されている概念がベンダニュートラルアーカイブ（Vendor Neutral Archive: VNA）である．VNA は，ベンダフリーの概念からマルチベンダ PACS からの医用画像，検査結果やその他の患者データを単独の保管領域に標準規格に基づいて長期的，集中的に保管することを提唱した情報技術のプラットフォームのことであるが，その定義が明確になっているわけではない．VNA を提唱するベンダによってもその構築法は異なるが，発想の背景や骨子となる考え方は大きな違いはない．主な要件としては，①相互運用性，②ベンダ中立性，③デバイス不依存性，④スケーラビリティ，⑤高可用性，⑥ディザスタリカバリからの復旧，⑦データ保管期間設定，⑧タグモーフィング，⑨電子保存 3 原則（真正性・見読性・保存性），⑩非 DICOM データ保存，⑪セキュリティ（監査証跡など）が考えられる．

　PACS は VNA に保管された画像を取り込むことによって，異なる画像撮影装置に直接接続する機能を有することになる．この考え方は 1 つの施設内の放射線領域のシステム，放射線，循環器などの異なるシステムを対象にした場合，施設内全体の医療情報システムを対象にした場合がある．さらに，異なる情報システムに対応するだけでなく，図 1 のように IHE の XDS や XCA と組み合わせること

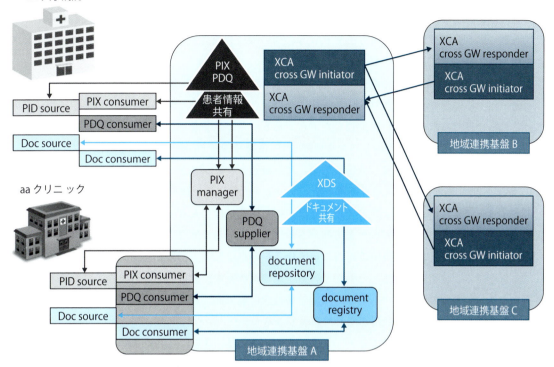

ZZ 大学病院

aa クリニック

図 1 ● IHE　XCA 概要図

で地域連携における情報連携ツールに置き換えることも可能になる．この場合データのセキュリティやコントロールは当然範囲が大きくなれば難しくなる．

しかし，現在は概念が先行していることが懸念される．なぜなら，VNA ではデータの取り込みを行うインターフェイスと標準画像ビューワが最も重要である．あらゆる医用画像に対応するためには，VNA を構築するベンダ独自のインターフェイスを提供する場合が多く，DICOM のような標準的な storage service class や Q/R service class とは程遠く，結局独自仕様，ベンダ依存に陥る可能性が高いからである．前述した要件にはこれといって目新しいものはなく標準規格による VNA 構築にはまだ時間がかかりそうだが，今後のデータ管理のソリューションであることは間違いないであろう．

ここで，VNA ソリューションとして外部保存，バックアップ，地域連携を構築する場合，それぞれの考え方を理解しておく必要があるため，外部保存，バックアップ，地域連携の違いについても述べる．サービスや技術の選定に当たり，利用者のピットホールは，"外部保管とバックアップ，地域連携の違い"を明確にできるかという点である．医療情報の外部保管とは医療機関が法的保存義務を満たす情報を対象にしているということ．要するに説明責任が発生する，守るべき，管理すべき医療情報が対象になることであり，「医療情報システムの安全管理に関するガイドライン」に準拠し電子保存の3原則が担保しなくてはならない．これに対してバックアップとは法的保存義務のある情報に対するコピー，支援情報データと位置付けられる．例えば保存対象の情報が生きていれば，バックアップ情報が消滅しても何ら問題はないと判断できる．運用的には，バックアップが急に消滅すれば問題が発生するのは当然であるが，バックアップには法的縛りがないといえる．さらに，地域連携の場合は法

的保存義務を満たす情報が複数の医療機関に跨ることになり，自施設だけでは管理できない保存・管理対象情報が施設毎に複雑になる場合が想定される．前述したポータルの管理機関の役割が非常に重要になる．以上を踏まえて，運用方法をPACSの何の機能を該当するサービスに割り当て，サービスを選択しシステムを構築する必要がある．

次に，VNAの課題，問題点を終息できる前提で未来的な側面について触れる．VNAが医療費抑制，診断効率向上に寄与できる可能性を中・長期的な展望として説明する．がん治療では集学的療法が当然とされる今日であるが，それに似通った解釈である．さまざまな地域の高額医療機器を縦断かつ横断的に活用して，地域社会の医療レベルを保障して，最適な診断・治療を導く．それはコストパフォーマンス的（高額な医療機器運営，人件費活用）にも最適なマネジメントができるとの構図である．平成27年度，40兆円を超える医療費高騰となっているが行財政の危機を救う手立てになり得る．

現在，サーバシステムは個々施設で運用されている場合がほとんどである．一部で地域での医療機関の連携，自治体などの行政が関わる方向性も示唆できているが確立されたとはいえない．

仮にVNAの導入を，一定規模の人口の地域社会を対象にして，行政が主要医療機関を巻き込むように立ち上げることを想定する．これにて行政主導で医療機関におけるさまざまなモダリティの装置使用をマネージできると理解できる．行政は地域社会に質の高い医療提供を担保させて国民の健康を守る義務があり，このVNA活用がそれに該当できる．

例えば心臓CTを取り上げてみると，すべての医療機関の心臓CTの機種機能，高度性，検査数，運用効率が明らかにできる．国民のマイナンバー制の導入は，地域社会の患者の動きが読み取れ，心臓CT施行が適切にできているかの評価ができる．診断名，その後の治療，経過観察にあたって総合的に適切な医療が遂行できているか否かのチェックについて地域を横断的に把握できるのである．その適正が欠いていることが判明すれば原因分析を行う．もしも偏った地域でCT装備の不備が見受けられることが要因であれば，その改善について能動的な行政指導ができる．そして不必要と思われるようなCT検査施行の削減にも誘導できる．

この判別する人材は行政ではなく，個々の医療機関である．互いを尊重して協力することが基本であるが，ある意味ではけん制しあって自施設の経営の健全化に役立てるのである．現在，医療機関の立場では，自施設以外の状況を透明性もって把握することはできない．そのため，自施設のソフト・ハードの充実にむけた資本投資は，自施設のポリシーが優先される．あるいは監査法人に経営面を託す施設も存在する．結果として近隣施設間で不必要な競争を生むこともある．そして地域社会の相互の施設の立場で，おのおので最適な運用状況に到達できないこともあり得る．

機動的かつ戦略的にVNAを運用することで病院運営の最適な解決の糸口がみつかる．例えば乱立するようなCT購入により医療機関の経営圧迫をきたさず，適切な台数のCT購入を医療機関自ら計画できる．地域を分析して心疾患発生率に対して過多なCT設置がされているような環境では，地域社会での必要台数を見極めて，台数を削減して複数医療機関でCTを共有すればよい（患者をCT保有の医療機関へ紹介する手法が現行）．超高性能CTを地域社会で共有設置することも行政主導でできるかもしれない．CTの導入費用の節約だけでなく，不要な人件費も削減できる．効率性に優れるCT導入，操作スタッフの雇用が実現できることを意味する．医療機関の経営の健全化は，安定した医療環境だけでなく，行政の立場では税収入の確保にあたる．反して経営破綻は税収入の消失であり，失業者への保障費負担増となる．医療情報を分析して，その結果から施設方針を策定することは経営

戦略に優れることとして知られている．VNA は一定地域の統括的な分析を可能にするので，その情報から地域社会での医療機関の適切な運用環境を見出す．これは結果として，個々の医療機関の経営破綻を招かず，個々の医療機関の持ち味をフルに発揮できる術となる．そのようなモデルケースが全国の各地域にできれば，その規模をさらに拡大する．都道府県レベルでできることが一番望ましい．ところで，医用画像の集中管理ができるメリットはいうまでもなく，診断効率向上に連動する．他章で記されることなのでここでは詳細は割愛する．

　旧来であれば実現不可能な夢のような行いと捉えられるであろうが，マイナンバー制の導入がこれについての現実味を強く示唆する．そしてこのような取り組みは国政レベルで考えると，経済産業省，総務省の業務観点でも国益に大きく貢献できることである．

〈市田隆雄　坂本　博〉

画像解析のプログラミングに挑戦！

　昨今，HIS や RIS，PACS，画像ビューアの進歩により，院内で DICOM 画像を閲覧することは簡単になったが，DICOM ファイルは専用ビューアでないと見えないので JPEG ファイルやテキストファイルなどと比べると扱うのが難しい.

　本稿で説明するプログラミングを行えば DICOM ファイルを JPEG やテキストファイルと同じように簡単に扱うことができ，効率的に作業を行えるようになる.

1．開発環境の準備

a．Java 開発ツールのインストール

　開発ツールはいくつもあるが，今回は多数の実績があり無料で利用できる Java を用いる. Java は以下の公式サイトから最新版をダウンロードする.

http://www.oracle.com/technetwork/java/javase/downloads/index.html

　2015 年 10 月現在の最新版は Java SE 8u60 である.

　今回は統合開発環境の NetBeans も一緒にインストールするのでページ上段にある「NetBeans with JDK 8」をクリックし，開発マシンの OS に合わせたインストーラをダウンロードする. 最近の Windows なら 64 bit 版なので「Windows x64」を選ぶことになるが，32 bit 版や Mac の場合はそれぞれを選ぶこと. ダウンロードしたインストーラを実行すれば Java と NetBeans がインストールされる. 途中の選択肢は基本的にそのままでよいが，単体テスト・フレームワークの JUnit はインストールを選択する. インストールが正常に終われば NetBeans が起動できる（図 1）.

　※Runtime Edition では開発ができないので注意. また Java には SE や EE，ME といったいくつか種類があるが，基本の開発版は SE なので「Java SE Development Kit」を選ぶ.

2．カルシウムスコアの年率計算プログラム

　最初に現場で使えるプログラムとして「カルシウムスコアの年率計算機」を作成する. この作成を通して Java の基本的な開発方法を説明する.

a．画面の作成

　NetBeans を起動して，ファイルメニューから「新規プロジェクト」を選ぶ. 次にカテゴリの「Java」

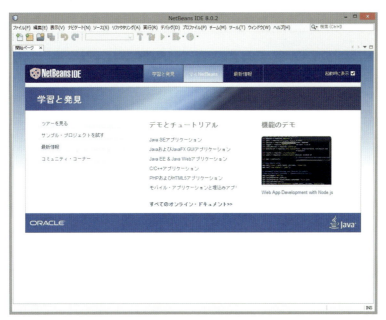

図 1 ● 統合開発環境 NetBeans

を選び，プロジェクトの「Java アプリケーション」を選んで「次」を押す．最後にプロジェクト名を決めて（今回は JavaApplication1），「終了」を押すとプロジェクトが作成される．

　次にファイルメニューから「新規ファイル」を選ぶ．カテゴリの「Swing GUI フォーム」を選び，ファイル・タイプの「JFrame フォーム」を選んで「次」を押す．クラス名とパッケージを決めて（今回は NewJFrame と test），「終了」を押すとファイルが作成されてデザインとパレットが表示される（図 2）．

　まずこのまま実行してみる．実行メニューから「プロジェクト（JavaApplication1）を実行」を選べばよい．もし「メイン・クラスを選択」と出た場合は「test.NewJFrame」を選ぶ．すると，まだ何も配置していないので，何もないウィンドウが出る．これからこのウィンドウに色々と部品を配置していく（図 3）．

　では右上の×を押してプログラムを終わらせ，NetBeans に戻る．パレットには沢山の部品が並んでおり，ここからデザインへドラッグ＆ドロップすれば入力フォームができる．

　まずは味気ない灰色のフォームに色を付けてみる．Swing コンテナの「パネル」をドラッグし，デザインにドロップする．パネルの右下を伸ばせばパネルの大きさを変えられるのでウィンドウ一杯に広げる．色はパレットの下にあるプロパティで指定ができる．パネルを選択した状態でプロパティの「background」の右にある「...」を押すと色選択のダイアログが表示される．好きな色を選んで OK を押せば，先ほど配置したパネルに色が付く．

　次は文字を書いてみる．今度は Swing コントロールの「ラベル」をドラッグ＆ドロップする．文字を指定するプロパティは「text」で，jLabel1 を "カルシウムスコアの年率計算機" と変更し，ついでに「font」と「foreground」で大きさと文字色も変える．実行すれば，最初とは随分とイメージが変わるはずだ（図 4，5）．

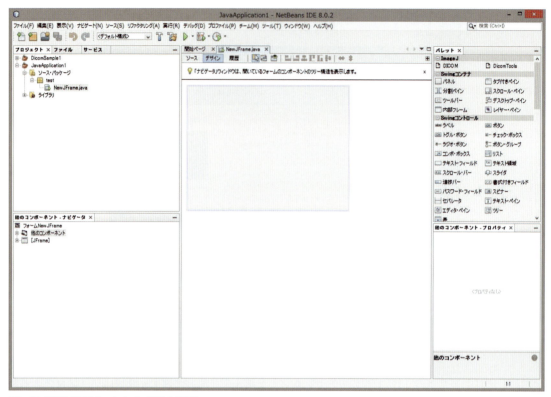

図2 ● 新規プロジェクト作成後の画面

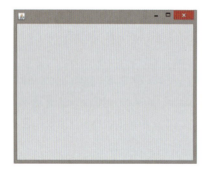

図3 ● 何もないウィンドウ

b．プログラミング

　今回は2組の測定日時とカルシウムスコアを入力し計算ボタンで年率を計算するプログラムを作る．

　Swingコントロールから，測定日時とカルシウムスコアを入力するための「テキスト・フィールド」を4つ，計算を行う「ボタン」を1つ，結果を表示する「ラベル」を1つ配置する．

　配置したすべての部品には1つずつ名前がついている．左下の「他のコンポーネントナビゲータ」に今配置している部品と名前がある．この名前でプログラムを書くので，特に4つのテキスト・フィールドの名前に注意してこの後に続いて欲しい（図6）．

　今回はボタンを押して年率計算をするので配置したボタンをダブルクリックする．そうすると「デ

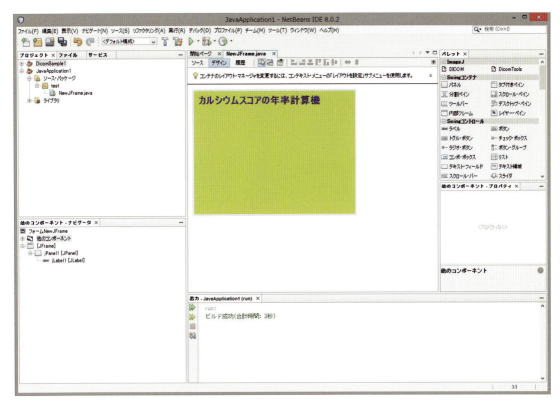

図4 ● タイトルと色をつける

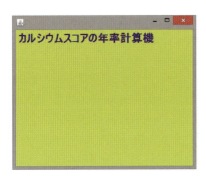

図5 ● タイトルと色が付いた画面

ザイン」から「ソース」に画面が切り替わり，「jButton1ActionPerformed」（jButton1 の部分は名前が違うかもしれない）にカーソルがあたっているはず．ここに以下のようにプログラムを記載する（図7）．

```
1    try {
2        SimpleDateFormat dateformat = new SimpleDateFormat("yyyy-MM-dd");
3        Date date1 = dateformat.parse(jTextField1.getText());
4        double score1 = Double.valueOf(jTextField2.getText());
5        Date date2 = dateformat.parse(jTextField3.getText());
```

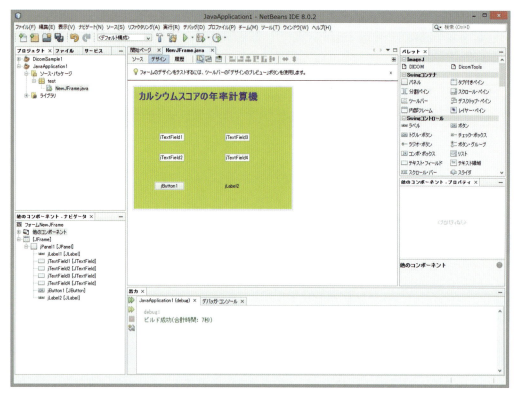

図6 ● 部品を配置する

```
6        double score2 = Double.valueOf(jTextField4.getText());
7        double days = (date2.getTime() - date1.getTime())/(1000 * 60 * 60 * 24);
8        double rate = (((score2 - score1)/ days) * 365)/ score1 * 100;
9        jLabel2.setText(String.valueOf(rate));
10       if(rate > 35D)
11           jLabel2.setForeground(Color.red);
12       else
13           jLabel2.setForeground(Color.black);
14   } catch(Exception e) {
15           e.printStackTrace();
16   }
```

（※各行の左の数字は説明用の行番号なので入力しなくてよい）

　1行目と14行目以降はエラーが起こったときの処理であるが，今回は最低限の記述で説明は割愛させていただく．2行目は入力される日付を操作する定義で，今回は「年-月-日」で入力する．3行目は2行目の定義を使って前回測定日時を date1 に読み込む．4行目は前回スコアを score1 に読み込んでいる．同様に5行目と6行目は今回の測定日時とスコアを読み込むところである．

　さて，まず前回と今回の日数を計算する．7行目がそうであるが，date2.getTime() とすると測定日

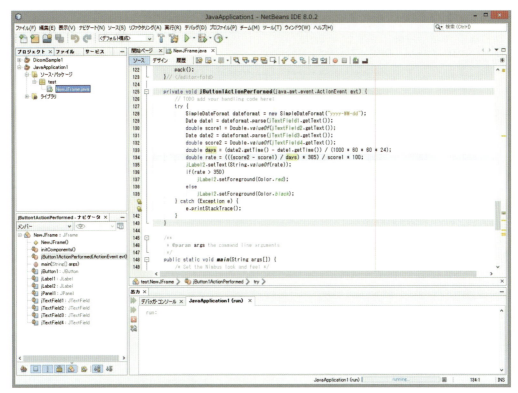

図7 ● ボタンにプログラムを記載する

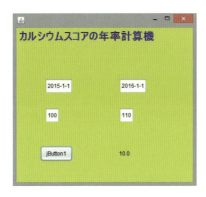

図8 ● プログラムの実行結果

時のミリ秒が取得できるので，今回測定日時（ミリ秒）から前回測定日時（ミリ秒）を引き，日数に変換するため（1000 ミリ秒×60 秒×60 分×24 時間）つまり1日で割っている．

　次に8行目で年率を計算している．今回スコア（score2）から前回スコア（score1）を引き，先ほど求めた日数で割り，365 日を掛けたものを前回スコアで割って率を求めている．最後に 100 を掛けているのは結果を％で表示したいためである．9行目は計算した年率（rate）をラベル（jLable2）にセットしている．

　これで一通りの完成ではあるが，せっかく求めたカルシウムスコアの年率なのでリスクにより表示に色を付けたい．年率（rate）が 35％を超えた場合は年率ラベル（jLabel2）の文字色を赤色に変え（10

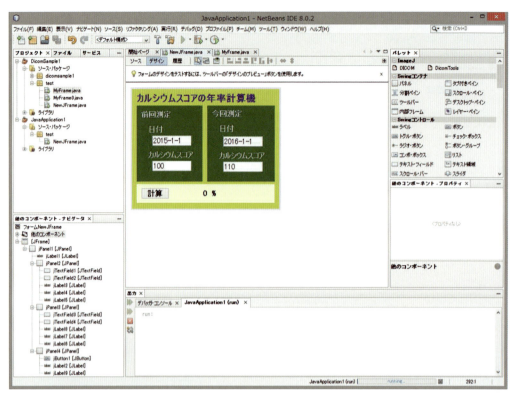

図 9 ● 画面の仕上げ

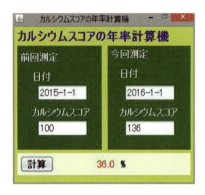

図 10 ● カルシウムスコアの年率計算機

行目と 11 行目),そうでない場合(35%以下の場合)は文字色を黒に戻すようにする(12 行目と 13 行目).

　では実行してみよう.jTextField1 に前回測定日,jTextField2 に前回カルシウムスコア,jText-Field3 に今回測定日,jTextField4 に今回カルシウムスコアを入力し,jButton1 ボタンを押すと,jLabel2 が計算した年率に変わるはずだ(図 8).

c.仕上げ

　あとは見た目を調整するためにもう一度デザインに戻る.背景色を付けるための「パネル」,説明書きの「ラベル」を使いわかりやすくする.また,すでに配置した「テキスト・フィールド」「ボタン」

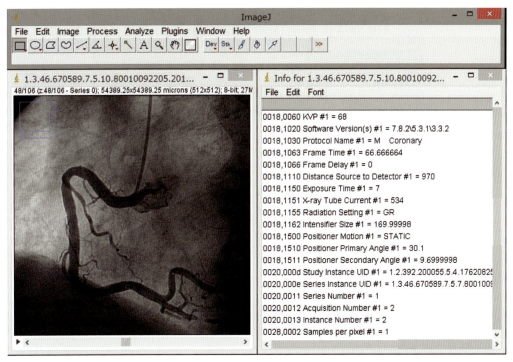

図11●画像解析ツール　ImageJ

などもプロパティの「text」や「font」を変えて見やすくする．そうするとずいぶんと見栄えがよくなるだろう（図9，10）．

1．開発環境の準備

a．ImageJ のインストール

次に画像解析ツールとして有名な ImageJ というソフトウェアを用意する．今回は ImageJ のマクロプログラミングと，Java からライブラリとして利用する方法を紹介する．ImageJ を画像処理だけで使っている方もこのような使い方があるということを知っていただきたい．

ImageJ は以下の公式サイトから最新版をダウンロードする．

http://rsb.info.nih.gov/ij/download.html

こちらも開発マシンの OS に合わせたインストーラをダウンロードする．先ほど Java はインストールしたので Windows の中にある，「without Java」をクリックすればよい．2015 年 10 月現在では「ij149-nojre.zip」でダウンロードされた．圧縮ファイルを好みの場所に解凍すればよい．解凍すると ij.jar と ImageJ.exe などができる．最初に ImageJ を起動すると，auto-config が動作する．「Welcome to ImageJ」で OK ボタンを押す．「JVM Not Found」と出た場合は OK を押し，先ほどインストールした Java のフォルダを指定する．Windows なら C:¥Program Files¥Java¥jre1.8.0_60¥bin に javaw.exe があるので指定する．

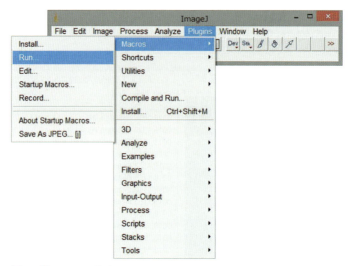

図 12 ● ImageJ のメニュー

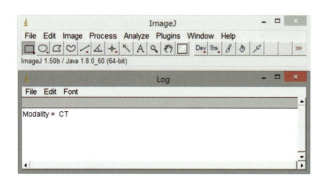

図 13 ● DICOM ヘッダーの抽出

　ImageJ は非圧縮 DICOM ファイルに対応しているが，圧縮 DICOM には対応していない．別途プラグインをインストールすればよいのだが，今回は紙面の都合これ以上の説明は割愛させていただく．非圧縮の DICOM ファイルを用意して先に進んでほしい（図 11）．

２．DICOM ヘッダー解析プログラム
　早速 ImageJ のマクロプログラミングを始める．

a．事前準備
　まず非圧縮の DICOM ファイルを用意する．今回は C:¥Data フォルダの DicomSample.dcm というファイルで処理する．それぞれ用意した DICOM ファイル名に読み変えて欲しい．

b．プログラミング
　C:¥Data フォルダに，sample1.ijm というファイルを作り，メモ帳で開いて以下の 4 行を書き，保存する．（※各行の左の数字は説明用の行番号なので入力しなくてよい）

```
1    open("C:¥¥Data¥¥DicomSample.dcm");
2    modality = getInfo("0008,0060");
```

```
3    print("Modality = " + modality);
4    close();
```

1行目で今回用意したファイルを処理するためにファイルを開いている．2行目でDICOMタグ [0008,0060] を読み込み，3行目で読み込んだ内容（今回はモダリティ）を表示している．4行目で開いたファイルを閉じている．非常にシンプルだがこれだけでDICOMファイルからDICOMヘッダーを読み込んでデータを抽出することができる．

では実行してみよう．ImageJの [Plugins] メニューから [Macros]-[Run] を選ぶと，ファイル選択画面が開くので，先ほど作成したC:¥Dataフォルダのsample1.ijmを指定する．Logウィンドウが開いて，「Modality = CT」と表示されたことと思う．たったこれだけ？　と思われるかもしれないが，DICOMタグを変更すればそれぞれの情報が取得できる．例えば [0008,0020] は検査日付で，[0010,0020] は患者ID，[0018,0050] はスライス厚になる．この時点でDICOMヘッダーの抽出は自在にできるようになった（図12, 13）．

3．画像整理プログラム

他医院から届くCD/DVDメディアや学会や論文の資料などでDICOMファイルを扱う機会もあると思うがCT画像だと1回の撮影で数十から数百の画像ファイルになるので，扱うのが大変だと思う．

DICOMビューアを使わなくても，DICOMファイルがいつの何の検査なのかわかれば便利なのに，と思ったことはないだろうか．

本章はDICOMの撮影情報から意味のあるファイル名を生成する．また，複数のファイルを一度に処理する方法も記載する．

a．事前準備

あるフォルダに複数の非圧縮DICOMファイルを用意する．

b．プログラミング

C:¥Dataフォルダに，sample2.ijmというファイルを作り，メモ帳で開いて以下を書き，保存する．

```
1    dir = getDirectory("Choose Directory");
2    list = getFileList(dir);
3    setBatchMode(true);
4    for(i=0; i<list.length; i++) {
5        showProgress(i + 1, list.length);
6        file = dir + list[i];
7        open(file);
8        // INSERT MACRO HERE
9        studyDate = getInfo("0008,0020");
10       studyTime = getInfo("0008,0030");
11       instanceNumber = getInfo("0020,0013");
12       newfile = File.getParent(file) + "¥¥" + studyDate + studyTime + "_" + IJ.pad
         (instanceNumber, 3) + ".dcm";
```

```
13    File.rename(file, newfile);
14    print(file + "->" + newfile);
15    close();
16  }
```

　1行目と2行目でフォルダを開きファイル一覧を取得する．4行目のfor()文は，フォルダにある複数のファイルを1つずつ処理する．6行目でファイル一覧から1つファイルを取り出し，7行目以降でファイルを開いてDICOMヘッダーを読み込んでいる．12行目が長い一行であるが，これで意味のあるファイル名を生成している．今回は検査日時と撮影連番でファイル名とした．IJ.pad()は撮影順番通りに並べたかったため撮影番号をゼロ埋め3桁にするものである．その後の13行目で生成したファイル名に名前を変更している．

　では実行してみよう．先と同じにImageJの［Plugins］メニューから［Macros］-［Run］を選び，sample2.ijmを指定するとフォルダ選択画面が表示される．ここで事前準備の時に用意したフォルダを指定するとLogウィンドウにファイル名変更リストが表示されDICOMファイルが<検査日時>_<撮影連番>.dcmに変わる．

　このプログラムの9行目から12行目を変更すれば，撮影内容でファイル名を自由に変更できるので，検査日付順やCT機種で並べたり，曝射時間や管電流で並べてサンプルを取ったりできる．

4．画像抽出プログラム

　ImageJ画像解析編の最後に，画像を抽出してJPEGで保存するプログラムを作成する．先ほどの意味のあるファイル名に変更したファイルを引き続き使って画像を抽出してみる．

a．プログラミング

　C:¥Dataフォルダに，sample3.ijmというファイルを作り，メモ帳で開いて以下を書き，保存する．

```
1    dir = getDirectory("Choose Directory");
2    list = getFileList(dir);
3    setBatchMode(true);
4    for(i=0; i<list.length; i++) {
5        showProgress(i + 1, list.length);
6        file = dir + list[i];
7        open(file);
8        // INSERT MACRO HERE
9        newdir = File.getParent(file)+ "¥¥" + "jpeg";
10       File.makeDirectory(newdir);
11       newfile = newdir + "¥¥" + File.getName(file)+ ".jpg";
12       saveAs("jpeg", newfile);
13       print("convert jpeg : " + file);
14       close();
15   }
```

先ほどと違うのは，open から close までの間だけである．9 行目と 10 行目で指定フォルダに "jpeg" フォルダを作成し，11 行目と 12 行目で jpeg 形式としてファイル保存している．

実行すると "jpeg" フォルダのなかに，先ほど生成したファイル名で JPEG ファイルができる．これなら DICOM ビューアがなくても画像が見えるだろう．

他医院から届く画像でメディア上では正順に見えるのに，PACS に取り込むと逆順になることがないだろうか．または DICOM なのに PACS に取り込めない場合はないだろうか．これは他医院との DICOM 情報の不一致などが原因なのだが，1 つずつ DICOM ビューアで確認しながら，撮影された順番で DICOM ファイルを修正するとなると，1 シリーズで小一時間はかかりそうな作業である．

今回ご紹介した画像整理プログラムと画像抽出プログラムを使えば撮影連番の JPEG が簡単にできるので，その後，自病院の患者 ID で再度 DICOM ファイルに変換すれば作業を数分で終えることができる．

C Java 画像解析編

では本格的に Java から ImageJ を呼び出して画像解析を行うプログラムを作成する．

1．画像解析のための開発環境の準備

a．ImageJ ライブラリの追加

まず Java で ImageJ を使えるように設定する．ツールメニューから「ライブラリ」を選ぶ．すると「Ant ライブラリ・マネージャ」が開くので左下の「新規ライブラリ」を押す．ライブラリ名に（何でもよいがここでは）「ImageJ」と入力し，「OK」を押す．「Ant ライブラリ・マネージャ」に戻るので次は「JAR/フォルダの追加」を押す．先ほど解凍した ImageJ フォルダの「ij.jar」を選ぶ．また「Ant ライブラリ・マネージャ」に戻るので「OK」を押す（図 14）．

次にプロジェクトに ImageJ ライブラリを登録する．カルシウムスコアの年率計算プログラムで行ったように，「新規プロジェクト」でカテゴリの「Java」を選び，プロジェクトの「Java アプリケーション」を選んでプロジェクト（今回は JavaApplication2）を作成する．

NetBeans の左上のプロジェクトウィンドウにある「ライブラリ」を右クリックして「ライブラリの追加...」を選ぶ．「ライブラリの追加」ウィンドウが開くので「ImageJ」を選んで「ライブラリの追加」を押す．NetBeans の左上のライブラリに「ImageJ – ij.jar」が登録されればよい．

2．DICOM ヘッダー解析プログラム

では ImageJ でも行った DICOM ヘッダーを解析するプログラムを作る．今回も C:¥Data フォルダの DicomSample.dcm ファイルを用いる．カルシウムスコアの年率計算プログラムの時と同様に，「JFrame フォーム」を選んで，その中に DICOM ファイル名を指定する「テキスト・フィールド」を 1 つ，ファイルを選択する「ボタン」を 1 つ，解析を行う「ボタン」を 1 つ，結果を表示する Swing コントロールの「テキスト領域」を 1 つ配置する（図 15）．

まずは DICOM ファイルを選択できるようにする．ファイルを選択する「ボタン」をダブルクリックして「デザイン」から「ソース」に画面を切り替え，以下のようにプログラムを記載する．

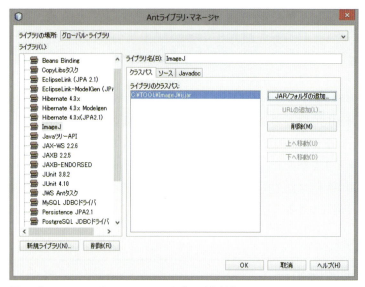

図 14 ● NetBeans に ImageJ ライブラリを追加

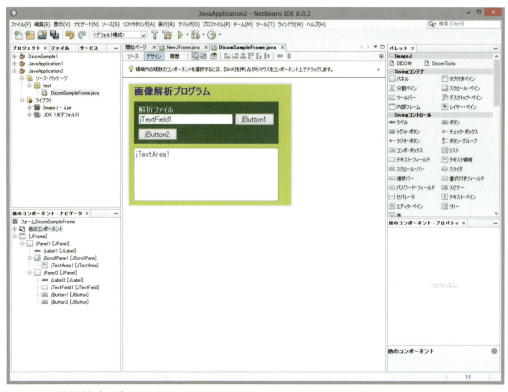

図 15 ● 画像解析プログラムの画面

```
1    private void jButton1ActionPerformed(java.awt.event.ActionEvent evt) {
2        // TODO add your handling code here:
3        JFileChooser fc = new JFileChooser();
4        if(fc.showOpenDialog(this) == JFileChooser.APPROVE_OPTION)
5        {
6            jTextField1.setText(fc.getSelectedFile().getAbsolutePath());
7        }
8    }
```

JFileChooser というファイル選択部品を使ってファイルを選択し，結果をテキスト・フィールド（jTextField1）にセットしている．

次に解析ボタンのプログラムを記載する．いったん「デザイン」に戻り，解析を行う「ボタン」をダブルクリックして「デザイン」から「ソース」に画面を切り替え，2行目に続いて以下のようにプログラムを記載する．

```
1    private void jButton2ActionPerformed(java.awt.event.ActionEvent evt) {
2        // TODO add your handling code here:
3        Opener opener = new Opener();
4        ImagePlus imagePlus = opener.openImage(jTextField1.getText());
5        String info =(String)imagePlus.getProperty("Info");
6        jTextArea1.setText(info);
7        imagePlus.close();
8    }
```

3行目はファイル操作の定義で，4行目で先ほどテキスト・フィールド（jTextField1）にセットしたDICOM ファイルを開いている．その後，5行目で "Info" という名称のプロパティを取得している．この "Info" プロパティの中に DICOM ヘッダーが記録されている．6行目で取得した DICOM ヘッダーをテキスト領域（jTextArea1）に表示し，7行目でファイルを閉じている．

では実行してみる．実行メニューから「プロジェクト（JavaApplication2）を実行」を選ぶとプログラムが起動するので，ファイル選択ボタンを押して用意した DicomSample.dcm を指定し，解析ボタンを押すと DICOM ファイルを読み込み DICOM ヘッダーが表示されるはずだ（図16，17）．

```
DICOM Header : 0002,0002  Media Storage SOP Class UID: 1.2.840.10008.5.1.4.1.1.2
0002,0003  Media Storage SOP Inst UID: 1.2.392.200036.8120.100.20101001.1175630.2001002001
0002,0010  Transfer Syntax UID: 1.2.840.10008.1.2.1
0002,0012  Implementation Class UID: 1.2.826.0.1.3680043.2.1545.1
    :
```

さて，"Info" プロパティで DICOM ヘッダー情報を読み出すことに成功したが，これは複数の DI-

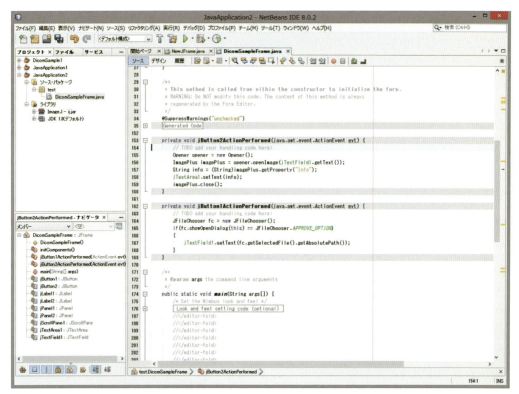

図16 ● ImageJ を呼び出すプログラム

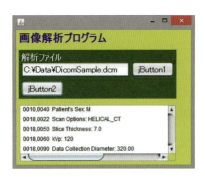

図17 ● DICOM ヘッダーの読み出し機能

COM 情報が "改行" によって記録されている文字列になっている．1 行が DICOM タグから始まるデータ 1 つになっているので，行の先頭から DICOM タグを検索し，": " から改行までが実際のデータとなる．

今回はモダリティを示す DICOM タグ［0008,0060］を抽出するので，新たにモダリティ「ボタン」を追加して以下のようにプログラムを記載する．

```
1    private void jButton3ActionPerformed(java.awt.event.ActionEvent evt){
2        // TODO add your handling code here:
3        Opener opener = new Opener();
```

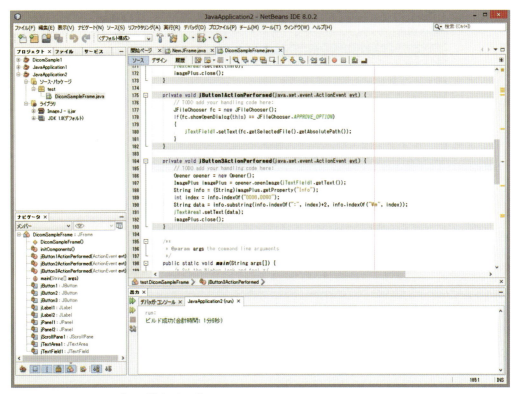

図 18 ● DICOM ヘッダーの抽出プログラム

```
4       ImagePlus imagePlus = opener.openImage(jTextField1.getText());
5       String info =(String)imagePlus.getProperty("Info");
6       int index = info.indexOf("0008,0060");
7       String data = info.substring(info.indexOf(":", index)+2, info.indexOf("¥n", index));
8       jTextArea1.setText(data);
9       imagePlus.close();
10  }
```

　1行目から5行目までは先ほどのプログラムと同じである．6行目で文字列 "0008,0060" の場所を探し出し，7行目で，その後にある "：" から改行までの内容をモダリティ（data）として抽出している．後は先ほどと同じで結果を表示してファイルを閉じている．

　では実行してみる．先ほどと同様に用意した DicomSample.dcm を指定し，モダリティボタンを押すと DICOM ファイルを読み込み DICOM ヘッダーからモダリティ情報を取得して表示されるはずだ（図18，19）．

3．画像整理プログラム

　最後に ImageJ でも行った DICOM ヘッダーから意味のあるファイル名に変更するプログラムを作る．また新たにファイル名変更「ボタン」を追加して以下のようにプログラムを記載する．

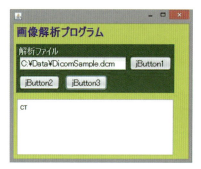

図 19 ● モダリティ情報の取得機能

```
1    private void jButton4ActionPerformed(java.awt.event.ActionEvent evt) {
2        // TODO add your handling code here:
3        Opener opener = new Opener();
4        ImagePlus imagePlus = opener.openImage(jTextField1.getText());
5        String info = (String)imagePlus.getProperty("Info");
6        int index1 = info.indexOf("0008,0020");
7        String studyDate = info.substring(info.indexOf(":", index1) + 2, info.indexOf("\n",
         index1));
8        int index2 = info.indexOf("0008,0030");
9        String studyTime = info.substring(info.indexOf(":", index2) + 2, info.indexOf("\n",
         index2));
10       int index3 = info.indexOf("0020,0013");
11       String instanceNumber = info.substring(info.indexOf(":", index3) + 2, info.indexOf("\n",
         index3));
12       File selectfile = new File(jTextField1.getText());
13       File newfile = new File (selectfile.getParent() + "\\" + studyDate + studyTime + "_" +
         instanceNumber + ".dcm");
14       try {
15           Files.move(selectfile.toPath(), newfile.toPath());
16       } catch(Exception e) {
17           e.printStackTrace();
18       }
19       jTextArea1.setText(newfile.getAbsolutePath());
20       imagePlus.close();
21   }
```

1 行目から 5 行目までは先ほどのプログラムと同じである．6 行目と 7 行目で検査日（DICOM タグ 0008,0020）を抽出している．同様に 8 行目と 9 行目で検査時刻（DICOM タグ 0008,0030）を，10 行目と 11 行目で撮影連番（DICOM タグ 0020,0013）を抽出している．12 行目で DICOM ファイルを取得し，13 行目で検査日，検査時刻，撮影連番から変更するファイル名を生成している．15 行目で DICOM ファイルを生成したファイル名に名前を変更している．後は先ほどと同じで結果を表示して

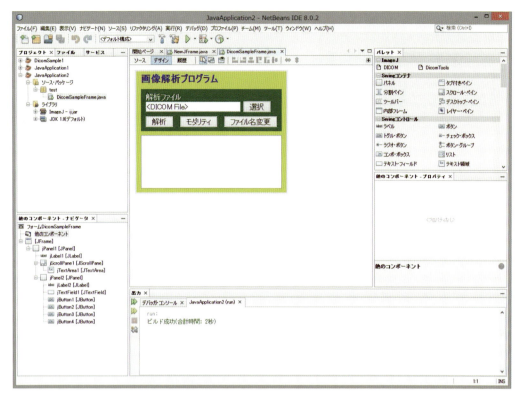

図 20 ● 画像解析プログラムの完成画面

ファイルを閉じている.

　では実行してみる．先ほどと同様に用意した DicomSample.dcm を指定し，ファイル名変更ボタンを押すと DICOM ファイルを読み込み，DICOM ヘッダー情報を取得して<検査日時>_<撮影連番>.dcm に名前を変える（図 20，21）．

　画像解析プログラムというと難しそうだが，ImageJ マクロを使えば簡単に DICOM ファイルを扱えるし，本格的な Java プログラミングでも機能を絞れば少ないプログラムで済むので，そこから徐々に機能を増やしていけばよいこともおわかりいただけたと思う．

　今回ご紹介した ImageJ や Java プログラミングにより，皆さんが限られた時間で効率的に作業できるようになれば幸いである．

　本プログラムは紙面の都合上，最小限の記載にしたため，エラー処理や関数化すべきところを省かせていただいた．また，細かな部分まで説明ができなかった点をご了承いただきたい．プログラムや DICOM 規格については参考となるサイトの URL を記載した．さらなる読解に利用して欲しい．

　　DICOM Homepage
　　http://medical.nema.org/
　　Java Platform, Standard Edition 8 API documentation
　　http://docs.oracle.com/javase/jp/8/api/

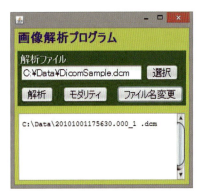

図 21 ● DICOM ヘッダー情報からのファイル名変更機能

ImageJ – Image Processing and Analysis in Java

http://rsb.info.nih.gov/ij/index.html

〈久保田能泰　河田一紀　小山靖史〉

5 機械学習と深層学習の基礎と 人工知能による医用画像の未来像

A なぜ機械学習が医療分野に必要か？　人工知能が注目される背景について

　掃除ロボット・顔認識カメラなどに代表される最新の日常品の中には，様々な形で AI（artificial intelligence，人工知能）が搭載されている．さらに，AI は，今話題の AlphaGo（アルファ碁），自動運転などで注目されている深層学習（deep learning）[1]の世界へ進化している．

　あえて AI を定義すると，知的にふるまう人工物といえる．ここ数年「人工知能」とよばれて注目を集めているものは，実は機械学習[2]とよばれる分野を基礎にしたものがほとんどである．

　この機械学習に熱い視線が注がれている背景として，社会のデータ増加と，これを効率的に利用したいという多くの要望や，アルゴリズムの進化とコンピュータの高性能化と低価格化などの技術革新があげられる．また，サービスの質やスピードアップのために必要なヒューマンリソースの不足も背景にある．同様に医療分野においても，質的量的な情報管理と迅速な対応が求められており，膨大な画像情報が日々蓄積される医用画像分野でも，AI 活用による効率化が求められている．

B 統計モデルと機械学習モデルの決定的な違いは？

　データ量と人間，シンプル統計モデル，機械学習との性能の関係を図 1 に示す．一般的に人間は少量のデータでもよいパフォーマンスを発揮する．また，データが少ないうちは，シンプルな統計モデルもよく現象をとらえ予測や説明が可能である．しかし，データ量の増加に伴い機械学習の性能が向上し，場合によっては人間を凌駕することもある．

　これまでの研究の多くは，シンプルな統計モデルを用いて解析された結果をもとに解釈をしてきた．機械学習もこの統計学的手法の延長線上にあるが，日々蓄積されるデータを効率的に利用することを考えたとき，機械学習の高い予測性能は，臨床現場で大きな役割を果たすと考えられる．また，機械学習の一部である深層学習は，とりわけ性能が高いとされている．

　一方で解釈という点では，シンプルなモデルの方が，説明しづらい機械学習に比べて優れる．しかしながら，今後データが増え続けることを考えると，今以上に機械学習が有利になっていくものと思われる．

　例えば，一般的に石灰化スコアから予後予測をするとき，石灰化スコア・人種・年齢・性別・冠危険因子・肥満などの古典的な因子データを収集し，多変量解析を行い心血管イベントの発生率という

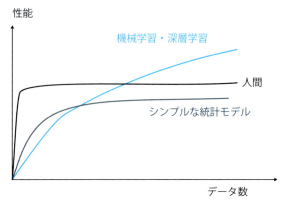

性能

機械学習・深層学習

人間

シンプルな統計モデル

データ数

図1 ● 機械学習と統計モデル，人間との関係

データが増え続けると徐々に機械学習が有利になる

■ 表1 ■ 代表的な機械学習モデルと学習手法

関数 f，関数 Ω，パラメータ θ の決め方の3つ組，または一部につけられた名称

線形モデル	決定木ベース
Logistic Regression Ridge Regression Lasso Regression Elastic Net Naive Bayes Partial Least Squares Linear Discriminant Analysis Linear Support Vector Machine	Random Forest Extremely Randomized Trees Gradient Boosted Trees
	ニューラルネットワーク
	Multi Layer Perceptron Convolutional Neural Network
	カーネルマシン
	Kernel Support Vector Machine Kernel Ridge
学習手法	**複数モデルの統合**
Stochastic Gradient Descent Expectation-Maximization Algorithm Genetic Programming/Algorithm	Boosting（AdaBoost, LogitBoost, ..） Bagging

いずれもソフトウェアが公開されており，行列形式でデータを用意すれば
試すことが可能
※分類は便宜上のもの．本来はオーバーラップがある

結果を得る．一方で，機械学習では，10倍以上の大量のデータと，さらに多くの因子，たとえば，狭窄病変やプラーク性状，血液検査や遺伝子情報を加えて，適切な機械学習モデルや学習手法（表1）を用いることで，うまい予測モデルから精度のよい心血管イベントの予測値を得ることができる．さらに臨床データの積み重ねや因子の組み合わせによりさらに精度を向上することができる．

　増加する医療情報環境下で，機械学習モデルは，ビッグデータとよばれるような大量のデータを迅速に処理し，短期間にあらゆる新しい因子との組み合わせを行い，精度を向上できる点で優れる．しかし，複雑ゆえのブラックボックスにならないよう，丁寧に解釈や説明をしていくことも大切である．

C 一般的な機械学習のプロセスと特徴設計

　一般的な機械学習のプロセスは，問題の設定，データ収集，特徴設計，モデル選定，学習・評価である（図4参照）．機械学習で扱うデータは，一般的に統計学的手法で使われるラベル分類や連続値である．特徴設計の特徴とは統計学の因子とほぼ同義語である．特徴設計は機械学習の結果に最も影響する重要なステップであり，特徴は，多いほど性能向上の余地が上がるが，必要なデータ数も増え，手作業で計測する場合は，労力とコストが増えることも考慮しておく必要がある．特徴設計は，先行の臨床研究，人間の着眼点を参考とし，またそれらの特徴が拾いきれていない情報を含めるよう努める．あるいは，まず簡単なものから試すことも大切である．最初は，例えば，石灰化と心事故との関係や腹部脂肪蓄積量と脳卒中や心事故との関係など，先行臨床研究を参考に，特徴設計を行うと取りかかりやすい．また，日常臨床で石灰化プラークや不安定プラーク，各種脂肪量などは，計測をソフトウェア化し，さらにレポーティング業務で，ラベル分類や連続値をデジタル化して，日々蓄積しておくと，多くの特徴が使いやすくなり精度の向上につながる．

　特徴設計後，問題設定に応じた機械学習モデルを選定して学習や評価を行う．学習方法を調整するハイパーパラメータは，モデルのデフォルトをそのまま使うのではなく適切なものを探索しながら評価し，モデルの限界を感じたら，別の物を試してみる．よさそうなモデルを試していて，なお求める性能に満たないときや性能が伸び悩むときは，特徴を追加したり，データ追加や教師情報を洗練させることを試みる．

D 機械学習モデルと最適化のための基本的な考え方

　ブラックボックス化を防ぐ意味でも，基本的な数理や最適化の考え方について述べる．患者情報から抽出した特徴（x_i）を入力するとパラメータ θ で規定される複雑な関数である機械学習モデル（f）によって，予後の予測すべき値（y_i）が戻ってくるとする（図2上段）．

　機械学習では，このような入力 x と予測すべき値 y が大量に与えられたときに，最もよいパラメータ θ を決定する．図2下段の式は，真の値と予測値の二乗が乖離を示し，この乖離が小さくなるパラメータ θ がよい θ であることを示している．これにモデルの複雑さを測定する Ω を加え，なるべく真の値に近いものを予測でき，複雑すぎないものがよい機械学習モデルといえる．

　複雑さ Ω について，多項式関数を例にとると，図3では，直観的に右に行くほど複雑になっていることがわかる．例えば，θ（ベクトル）の次元数や大きさをみることで，複雑さを定量化できる．図2下段の式を最小化することが機械学習の中心的な数理となる．

　なお，モデル f や複雑さ Ω は，ユーザが選択する．また，最適なパラメータ θ を探す方法はモデルごとに用意されており，それに従うか，多少のカスタマイズをすることがある．代表的な機械学習モデルと学習手法として，表1に示すものが存在する．

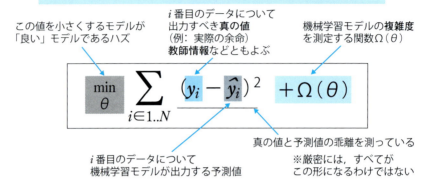

機械学習では，

最も「良い」パラメータ θ を大量のデータから自動的に計算する

この値を小さくするモデルが
「良い」モデルであるハズ

i 番目のデータについて
出力すべき**真の値**
（例：実際の余命）
教師情報などともよぶ

機械学習モデルの**複雑度**
を測定する関数 $\Omega(\theta)$

$$\min_{\theta} \sum_{i \in 1..N} (y_i - \hat{y_i})^2 + \Omega(\theta)$$

i 番目のデータについて
機械学習モデルが出力する予測値

真の値と予測値の乖離を測っている
※厳密には，すべてが
この形になるわけではない

図2 ● 機械学習の基本数理

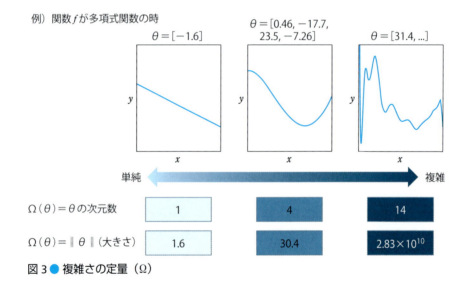

図3 ● 複雑さの定量（Ω）

<table>
<tr><td>E</td><td></td></tr>
</table>

E　特徴抽出の自動化に向けた深層学習とは？

　機械学習で最も重要なプロセスは特徴設計であると前述したが，同時に最も難しいところでもある．これを，なかば自動化したことで，最近，深層学習が注目されている．複雑な画像認識や音声認識の分野で利用されはじめ，たとえば，Google 画像検索や翻訳などで成果をあげている．また，製薬領域でも創薬や毒性の予測に利用されはじめている．

　深層学習のプロセスも従来の機械学習と同様，図4を基本とする．最初に問題設定をし，入出力を定義する．基本的にラベル付けされた学習用データを用いてモデルを学習し，予測する．教師あり学

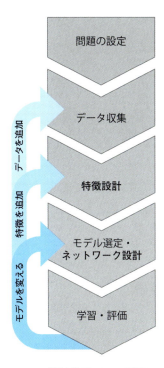

問題の設定	・何を入力，出力とするか ・最終的に欲しい結果は何か
データ収集	・多めに ・**高品質な教師情報**が重要（ラベル間違いを減らす） ・適切な train/test/validation データ分割
特徴設計	・人間なら何に着目するか ・先行研究では何を使っているか ・現行の特徴が表現していない箇所はどこか
モデル選定・ ネットワーク設計	・機械学習モデルの選定： 　深く検討するより，単純なものからまず試す ・深層学習のネットワーク設計： 　先行研究を参考に，単純なものから試す
学習・評価	・モデルのハイパーパラメータを探索（デフォルト値は NG） ・最終的な評価指標を用いて評価 ・モデルの上限に達したと感じたら，**モデルを変える** ・特徴の上限に達したと感じたら，**特徴を追加** ・データの上限に達したと感じたら，可能ならデータを**追加**

データを追加
特徴を追加
モデルを変える

図4● 機械学習・深層学習のプロセス

習（supervised learning）は，モデルが教師情報を超えることはないので，誤ったことを教えないように注意し，学習用（training data）と最終モデルの評価用データ（test data）が準備できるように，高品質なデータを多めに収集する．必要に応じてデータ整形もしておく．

　特徴設計については，深層学習ではこれをなかば自動化できるメリットがある．一方でモデル選択（ネットワーク構造の設計）については従来の機械学習手法と比べても多様な選択肢があり，先行研究を踏まえた適切な設計が重要となる．

　ここで，深層学習の１つで画像分野で使われる CNN（convolutional neural networks，畳み込みニューラルネットワーク）について述べる．画像分野の CNN をやさしく言い換えると，簡単なフィルタを多数かつ多段で適用することで結果を得る手法のことである．また，効率よく学習するために誤差逆伝播法（back propagation）を使う．これは，例えばフィルタを少し変化させたときに，出力値がどう変わるかという，いわば微分を利用して今の予測値と真の値のズレを縮めていくものである．

　ある誤差情報を元に，その誤差が小さくなる方向にフィルタを少しずつ修正することを，大量のデータで繰り返し，最終的に適切なフィルタ群[3]が得られることとなる．

　具体的には，ある冠動脈 CT 画像を入力し，CT 値の高低に反応するフィルタや血管のように細長いところに反応するフィルタなどを適用し，石灰化画像，低輝度画像，血管候補画像などを得る．これらの画像に対して，また何らかのフィルタを適用する．例えば，高信号の血管候補画像の近傍に高信号の心筋画像が得られると，いよいよ血管と考えられる．さらに，血管画像の血管壁の近傍にある低輝度画像の心臓周囲脂肪から低輝度プラークを検出するといった処理を次々に深く適用（多数のフィルタを多段で利用）し，最終的に，有意狭窄病変画像や，ACS に関わる不安定プラーク画像といっ

たものが得られる.

　実際には上の例のように人間にとって意味づけしやすいフィルタが常に学習されるとは限らないことに注意は必要であるが，画像を徐々に抽象化して情報を取り出すこのようなプロセスがデータから獲得されれば，まさに特徴抽出自体を自動的に学習していることとなる．最終的に，画素値を平均することにより，予測予後が得られる.

　実際に大量の生画像と出力値を用意して，自動的にこのフィルタ群を作成できることが，深層学習のきわめて強力な点といえる.

F　機械学習で気をつけることは？

　機械学習で気をつけることについて少し触れておく．病院 A で G 社の CT を使ってある機械学習モデルを開発した．病院 B で，その学習済みモデルを P 社の CT で使ったところ，想定されるより低い性能にとどまるということがある．これは，機器や撮影方法などの入力データセットの特性が異なることが原因の 1 つである．対策として適用先の病院 B のデータを少数だけ利用して既存の学習モデルを微修正する方法がとられる．これをドメイン適応といい，この分野も活発に研究されている.

　また，A 先生が，学習用データで，ある問題を学習させてみると，なんと 100%病変を当てる最強モデルを簡単に作れた．ところが，評価用データでみてみると，100%どころかおそろしく低い性能であった．これは，過学習，過適合という現象である．機械学習や深層学習モデルは表現力が高いため，学習用データ全体を丸暗記することができることが原因であり，100%と出たらまず疑ってみることが大切である．対策として訓練用データと評価用データはスライス単位や ROI 単位で分けるのではなく，患者単位で分けることを推奨するとともに，前述の複雑さ Ω を調整したり，データ数を増すといった方法が有効である．また，同様のことは，評価用データでも起こる．機械学習は，試行錯誤が必要であることから評価結果をもとに学習と評価を繰り返しながらモデルを調整する．次第に両データに過適合する事態が起こる．完全に防ぐことは難しいが，対策として交差検証（cross validation）がよく使われる．これは予め学習用データと評価用データに分けず，例えば 3-fold cross validation であれば，1/3 ごとにデータを区切り，評価用データを変えながら学習・評価し，その時のスコアの平均をスコアの期待値として扱うことで緩和できる.

　さらに，教師あり学習のために大量のデータに正解を付与するために莫大なコストが発生することがある．現在，正解のついていないデータでも何らかの形で活用できるようにする半教師あり学習（semi-supervised learning）とよばれる分野も研究されておりコストを下げられる可能性がある.

G　医用画像における今後の応用とチーム医療と医工連携について

　機械学習は，様々な分野で成功を収めてきており，人工知能ブームともいえる状態である．医用画像分野でも CT 領域や MRI 領域の機械学習による研究報告も発表され着実に成果が上がっている[4-6]．同時に，機械学習のメリットを享受しやすい環境も揃ってきている.

　今後の医用画像の応用も図 5 に示すように，一段と加速するものと考えられる．この流れにうまくのるために，今からでも大量データを蓄積し，機械学習の可能性と限界を把握して，適切な問題設定

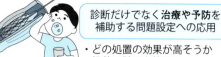

特徴設計やモデル選択の
プロセス・ノウハウが
浸透し，より**高精度**に

・より複雑な特徴や生画像を使う
・半教師あり学習やドメイン適応等,
実問題を解く上で有用な技術の普及

診断だけでなく**治療や予防**を
補助する問題設定への応用

・どの処置の効果が高そうか
・投薬の計画と管理

特徴抽出ソフトウェア化・
深層学習の発展で
臨床応用の広がり

・狭窄部位の同定や心筋等の
セグメンテーションなど
・研究だけでなく，スピードが
必要な臨床に対応

複合的な情報の利用

・複数モダリティの画像
・血液検査やゲノムなど

図 5 ● 医用画像における今後の応用

とそれに合わせた特徴設計やネットワーク設計を行い，正しく評価することが必要である.

今後，効率的な研究・臨床応用のために，特徴抽出のソフトウェア化を推進することをはじめとして，チーム医療現場において医工連携は，ますます重要になると考えられる.

最後に，紙面に限りがあり，また急速に進歩している領域であることから，到底すべてを網羅できないが，参考資料で補足していただきながら，AI について理解するきっかけとなれば幸いである.

■ 文献

1）岡谷貴之. 深層学習. 東京: 講談社; 2015.
2）Murphy KP. Machine learning: A probabilistic perspective. MIT Press; 2012.
3）Zeiler MD, Rob Fergus R. Visualizing and Understanding Convolutional Networks. ECCV. 2014.
4）Motwani M, Dey D, Berman DS, et al. Machine learning for prediction of all-cause mortality in patients with suspected coronary artery disease: a 5-year multicentre prospective registry analysis. Eur Heart J. 2016.［Epub ahead of print］
5）Itu L, Rapaka S, Passerini T, et al. A machine-learning approach for computation of fractional flow reserve from coronary computed tomography. J Appl Physiol. 2016; 121: 42-52.
6）Wu G, Kim M, Wang Q, et al. Scalable High-Performance Image Registration Framework by Unsupervised Deep Feature Representations Learning. IEEE Trans Biomed Eng. 2016; 63: 1505-16.

〈鈴木崇啓　小山靖史〉

著者略歴: 鈴木崇啓
2009 年　東京大学工学部機械情報工学科卒業
2011 年　東京大学大学院情報理工学系研究科知能機械情報学専攻修士課程修了
これまで，他者を模倣するロボット研究や機械学習を応用した身近な変化を察知してニュース記事を取材するジャーナリストロボット研究をはじめ，画像処理・機械学習を応用した製品の研究開発に従事.

8章

チーム医療として
心臓CTを活かすために

放射線画像診断をチーム医療に活かす

A 日本の放射線画像診断の現状

　日本の放射線画像診断の現状を UNSCEAR（United Nations Scientific Committee on the Effects of Atomic Radiation, 原子放射線の影響に関する国連科学委員会）2008 Report[1] と OECD（Organisation for Economic Co-operation and Development, 経済協力開発機構）Health Statistics 2015[2] のデータから表1にまとめた.

　日本の X 線検査件数は, 総数は年間約 2 億 3700 万件で, 人口 1,000 人あたりでは 1,862 件で諸外国より圧倒的に多い. 人口 100 万人あたりの X 線 CT 装置の保有台数は, OECD 加盟国平均が 24.6 台に対して, 日本は 101.3 台で抜きん出て多い. この X 線 CT 装置の保有台数が X 線 CT 検査件数にも反映され, 人口 1,000 人あたり, 日本が 350.4 件, アメリカ合衆国が 240.4 件, ドイツが 117.1 件, フランスが 192.8 件, イギリスが 75.7 件で, 日本は CT 検査件数においても諸外国より抜きん出て多い. 本書の主題である心臓 CT（冠動脈 CT）の検査件数を日本循環器学会の循環器疾患診療実態調査報告書[3-7] でみると, 2007 年に 150,309 件であったものが 2013 年には 413,495 件と, 飛躍的に増加しており, 冠動脈造影検査件数の 501,665 件（2013 年）に迫る勢いである（図1）.

　日本の平均寿命は OECD 加盟国の中ではもっとも長く, 全人口で 83.4 歳となっている. 日本の平均寿命の長さについて, OECD[8] では「循環器系疾患による死亡率の低さによる」としている. 平均寿命と人口 100 万人あたりの X 線 CT 装置の台数は強い相関[9] を示していることから, CT 検査がこれらの疾患の早期発見・早期治療に寄与しているものと考えられている.

　その一方で, 日本の医療被ばく線量は諸外国より多く, その大半が CT 検査による被ばくであることが指摘されている. 2004 年の Lancet 誌[10] の論文では, 日本のがんの 3.2% は X 線検査による被ばくが原因とする報告もある.

　日本は数多くの X 線検査を行っているが放射線科医と診療放射線技師の人数は少ない. また, 医療全体でみても医師や看護師などの医療スタッフは多くはなく, 日本の病床数, 患者 1 人あたり受診回数, 平均在院日数, 検査件数の多さなどが医療スタッフの労働の過重を大きくしている.

　とはいえ, さまざまな医療職種が役割を分担し, 連携を深め, 患者のためにチーム医療を推進しなければならない.

	日本	アメリカ合衆国	イギリス	ドイツ	フランス
総 X 線検査件数*¹	237,346,000		29,000,000	87,046,500	47,000,000
人口 1,000 人あたり X 線検査件数*¹	1,862.5		487.4	1,055.1	761.8
人口 100 万人あたり CT 装置の保有台数*²	101.3	43.5	7.9	18.7	14.5
人口 1,000 人あたり X 線 CT 検査件数*²	350.37*¹	240.4	75.7	117.1	192.8
全 X 線検査の中で CT 検査の占める割合（%）*¹	18.8		3.8	10.4	10.9
人口 100 万人あたり 放射線科医数*¹	37		46	77	123
人口 100 万人あたり 診療放射線技師数*¹	326		319	376	379
人口 1,000 人あたり 臨床医師数*²	2.3	2.6	2.8	4.1	3.3
患者 1 人あたり 受診回数*²	12.9	4.0		9.9	6.4
人口 1,000 人あたり 看護師数*²	10.5	11.1	8.2	13.0	9.4
人口 1,000 人あたり 病床数*²	13.3	2.9	2.8	8.3	6.3
平均在院日数*²	17.2	4.8	7.0	9.1	5.6
平均寿命*²	83.4	78.8	81.1	80.9	82.3

*¹UNSCEAR 2008 Report.
*²OECD Health Statistics 2015.

B チーム医療における診療放射線技師の役割

　厚生労働省の「チーム医療の推進に関する検討会」の報告書[11]によれば，チーム医療とは，「医療に従事する多種多様な医療スタッフが，各々の高い専門性を前提に，目的と情報を共有し，業務を分担しつつも互いに連携・補完し合い，患者の状況に的確に対応した医療を提供すること」としている．また，チーム医療がもたらす具体的な効果としては，①疾病の早期発見・回復促進・重症化予防など医療・生活の質の向上，②医療の効率性の向上による医療スタッフの負担の軽減，③医療の標準化・組織化を通じた医療安全の向上，などが期待されるとしている．

　また，今後，チーム医療を推進するためには，①各医療スタッフの専門性の向上，②各医療スタッフの役割の拡大，③医療スタッフ間の連携・補完の推進，といった方向を基本として，関係者がそれ

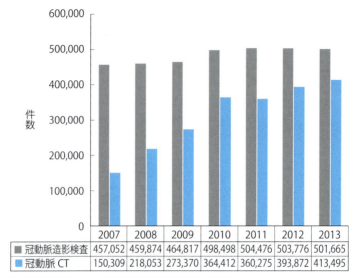

図1 ● 冠動脈 CT と冠動脈造影検査件数の推移

（日本循環器学会．循環器疾患診療実態調査 2009〜2013 年報告書より引用）

	2007	2008	2009	2010	2011	2012	2013
冠動脈造影検査	457,052	459,874	464,817	498,498	504,476	503,776	501,665
冠動脈 CT	150,309	218,053	273,370	364,412	360,275	393,872	413,495

ぞれの立場で様々な取り組みを進め，これを全国に普及させていく必要があるとしている．

　ここでは，診療放射線技師として，①各医療スタッフの専門性の向上，②各医療スタッフの役割の拡大，③医療スタッフ間の連携・補完について考える．

1．専門性の向上

　診療放射線技師がチーム医療の一員として貢献するには次のような専門性が必要である．

(1) 質の高い画像，手技に役立つ画像を提供すること．

(2) 解剖学的，臨床医学的基礎知識を有すること．

(3) 撮影技術およびインターベンションに関する知識を有すること．

(4) 適切な撮影プロトコールと造影剤投与方法に関する知識を有すること．

(5) 画像から所見が読める知識を有すること．

(6) 医師，看護師等との十分な意思疎通が図れ，適切な意見進言ができること．

(7) X 線装置や画像解析装置などの構造を理解していること．

(8) X 線装置や付属機器の品質管理ができること．

(9) デジタル画像の画質の評価に関する知識を有すること．

(10) デジタル画像保存に関する知識を有すること．

(11) 画像解析，画像処理に関する知識を有すること．

(12) 患者および医療スタッフの被ばく低減に関する知識を有すること．

(13) 患者被ばく線量の測定と管理ができること．

(14) 前投薬やヨード造影剤の効用と副作用に関する知識を有すること．

(15) 日々進歩する X 線装置や最新の撮影法に対し，専門性をもって円滑に対応できること．

(16) スタッフの育成ならびに地域に教育・指導ができること．

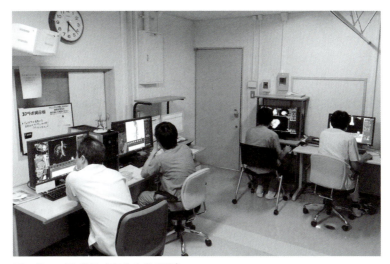

図 2 ● 3D ラボ室（東北大学病院）
3 次元画像処理と血管計測などを専門に処理する 3D ラボ室を設ける施設もでてきた.

　すべてのことが重要ではあるが，診療放射線技師の責務の 1 つとして患者および医療スタッフの被ばく低減があげられる．患者の医療被ばくは，患者が受ける医療上のベネフィットが，放射線によるリスクより大きいという前提（行為の正当化）のもとで行われているが，診断に十分な画質を提供しつつできるだけ被ばく線量を抑える（防護の最適化）ため，撮影プロトコール作成，実際の検査時のプロトコールには常に気を配る必要がある．また，医療スタッフの被ばく低減については，放射線防護の教育を病院内で毎年行うなどの取り組みが必要である．

　今後，専門性の向上として特に重要なこととして 3 次元画像処理（図 2）をあげる．CT，MRI，血管造影，核医学検査などすべてのモダリティにおいて 3 次元画像は画像診断のみならず，カテーテルアブレーション，経カテーテル的大動脈弁植込み術（transcatheter aortic valve implantation: TAVI），脳動脈瘤コイル塞栓術のワーキングアングルの決定，3D ロードマップなどインターベンション時の重要な支援となっている．FFR（fractional flow reserve）-CT のような新しい解析法などで，コンピュータや 3 次元ワークステーションの利用は増えると思われる．また，撮影技術，画像処理技術のレベルを一定に保つことが重要であり，スタッフの継続的な教育・育成が重要である．

2．医療スタッフの役割の拡大

　チーム医療は医師がチームリーダーとなり，各医療職との協働で診療を進めていくことになるが，各医療職の権限と責任を明らかにし，法律で裏付をしてできるだけグレーゾーンをなくす必要がある．例えば，放射線技師による造影剤自動注入器への造影剤の注入や造影剤投与は認められていなかったが，造影剤自動注入器は X 線撮影装置と連動して投与されることが多くあり，結果として X 線照射スイッチを押している技師が造影剤投与のスイッチを押していることになっていた．この件は以前よりグレーゾーンとして問題になっていたが，漸く平成 27 年 4 月に診療放射線技師法[12]が改正され，下記のように診療放射線技師による造影剤の血管内投与が認められた．

①CT検査, MRI検査等において医師又は看護師により確保された静脈路に造影剤を接続すること及び造影剤自動注入器を用いた造影剤投与.

②造影剤投与終了後の静脈路の抜針及び止血.

厚生労働省の「チーム医療の推進に関する検討会」では『診療放射線技師の専門性のさらなる活用の観点から, 現行制度の下, 例えば, 画像診断等における読影の補助や放射線検査等に関する説明・相談を行うことが可能である旨を明確化し, 診療放射線技師の活用を促すべきである』としている. これらの業務について, 関係医療職と相談の上, 積極的に参入して, チーム医療に貢献する必要がある.

3. 医療スタッフ間の連携・補完の推進

循環器領域の学術大会などにおいて, 看護師, 薬剤師, 臨床検査技師, 臨床工学技士や理学療法士などの発表内容が, 医師の発表よりも内容を理解できないことが多くある. 逆に診療放射線技師の発表に対しても他職種の方は同様に思うことがあると思う. 同じ循環器疾患の検査・治療に携わっていても, 各職種の専門性が高くなっており, 互いの理解を難しくしている. この垣根を越えるには多職種が参加する合同カンファレンスに積極的に参加して, コミュニケーションと情報の共有化を図る必要がある. また, 提供した画像がどのように診療に活かされたかを知り, 画像が不十分であった場合には次の検査にフィードバックするためにも合同カンファレンスへの参加は重要である.

C リスペクト

日本サッカー協会が進めているリスペクト・プロジェクト『大切に思うこと』をご存じだろうか. リスペクト・プロジェクトはサッカーというスポーツを通じて, サッカーが上手くなるだけではなく,

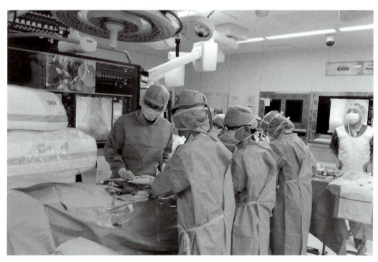

図3 ● ハイブリッド手術室の様子
心臓血管外科医, 放射線科医, 脳神経外科医, 麻酔科医, 看護師, 診療放射線技師, 臨床工学技士など多くの職種で診療にあたる.
術前, 術中の画像情報がきわめて重要.

相手を大切に思うこと，相手に思いやりをもつこと，競技規則を守ること，審判の判定を尊重することなどフェアープレーの原点から人材育成を目的としたものである．この思いやりは真にチーム医療と相通じるものがある．患者さんを思いやる心：常に患者の立場に立って診療すること．医療スタッフを思いやる心：ともに働く医療スタッフをリスペクトする（図3）．装置を思いやる心：装置もチーム医療の一員であり，保守点検を行い検査精度を保つ．日常の小さな1つ1つの積み重ねが，お互いの信頼を高め，良質な医療の提供につながると信じる．

■ 文献

1) Sources and Effects of Ionizing Radiation, United Nations Scientific Committee on the Effects of Atomic Radiation. UNSCEAR 2008 Report to the General Assembly with Scientific Annexes, Volume 1. United Nations, New York, 2010 http://www.unscear.org/unscear/en/publications/2008_1.html

2) OECD. OECD Health Statistics 2015, Definitions, Sources and Methods. http://stats.oecd.org/Index.aspx?DataSetCode=HEALTH_STAT

3) 日本循環器学会．循環器疾患診療実態調査2009年報告書．Web版．2011．http://www.j-circ.or.jp/jittai_chosa/jittai_chosa2009web.pdf

4) 日本循環器学会．循環器疾患診療実態調査2010年報告書．Web版．2012．http://www.j-circ.or.jp/jittai_chosa/jittai_chosa2010web.pdf

5) 日本循環器学会．循環器疾患診療実態調査2011年報告書．Web版．2013．http://www.j-circ.or.jp/jittai_chosa/jittai_chosa2011web.pdf

6) 日本循環器学会．循環器疾患診療実態調査2012年報告書．Web版．2014．http://www.j-circ.or.jp/jittai_chosa/jittai_chosa2012web.pdf

7) 日本循環器学会．循環器疾患診療実態調査2013年報告書．Web版．2015．http://www.j-circ.or.jp/jittai_chosa/jittai_chosa2013web.pdf

8) OECD．OECDヘルスデータ2011（仮訳）．世界の中でみる日本の状況．http://www.oecd.emb-japan.go.jp/suggestion/pdf/Briefing_note_Japan_2011.pdf

9) 前田由美子，法坂千代．医療関連データの国際比較2010─OECD Health Data 2010より─．日医総研ワーキングペーパー No.223．日本医師会総合政策研究機構，2010．http://www.jmari.med.or.jp/download/WP221.pdf

10) Berrington de González A, Darby S. Risk of cancer from diagnostic X-rays: estimates for the UK and 14 other countries. Lancet. 2004；363：345-51.

11) 厚生労働省．チーム医療の推進について（チーム医療の推進に関する検討会 報告書）．平成22年．http://www.mhlw.go.jp/shingi/2010/03/dl/s0319-9a.pdf

12) 日本診療放射線技師会：診療放射線技師法一部改正の概要．http://www.jart.jp/activity/lifelong_study/ib0rgt0000002bk3.html#plink17

〈江口陽一〉

索　引

臨 床 心 臓 CT 学
―基礎と実践マネージメント　　　　　　　　　　　　　　　　　　ⓒ

発　行　2016 年 10 月 1 日　　　初版 1 刷

編著者　小 山 靖 史
　　　　鈴 木 諭 貴

発行者　株式会社　　中 外 医 学 社
　　　　代表取締役　青 木　　滋

　　　　〒 162-0805　東京都新宿区矢来町 62
　　　　電　　話　　03-3268-2701（代）
　　　　振替口座　　00190-1-98814 番

印刷・製本/三報社印刷（株）　　　　　　　　　　　　〈MS・YT〉
ISBN 978-4-498-13646-5　　　　　　　　　　Printed in Japan